0~3岁快乐亲子操（25节）
图解+视频

韩玉梅　主编

中国农业出版社
农村读物出版社
北　京

图书在版编目（CIP）数据

0～3岁快乐亲子操（25节）图解＋视频／韩玉梅主编．—北京：中国农业出版社，2022.9
ISBN 978-7-109-29956-6

Ⅰ．①0…　Ⅱ．①韩…　Ⅲ．①婴幼儿－保健操　Ⅳ．①R174

中国版本图书馆CIP数据核字（2022）第163138号

0～3岁快乐亲子操（25节）图解＋视频
0～3 SUI KUAILE QINZICAO（25 JIE）TUJIE＋SHIPIN

中国农业出版社出版
地址：北京市朝阳区麦子店街18号楼
邮编：100125
责任编辑：马英连
版式设计：杨　婧　　责任校对：刘丽香
印刷：三河市国英印务有限公司
版次：2022年9月第1版
印次：2022年9月河北第1次印刷
发行：新华书店北京发行所
开本：700mm×1000mm　1/16
印张：17.75
字数：420千字
定价：48.00元

编写人员名单

主　编：韩玉梅

编　委：（按姓氏笔画排序）

王方芹　王薇雅　石美琦　史玉萍

付京丽　冯思旋　刘　涵　安　鑫

孙雅琦　苌静雅　杨嘉昱　张　琦

武海宁　范　薇　周　彤　周　莉

周子璇　郑改丽　高　珊　高立民

龚　宇　龚万山　董竹君　韩玉兰

前　言

在童年，孩子最需要的就是父母的陪伴。亲子游戏不仅有利于亲子间的情感交流，而且对宝宝的健康和智力发展有重要意义。亲子操是一种能促进孩子各方面综合发展的亲子游戏，对孩子的健康发展至关重要：可以增加孩子与父母的亲子情感，增进同伴关系；促进孩子大肌肉动作的协调性；培养孩子大胆勇敢的精神；能积极主动与父母、老师互动，增加对活动的兴趣；有利于孩子感觉统合能力的全面发展，达到促进大脑发育的目的。

为了满足孩子发展的需要，我们不断对亲子操进行大胆地创编和尝试，并选择孩子喜闻乐见的音乐创编亲子操。不仅创编了各种徒手亲子操，而且借助生活中常见的、易于孩子活动的材料创编了多种亲子操，如利用盆、桶、皮球、游泳圈等材料创编孩子喜欢的操节。值得一提的是，家长们在与孩子做亲子操时，对材料的使用可以举一反三。

本书创编的亲子操形式多样，含有抚触按摩、大小肌肉运动等。亲子操所需的场地简单，以地垫为主，可以在室内、室外进行，让孩子的游戏变得简单、轻松、愉悦，是家庭、幼儿园、教育机构最容易实现的教育形式。

每一次创编新的亲子操，我们都会在每日的亲子活动中去检验，看看孩子的完成情况，遇到难度大、不适合的动作及时更改，直到在孩子的最近发展区内完成为止，每次进行调整，都会让我们和孩子共同成长。

通过6年多的努力，我们共创编出25节亲子操，大大满足了亲子游戏的需要。我们将0～3幼儿教育目标渗透在亲子操中，目的就是让老师们带着家长和孩子们一起在愉快的操节中完成发展目标，为幼儿的快乐全面发展打好基础。

编写本书的过程，更让我们意识到早期教育的重要性，也更加坚定了我们的编写工作，因为孩子需要五大领域全面发展，我们的游戏也正是根据孩子的年龄特点设计的，满足孩子五大领域的发展需要。

例如，通过亲子操“小老鼠上灯台”，让孩子在五大领域获得全面发展。健康领域：走、跑、钻、爬、平衡、登高等；科学领域：认识老鼠的外形特征、生活习性等；感知高低、前后、里外等方位词；社会领域：知道小老鼠喜欢偷吃各种粮食，传播病菌；语言领域：学会说儿歌《小老鼠》；艺术领域：能跟着音乐哼唱歌曲《小老鼠上灯台》，培养孩子对音乐的感知能力。

随着国家三孩政策的落实和对0～3岁幼儿教育重视程度的增加，本书的出版正当其时，符合国家未来人才储备和发展的需要，更符合当前家庭教育的新形式，它让很多年轻的父母找到了带好孩子的金钥匙，轻松带娃不再是梦想。

静下心来细细品读此书，你会从中找到童年的影子，内心荡起童年的波澜。虽然自己美好的童年已过，但我们也要让自己的宝宝感受童年的快乐时光，和孩子共同成长。

最后，我衷心感谢同我一起创编录制本书内容的各位亲子教师们！感谢参与录制的各位家长们！更加感谢参与录制的小宝宝们！你们是最棒的！最后，衷心感谢中国农业出版社少儿文教出版分社的张志社长、马英连编辑为我们用心出版本书！千言万语汇成一句话：感恩、感谢大家的辛苦付出！

愿本书能为早期教育做出一点贡献，对年轻的父母带好娃有所帮助！

韩玉梅

2022年8月

使用说明

一、栏目说明

1. 目标

目标的制定来自0～3岁幼儿发展的目标要求，如亲子互动游戏（社会领域—情感）、动作发展（健康领域—大肌肉动作）、认知能力提高（科学领域—自然认知）、兴趣培养（语言领域、艺术领域—音乐）。

2. 动作说明

（1）前奏。音乐前奏设计有亲子准备动作，可以作为正式操节动作前的热身。

（2）节拍。为了更好地让成人和宝宝掌握亲子操内容，将操节以八拍的形式划分出来，有利于在理解音乐的基础上完成亲子动作学习。每一个节拍动作都有相应的文字说明和图片，能帮助读者更好地理解、学习动作。

（3）间奏。亲子操的动作以重复为主，在每段音乐之间有间奏，间奏后再重复上一段动作或稍加难度。不同的间奏也会有动作的调整。

（4）结束动作。每个操节动作结束时，都会有一个不同的优美造型，让成人和宝宝有镜头感和成就感。

（5）1×8。表示一个完整的八拍，包括8个拍节的动作。需要说明的是，为了便于成人和宝宝学习操节动作，有些八拍是以整句歌词来划分的，并非严格按照该歌曲的简谱节拍划分。

二、使用说明

1. 用手机微信软件中的“扫一扫”，扫描每个活动标题旁的二维码，可以直接观看视频，学习相应的亲子操动作。

2. 通过阅读书中分解动作的图片及文字说明，可以分步学习亲子操动作。

3. 本书的操节可供家庭亲子互动使用，也可以供幼儿园、早教机构举办大型亲子活动时进行亲子操表演。

三、补充说明

本书是一本帮助年轻父母、幼儿园、早期教育机构掌握完成“亲子游戏”

方法的图书，书中有25节亲子操，无论您是看书还是看视频都能学会，也可以二者对照学习，简单易学，轻松上手。

1. 适用年龄范围

（1）幼儿：0~3岁幼儿。

（2）成人：身体健康的成人（男女不限）。最好是孩子熟悉的成人，能在教师的带领下完成亲子操。

2. 幼儿情绪及家长配合

（1）亲子游戏要求幼儿情绪稳定后参加，幼儿情绪不稳定时，成人可以先带幼儿玩一些喜欢的玩具或游戏，尽量吸引幼儿的注意力。

（2）幼儿在活动中如果有急躁、不配合等反应属于正常现象，成人不必担心，不用强迫幼儿完成。

（3）随着幼儿对教师、同伴的熟悉程度，其参与游戏的兴趣和积极性会大大增加，家长需要有足够的耐心，等幼儿慢慢地接受游戏形式。

3. 适宜场地

春、夏、秋季，天气好时可以选择在户外完成。

（1）1.5~3岁的幼儿，根据天气情况，可以适当选择在户外，注意不要暴晒、不要受凉。

（2）0~1.5岁的婴幼儿，建议在室内完成。

（3）消毒工作：每次活动后，成人要对幼儿活动后的地垫、玩具、房间进行消毒，能水洗消毒的要水洗消毒，不能水洗消毒的要进行擦拭消毒或空气消毒。

4. 活动前的准备

（1）保持室内空气清新，做好通风工作。保证室内温度适宜幼儿活动（在冬季，幼儿活动前要关好窗户，保证室内温度适宜，防止幼儿感冒）。

（2）准备垫子，室内拐角处要有防护角；

（3）幼儿、成人要穿适宜活动的衣服；

（4）幼儿要穿袜子，成人要穿鞋套或者袜子，保证垫上清洁。

5. 根据室内外场地确定活动人数

幼儿免疫力较差，每次活动，人数不宜过多，活动时保持安全距离，做好个人防护。

6. 在使用过程中，要根据当地幼儿的实际情况、教育环境和具体问题进行灵活使用，遇到做起来有难度或做不到的动作时，可以降低难度；如果感觉难度低，可以适当加大难度，因人而异，灵活掌握，不强迫幼儿、家长做一些做不到的动作。

7. 书中的操节有一定的辅助材料，成人根据当地条件因地制宜，替换为适合本地幼儿发展的材料，举一反三，达到促进幼儿各项能力发展的教育目的。

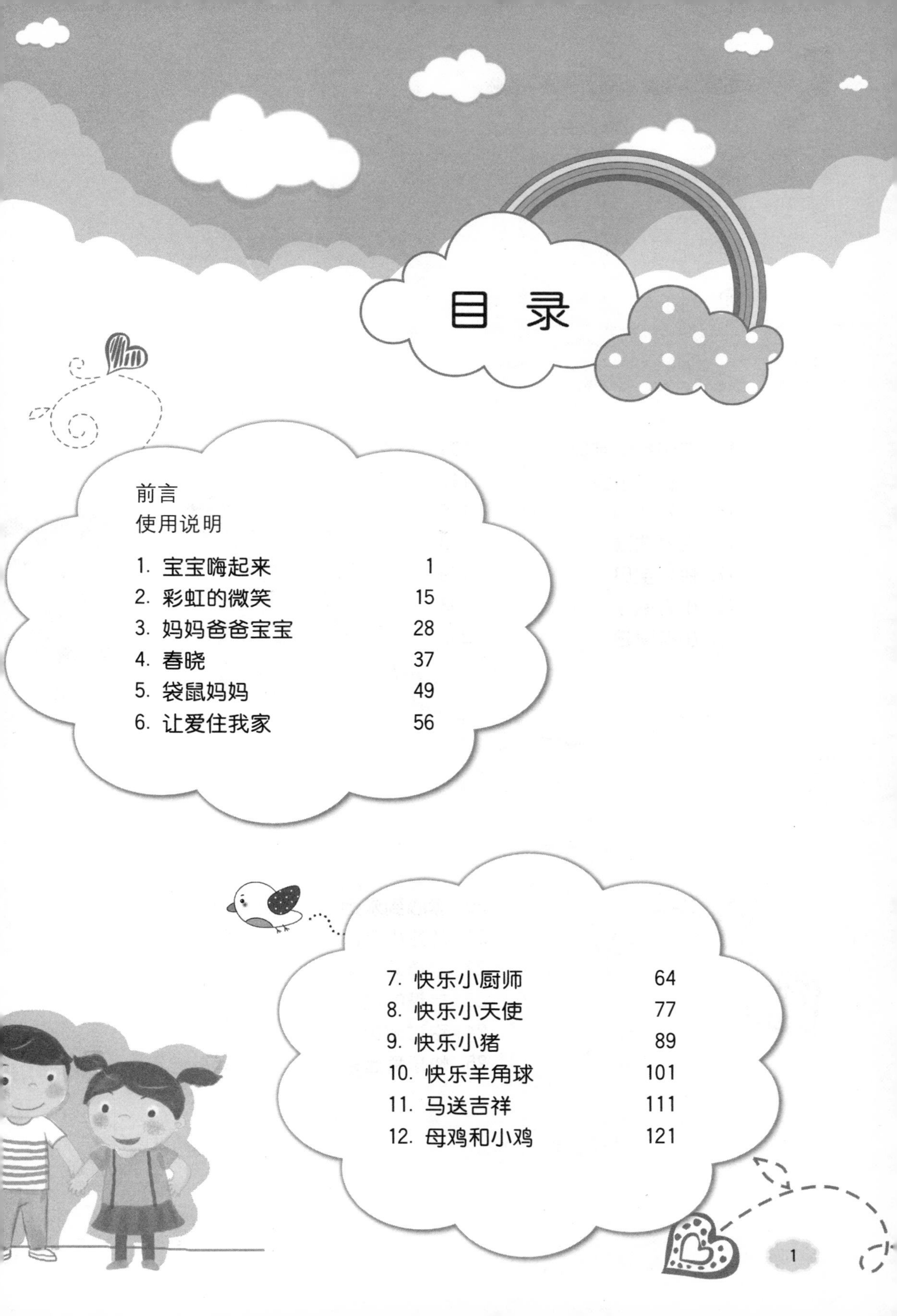

目 录

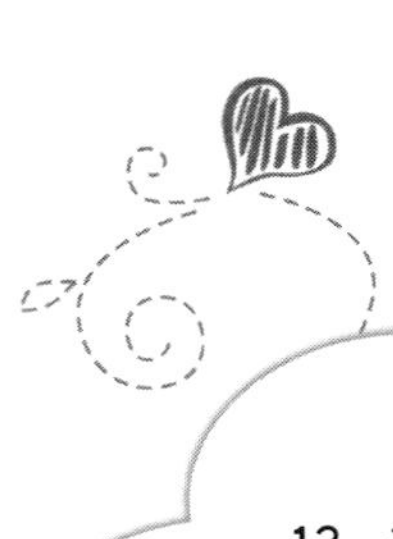

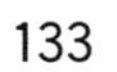

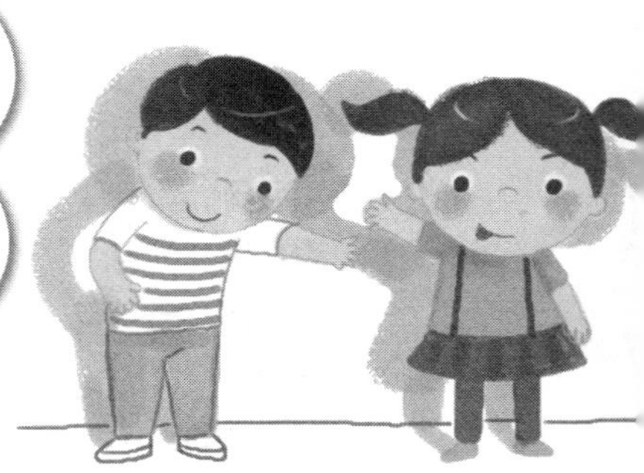

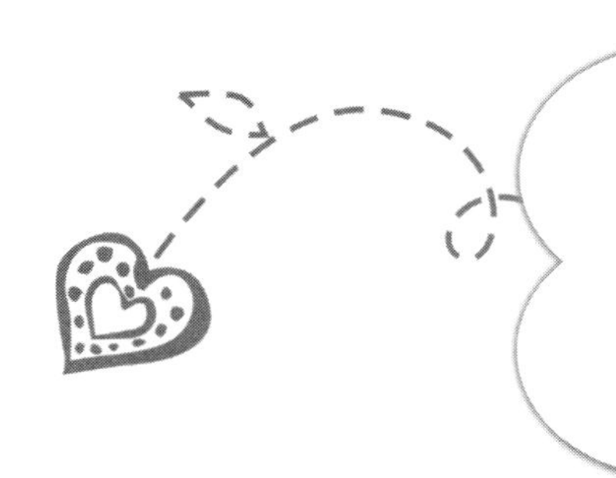

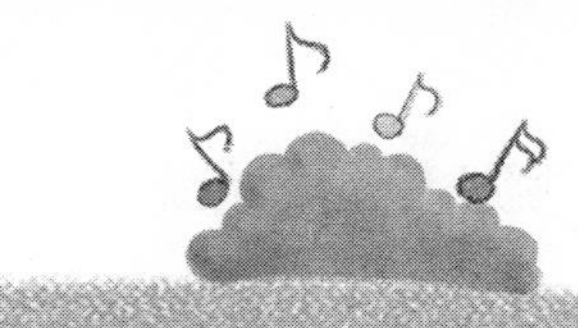

1. 宝宝嗨起来

扫码看视频

目标

1. 认识一些生活中不太常见的水果，并能说出名称，知道其外形特征、颜色、味道等。

2. 能配合成人随音乐完成动作，发展对音乐的感知能力、身体的协调能力和反应能力。

动作说明

1. 预备动作

成人和宝宝手拉手并排站立（图1）。

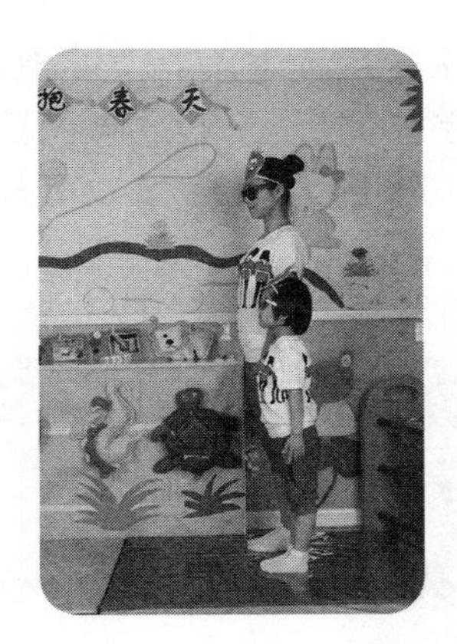

图1

2. 第一段音乐前奏 4×8

（1）第一个八拍1×8

1～8拍：成人和宝宝手拉手，并排走进场地（图2）。

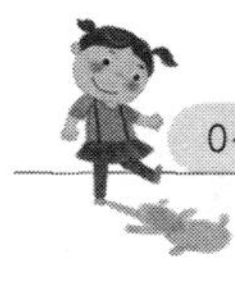
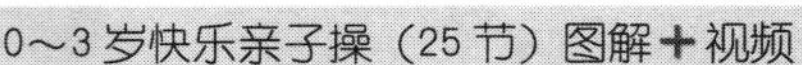

（2）第二个八拍 1×8

1～8 拍：动作同前奏的第一个八拍。

（3）第三个八拍 1×8

1～8 拍：成人和宝宝向左转身，面向观众原地踏步（图 3）。

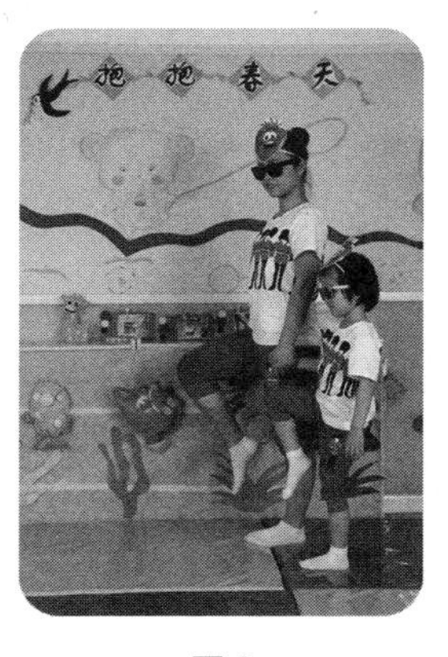

图 2

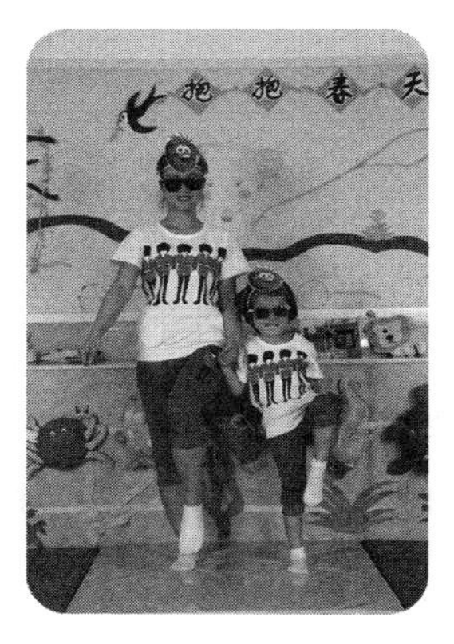

图 3

（4）第四个八拍 1×8

1～8 拍：动作同前奏的第三个八拍。

3. 第一段音乐 14×8

（1）第一个八拍 1×8

1～8 拍：成人和宝宝手拉手面对面站立，双腿并拢。然后随音乐伸出同侧脚（成人伸出右脚，宝宝伸出左脚），脚尖反复向外伸出点地、收回，另一条腿颤膝。成人重心在左腿上，宝宝重心在右腿上，上身随颤膝左右摆动（图 4、图 5）。

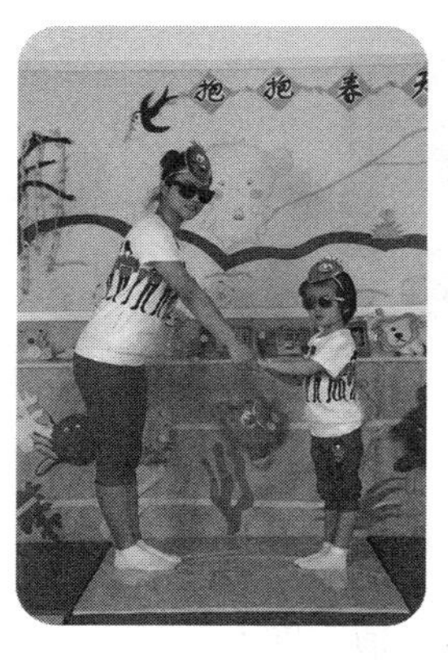

图 4

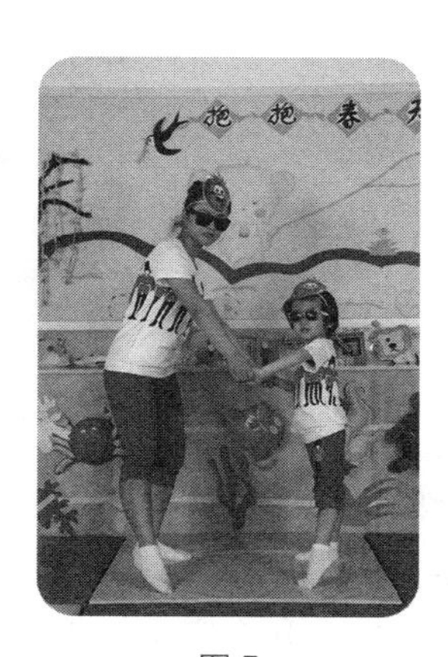

图 5

（2）第二个八拍 1×8

1～8 拍：成人和宝宝手拉手面对面站立，双腿并拢。随音乐交替拉动双臂和左右扭胯，身体重心轮流放在左右腿上。

（3）第三个八拍 1×8

1～8 拍：成人和宝宝手拉手面对面站立，双腿并拢。然后随音乐伸出同侧脚（成人伸出左脚，宝宝伸出右脚），脚尖反复向外伸出点地、收回，另一条腿颤膝。成人重心在右腿上，宝宝重心在左腿上，上身随颤膝左右摆动。

（4）第四个八拍 1×8

1～8 拍：动作同本段的第二个八拍。

（5）第五个八拍 1×8

1～8 拍：双腿并拢，双臂前平举，手心向上，双手手指随音乐节奏向内反复勾手，身体原地纵跳八下（图 6、图 7）。

（6）第六个八拍 1×8

1～8 拍：成人单膝跪地，与宝宝平视，双臂胸前屈肘，掌心向外和站立的宝宝做八下击掌动作（图 8）。

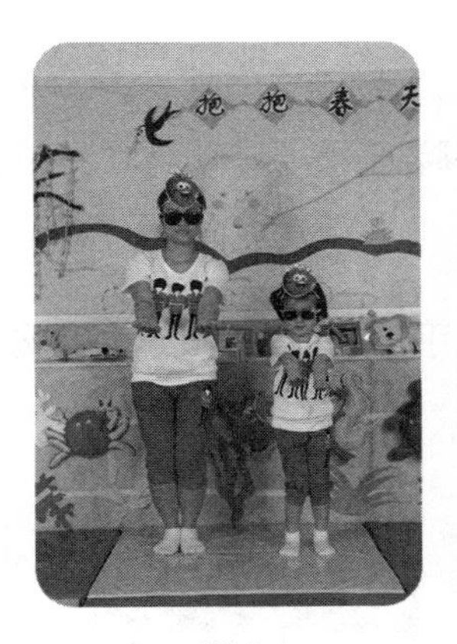

图 6

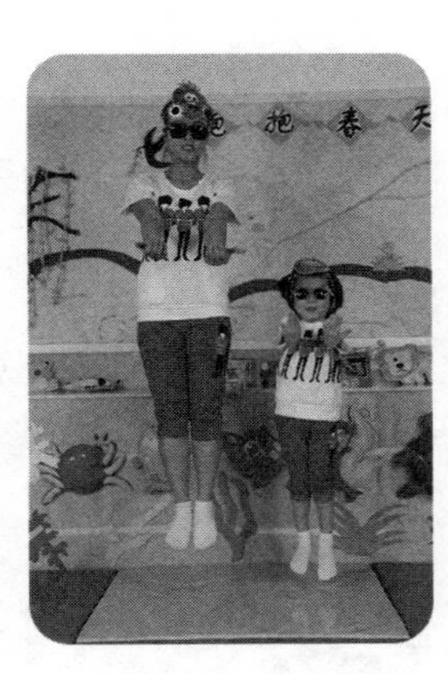

图 7

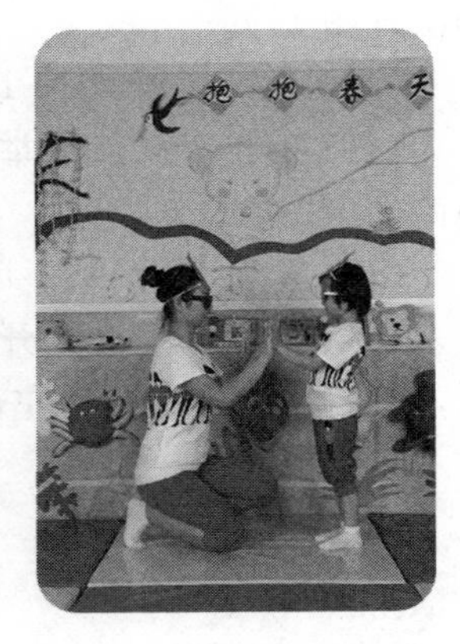

图 8

（7）第七个八拍 1×8

1～8 拍：动作同本段的第五个八拍。

（8）第八个八拍 1×8

1～8 拍：动作同本段的第六个八拍。

（9）第九个八拍 1×8

1～8 拍：成人和宝宝面向观众站立，双腿并拢，双臂在身体两侧斜向下，双手五指张开，转动手腕四下，同时双脚提踵落地四次（图 9）。

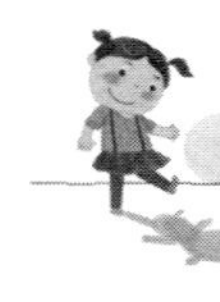

（10）第十个八拍 1×8

1～8拍：两臂侧平举，双手五指张开，转动手腕四下，同时双脚提踵落地四次（图10）。

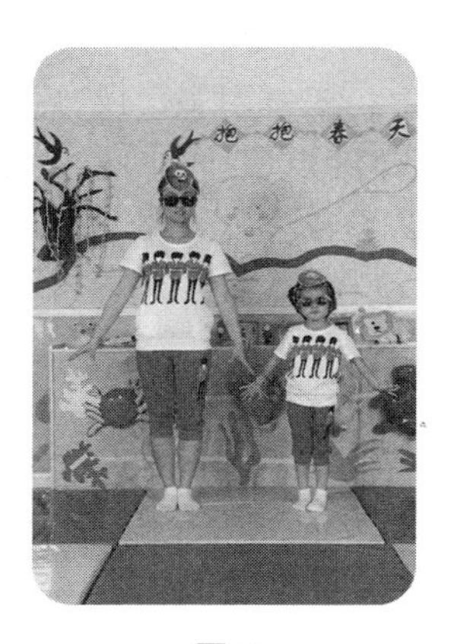

图9

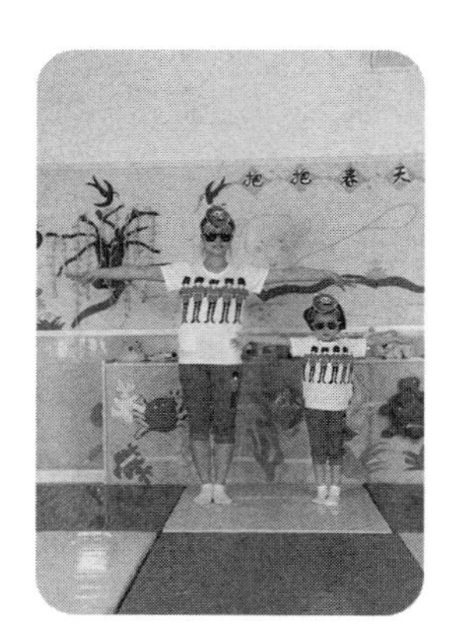

图10

（11）第十一个八拍 1×8

1～8拍：双臂上举，双手五指张开，转动手腕四下，同时双脚提踵落地四次（图11）。

（12）第十二个八拍 1×8

1～8拍：双臂前平举，双手五指张开，转动手腕四下，同时双脚提踵落地四次（图12）。

（13）第十三个八拍 1×8

1～8拍：双腿自然开立，双臂在体前交叉，双手五指张开，转动手腕八下，同时扭胯，先右后左，一拍一下（图13）。

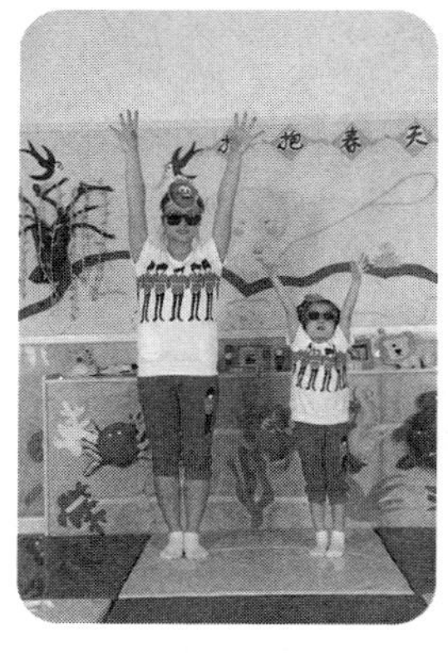

图11

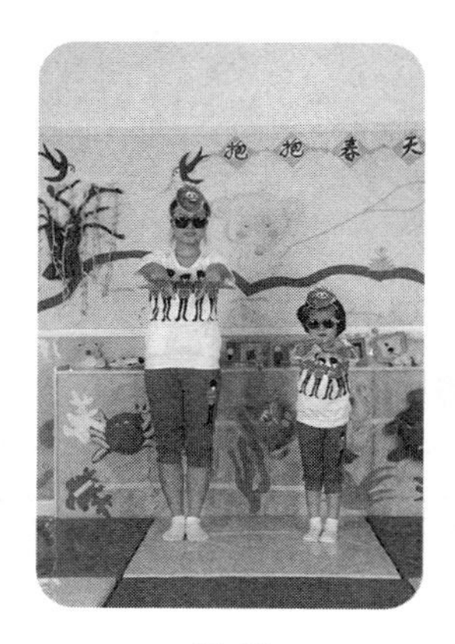

图12

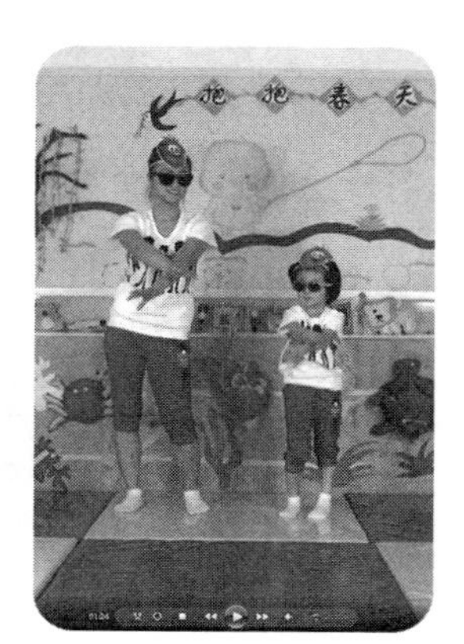

图13

(14) 第十四个八拍 1×8

1～6 拍：成人左手拉着宝宝右手，身体前倾，双脚脚尖原地小碎步点地，同时晃动身体，另一只手臂侧下举（图 14）。

7～8 拍：成人和宝宝做飞吻动作（图 15、图 16）。

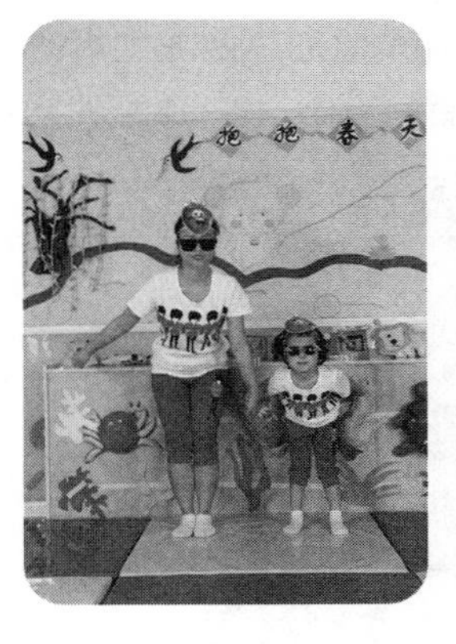

图 14

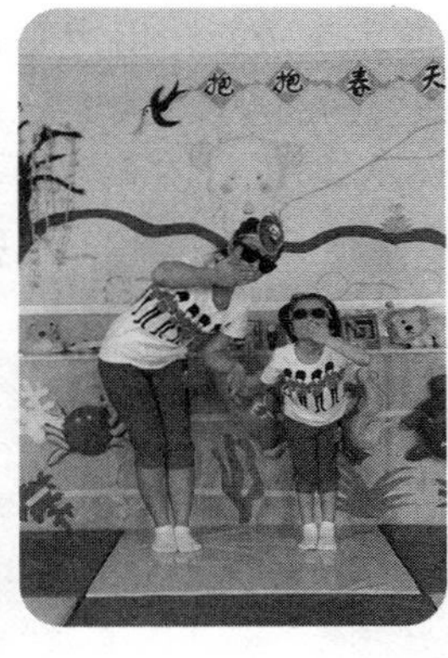

图 15

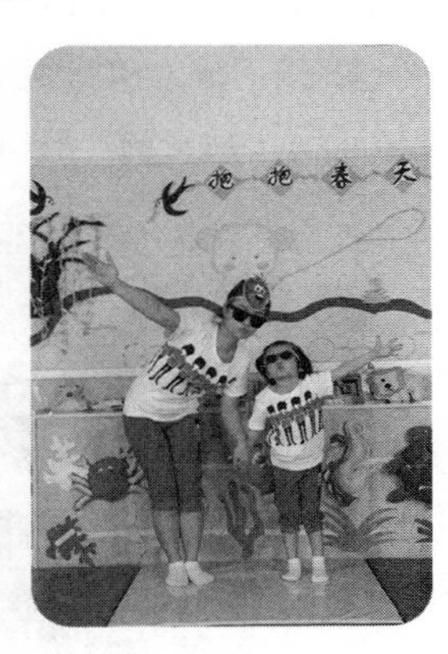

图 16

4. 第二段音乐前奏 4×8

(1) 第一个八拍 1×8

1～8 拍：成人单膝跪地蹲下，双臂侧下举，背着宝宝站起来（图 17）。

(2) 第二个八拍 1×8

1～8 拍：成人双腿并拢，颤膝带动身体抖动，宝宝在成人背上挥动右臂并伸出右手食指，左手搂住成人颈部（图 18）。

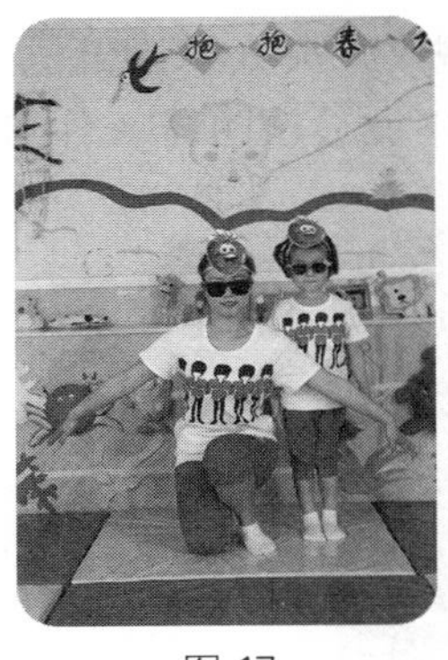

图 17

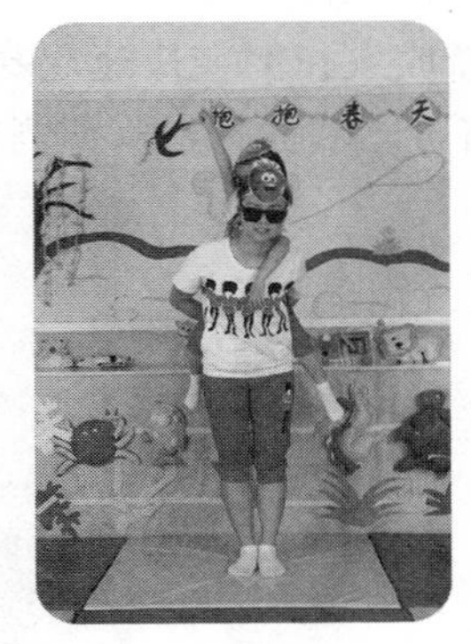

图 18

(3) 第三个八拍 1×8

1～8 拍：成人背着宝宝在场地上逆时针走动前半周，宝宝挥动右臂并伸出右手食指。

（4）第四个八拍 1×8

1~8拍：逆时针转动后半周，宝宝挥动右臂并伸出右手食指。

5. 第二段音乐 4×8

（1）第一个八拍 1×8

1~8拍：成人单腿跪立，将宝宝放下。宝宝站在成人前面，两人双臂伸直，双手从腹前转动手腕，绕身体一周回到身体两侧后，双臂侧下举（图19、图20）。

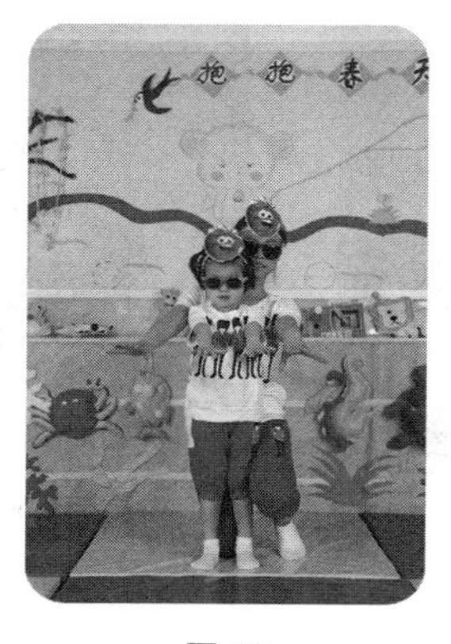

图19

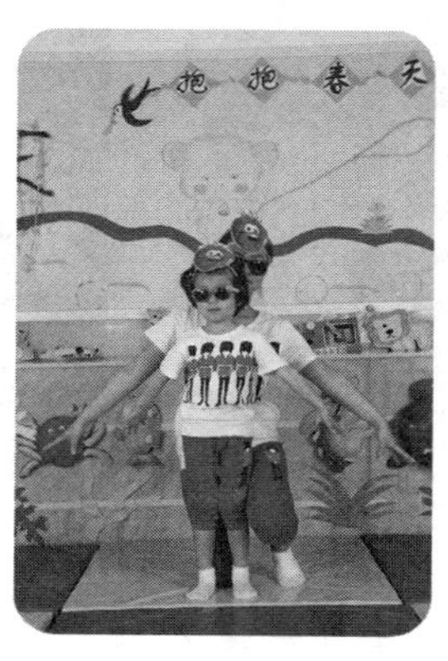

图20

（2）第二至第四个八拍 3×8

1~8拍：动作同本段的第一个八拍。

6. 第三段音乐前奏 12×8

（1）第一个八拍 1×8

1~8拍：成人和宝宝快速起身，背对观众，成人双脚开立，身体左右摆动，先左后右，同时抬脚，双臂侧平举，上下波浪状摆动（图21）。

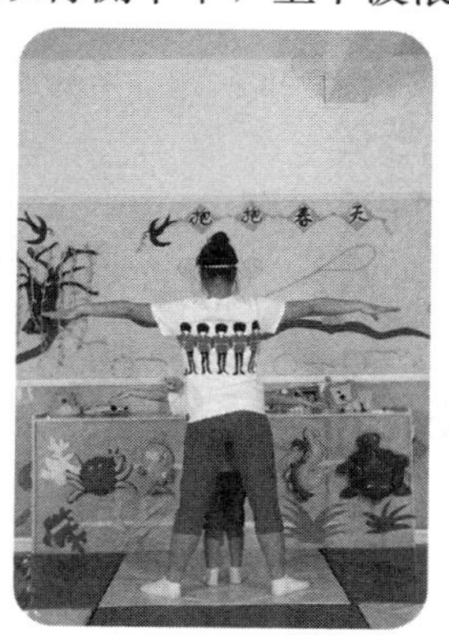

图21

（2）第二个八拍 1×8

1～8 拍：动作同本段的第一个八拍。

（3）第三个八拍 1×8

1～4 拍：宝宝从成人开立的两腿中间爬过。

5～8 拍：宝宝起身，成人转身和宝宝同时面向观众，双手上下波浪状摆动，保持身体左右摆动（图 22、图 23）。

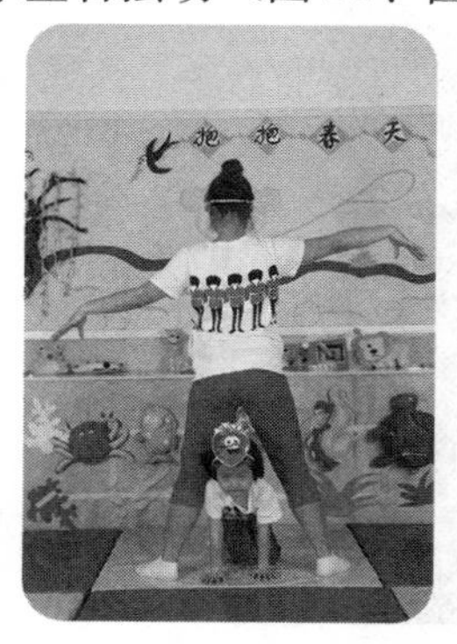

图 22

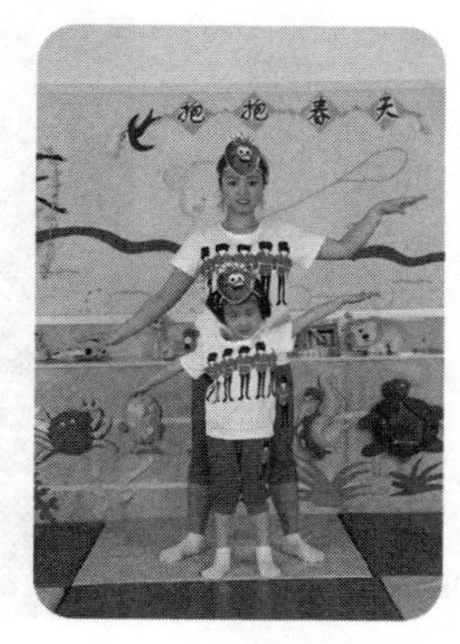

图 23

（4）第四个八拍 1×8

1～8 拍：动作同本段第三个八拍的 5～8 拍。

（5）第五个八拍 1×8

1～8 拍：成人和宝宝的左臂在左侧屈肘，右臂在胸前屈肘，双手手心微扣，双手带动小臂随音乐向左屈伸，同时扭胯；向左做八次（图 24、图 25）。

（6）第六个八拍 1×8

1～8 拍：动作同本段的第五个八拍。

（7）第七个八拍 1×8

1～8 拍：动作与本段第五个八拍相同，方向相反。

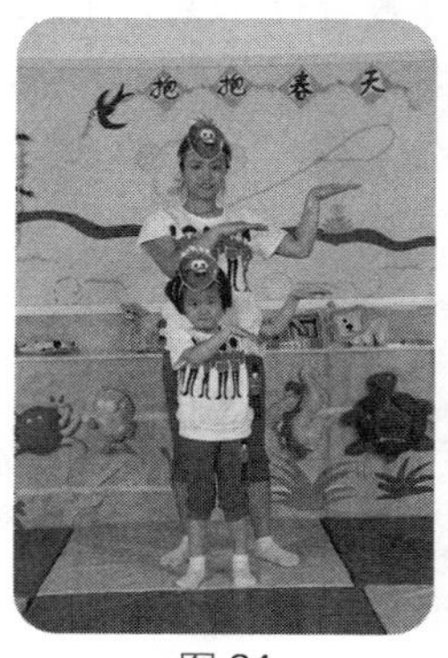

图 24

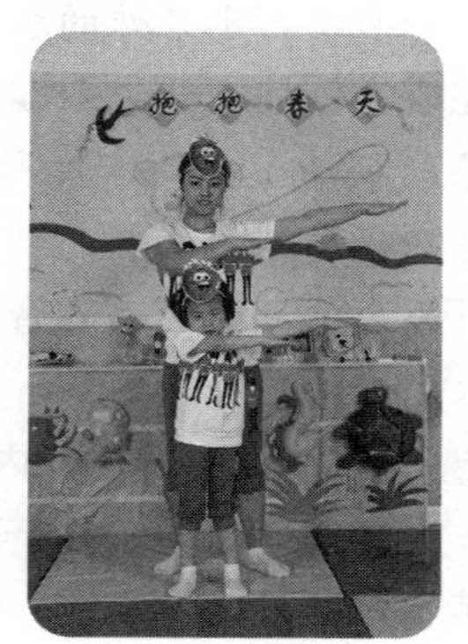

图 25

（8）第八个八拍 1×8

1～8 拍：动作同本段的第七个八拍。

（9）第九个八拍 1×8

1～8 拍：成人和宝宝面对面拉手，身体前倾，上下抖动双臂，同时颤膝（图 26）。

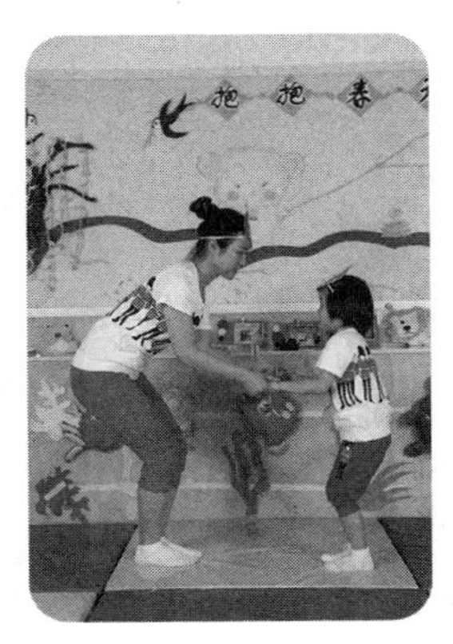

图 26

（10）第十个八拍 1×8

1～8 拍：动作同本段的第九个八拍。

（11）第十一个八拍 1×8

1～8 拍：成人拉着宝宝双手，推着宝宝碎步往前走，宝宝碎步往后退。

（12）第十二个八拍 1×8

1～8 拍：成人拉着宝宝双手，碎步往后退，宝宝往前走。

7. 第三段音乐 4×8

（1）节奏说白

现在教你一套拳，水果妹的水果拳，五种瘦身的水果，大家来跟我一起念

宝宝站在成人体前，两人双腿并齐，面向观众，双臂前平举，双手手心相对，上下颤膝，双臂随着身体上下颤动（图 27）。

番茄啊番茄，番茄啊番茄

双臂上下反复颤动四下，随音乐颤膝。

木瓜啊木瓜，木瓜啊木瓜

成人和宝宝双臂张开，小臂内屈肘，五指自然张开，手心相对，做环抱状，双臂上下反复颤动四下，随音乐颤膝（图 28）。

苹果啊苹果，苹果啊苹果

成人和宝宝双臂向上打开并屈肘，双手五指并拢，指尖点头顶四下，做苹

果状，随音乐颤膝（图 29）。

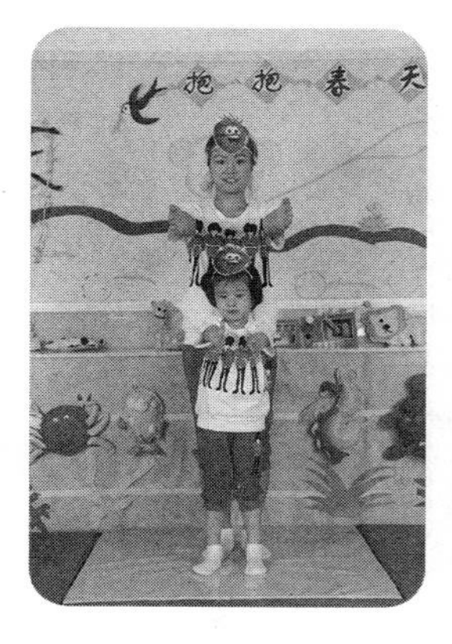

图 27

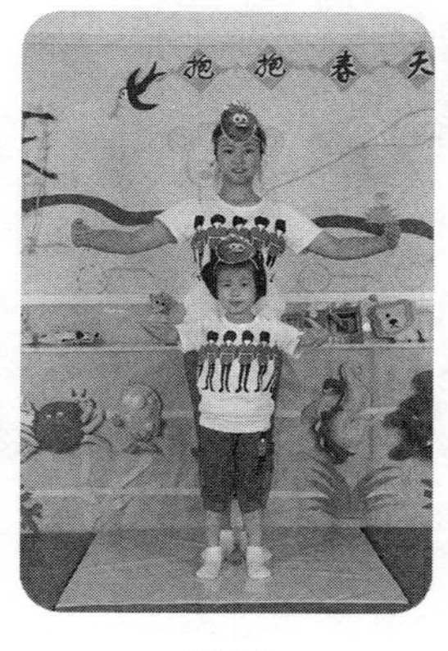

图 28

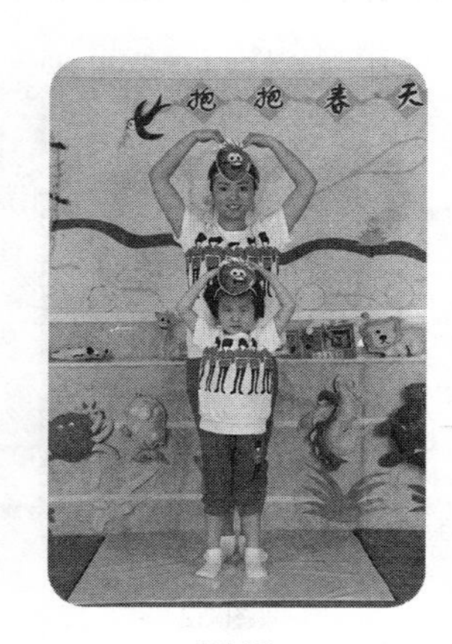

图 29

奇异果呀奇异果，葡萄柚啊葡萄柚

成人和宝宝双臂上举，五指张开，手心向前，从上到下摆动至胸前，同时左右摆动一次；腿部动作伴随下蹲、颤膝。反复两次（图 30、图 31）。

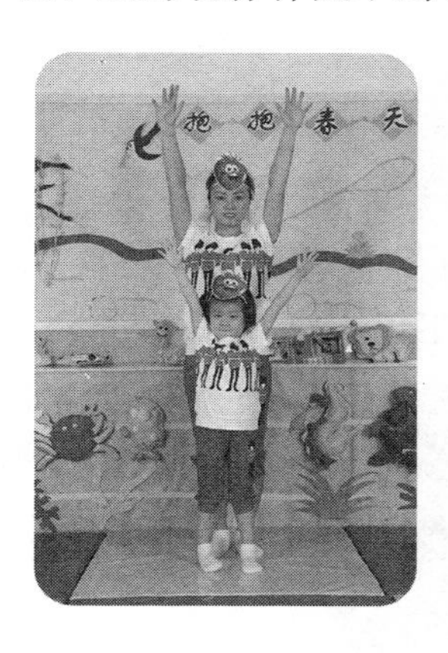

图 30

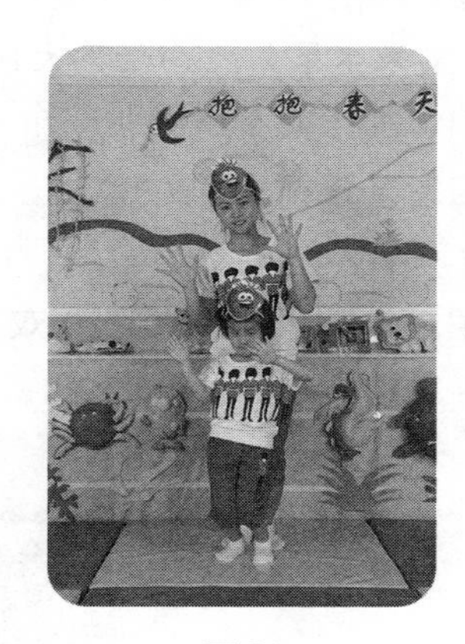

图 31

（2）音乐 4×8

①第一个八拍 1×8

歌词：水果水果，不要再找借口

1～8 拍：成人单膝跪立，面对站立的宝宝。成人和宝宝双臂胸前屈肘，双手立掌，随音乐左右摆动四次，一拍一次（图 32）。

②第二个八拍 1×8

歌词：水果水果，给我你的笑容

1～8 拍：成人单膝跪立和宝宝面对面。成人和宝宝双臂上举，掌心向前，随音乐上下屈伸四次，两拍一次（图33、图34）。

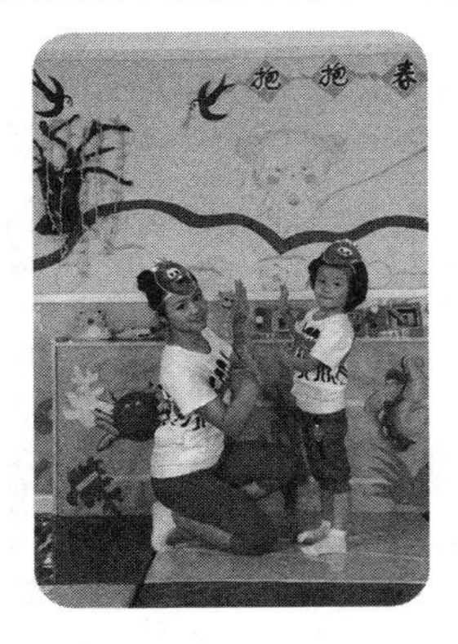

图32

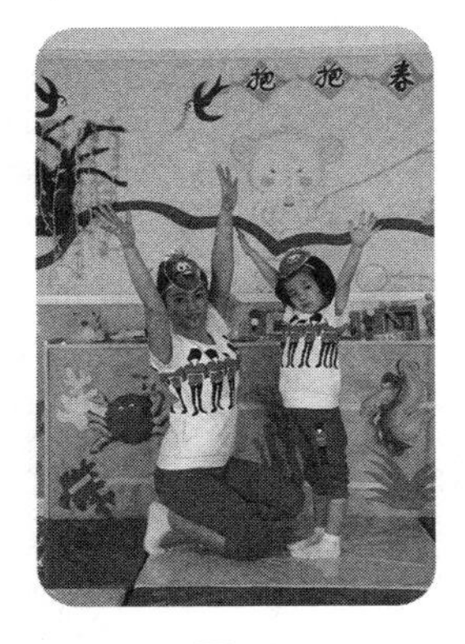

图33

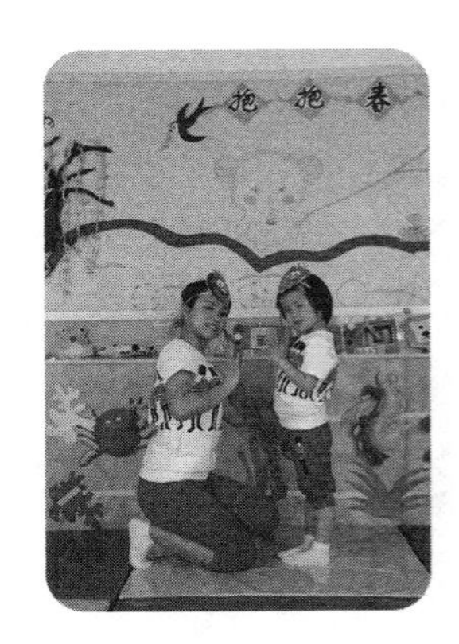

图34

③第三个八拍 1×8

歌词：水果水果，爱来了要把握

1～8拍：动作同本段的第一个八拍。

④第四个八拍 1×8

歌词：水果水果，飞向世界大同

1～8拍：动作同本段的第二个八拍。

8. 第四段音乐前奏 4×8

（1）第一个八拍 1×8

1～8拍：宝宝趴在地垫上，双手托住下巴，成人微微跪坐在宝宝双腿上（图35）。

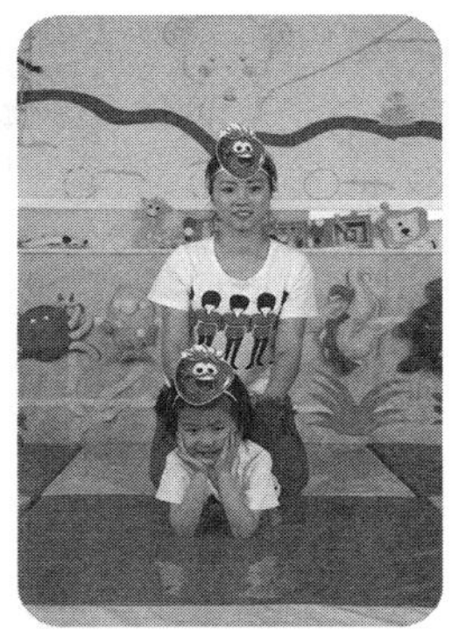

图35

（2）第二个八拍 1×8

1～8拍：成人用双手从上到下给宝宝的背部做按摩。

(3）第三至第四个八拍 2×8

1～8 拍：动作同本段的第二个八拍。

9. 第四段音乐 8×8

(1）第一个八拍 1×8

歌词：生活就像各种水果

1～8 拍：成人用双手从宝宝肩背部拍到臀部，为宝宝做背部按摩。

(2）第二至第四个八拍 3×8

歌词：酸酸甜甜滋味不同，恋爱不能随便将就，幸福我要自己追求

1～8 拍：动作同本段的第一个八拍。

(3）第五个八拍 1×8

歌词：水果水果，不要再找借口

1～4 拍：成人把宝宝从地垫上抱起来。

5～8 拍：成人和宝宝双手在胸前立掌，随音乐左右摆动双手（图 36)。

(4）第六个八拍 1×8

歌词：水果水果，给我你的笑容

1～4 拍：成人和宝宝互相拥抱（图 37)。

5～8 拍：成人和宝宝双臂屈肘打开，双手食指指向自己脸部（图 38)。

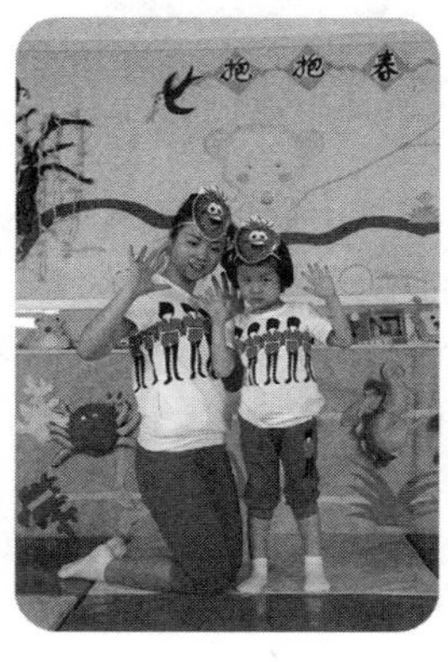

图 36

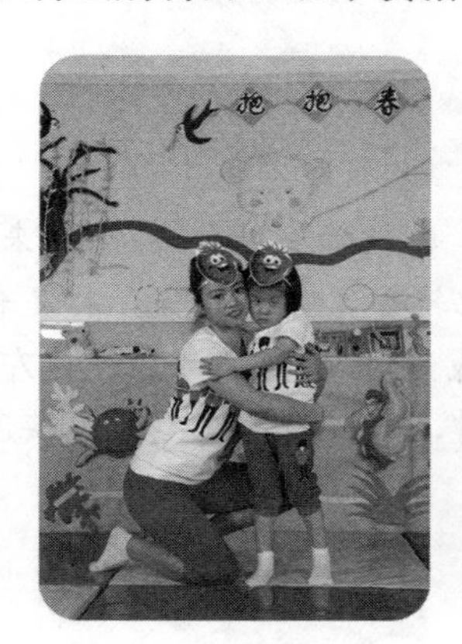

图 37

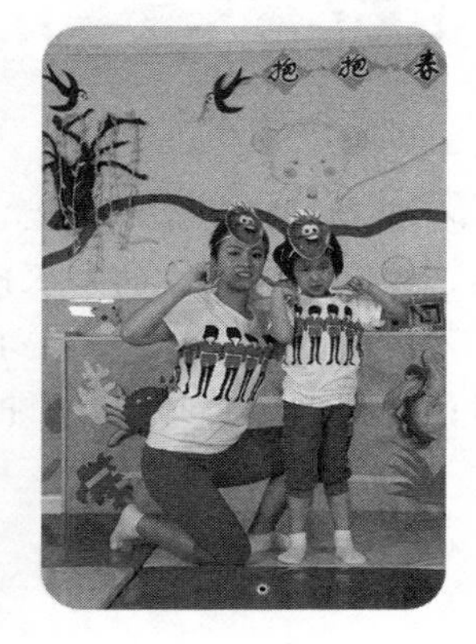

图 38

(5）第七个八拍 1×8

歌词：水果水果，爱来了要把握

1～4 拍：动作同本段第六个八拍的 1～4 拍。

5～8 拍：动作同本段第五个八拍的 5～8 拍。

(6）第八个八拍 1×8

歌词：水果水果，飞向世界大同

1～4 拍：动作同本段第六个八拍的 1～4 拍。

5～8 拍：动作同本段第六个八拍的 5～8 拍。

10. 节奏说白

三餐老是在外，朋友叫我老外，老外老外老外

成人和宝宝手膝着地趴在地垫上，宝宝趴在成人的身体下方，头和身体随音乐左右摆动，先右后左，共六次（图 39）。

但是，你有吃水果吗？水果妹的水果，优质喔

成人手膝着地趴在地垫上，宝宝从成人身体前边钻出来，再绕到成人身体左边，低头从成人身体下边钻出去（根据幼儿能力可以自由发挥，图 40、图 41）。

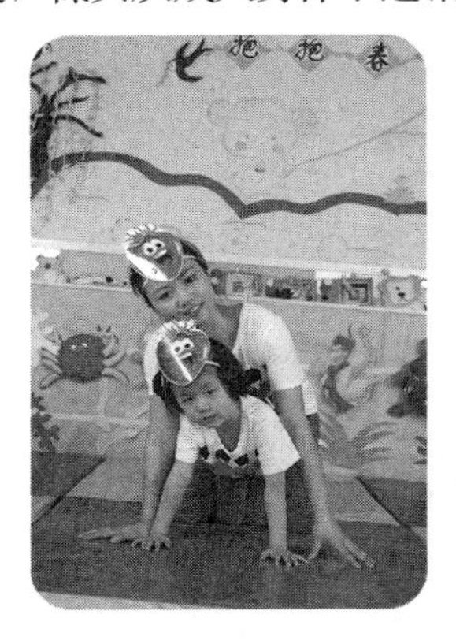

图 39

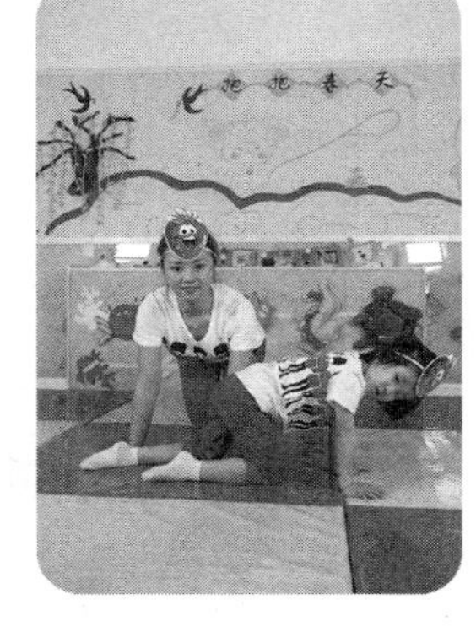

图 40

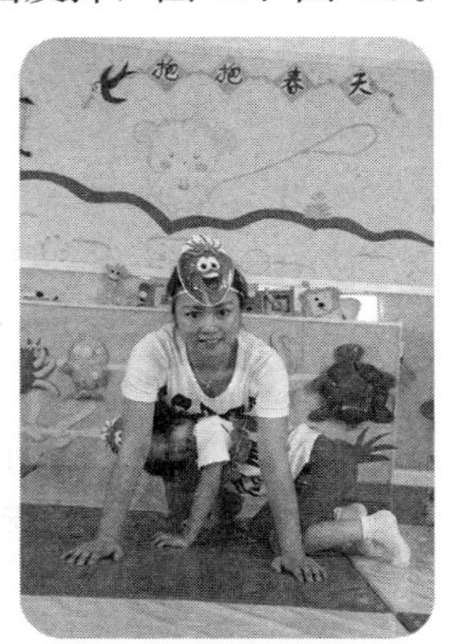

图 41

可是，如果你是男生，我教你另外一套拳，来，哼哼哈嘿，看我的水果拳，哼哼哈嘿，我的木瓜比较甜，哼哼哈嘿，打赢我的不用钱，哼哼哈嘿

成人站在宝宝身后，成人和宝宝双脚并拢，左手握拳高举，右手握拳屈肘；在唱到“哼哼哈嘿”时，双臂交替向上向下快速出拳（图 42）。

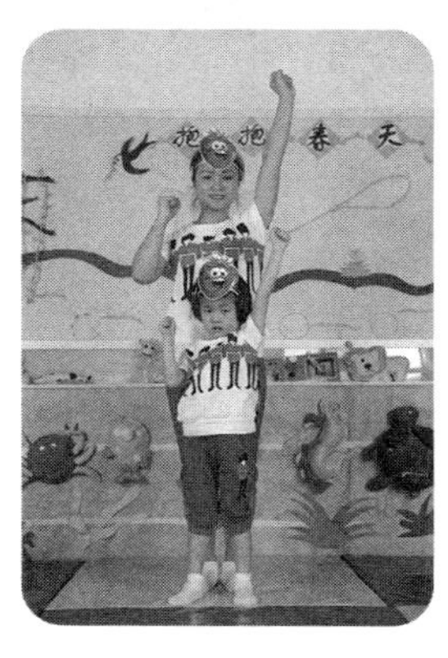

图 42

打输我的坐榴连，哼哼哈嘿，看我的水果拳，哼哼哈嘿，水果妹的水果拳，哼哼哈嘿，看我的水果拳，哼哼哈嘿，水果妹的水果拳

成人和宝宝将身体转向右侧，双手握拳，随音乐交替向前出拳；右脚向前迈一步做弓步，重心在右腿上。身体再转向左侧，动作与转向右侧相同，方向相反（图 43、图 44）。

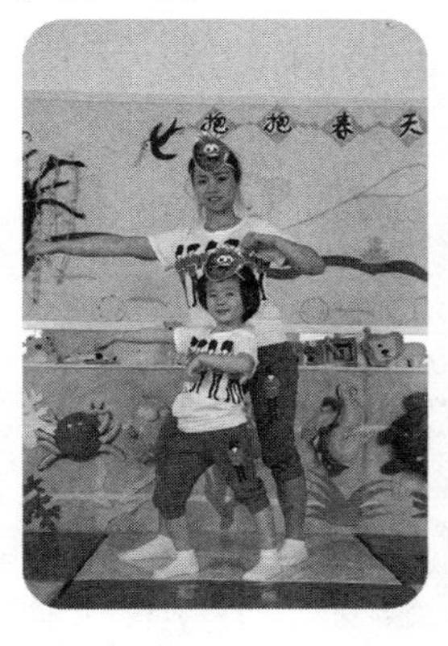

图 43

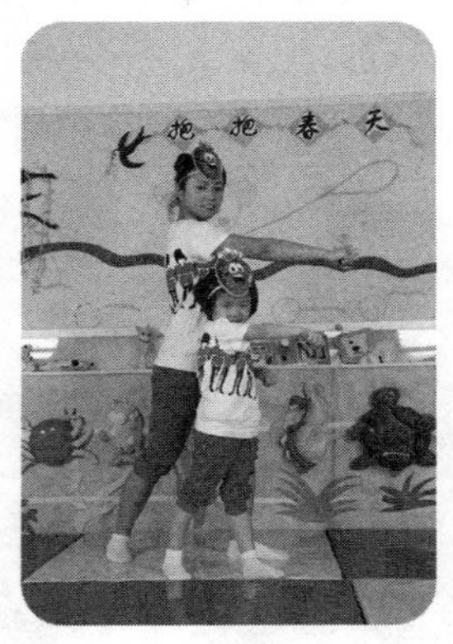

图 44

11. 第五段音乐 4×8

（1）第一个八拍 1×8

歌词：水果水果，不要再找借口

1～4 拍：成人托住宝宝臀部站直，面向观众，随音乐颤动身体（图 45）。

5～8 拍：成人抱着宝宝前后走动，宝宝向观众挥挥手（图 46）。

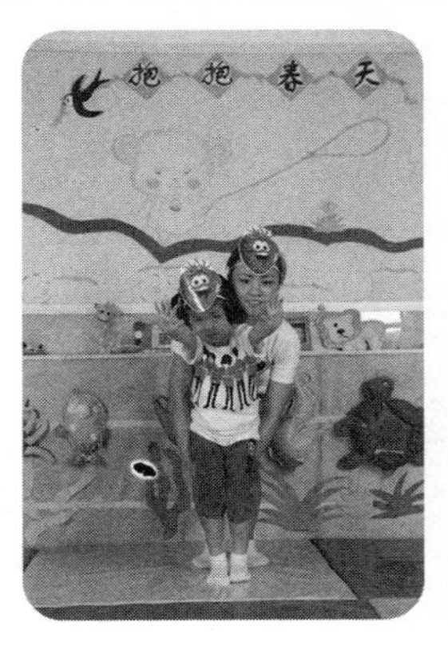

图 45

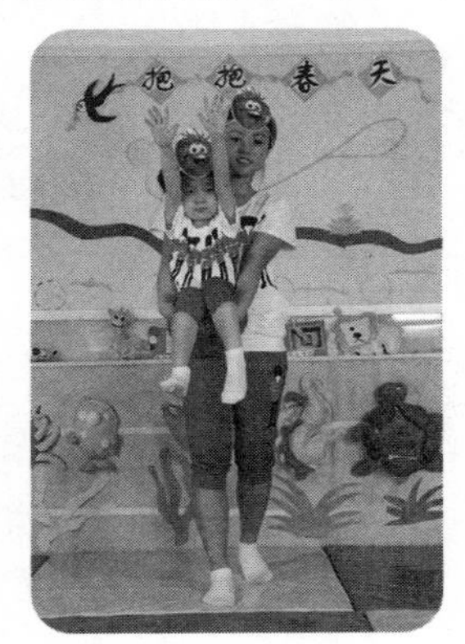

图 46

（2）第二个八拍 1×8

歌词：水果水果，给我你的笑容

1～8 拍：动作同本段的第一个八拍。

（3）第三个八拍 1×8

歌词：水果水果，爱来了要把握

1～8 拍：动作同本段的第一个八拍。

（4）第四个八拍 1×8

歌词：水果水果，飞向世界大同

1～4 拍：成人抱着宝宝向右摆动一次，左脚尖点地，重心在右脚（图 47）。

5～8 拍：向左摆动一次，右脚尖点地，重心在左脚（图 48、图 49）。

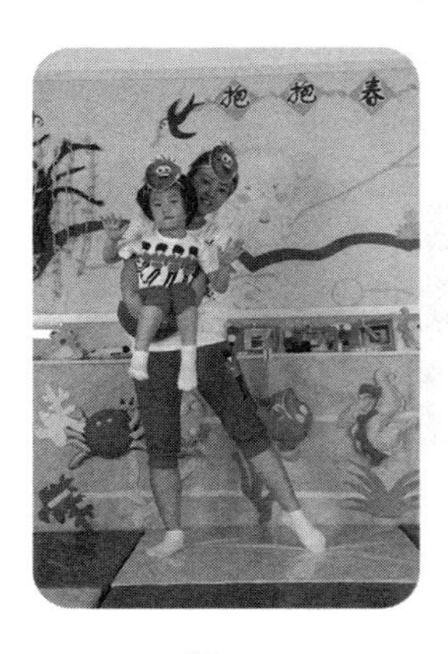

图 47

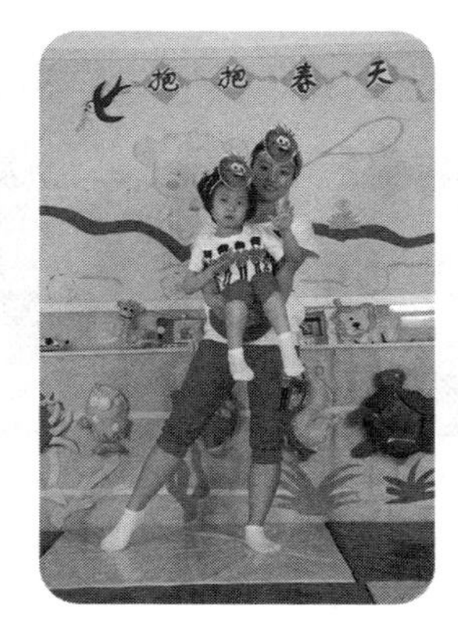

图 48

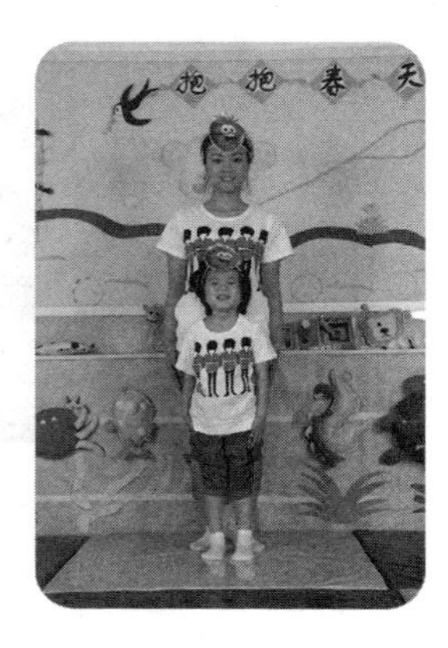

图 49

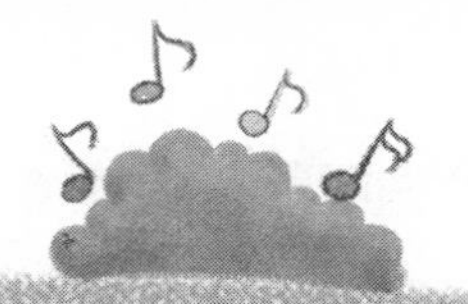

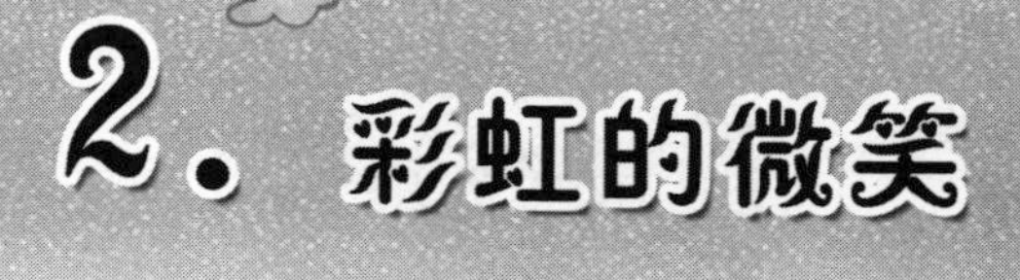

2. 彩虹的微笑

扫码看视频

目标

1. 了解歌词“爸爸妈妈去上班，我去幼儿园”的意思。喜欢上幼儿园，萌发爱幼儿园的情感。

2. 喜欢和成人一起游戏，感受游戏带来的快乐。

3. 初步感受什么是爱，萌发爱成人的情感。

动作说明

1. 预备动作

成人将游泳圈套在宝宝腰间，成人和宝宝抬着游泳圈站在地垫上（图 1）。

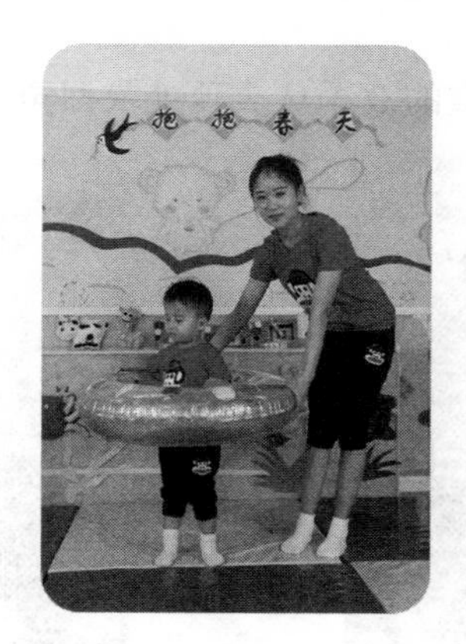

图 1

2. 第一段音乐 4×8

（1）第一个八拍 1×8

歌词：爸爸妈妈去上班，我去幼儿园

1～8 拍：游泳圈套在宝宝腰间，宝宝双手抓住游泳圈，成人站在宝宝左边，双手握着游泳圈，和宝宝一起原地踏步（图2）。

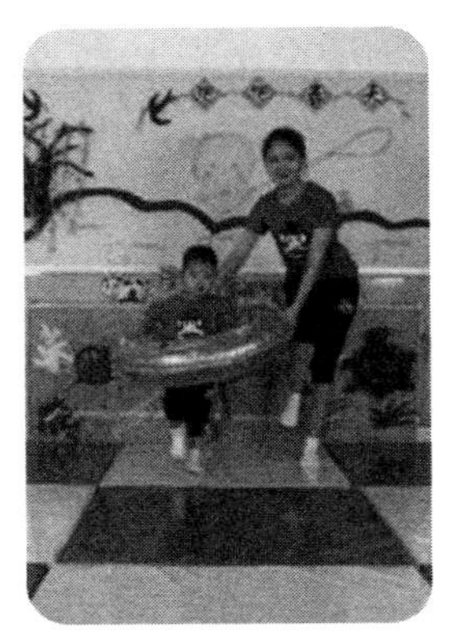

图2

（2）第二个八拍1×8

歌词：爸爸妈妈去上班，我去幼儿园

1～8拍：动作同本段的第一个八拍。

（3）第三个八拍1×8

歌词：爸爸妈妈去上班，我去幼儿园

1～4拍：成人将游泳圈放在地垫上，宝宝站在游泳圈里，成人和宝宝面对面站好并拉手，成人拉着宝宝的双手由身体两侧举至侧平举，再举至头顶（图3、图4）。

5～8拍：成人拉着宝宝的双手从头顶处收回至侧平举，再回至身体两侧。

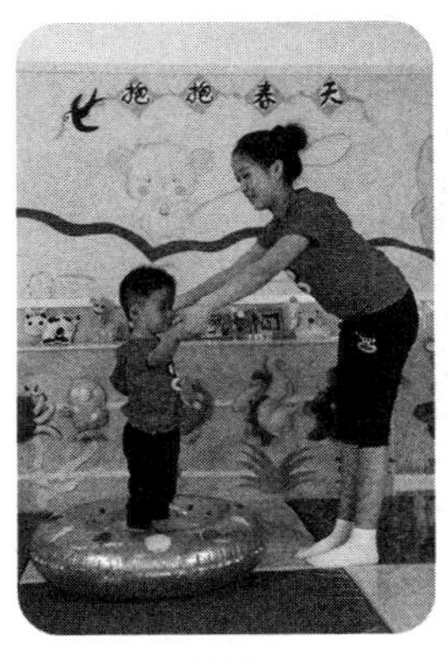

图3

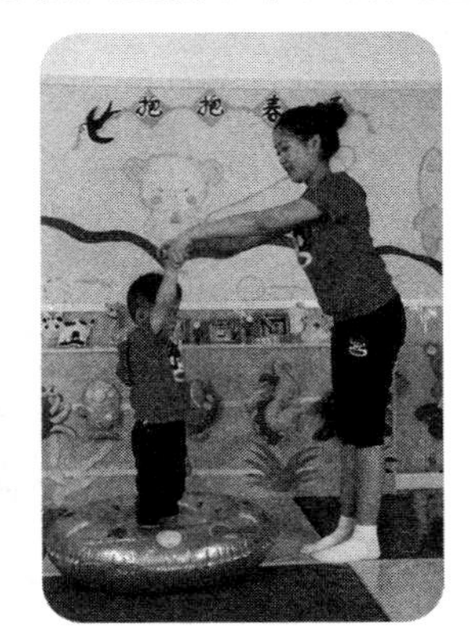

图4

（4）第四个八拍1×8

歌词：爸爸妈妈去上班，我去幼儿园

1～8拍：动作同本段的第三个八拍。

3. 间奏 2×8

（1）第一个八拍 1×8

1～8 拍：成人引领宝宝从游泳圈中出来（图 5）。

（2）第二个八拍 1×8

1～8 拍：成人坐在地垫上，双腿伸直，宝宝坐在成人双腿上，与成人面对面（图 6）。

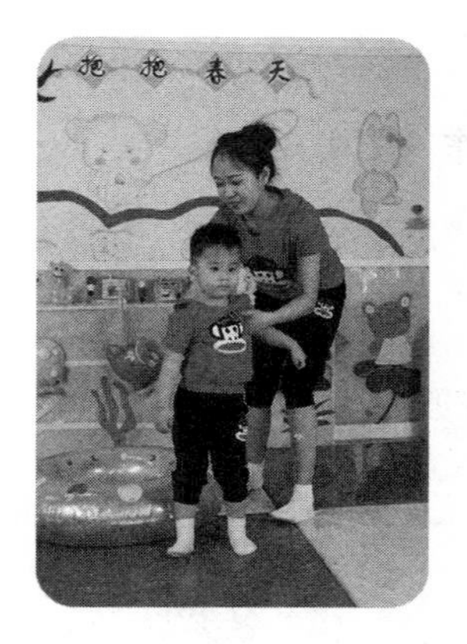

图 5

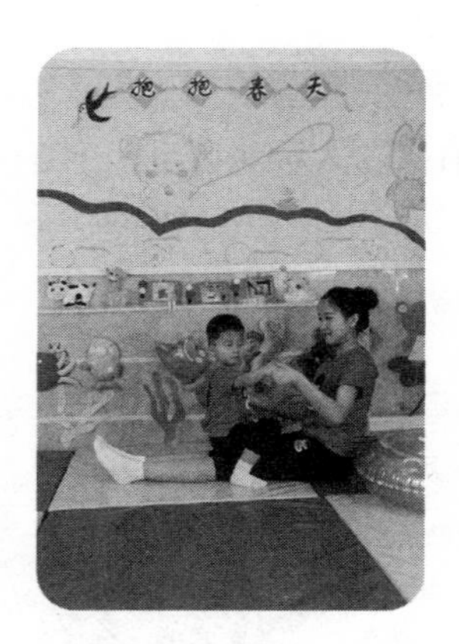

图 6

4. 第二段音乐 8×8

（1）第一个八拍 1×8

歌词：天空是绵绵的糖

1～4 拍：成人和宝宝各自在胸前拍手两下，先右后左（图 7）。

5～8 拍：双手互相击掌两次（图 8）。

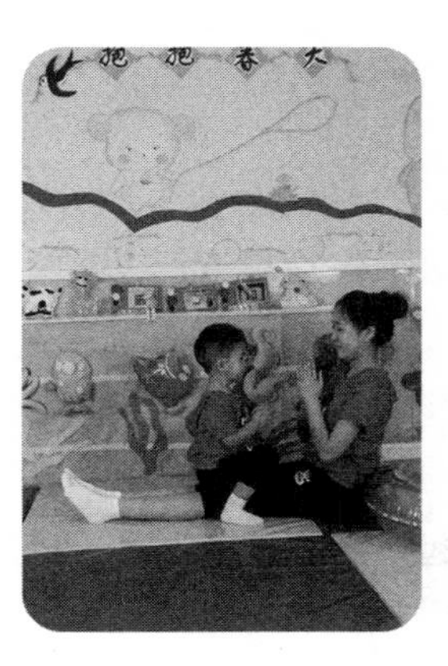

图 7

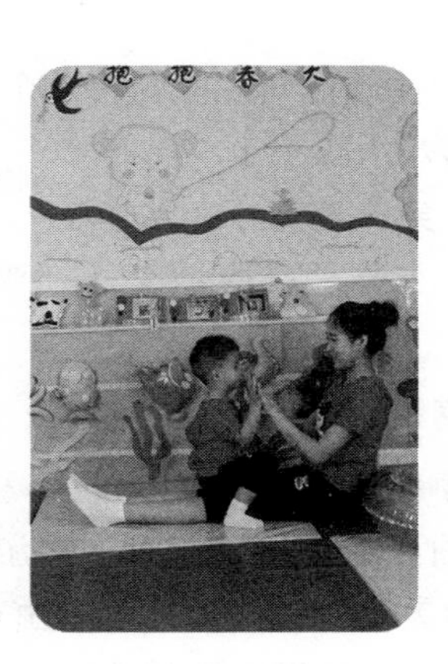

图 8

（2）第二至第四个八拍 3×8

歌词：就算塌下来又怎样，深呼吸甩开悲伤，生气想爆炸就大声唱

1～8 拍：动作同本段的第一个八拍。

（3）第五个八拍 1×8

歌词：爱很 easy，很 easy

1～4 拍：成人和宝宝胸前屈肘，手拉手左右摆动各一次，成人随音乐颤膝（图 9）。

歌词：ye～

5～8 拍：两人额头互碰并伴有摇头动作（图 10）。

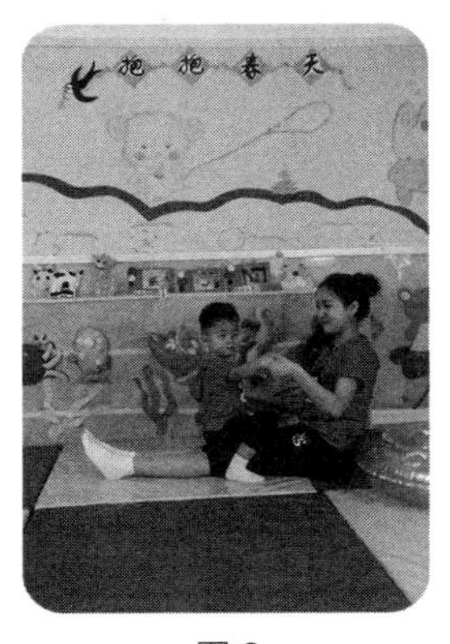

图 9

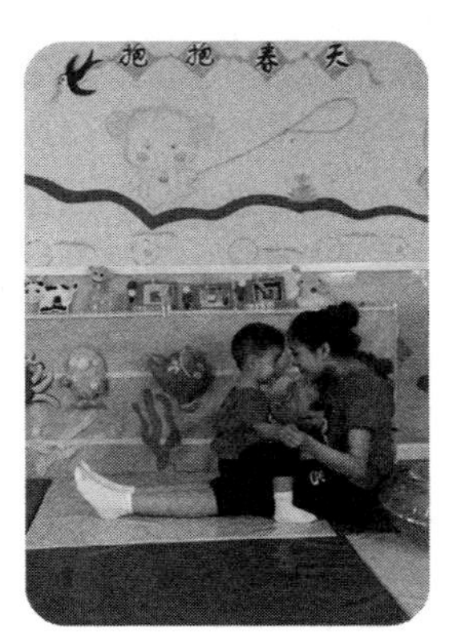

图 10

（4）第六至第七个八拍 2×8

歌词：爱很 easy，很 easy，ye～心情很 easy，很 easy，喔～梦很 easy，很 easy，ye～

1～8 拍：动作同本段的第五个八拍。

（5）第八个八拍 1×8

歌词：笑一笑没什么大不了

1～8 拍：双臂在腹前交叉，双手边转动手腕边举起至头顶，在体前转一圈落下。

5. 间奏 4×8

（1）第一个八拍 1×8

1～8 拍：成人起身，双手将游泳圈竖起，和宝宝来回推动游泳圈（根据宝宝动作的灵活程度，随节奏自由往返，图 11、图 12）。

（2）第二至第四个八拍 3×8

1～8 拍：动作同本段的第一个八拍。

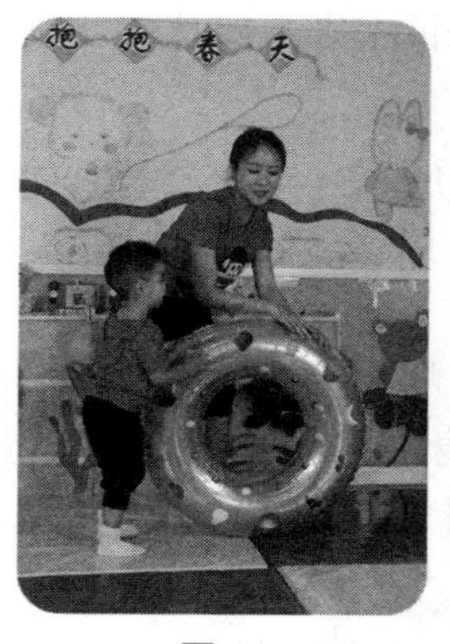

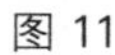
图 11

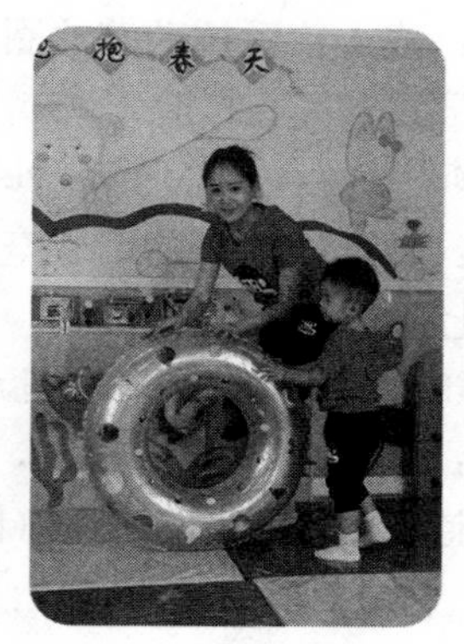

图 12

6. 第三段音乐 12×8

（1）第一个八拍 1×8

歌词：彩虹是微笑的脸

1～8 拍：成人将游泳圈平放在地垫上，引领宝宝趴在游泳圈上。

（2）第二个八拍 1×8

歌词：难过就抬起头大声唱

1～8 拍：宝宝双臂屈肘，肘关节放在游泳圈上，双手托住下巴，做小花状，双腿搭在游泳圈上，成人双膝跪立，双手拉住宝宝双脚脚腕（图 13）。

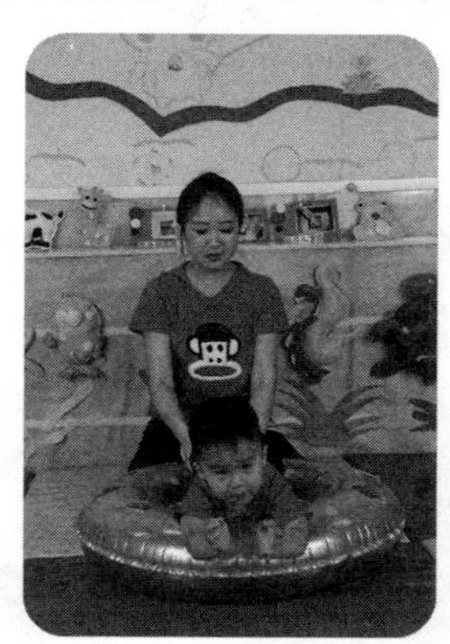

图 13

（3）第三个八拍 1×8

歌词：爱很 easy，很 easy，ye～

1～8 拍：成人向前推动游泳圈。

（4）第四个八拍 1×8

歌词：心情很 easy，很 easy，喔～

1～8 拍：成人往后拉动游泳圈，同时保证宝宝不要从游泳圈掉下来。

（5）第五至第六个八拍 2×8

歌词：梦很 easy，很 easy，ye～，心情很 easy，很 easy，喔～

1～8 拍：动作同本段的第三至第四个八拍。

（6）第七至第八个八拍 2×8

歌词：彩虹是微笑的脸，难过就抬起头大声唱

1～8 拍：宝宝趴在游泳圈上，成人起身，将双臂上举，五指张开，手腕转动，围绕宝宝逆时针小跑一周（图 14～图 16）。

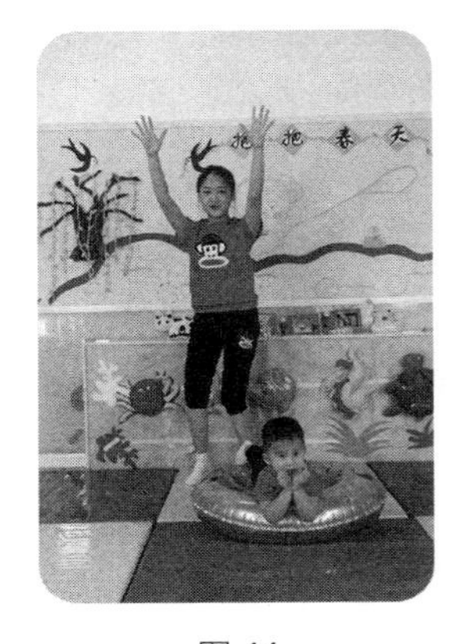

图 14

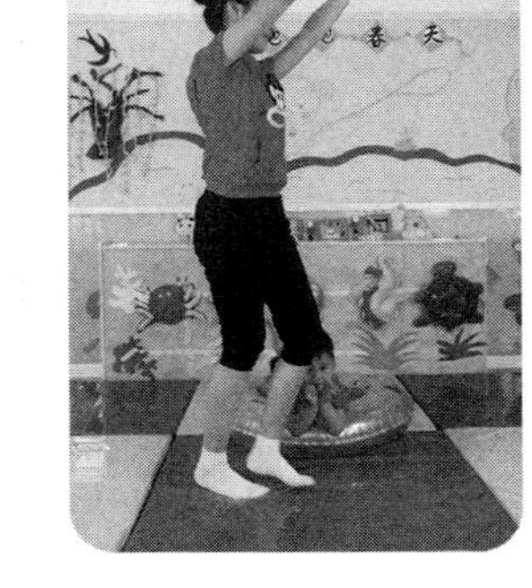

图 15

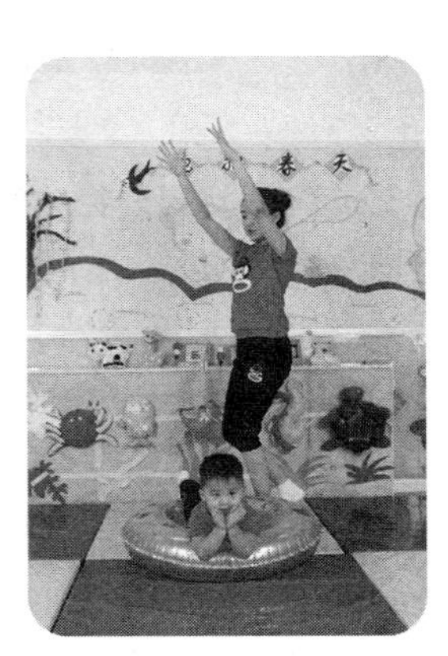

图 16

（7）第九个八拍 1×8

歌词：爱很 easy，很 easy，ye～

1～4 拍：成人来到宝宝身后，将双臂上举，五指张开，手腕转动（图 17）。

5～8 拍：成人蹲下抚摸宝宝（图 18）。

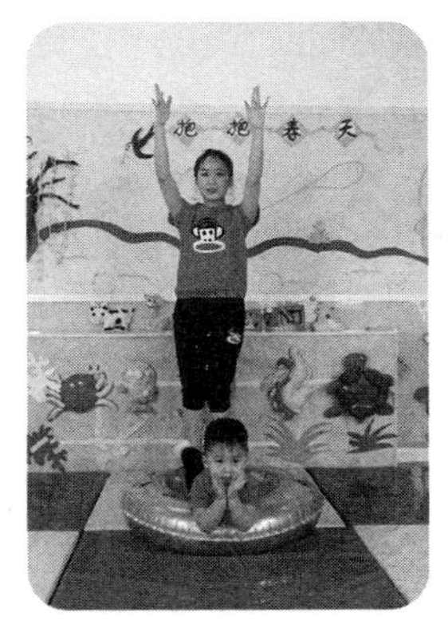

图 17

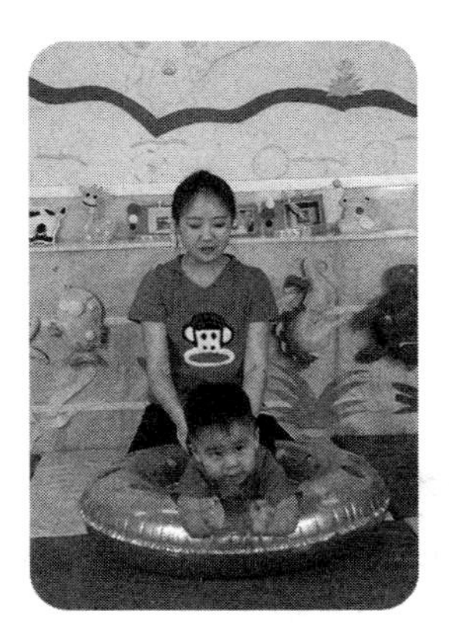

图 18

(8) 第十至第十一个八拍 2×8

歌词：心情很 easy，很 easy，喔～，梦很 easy，很 easy，ye～

1～8 拍：成人帮助宝宝坐起来，双手扶起宝宝的双手，宝宝双臂侧平举（图 19）。

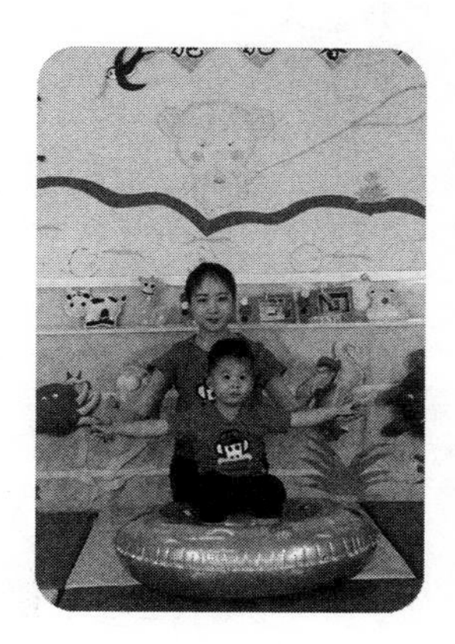

图 19

(9) 第十二个八拍 1×8

歌词：笑一笑没什么大不了

1～8 拍：成人扶着宝宝的双手上下摆动，成人身体分别向左右各摆动一次。

7. 第四段音乐前奏 2×8

(1) 第一个八拍 1×8

1～8 拍：动作同第三段音乐的第十二个八拍。

(2) 第二个八拍 1×8

1～8 拍：动作同本段的第一个八拍。

8. 第四段音乐 21×8

(1) 第一个八拍 1×8

歌词：爱是看不见的语言

1～8 拍：动作同第四段音乐前奏的第一个八拍。

(2) 第二个八拍 1×8

歌词：爱是摸不到的感觉

1～2 拍：成人和宝宝同时屈肘于胸前，左手心放在右手竖起的大拇指上，逆时针快速旋转（图 20）。

3～4 拍：双臂胸前平举，双手立掌，手心向外，在胸前左右摆手（图 21）。

5～8拍：成人和宝宝的右臂向右侧前方伸出，右手食指竖起，眼睛跟随右手食指方向移动，左臂左侧下举，五指并拢（图22）。

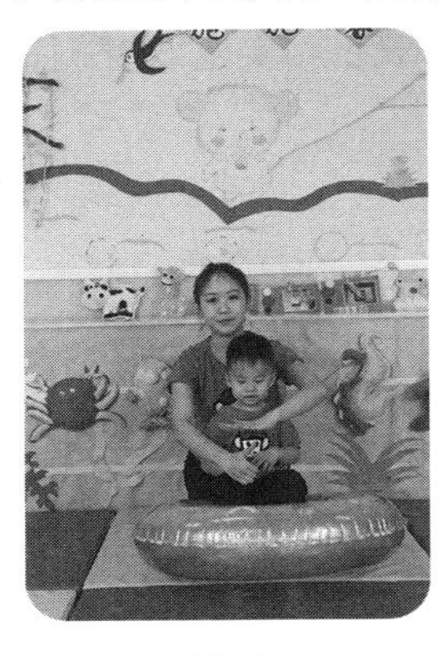

图20

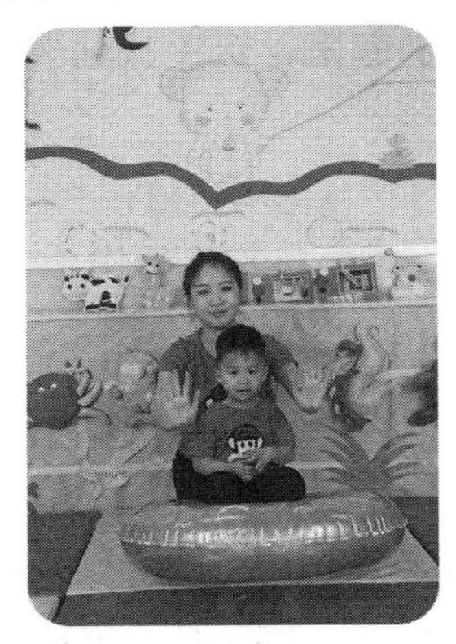

图21

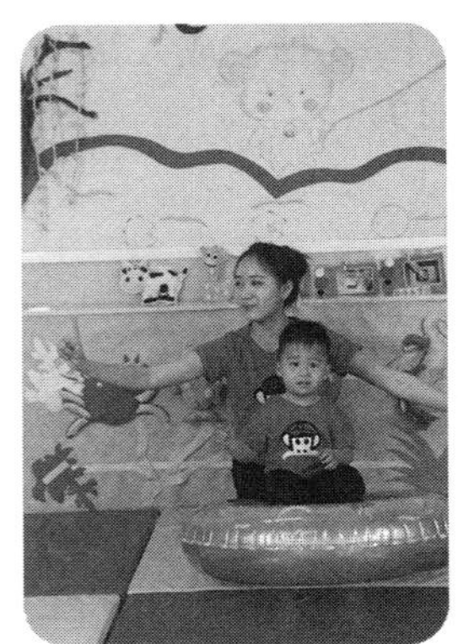

图22

（3）第三个八拍1×8

歌词：爱是我们小小的心愿

1～2拍：动作同本段第二个八拍的1～2拍。

3～4拍：双臂屈肘于胸前，双手手心向前左右摆动（图23）。

5～8拍：双臂屈肘于胸前，双手合十（图24）。

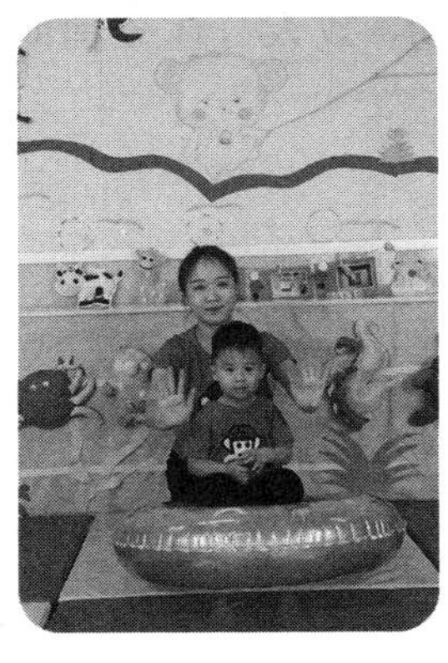

图23

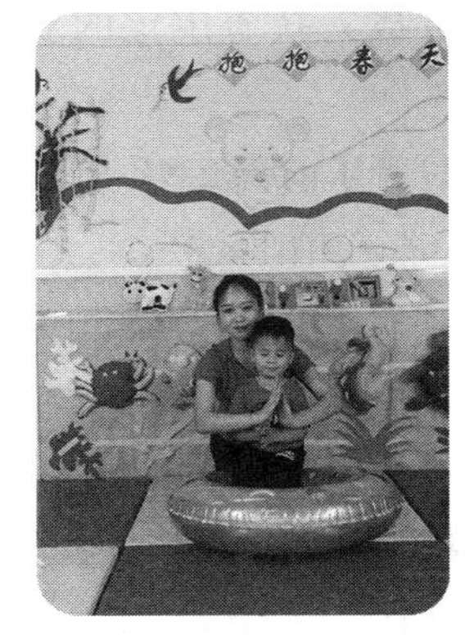

图24

（4）第四个八拍1×8

歌词：希望你平安快乐永远

1～2拍：动作同本段第二个八拍的1～2拍。

3～8拍：双手在胸前做成心形，向右、向左摆动身体各两次（先右后左）。

（5）第五个八拍1×8

歌词：爱是仰着头的喜悦

1～2 拍：成人和宝宝双臂前平举，手心向上（图 25）。

3～8 拍：双手在胸前交叉，在双臂的带动下向身体左右两侧打开（图 26）。

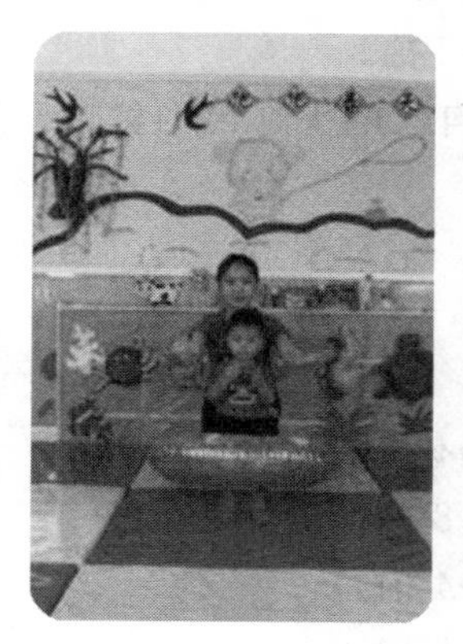

图 25

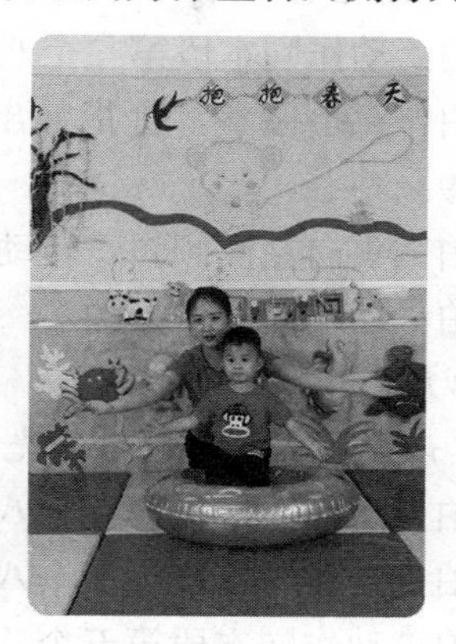

图 26

（6）第六个八拍 1×8

歌词：爱是说不出的感谢

1～2 拍：动作同本段第二个八拍的 1～2 拍。

3～4 拍：双臂在胸前交叉，身体向左侧倾斜，做轻轻拍的动作一次。

5～6 拍：身体向右侧倾斜，做轻轻拍的动作一次。

7～8 拍：身体向左侧倾斜，做轻轻拍的动作一次。

（7）第七个八拍 1×8

歌词：爱是每天多付出一点点

1～2 拍：动作同本段第二个八拍的 1～2 拍。

3～4 拍：双手在胸前立掌，掌心向前，左右摆动（图 27）。

5～8 拍：双手合十立掌（图 28）。

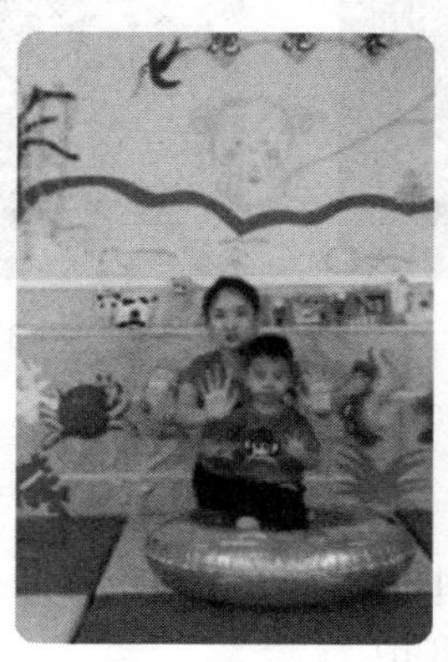

图 27

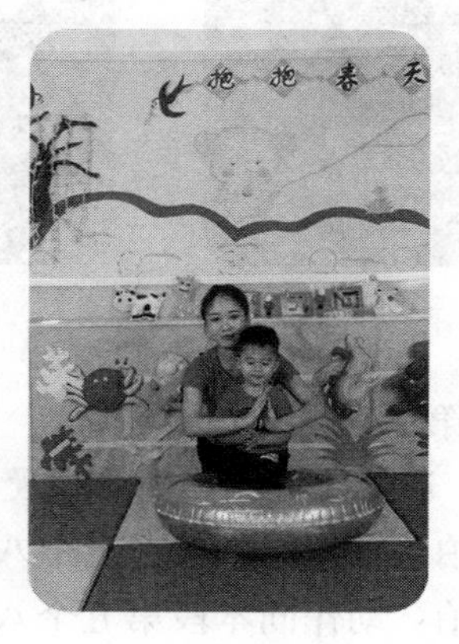

图 28

（8）第八个八拍 1×8

歌词：双手合十不在乎考验

1～2 拍：动作同本段第二个八拍的 1～2 拍。

3～4 拍：双手握拳，食指伸出，指向自己的头并转动食指，头先向右侧倾斜（图 29）。

5～6 拍：头向左侧倾斜，转动食指。

7～8 拍：动作同本八拍的 3～4 拍。

（9）第九个八拍 1×8

歌词：让爱传出去，它像阳光温暖我和你

1～2 拍：动作同本段第三个八拍的 5～8 拍。

3～4 拍：动作同本段第三个八拍的 3～4 拍。

5～8 拍：动作同本段第五个八拍的 5～8 拍。

（10）第十个八拍 1×8

歌词：不管有多遥远，总有到的那一天

1～2 拍：动作同本段第二个八拍的 1～2 拍。

3～4 拍：动作同本段第五个八拍的 5～8 拍。

5～8 拍：成人和宝宝双手高举，掌心向前。头和双臂向右、向左摆动各两次（先右后左，图 30、图 31）。

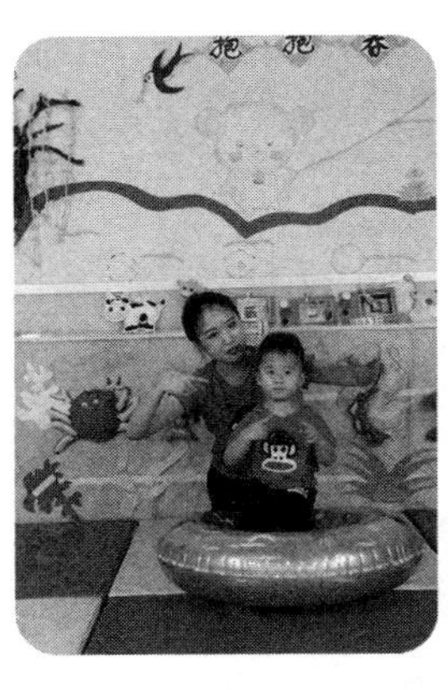

图 29

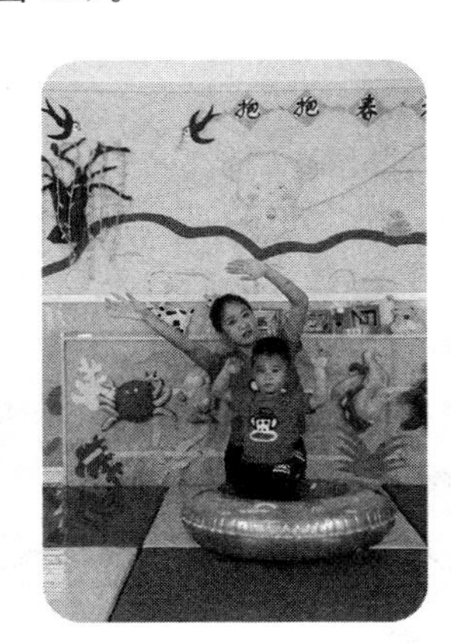

图 30

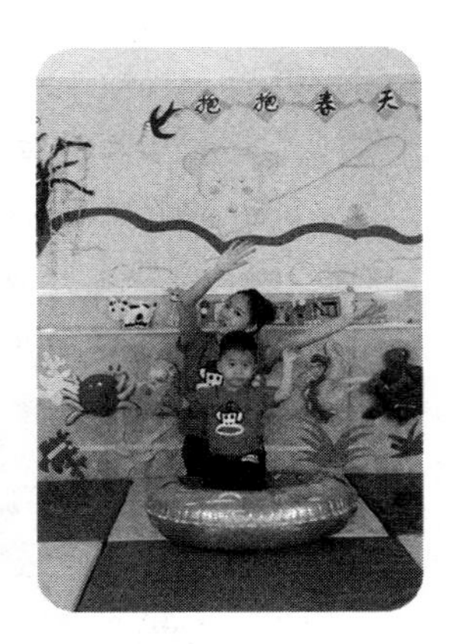

图 31

（11）第十一个八拍 1×8

歌词：让爱传出去，那前方漫漫人生路

1～2 拍：动作同本段第七个八拍的 3～4 拍。

3～4 拍：动作同本段第五个八拍的 5～8 拍。

5～8 拍：动作同本段第七个八拍的 5～8 拍。

（12）第十二个八拍 1×8

歌词：有你的祝福，没有过不去的苦

1～2 拍：动作同本段第二个八拍的 1～2 拍。

3～4 拍：动作同本段第五个八拍的 5～8 拍。

5～8 拍：左臂弯曲于胸前，左手半握拳，右手食指、中指在左臂上交替走（图 32）。

（13）第十三个八拍 1×8

歌词：让爱传出去，它像阳光温暖我和你

1～2 拍：伸出双臂，双手在体前摊开，掌心向上（图 33）。

3～4 拍：动作同本段第三个八拍的 5～8 拍。

5～8 拍：动作同本段第七个八拍的 3～4 拍。

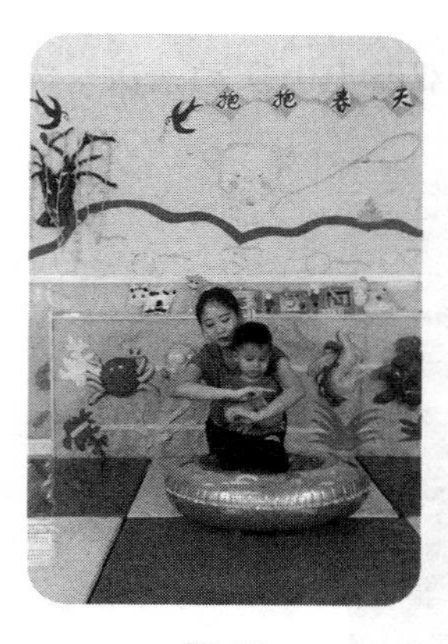

图 32

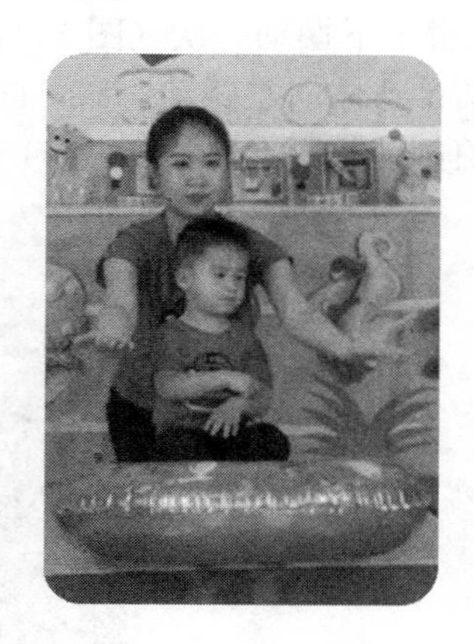

图 33

（14）第十四个八拍 1×8

歌词：不管有多遥远，总有到的那一天

1～2 拍：动作同本段第二个八拍的 1～2 拍。

3～4 拍：动作同本段第五个八拍的 5～8 拍。

5～8 拍：动作同本段第十个八拍的 5～8 拍。

（15）第十五个八拍 1×8

歌词：让爱传出去，那前方漫漫人生路

1～2 拍：动作同本段第三个八拍的 3～4 拍。

3～4 拍：动作同本段第五个八拍的 5～8 拍。

5～8 拍：动作同本段第七个八拍的 5～8 拍。

（16）第十六个八拍 1×8

歌词：有你的祝福，没有过不去的苦

1～2拍：动作同本段第二个八拍的1～2拍。
3～4拍：动作同本段第五个八拍的5～8拍。
5～7拍：动作同本段第十二个八拍的5～8拍。
8～8拍：动作同本段第十三个八拍的1～2拍。
(17) 第十七个八拍1×8
歌词：苦
1～2拍：动作同本段第七个八拍的5～8拍。
3～8拍：动作同本段第七个八拍的3～4拍。
(18) 第十八个八拍1×8
歌词：苦
1～2拍：成人拉着宝宝的双手，使宝宝双臂侧平举，身体向右摆动一次，同时宝宝双臂上下摆动一次（图34）。
3～4拍：身体向左摆动一次，同时宝宝双臂上下摆动一次。
5～8拍：动作同本八拍的1～4拍。

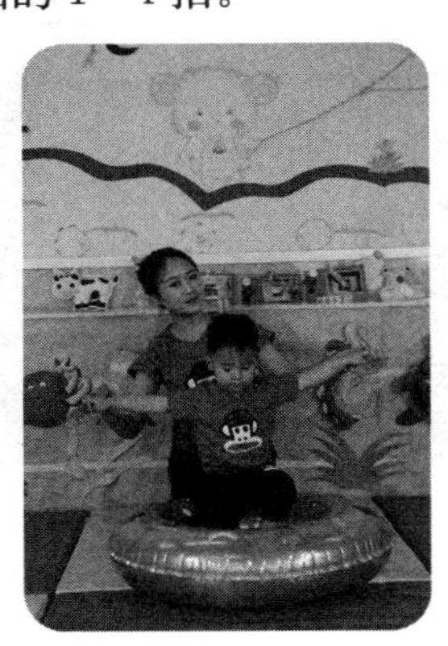

图34

(19) 第十九个八拍1×8
歌词：有你的祝福，没有过不去的
1～8拍：动作同本段的第十八个八拍。
(20) 第二十个八拍1×8
歌词：苦
1～2拍：动作同本段第五个八拍的1～2拍。
3～4拍：动作同本段第七个八拍的5～8拍。
5～8拍：动作同本段第七个八拍的3～4拍。
(21) 第二十一个八拍1×8
歌词：让爱传出去

1～4 拍：动作同本段第五个八拍的 5～8 拍。

5～8 拍：动作同本段第十八个八拍的 1～4 拍。

9. 结束动作

成人和宝宝右手在体前，掌心向前左右摇摆，做挥手再见的动作（图 35）。

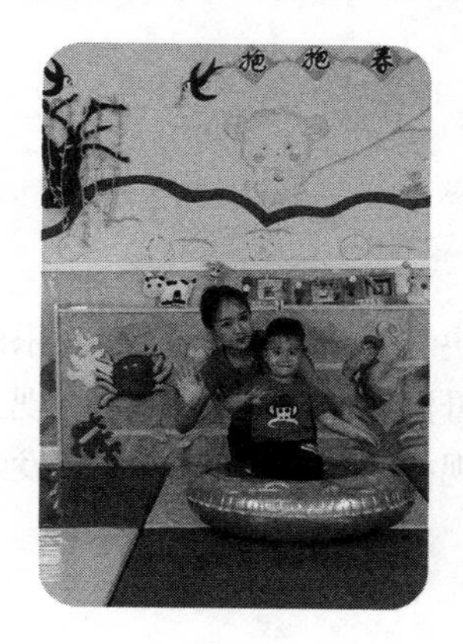

图 35

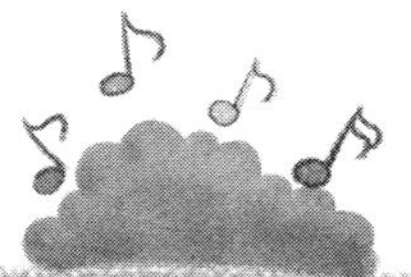

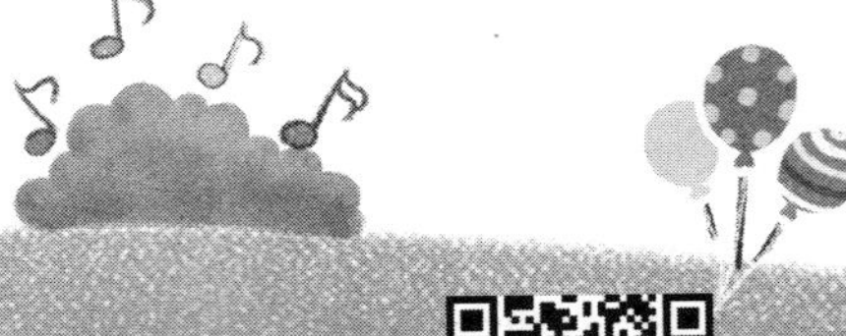

3. 妈妈爸爸宝宝

扫码看视频

目标

1. 感受音乐节奏的明快与激情，培养感知音乐的能力。
2. 通过模仿生活中父母照顾孩子的情景，表现父母对孩子的爱。
3. 通过和父母一起表现抚育宝宝的游戏，激发对爸爸妈妈爱的情感。

动作说明

1. 预备动作 1×8

1～8 拍：宝宝坐在爸爸肩上，爸爸双手抓住宝宝的脚，爸爸身上挂着一个奶瓶玩具，原地踏步（图 1）。

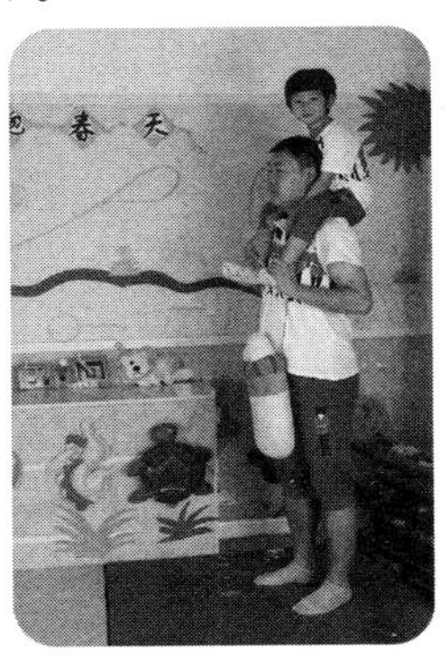

图 1

2. 第一段音乐前奏 6×8

（1）第一个八拍 1×8

1～4 拍：爸爸驮着宝宝向前走。

5～8 拍：爸爸驮着宝宝向左转身并向前走（图 2）。

（2）第二个八拍 1×8

1～8 拍：爸爸驮着宝宝小步向后退。

（3）第三个八拍 1×8

1～8 拍：爸爸驮着宝宝原地踏步。

（4）第四至第五个八拍 2×8

1～8 拍：动作同本段的第三个八拍。

（5）第六个八拍 1×8

1～8 拍：爸爸将宝宝从肩上放到地垫上躺下（图 3）。

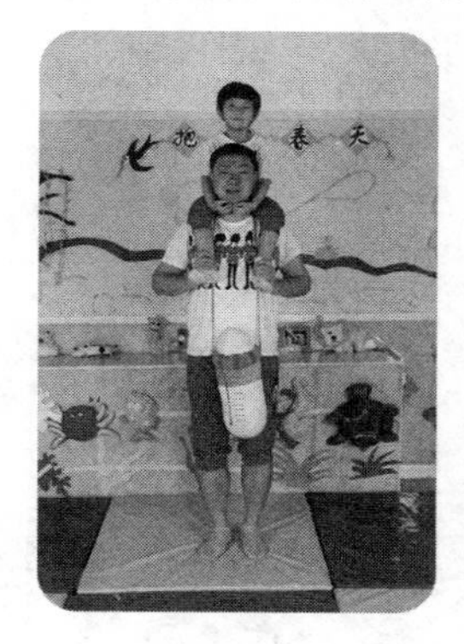

图 2

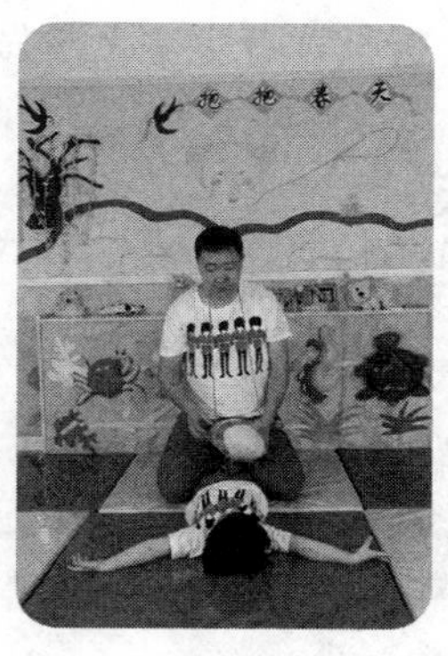

图 3

3. 第一段音乐 6×8

（1）第一个八拍 1×8

1～8 拍：宝宝平躺，双臂侧平打开，爸爸跪立，做给宝宝喂奶的姿势（图 4）。

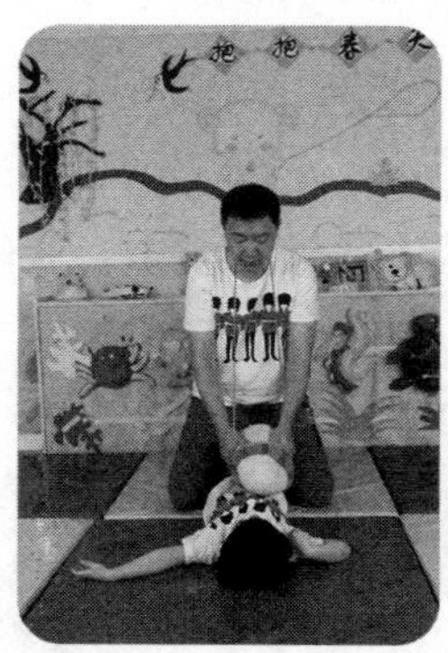

图 4

（2）第二个八拍 1×8

1～2 拍：爸爸跪立，身体向右摆动，同时双手抱着奶瓶在宝宝腹部做喂奶状。

3～4 拍：爸爸身体向左摆动，抱着奶瓶在宝宝腹部做喂奶状。

5~8拍：动作同本八拍的1~4拍。

（3）第三个八拍1×8

1~8拍：爸爸准备将宝宝背在背上。

（4）第四个八拍1×8

1~8拍：爸爸将宝宝背在背上后，双手、双脚撑地（图5）。

（5）第五个八拍1×8

1~8拍：爸爸背着宝宝上下做俯卧撑（图6）。

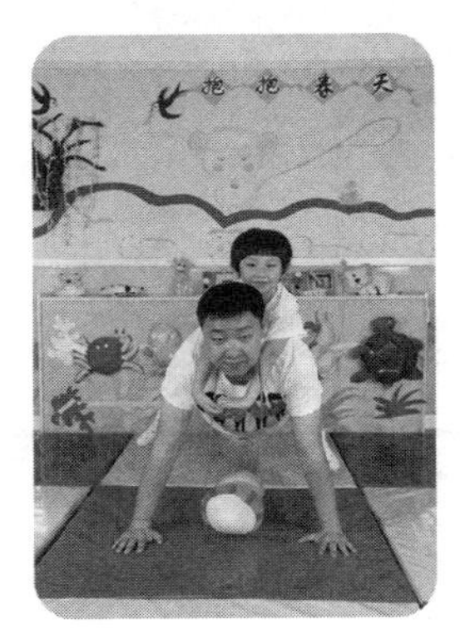

图5

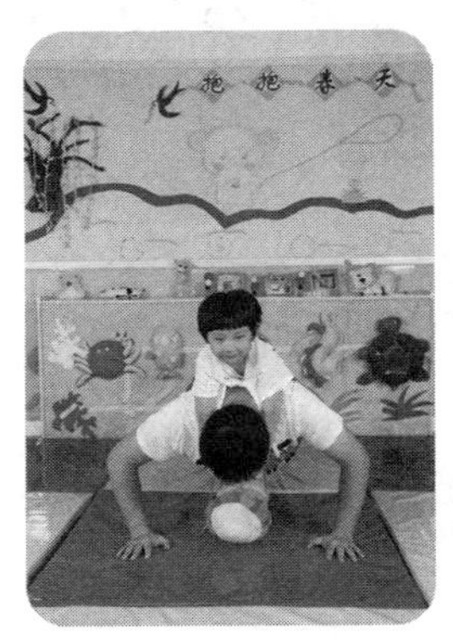

图6

（6）第六个八拍1×8

1~8拍：动作同本段的第五个八拍。

4. 第二段音乐30×8

（1）第一至第二个八拍2×8

歌词：我爱我的家，儿子女儿我的他

1~8拍：爸爸带着宝宝躺下，搂着宝宝，做给宝宝喂奶的动作（图7）。

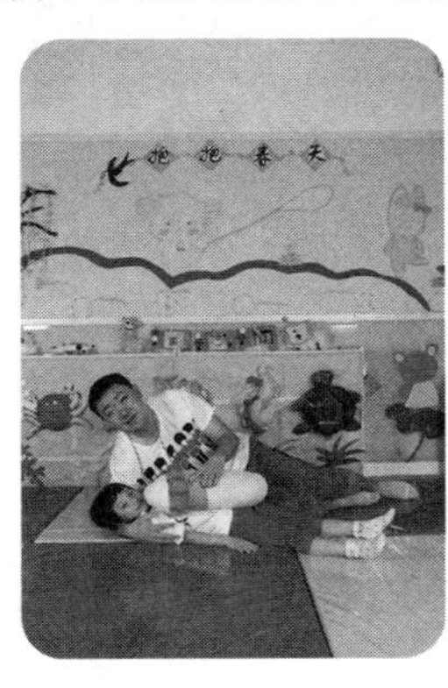

图7

(2) 第三至第六个八拍 4×8

歌词：爱就是忍耐，家庭所有繁杂，我爱我的家，儿子女儿我亲爱的他

1～8 拍：动作同本段的第一个八拍。

(3) 第七至第八个八拍 2×8

歌词：爱就是付出，让家不缺乏

1～8 拍：爸爸盘腿坐在地垫上，怀里抱着宝宝，做给宝宝喂奶的动作，身体左右摆动（图 8)。

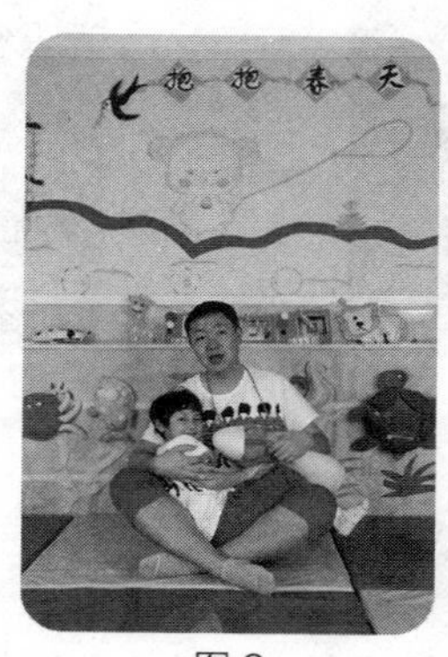

图 8

(4) 第九至第十个八拍 2×8

歌词：让爱天天住你家，让爱天天住我家

1～8 拍：动作同本段的第八个八拍。

(5) 第十一至第十二个八拍 2×8

歌词：没有哭泣不会惧怕，因为有爱住我们的家

1～2 拍：爸爸盘腿坐，宝宝坐在爸爸腿上，爸爸带着宝宝双臂上举，双手指尖相对，做一个房子状（图 9)。

3～4 拍：爸爸右手握拳放至嘴边，食指、拇指伸出（图 10)。

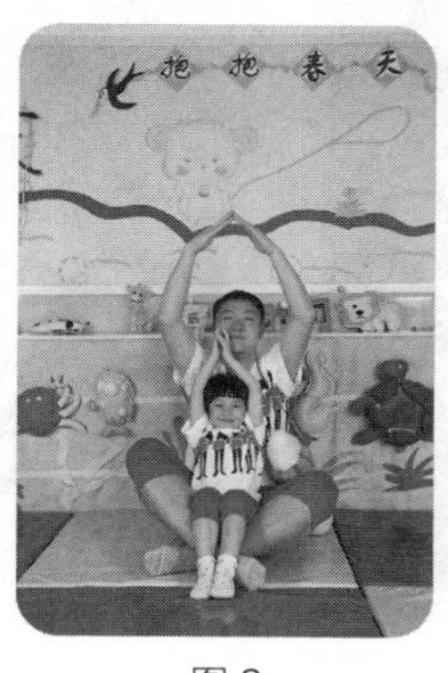

图 9

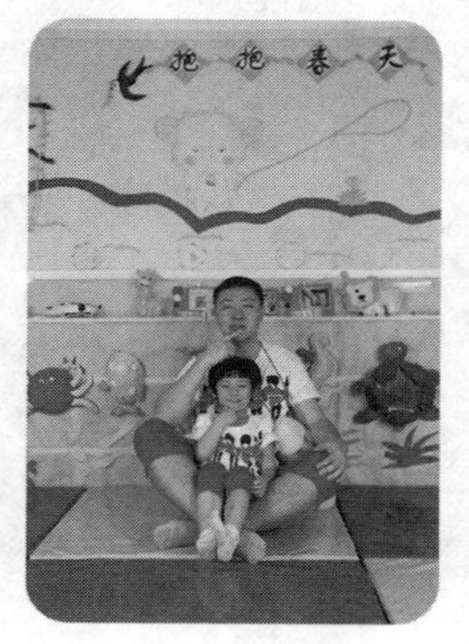

图 10

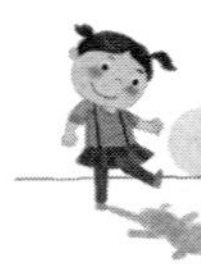

5~8拍：爸爸和宝宝双手上举左右摆动，先左后右，一拍一下（图11、图12）。

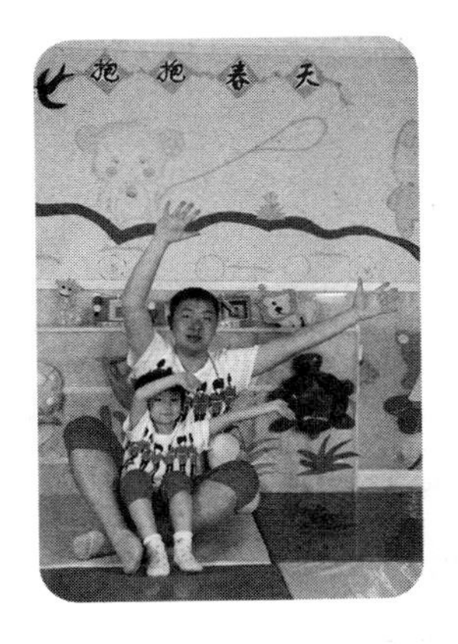

图11

图12

（6）第十三至第十四个八拍 2×8

歌词：让爱天天住你家，让爱天天住我家

1~2拍：动作同本段第十一个八拍的5~8拍。

3~4拍：爸爸双臂在身体两侧屈肘竖起，双手握拳，做有力气状（图13）。

5~8拍：爸爸起身用左手拉住宝宝右手（图14）。

（7）第十五至第十六个八拍 2×8

歌词：不分日夜，秋冬春夏，全心全意爱我们的家

1~4拍：爸爸用左手拉住宝宝右手，逆时针围着宝宝转一圈。

5~8拍：爸爸单膝跪地，右手举着奶瓶，左手给站在对面的宝宝做肩部拍打按摩（图15）。

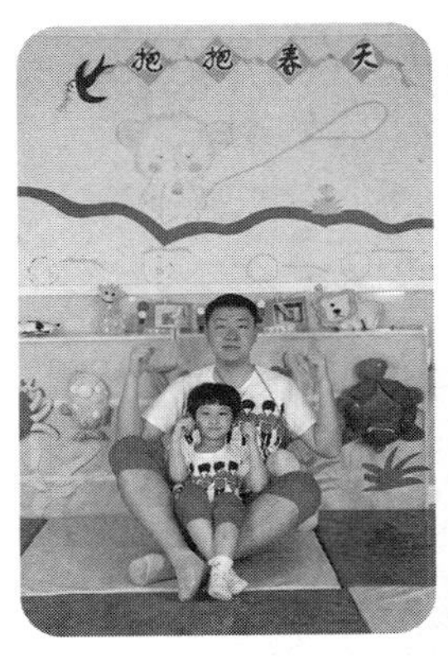

图13

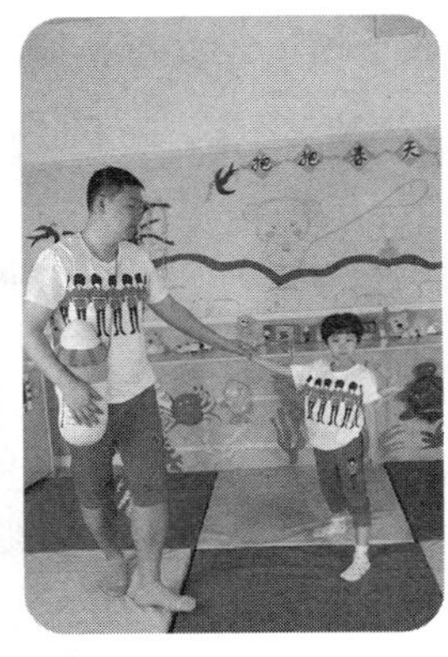

图14

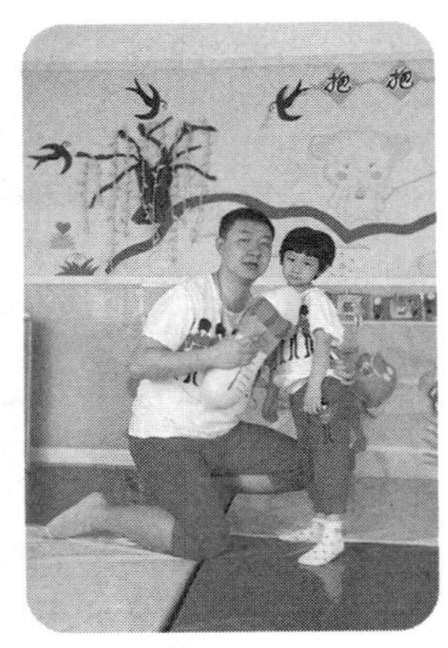

图15

(8) 第十七至第十九个八拍 3×8

歌词：我爱我的家，儿子女儿我的他，爱就是忍耐

1～8 拍：爸爸双臂搂住宝宝，边轻轻拍打宝宝后背边左右晃动身体（图 16）。

(9) 第二十个八拍 1×8

歌词：家庭所有繁杂

1～8 拍：爸爸抱起宝宝后站起来（图 17）。

(10) 第二十一至第二十二个八拍 2×8

歌词：我爱我的家，儿子女儿我亲爱的他

1～8 拍：爸爸抱着宝宝原地逆时针走一圈。

(11) 第二十三至第二十四个八拍 2×8

歌词：爱就是付出，让家不缺乏

1～8 拍：动作同本段的第二十一个八拍。

(12) 第二十五至第二十六个八拍 2×8

歌词：让爱天天住你家，让爱天天住我家

1～8 拍：宝宝趴在地上，双手托着下巴，做花朵状，爸爸双膝跪地，用奶瓶从上到下给宝宝的后背做按摩（背部、腰部、臀部，图 18）。

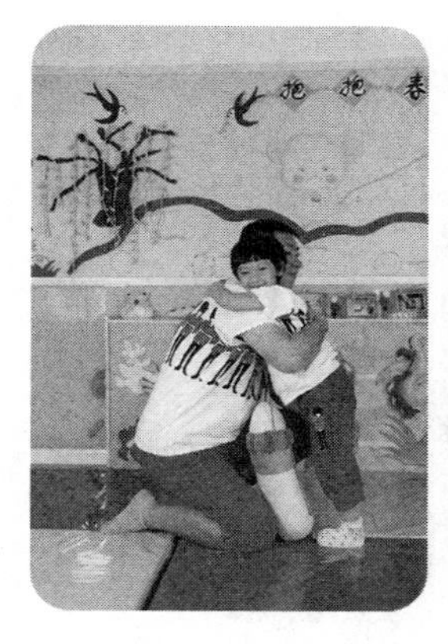

图 16

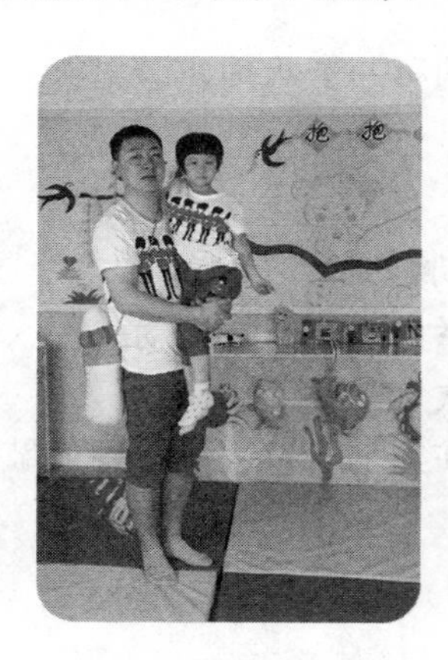

图 17

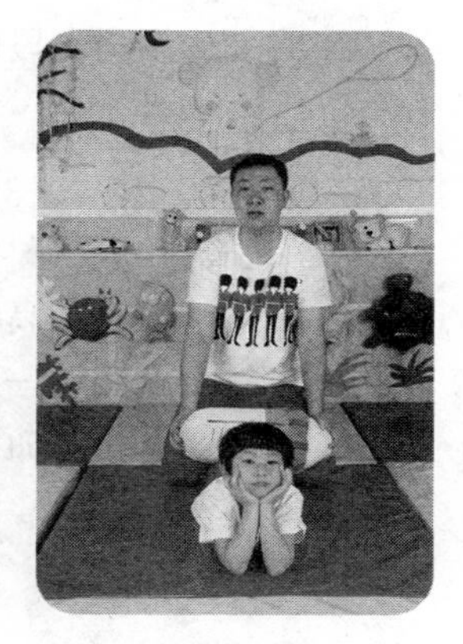

图 18

(13) 第二十七至第二十八个八拍 2×8

歌词：没有哭泣不会惧怕，因为有爱住我们的家

1～8 拍：动作同本段的第二十五个八拍。

(14) 第二十九至第三十个八拍 2×8

歌词：让爱天天住你家，让爱天天住我家

1～8 拍：动作同本段的第二十五个八拍。

5. 第三段音乐前奏 2×8

（1）第一个八拍 1×8

1～2 拍：爸爸双臂上举，五指张开，掌心向前，向左摆动双臂，宝宝趴在地上，双手托着下巴，做花朵状（图 19）。

3～4 拍：爸爸的双臂向右摆动（图 20）。

5～8 拍：动作同本八拍的 1～4 拍。

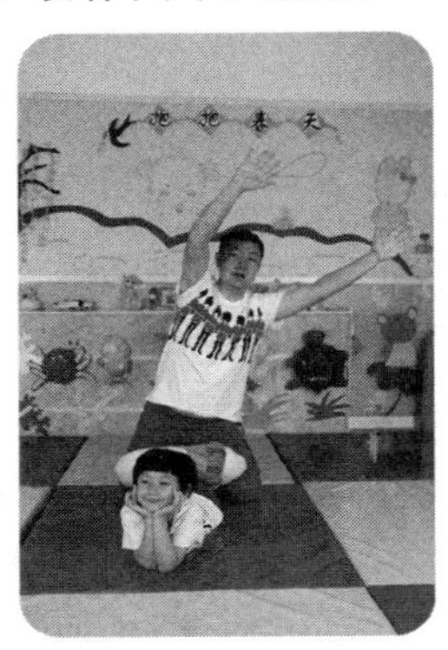

图 19

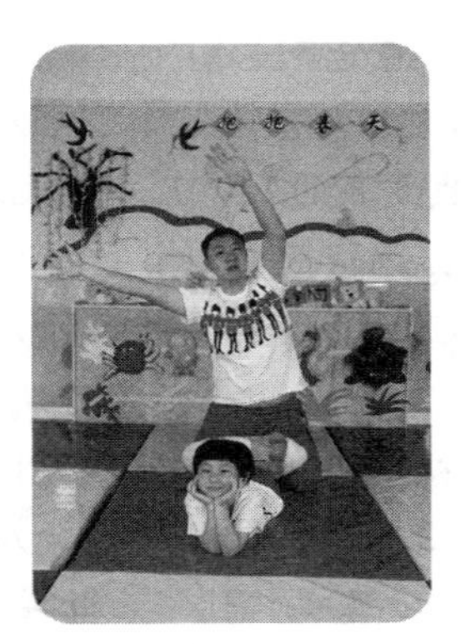

图 20

（2）第二个八拍 1×8

1～8 拍：动作同本段的第一个八拍。

6. 第三段音乐 4×8

（1）第一个八拍 1×8

歌词：过新年呀，隆冬隆冬锵

1～2 拍：爸爸双手高举奶瓶，向左摆动一次（图 21）。

3～4 拍：向右摆动一次（图 22）。

5～8 拍：爸爸用奶瓶在宝宝后背上从上到下敲打三下（图 23）。

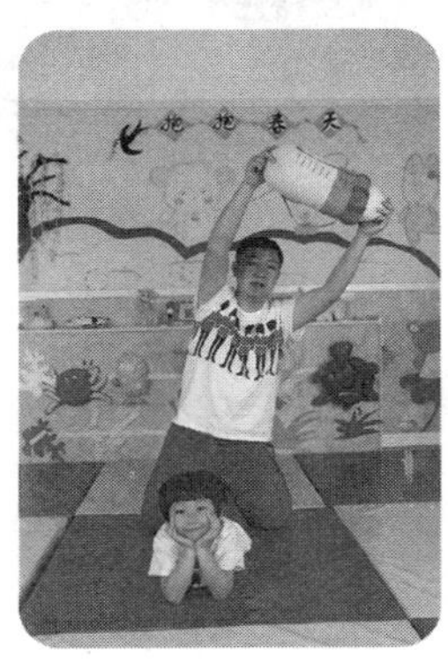

图 21

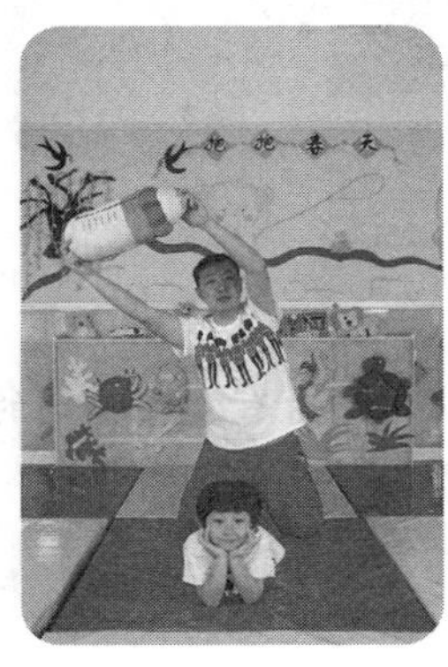

图 22

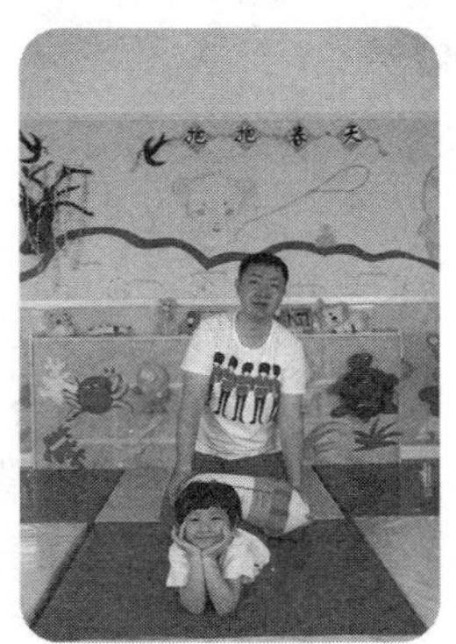

图 23

（2）第二个八拍 1×8

歌词：多快乐呀，隆冬隆冬锵

1～8 拍：动作同本段的第一个八拍。

（3）第三至第四个八拍 2×8

歌词：隆冬隆冬锵，隆冬隆冬锵，隆冬隆冬锵，隆冬锵锵锵

1～8 拍：动作同本段第一个八拍的 5～8 拍。

7. 第四段音乐前奏 2×8

（1）第一个八拍 1×8

1～8 拍：爸爸双臂抱起宝宝，一只手臂从宝宝两腋下穿过，另一只手臂抱住宝宝双膝部，双膝颤动；宝宝趴在爸爸的手臂上，双臂张开，头向前看（图 24）。

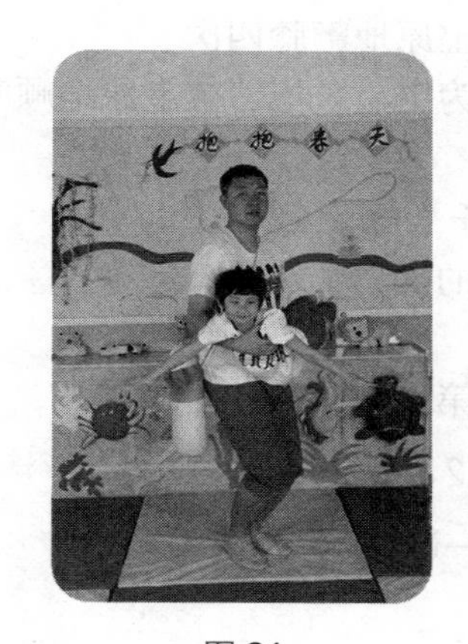

图 24

（2）第二个八拍 1×8

1～8 拍：动作同本段的第一个八拍。

8. 第四段音乐第一遍 4×8

（1）第一个八拍 1×8

歌词：马来了，呦……，马来了，呦……

1～3 拍：爸爸身体直立，双脚自然分开，右手从宝宝两腋下穿过托住宝宝胸部，左手臂抱着宝宝双膝部，随音乐边颤膝边向后撤，悠荡宝宝，宝宝双臂张开，头向前看（图 25）。

4～4 拍：当发出“呦……”时，爸爸将宝宝向右前方悠出去（图 26）。

5～8 拍：动作同本段第一个八拍的 1～4 拍。

（2）第二个八拍 1×8

歌词：马儿会跑，马儿也会跳

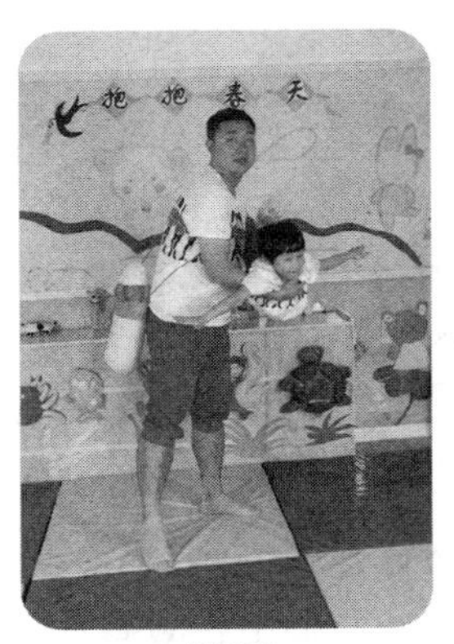

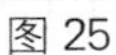
图 25

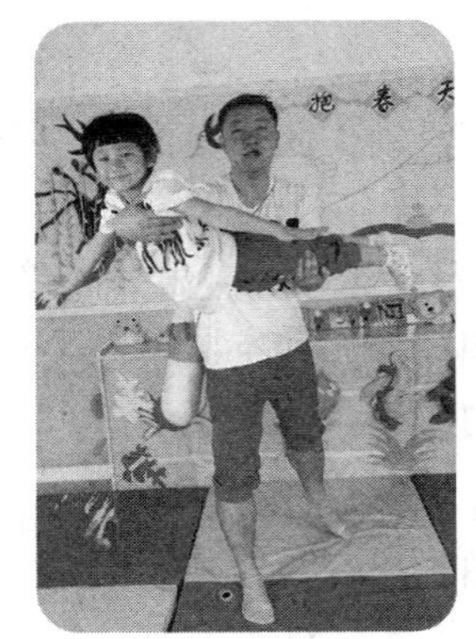

图 26

1～4 拍：爸爸抱着宝宝原地颤膝四次。

5～8 拍：爸爸以自身为中心，抱着宝宝原地顺时针转一周。

（3）第三个八拍 1×8

歌词：弟弟看见了拍手哈哈笑

1～8 拍：动作同本段的第二个八拍。

（4）第四个八拍 1×8

1～8 拍：动作同本段第二个八拍的 1～4 拍。

9. 第四段音乐第二遍 2×8

动作同第四段音乐第一遍。

10. 结束动作

自然结束。

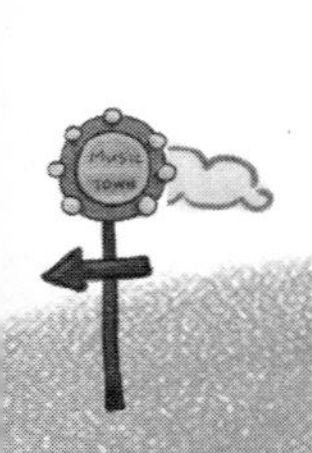
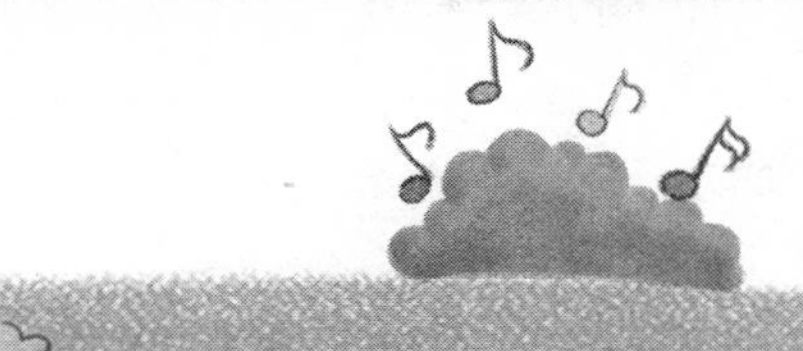

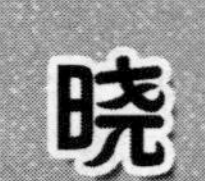

4. 春 晓

扫码看视频

目标

1. 了解古诗内容，喜欢古诗词的韵味，对春天有所了解。
2. 能跟随音乐边唱边游戏，发展语言表达能力和配合游戏的能力。
3. 在游戏中萌发热爱春天的情感，增进师生之间的感情。

动作说明

1. 预备动作

成人背着宝宝在场地上站好，身体前倾，双臂置于身后，双手托住宝宝双膝；宝宝双手搂住成人脖子，双腿小腿弯曲（图 1）。

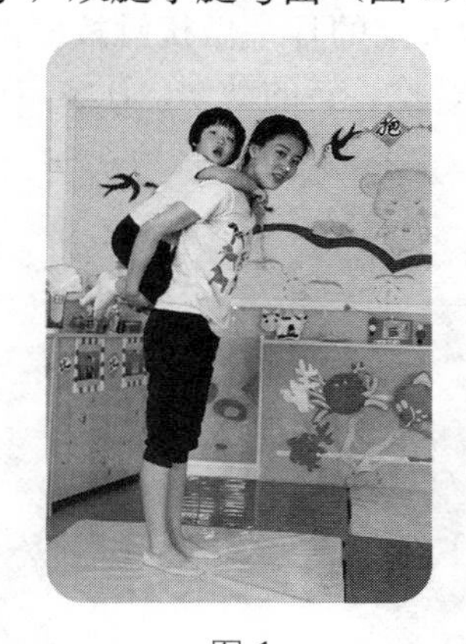

图 1

2. 前奏 4×8

（1）第一个八拍 1×8

1～8 拍：成人背着宝宝小跑进场地中央。

（2）第二个八拍 1×8

1～8 拍：成人左腿先向前迈一步，右腿跟上，背着宝宝随音乐节奏转身往回小跑，成人跪立，将宝宝放在地垫上（图2）。

（3）第三至第四个八拍 2×8

1~8拍：成人转身，单膝跪地（右腿跪地，左腿弯曲），将宝宝放躺下，准备给宝宝做抚触按摩；宝宝仰面躺好，双臂张开（图3）。

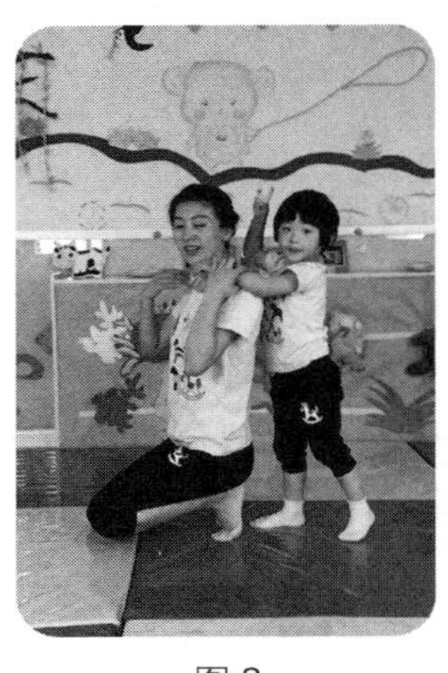
图2

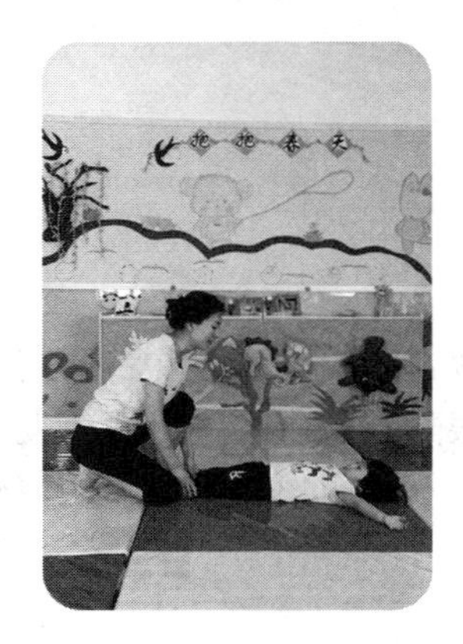
图3

3. 第一遍音乐 4×8

（1）第一个八拍 1×8

歌词：春眠不觉晓

1~8拍：成人用双手为宝宝的耳朵做抚触按摩两次（动作要适中，在按摩中，食指拇指要有适度的揉、捻、转的动作，让宝宝感到舒适，图4、图5）。

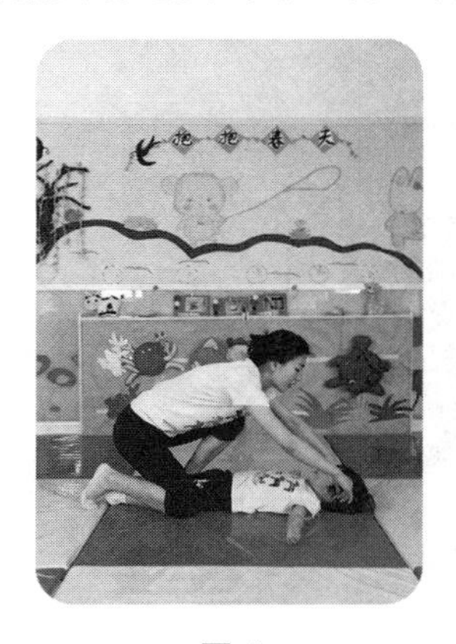
图4

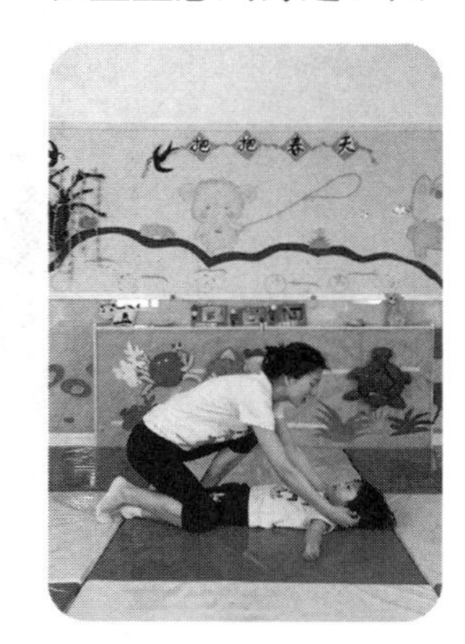
图5

（2）第二个八拍 1×8

歌词：处处闻啼鸟

1~8拍：动作同本段的第一个八拍。

(3) 第三个八拍 1×8

歌词：夜来风雨声

1～8 拍：成人握住宝宝双手，为宝宝做手部按摩两次，按摩到手心和每个手指（图 6）。

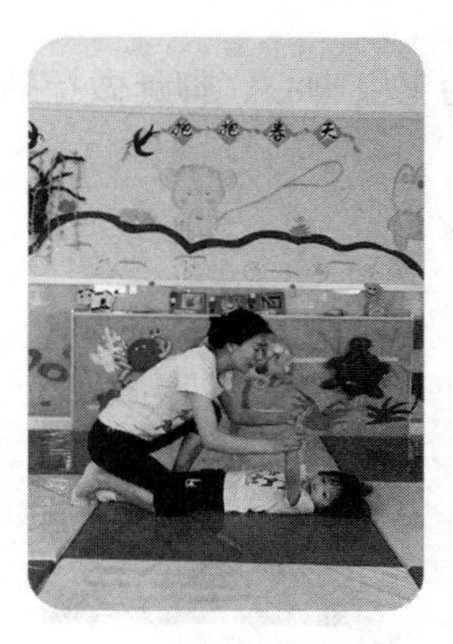

图 6

(4) 第四个八拍 1×8

歌词：花落知多少

1～8 拍：动作同本段的第三个八拍。按摩后将幼儿双手放回原处。

4. 第二遍音乐 4×8

(1) 第一个八拍 1×8

歌词：春眠不觉晓

1～8 拍：成人用双手为宝宝面部做抚触按摩两次，从额头到耳部再到下巴（图 7～图 9）。

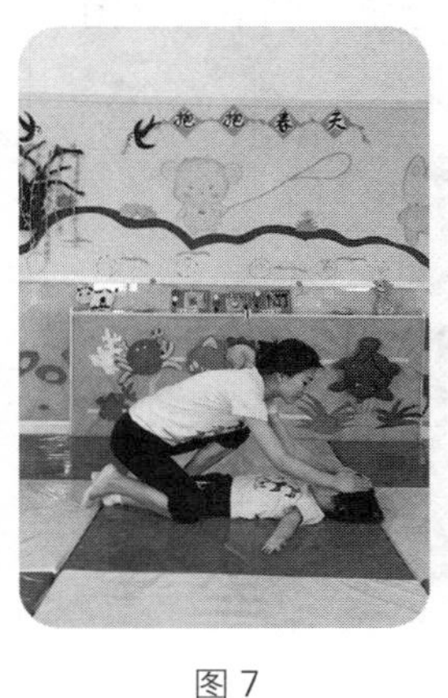

图 7

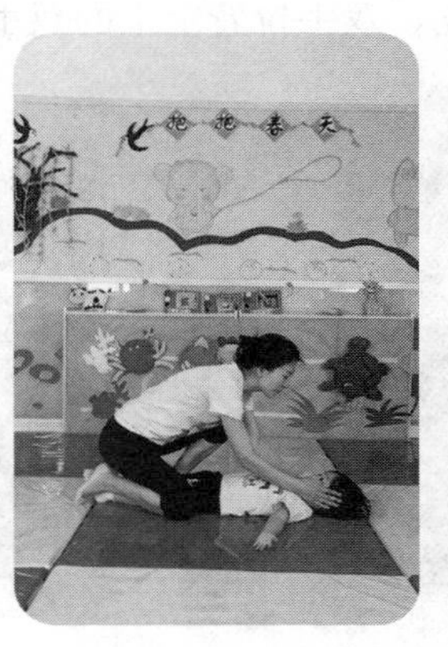

图 8

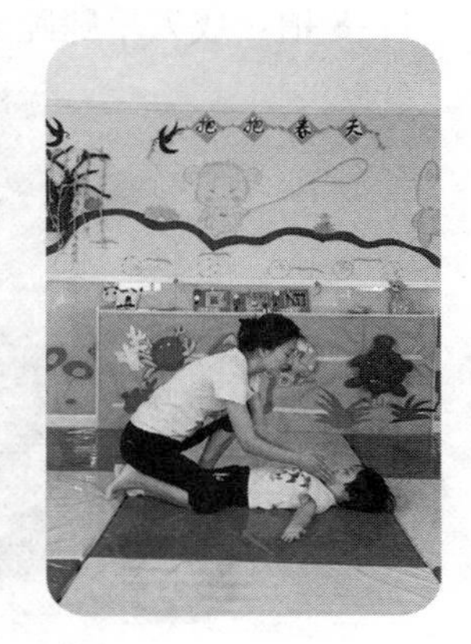

图 9

（2）第二个八拍 1×8

歌词：处处闻啼鸟

1～8 拍：动作同本段的第一个八拍。

（3）第三个八拍 1×8

歌词：夜来风雨声

1～8 拍：成人用双手为宝宝脚心、脚趾做抚触按摩两次（图 10）。

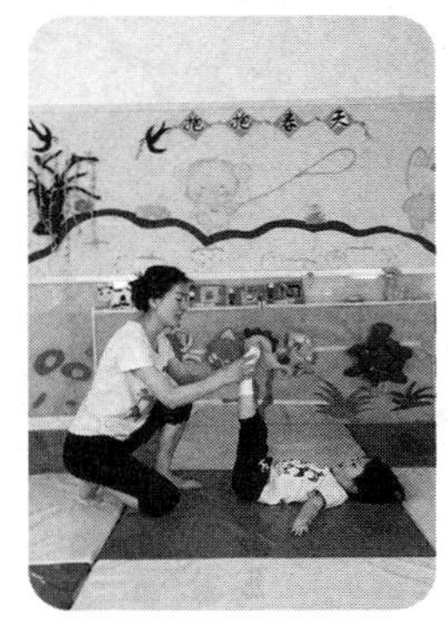

图 10

（4）第四个八拍 1×8

歌词：花落知多少

1～8 拍：动作同本段的第三个八拍。按摩后将宝宝小脚放回地垫上。

5. 间奏 4×8

（1）第一个八拍 1×8

1～8 拍：成人单腿跪立，双手拉着宝宝的双手，让宝宝坐起来（图 11）。

（2）第二个八拍 1×8

1～8 拍：成人单腿跪立，双手拉着宝宝的双手，让宝宝躺下去（图 12）。

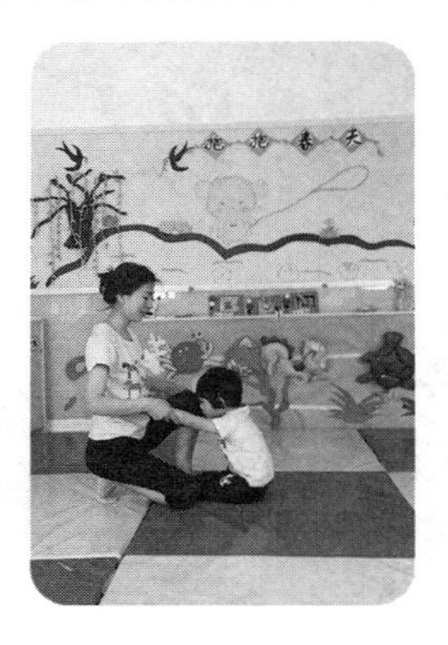

图 11

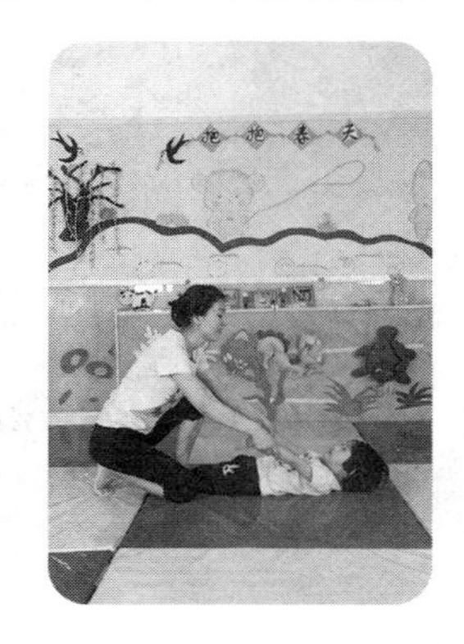

图 12

(3) 第三至第四个八拍 2×8

1～8 拍：动作同本段的第一至第二个八拍。

6. 第三遍音乐 4×8

(1) 第一个八拍 1×8

歌词：春眠不觉晓

1～8 拍：成人单腿跪立，双手将宝宝的双脚提起，让宝宝的头和双肩支撑地面，形成半倒立姿势（图 13）。

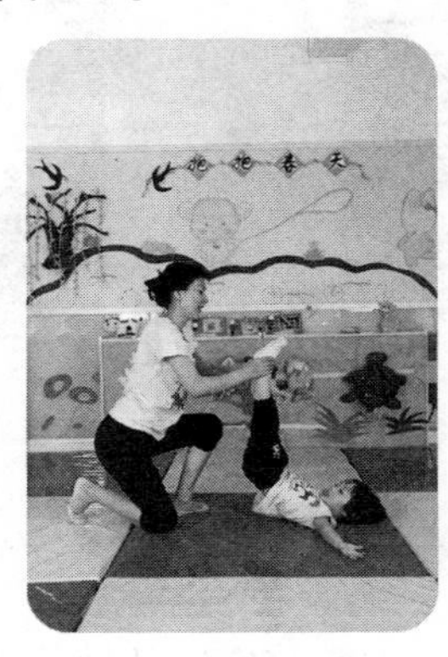

图 13

(2) 第二个八拍 1×8

歌词：处处闻啼鸟

1～8 拍：成人将宝宝的双脚轻轻放下。

(3) 第三个八拍 1×8

歌词：夜来风雨声

1～8 拍：成人双手握住宝宝双脚的脚腕并抬高至与宝宝身体垂直，左右摆动幼儿双腿各一次（图 14、图 15）。

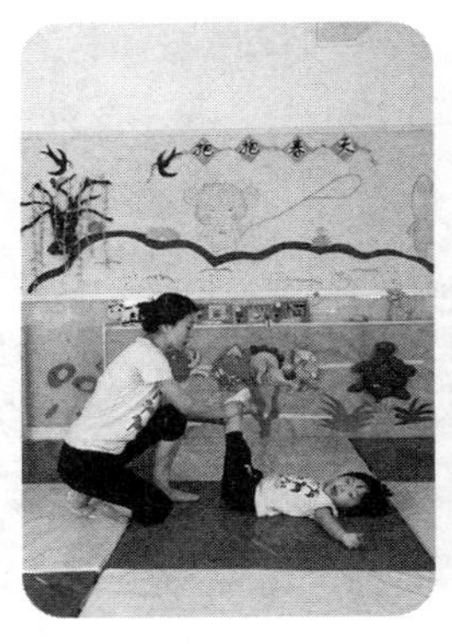

图 14

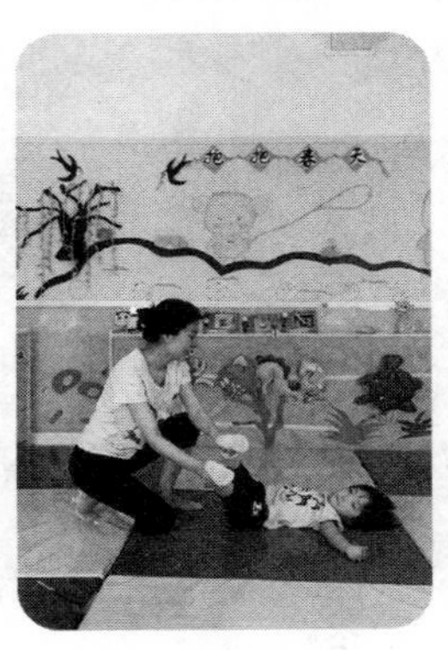

图 15

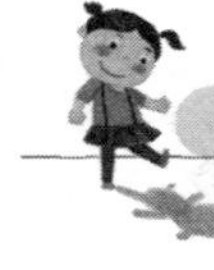

（4）第四个八拍 1×8

歌词：花落知多少

1～8拍：成人抓住宝宝双脚的脚腕并抬高至与宝宝身体垂直，前后快速抖动双腿后，将宝宝的脚放回地垫上（图16、图17）。

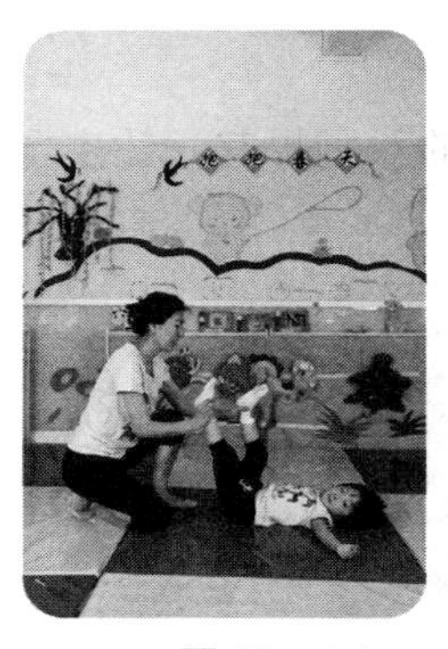

图 16

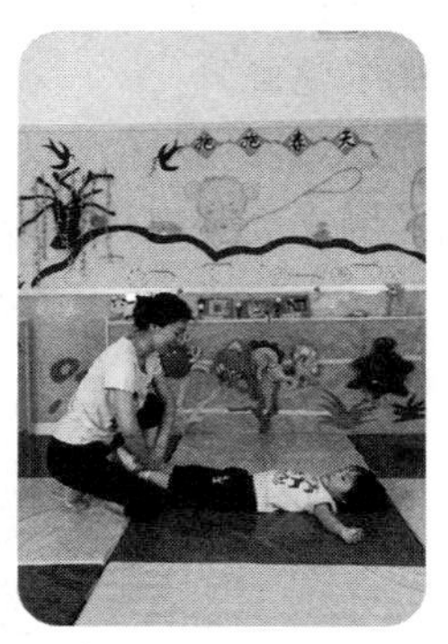

图 17

7. **间奏 4×8**

（1）第一个八拍 1×8

1～8拍：成人单腿跪立，双手将宝宝从地垫上拉起坐好。

（2）第二个八拍 1×8

1～8拍：宝宝站起来，和成人面对面（图18）。

（3）第三个八拍 1×8

1～8拍：成人抓住宝宝双手手腕，前后拉动做拉锯状。1～4拍，成人左臂向前伸，右臂向后拉，和幼儿动作相反；5～8拍动作同1～4拍，方向相反（图19、图20）。

（4）第四个八拍 1×8

1～8拍：动作同本段的第三个八拍。

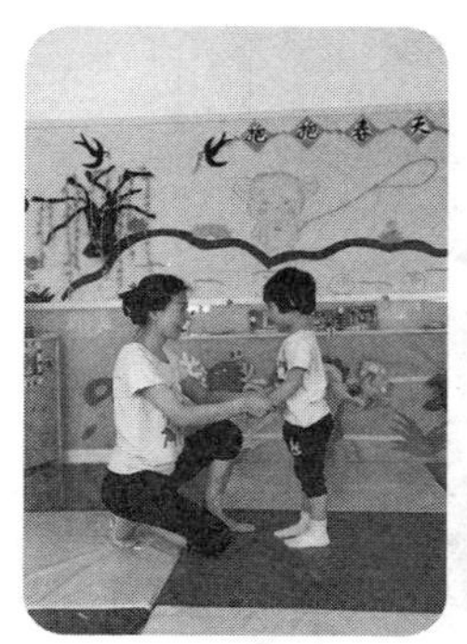

图 18

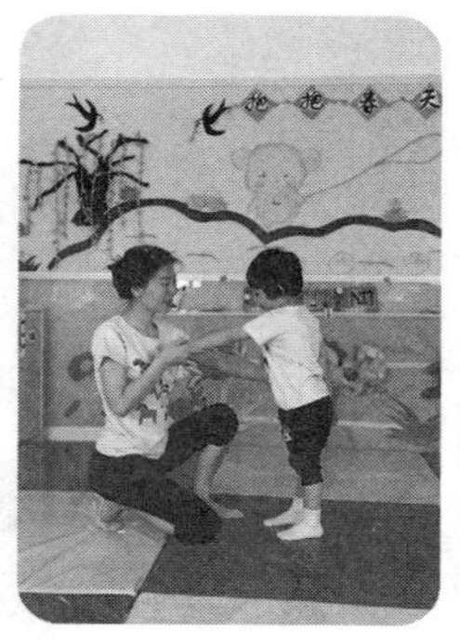

图 19

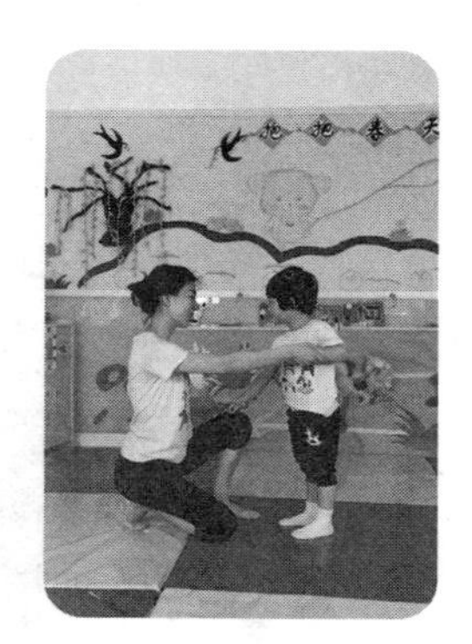

图 20

8. 第四遍音乐 4×8

（1）第一个八拍 1×8

歌词：春眠不觉晓

1～8 拍：成人和宝宝面对面拉手，成人右手拉着宝宝左手举高，让宝宝从手臂下面走过去面对观众（图 21、图 22）。

（2）第二个八拍 1×8

歌词：处处闻啼鸟

1～8 拍：宝宝身体返回，和成人面对面拉手（图 23）。

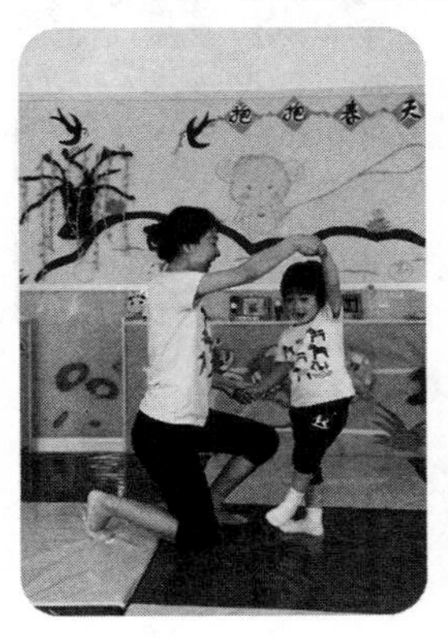

图 21

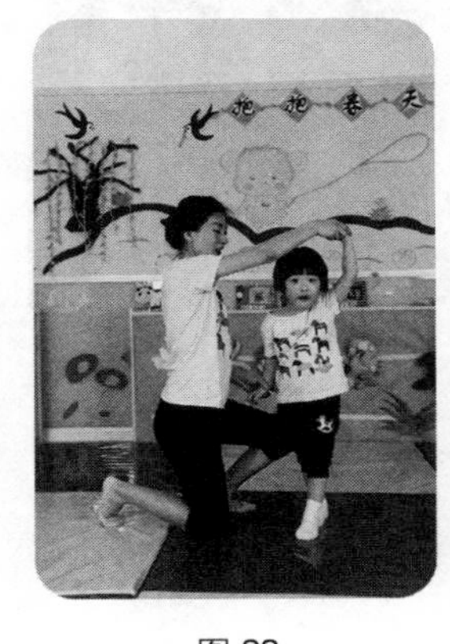

图 22

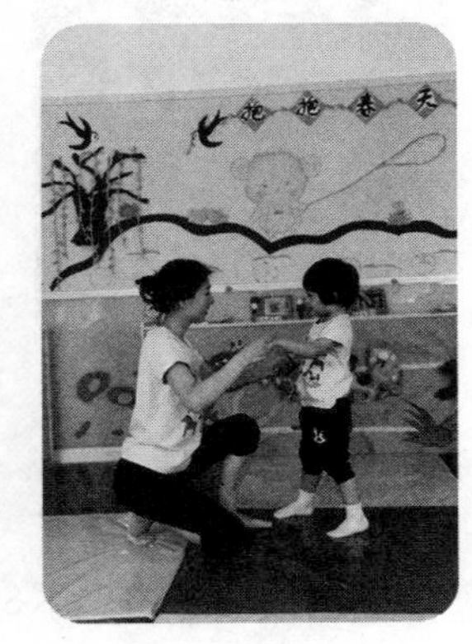

图 23

（3）第三个八拍 1×8

歌词：夜来风雨声

1～4 拍：成人右臂屈肘，右手拇指张开放在耳朵边，其余四指并拢，做听声音状，左臂侧下举，掌心向下，宝宝动作和成人镜像（图 24）。

5～8 拍：动作同 1～4 拍，方向相反（图 25）。

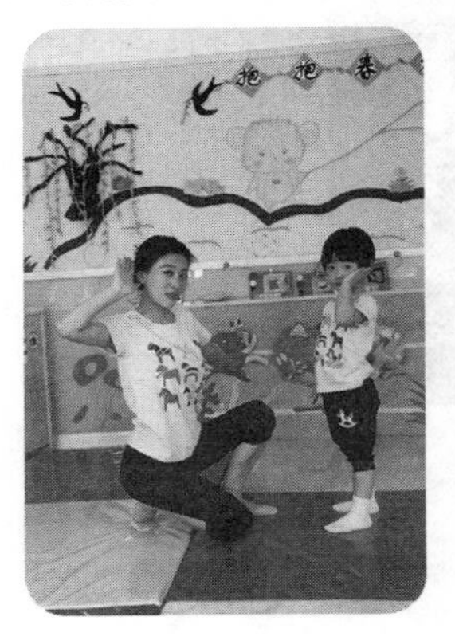
图 24

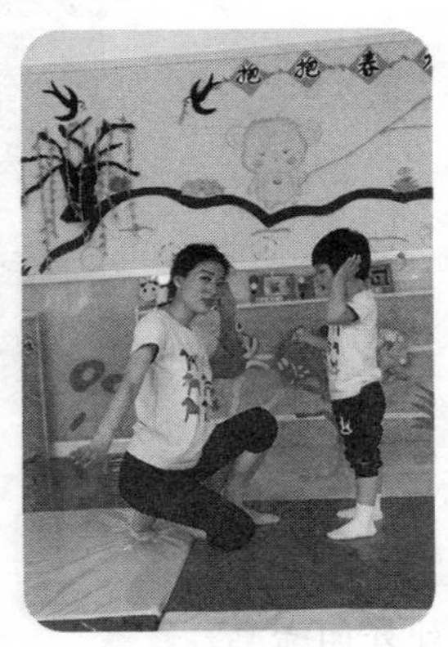
图 25

（4）第四个八拍 1×8

歌词：花落知多少

1~8 拍：成人和宝宝的双手在腹部交叉，手腕边转动边随音乐向上举到头顶处（图 26~图 28）。

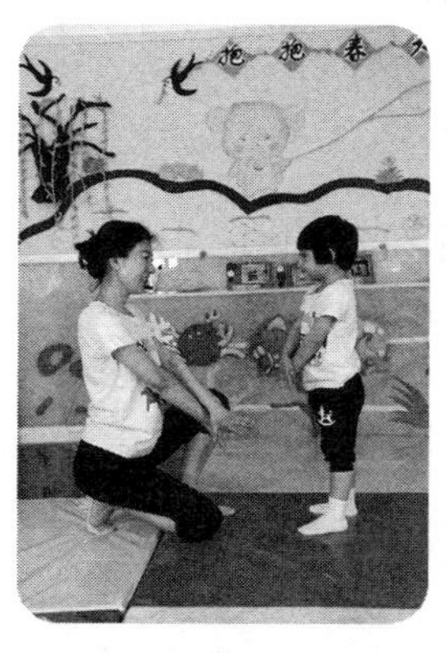

图 26

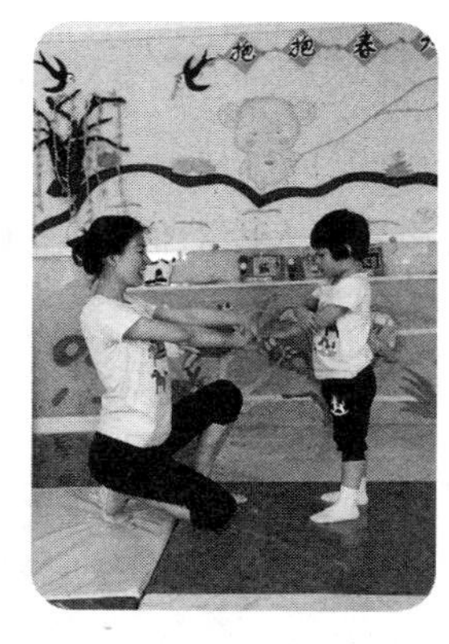

图 27

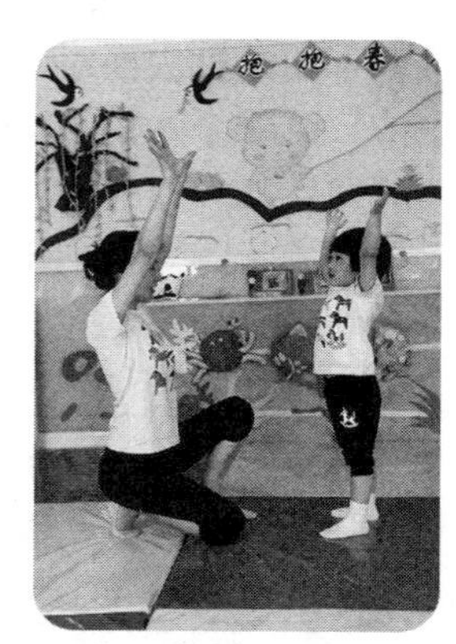

图 28

9. 第五遍音乐 4×8

（1）第一个八拍 1×8

歌词：春眠不觉晓

1~8 拍：成人单腿跪立，辅助宝宝坐在自己立着的腿上，双手扶好宝宝后，随音乐颤膝（图 29）。

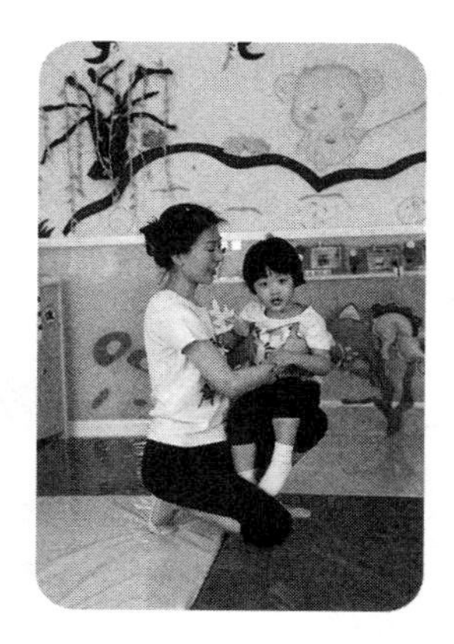

图 29

（2）第二个八拍 1×8

歌词：处处闻啼鸟

1~8 拍：动作同本段的第一个八拍。

（3）第三个八拍 1×8

歌词：夜来风雨声

1～8 拍：宝宝从成人立着的腿下面钻过去（图 30）。

（4）第四个八拍 1×8

歌词：花落知多少

1～8 拍：宝宝走到成人背后，双手搭在成人双肩并趴在成人背上，成人将双手放在肩上，拉着宝宝的双手（图 31）。

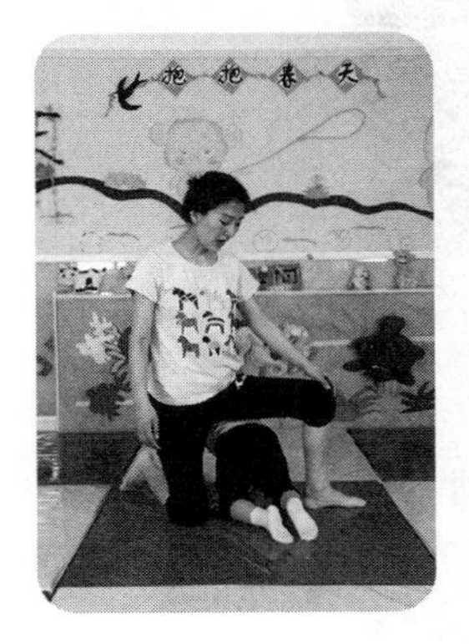

图 30

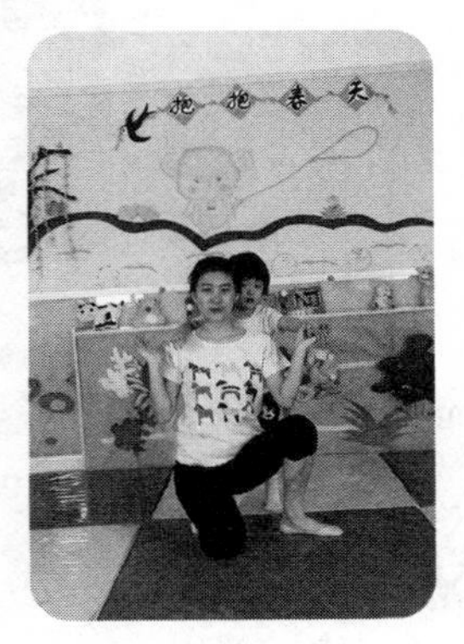

图 31

10. 间奏 4×8

（1）第一个八拍 1×8

1～4 拍：成人用双手拉着宝宝的双手随音乐摆动，宝宝向右边探头（图 32）。

5～8 拍：动作同 1～4 拍，方向相反（图 33）。

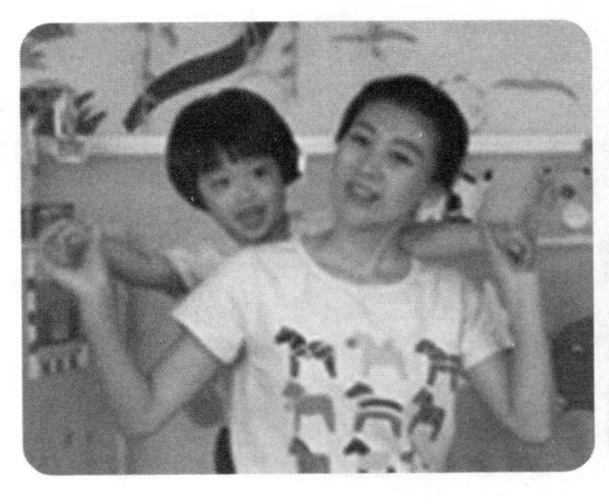

图 32

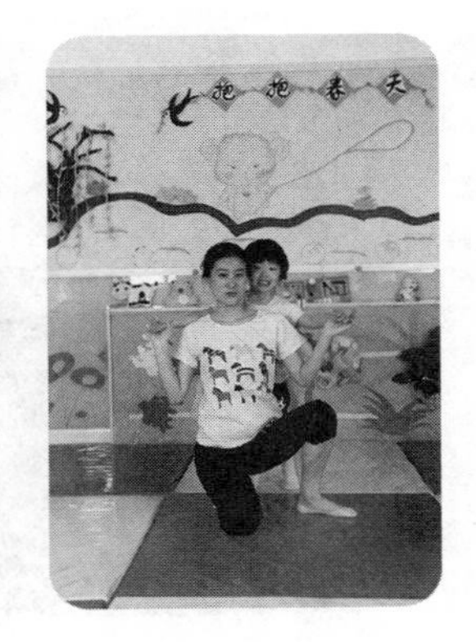

图 33

（2）第二个八拍 1×8

1～8 拍：动作同本段的第一个八拍。

（3）第三个八拍 1×8

1～8 拍：宝宝站在成人前面，成人双手拉着宝宝的双手（图 34）。

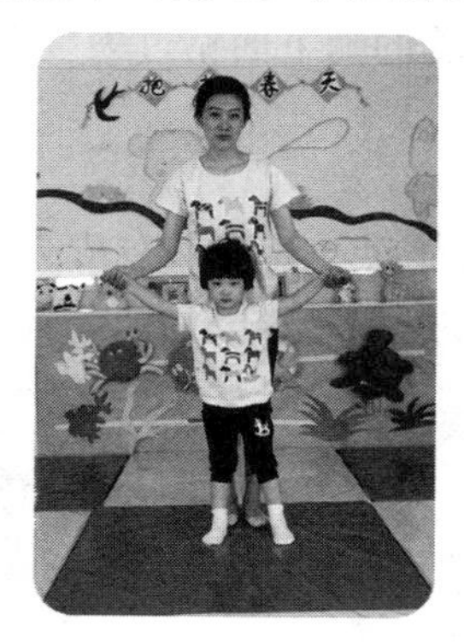

图 34

（4）第四个八拍 1×8

1～8 拍：成人拉着宝宝的双手左右摆动。

11. 第六遍音乐 4×8

（1）第一个八拍 1×8

歌词：春眠不觉晓

1～8 拍：成人拉着宝宝的双手向右边走，左腿做侧踢步（图 35）。

（2）第二个八拍 1×8

歌词：处处闻啼鸟

1～8 拍：成人拉着宝宝的双手向左边走，右腿做侧踢步（图 36）。

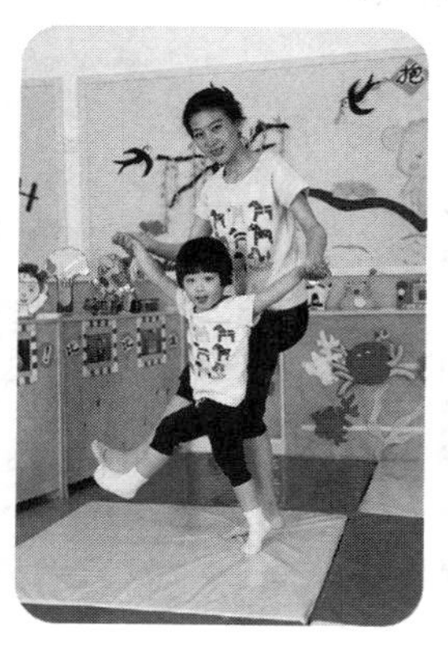

图 35

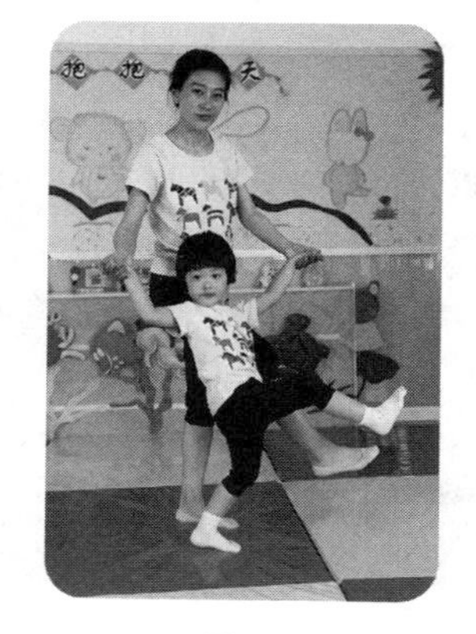

图 36

（3）第三个八拍 1×8

歌词：夜来风雨声

1～4拍：成人双手放在宝宝腋下，抱起宝宝。

5～8拍：分别向右、向左悠荡宝宝（图37、图38）。

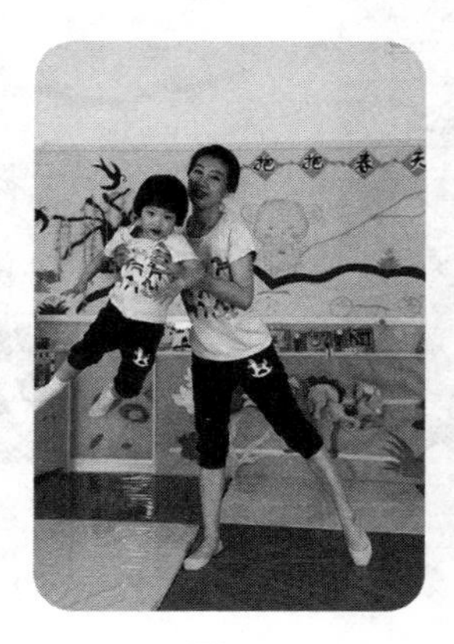

图37

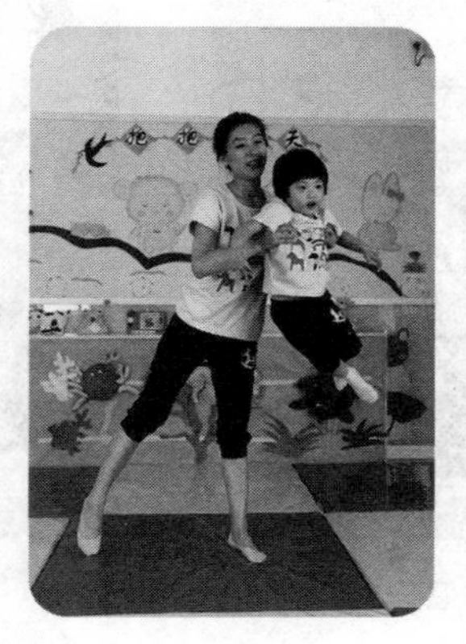

图38

（4）第四个八拍1×8

歌词：花落知多少

1～4拍：成人将宝宝向上举起（图39）。

5～8拍：成人晃动宝宝身体后将宝宝放回地垫上。成人跪坐，宝宝坐在成人腿上（图40）。

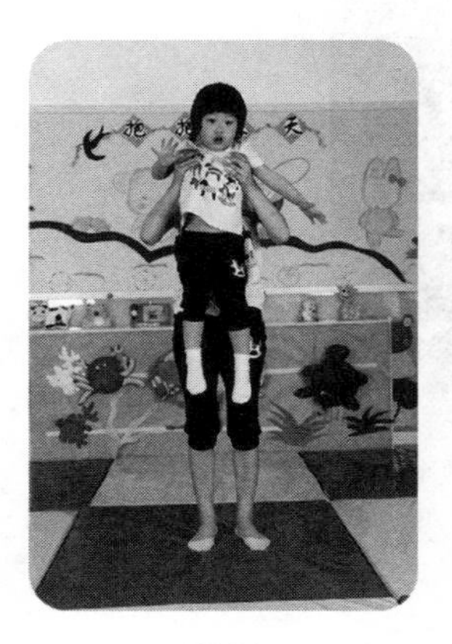

图39

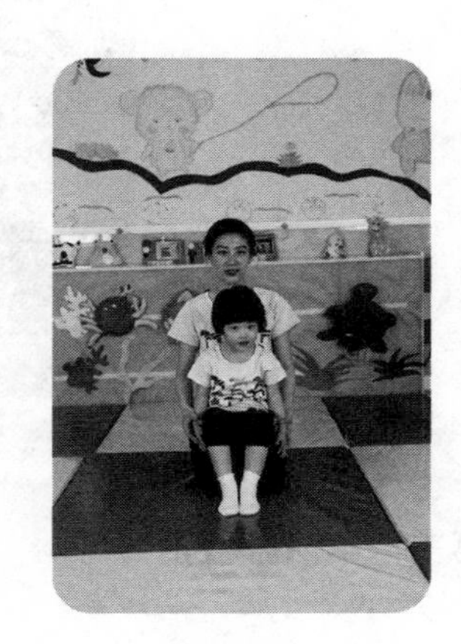

图40

12. 结束音乐 4×8

（1）第一个八拍1×8

歌词：夜来风雨声

1～8拍：成人和宝宝双臂侧下举，掌心向下，五指张开，边转动手腕边向上举过头顶（图41～图43）。

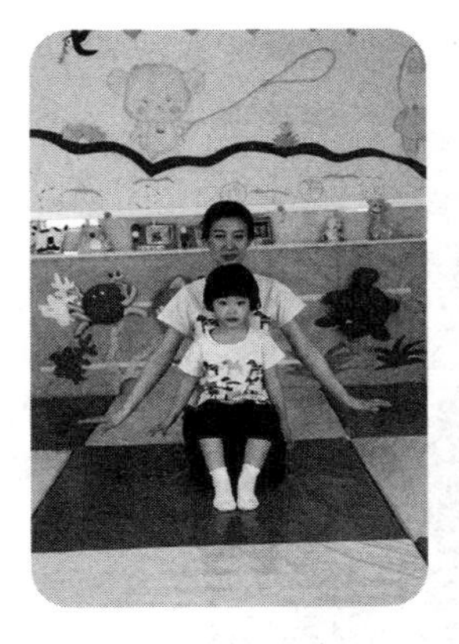

图41

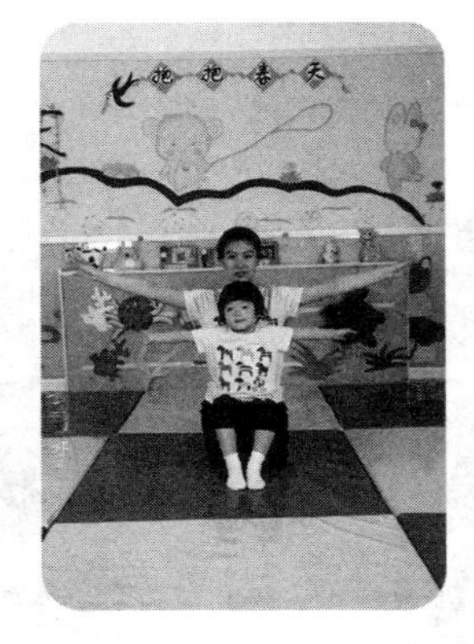

图42

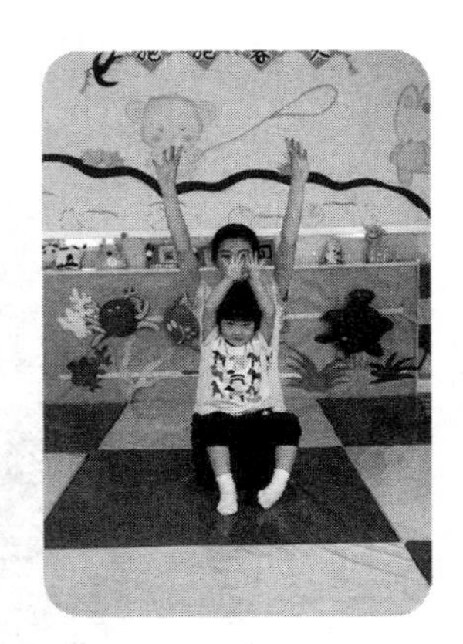

图43

（2）第二个八拍1×8

歌词：花落…知多…

1～8拍：双臂保持上举，五指张开，转动手腕（图44）。

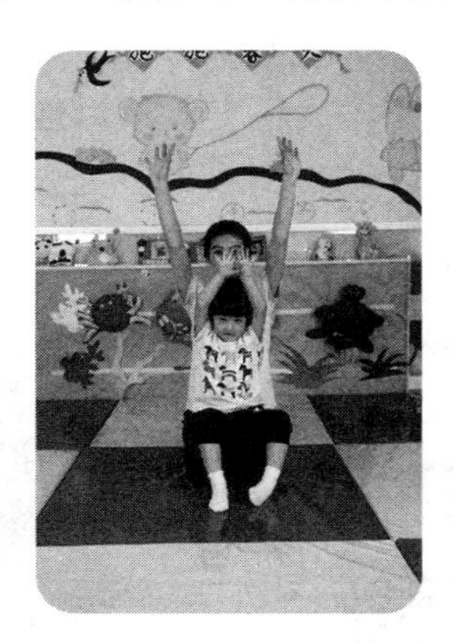

图44

（3）第三至第四个八拍2×8

歌词：少……

1～8拍：双臂保持上举，五指张开，手腕快速抖动。

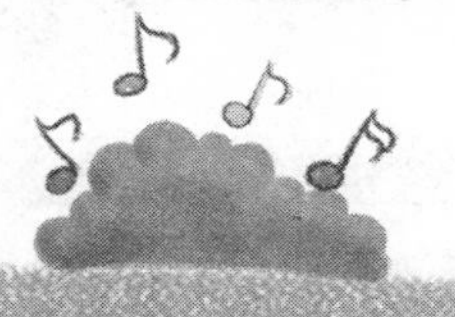
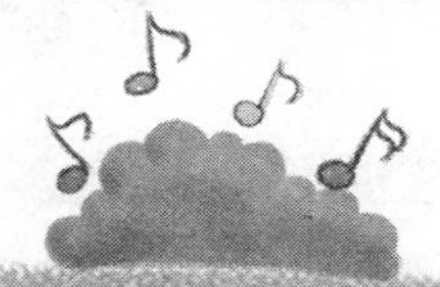
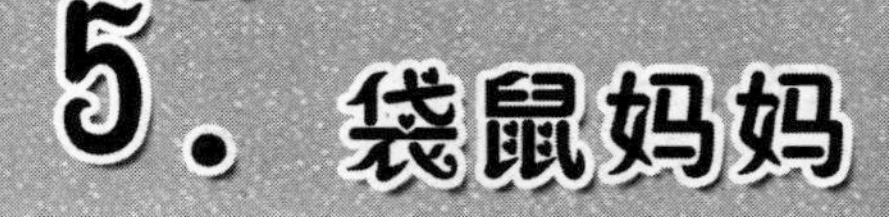

5. 袋鼠妈妈

扫码看视频

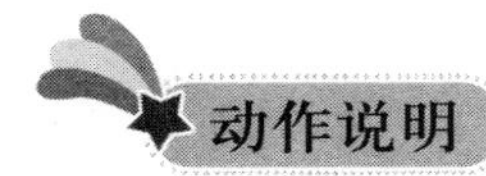

目标

1. 认识袋鼠，知道袋鼠妈妈有育儿袋，用育儿袋带着宝宝四处走。

2. 喜欢做亲子游戏，通过亲子游戏感受成人对自己的爱，产生爱成人的情感。

3. 能配合成人做游戏，发展身体协调能力。

动作说明

1. 预备动作

成人和宝宝面对面站立，成人用双手拉着宝宝的双手，宝宝双脚踩在成人的双脚上（图 1）。

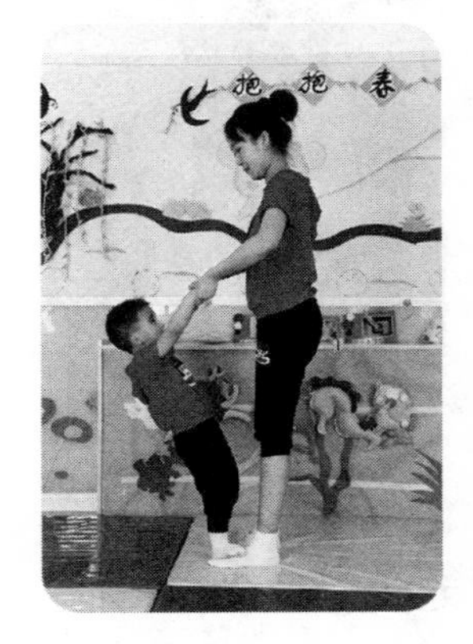

图 1

2. 第一遍音乐前奏 2×8

（1）第一个八拍 1×8

1～8 拍：成人和宝宝随音乐屈膝，身体左右摇摆。

（2）第二个八拍 1×8

1～8 拍：动作同本段的第一个八拍。

3. 第一遍音乐 5×8

（1）第一个八拍 1×8

歌词：袋鼠妈妈有个袋袋

1～2 拍：成人随音乐先撤左腿，宝宝同时迈右腿，踩着成人的脚往前走一步。

3～4 拍：成人随音乐撤右腿，宝宝同时迈左腿，踩着成人的脚往前走一步。

5～6 拍：动作同本八拍的 1～2 拍。

7～8 拍：动作同本八拍的 3～4 拍。

（2）第二个八拍 1×8

歌词：袋袋里面有个乖乖

1～8 拍：动作同本段的第一个八拍。

（3）说白节奏 1×4

歌词：哦……哦……

成人抱起宝宝（图 2）。

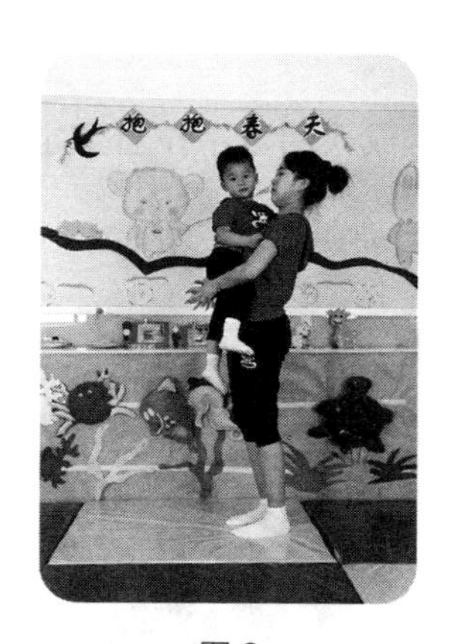

图 2

（4）第三个八拍 1×8

歌词：乖乖和妈妈相亲又相爱

1～8 拍：成人抱着宝宝随音乐以自身为中心，原地逆时针转动一周。

（5）第四个八拍 1×8

歌词：相亲又相爱，相亲又相

1～4 拍：成人将宝宝放在地上。

5～8 拍：动作同本段第一个八拍的 1～4 拍。

（6）一个四拍 1×4

歌词：爱

1～4 拍：动作同本段第一个八拍的 1～4 拍。

4. 第一遍音乐尾奏 1×8

1～8 拍：成人坐在地垫上，双腿伸直并拢，宝宝坐在成人的双膝上，成人用双手拉着宝宝的双手（图 3）。

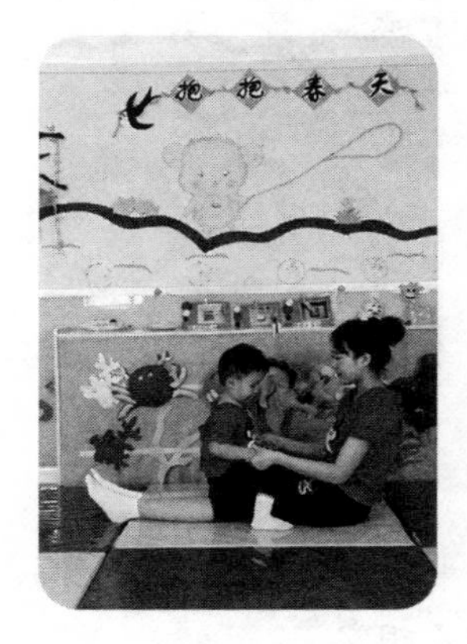

图 3

5. 第二遍音乐前奏 2×8

（1）第一个八拍 1×8

1～4 拍：成人和宝宝的身体随音乐左右摆动，成人向右边摆动，宝宝向左边摆动。

5～8 拍：动作同本八拍的 1～4 拍，方向相反。

（2）第二个八拍 1×8

1～8 拍：动作同本段的第一个八拍。

6. 第二遍音乐 5×8

（1）第一个八拍 1×8

歌词：袋鼠妈妈有个袋袋

1～4 拍：成人双膝交替上下颤动，同时双手拉着宝宝的双手随音乐交替上下摆动。

5～8 拍：成人将双膝立起，宝宝随之升高后迅速放下（图 4、图 5）。

（2）第二个八拍 1×8

歌词：袋袋里面有个乖乖

1～8 拍：动作同本段的第一个八拍。

（3）节奏说白 1×4

歌词：哦……哦……

成人慢慢用双腿、双手将宝宝移到自己的小腿部位，宝宝在成人的助力下，后退至成人的小腿位置坐好（图 6）。

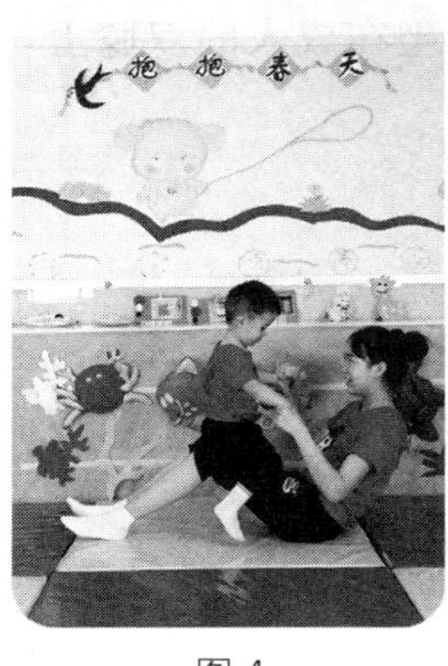

图 4

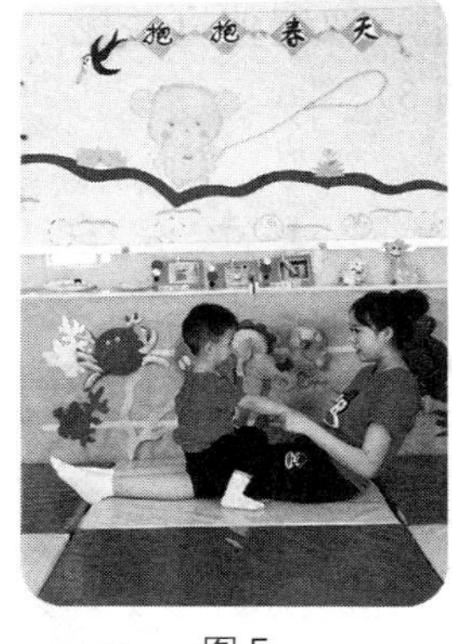

图 5

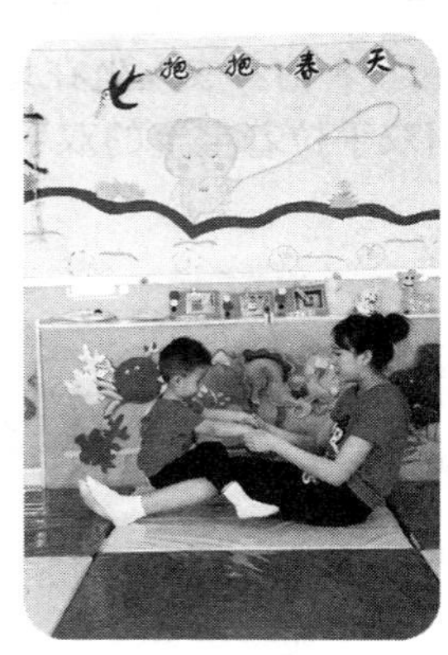

图 6

（4）第三个八拍 1×8

歌词：乖乖和妈妈相亲又相爱

1～4 拍：成人用双手拉着宝宝的双手，双脚将宝宝勾起，成人随音乐躺下后，双腿将宝宝举到空中，宝宝趴在成人的双腿上，双臂张开成飞机状(图 7)。

5～8 拍：成人将宝宝放下（图 8）。

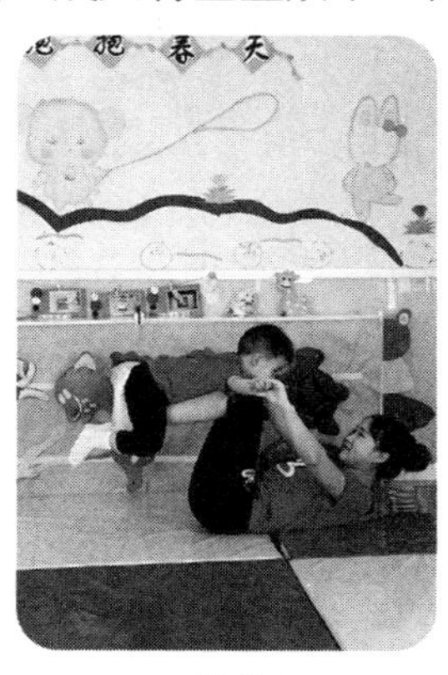

图 7

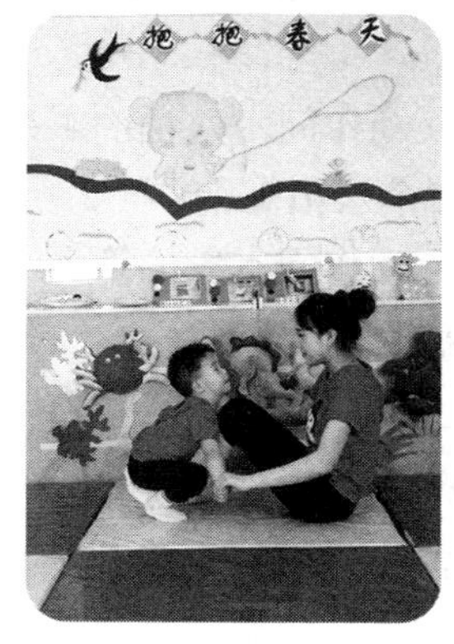

图 8

（5）第四个八拍 1×8

歌词：相亲又相爱，相亲又相

1～4 拍：成人和宝宝站起来。

5～8 拍：成人将宝宝面对面抱起，双手托住宝宝臀部，宝宝双腿分开，双手搭在成人肩上保持平衡（图 9）。

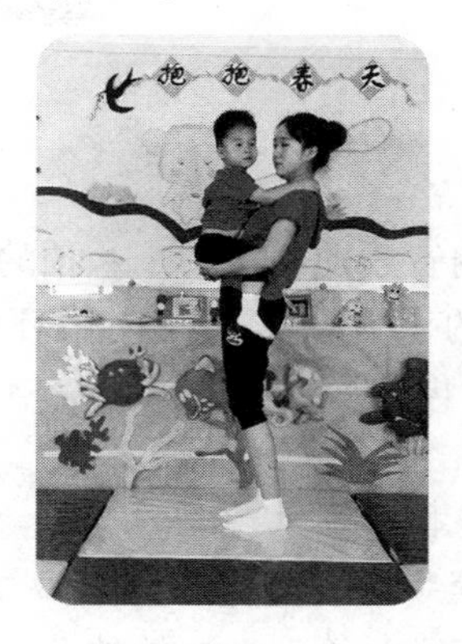

图 9

（6）一个四拍 1×4

歌词：爱

1～4 拍：成人抱着宝宝原地上下屈膝颤动 4 次。

7. 第二遍音乐尾奏 1×8

动作同第二遍音乐的最后四拍。

8. 第三遍音乐前奏 2×8

（1）第一个八拍 1×8

1～4 拍：成人和宝宝并排站在地垫上，双脚开立，身体向右侧屈体，双臂在体前向内做环抱状（抱娃娃状），身体随音乐左右摆动，先右后左，两拍一次，左右各一次（图 10）。

5～8 拍：动作同本段第一个八拍的 1～4 拍。

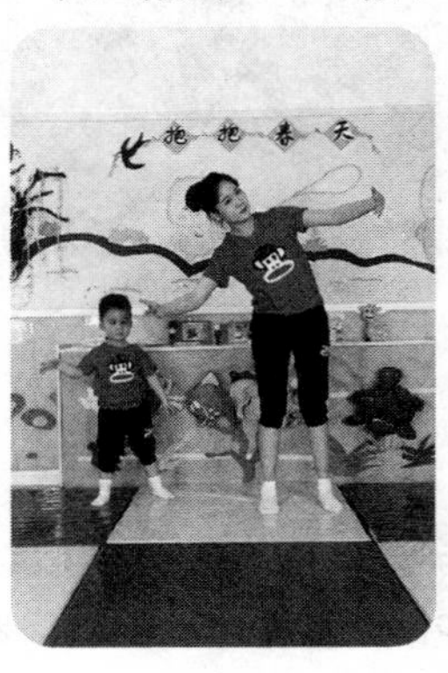

图 10

（2）第二个八拍 1×8

动作同本段的第一个八拍。

9. 第三遍音乐 4×8

（1）第一个八拍 1×8

歌词：袋鼠妈妈有个袋袋

1～4 拍：动作同第三遍音乐前奏第一个八拍的 1～4 拍。

5～8 拍：成人和宝宝的双臂在体前向内做环抱状（抱娃娃状），跟随音乐，双脚并拢向前跳一下，再向后跳一下。

（2）第二个八拍 1×8

歌词：袋袋里面有个乖乖

1～4 拍：动作同本段第一个八拍的 1～4 拍，方向相反，先左后右。

5～8 拍：动作同第三遍音乐第一个八拍的 5～8 拍。

（3）说白节奏

歌词：哦……哦……

成人双手从宝宝腋下穿过，举起宝宝（图 11）。

（4）第三个八拍 1×8

歌词：乖乖和妈妈相亲又相爱

1～8 拍：成人举起宝宝左右各悠荡一次后，原地逆时针自转一周（图 12、图 13）。

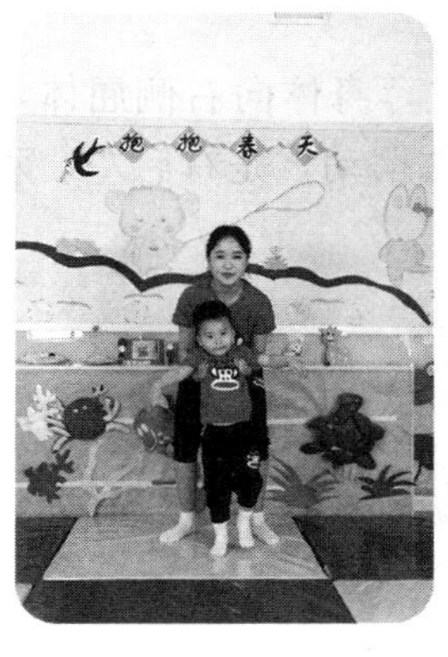

图 11

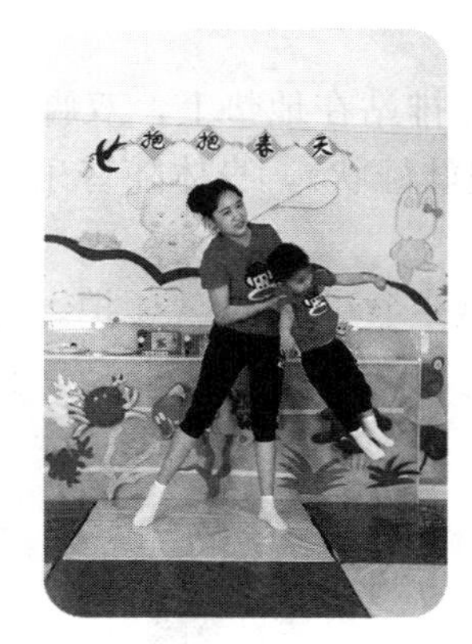

图 12

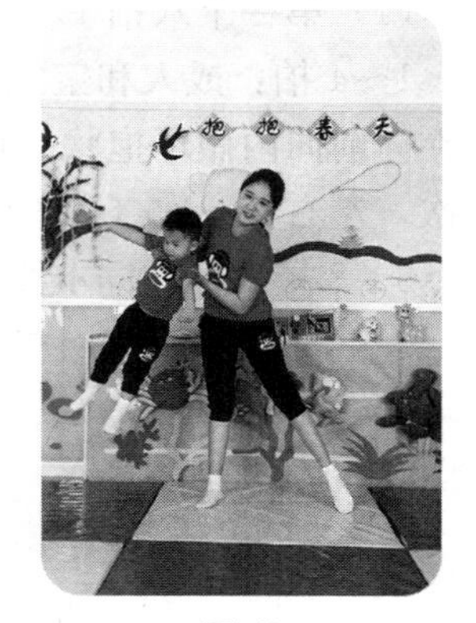

图 13

（5）第四个八拍 1×8

歌词：相亲又相爱，相亲又相爱

1～4 拍：成人举着宝宝左右悠荡各一次后，将宝宝放回地上。

5～8 拍：成人用双手拉着宝宝的双手，面对面原地踏步后，成人跪立，

和宝宝各举起一只手臂做一个心形造型（图 14、图 15）。

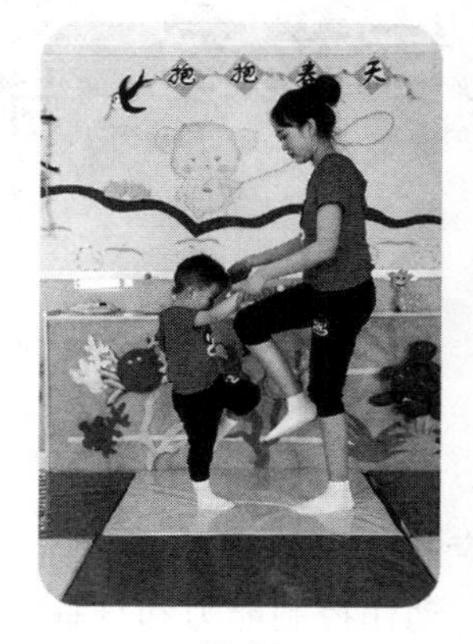

图 14

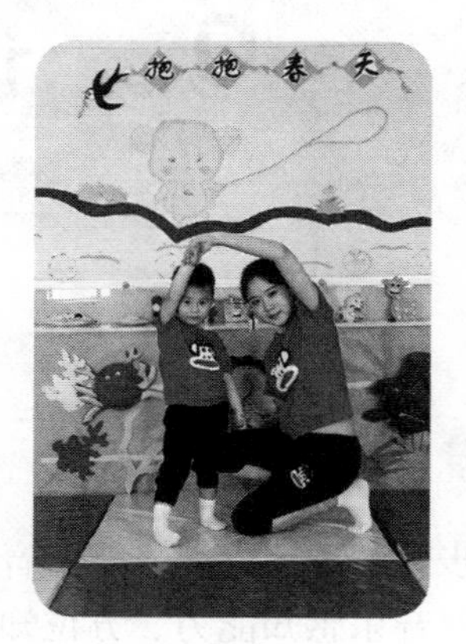

图 15

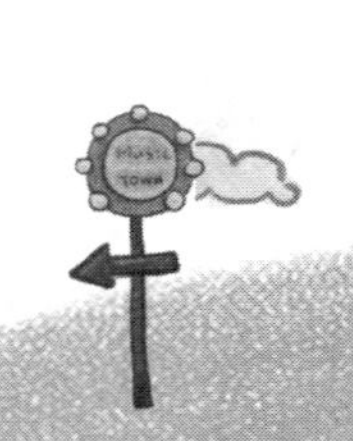
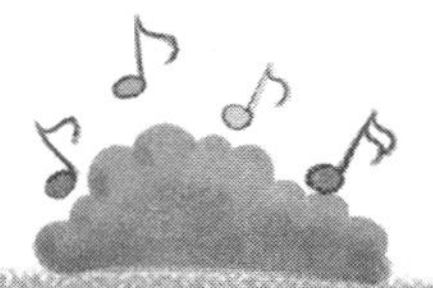
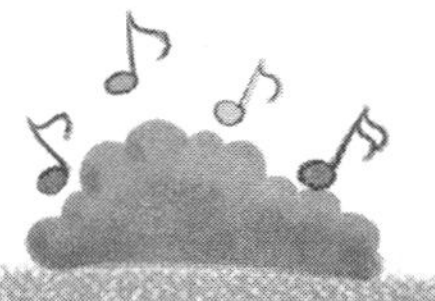

6. 让爱住我家

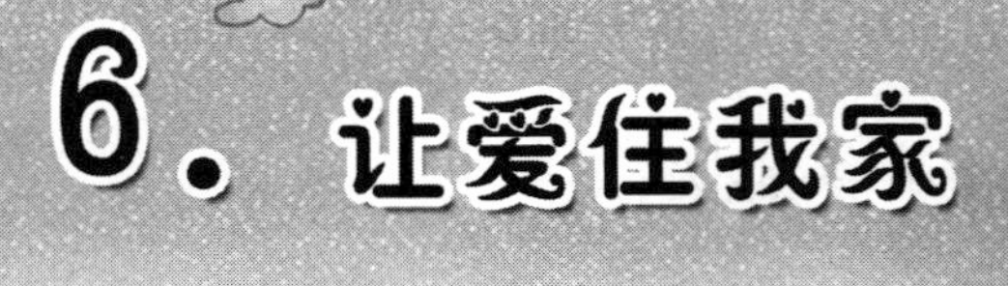

扫码看视频

目标

1. 初步理解歌词含义，能随音乐做相应的动作。
2. 发展音乐感知能力、方位知觉能力、动作控制能力和悬垂能力。
3. 感受音乐组合游戏和按摩游戏的快乐，增加和成人之间的亲密关系。

动作说明

1. 预备动作

成人和宝宝双手握住呼啦圈，面对面站好（图 1）。

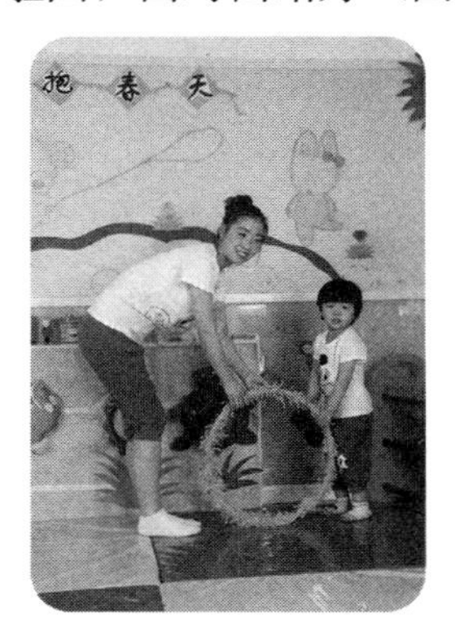

图 1

2. 前奏 8×8

（1）第一个八拍 1×8

1～8 拍：成人和宝宝双手握着呼啦圈，面对面走向场地中心，成人先迈右腿向后退，宝宝先出右腿向前走，左右脚交替。

（2）第二至第四个八拍 3×8

1～8 拍：动作同本段的第一个八拍。

（3）第五个八拍 1×8

1～8 拍：宝宝站在成人前面，成人单腿跪蹲，面向观众，成人和宝宝一起手握呼啦圈，举至与头部同高（图 2）。

（4）第六个八拍 1×8

1～4 拍：成人和宝宝一起手握呼啦圈，随音乐左右摆动，先右后左（图 3、图 4）。

5～8 拍：动作同本八拍的 1～4 拍。

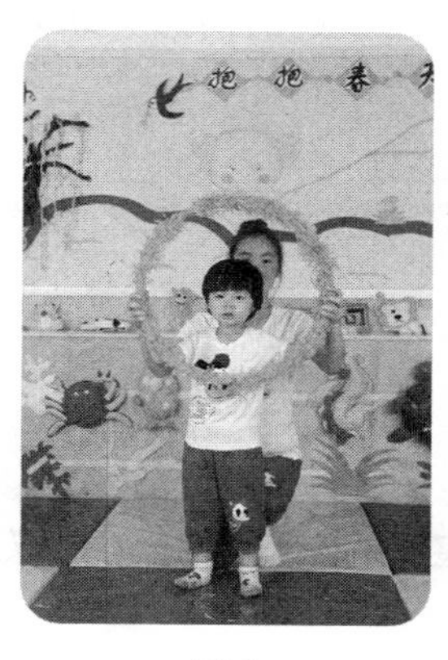

图 2

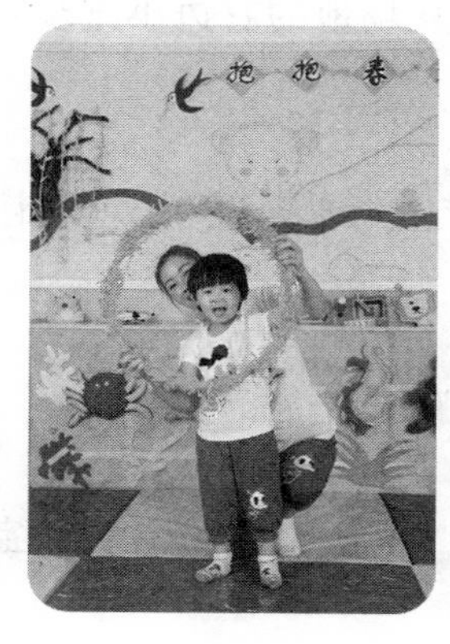

图 3

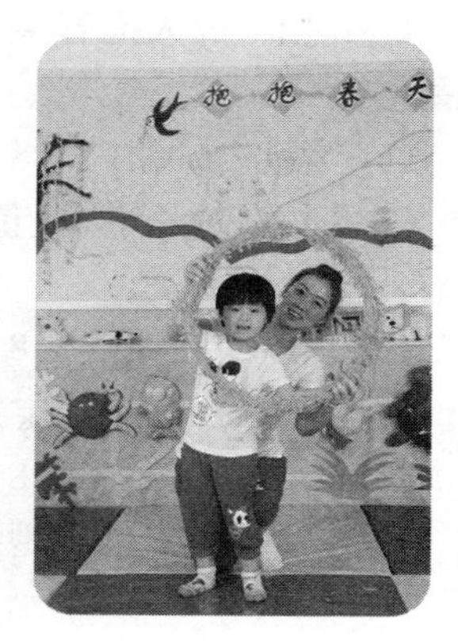

图 4

（5）第七至第八个八拍 2×8

1～8 拍：动作同本段的第六个八拍。

3. 第一段音乐 38×8

（1）第一个八拍 1×8

1～8 拍：成人将呼啦圈放在前面的地垫上，抱起宝宝（图 5）。

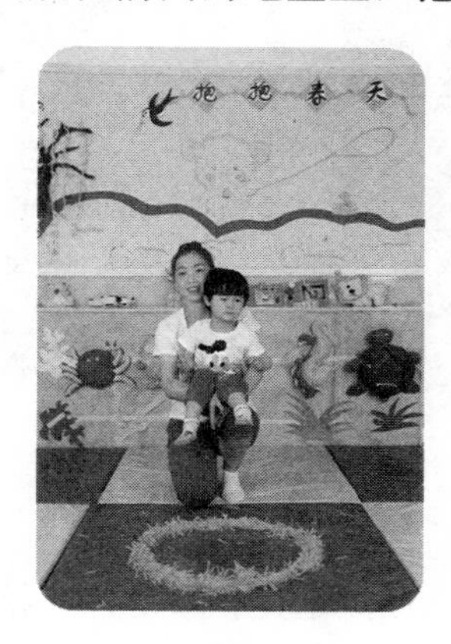

图 5

（2）第二个八拍1×8

1～8拍：成人双手抱着宝宝，随音乐节奏从呼啦圈处退着走到场地的一侧。

（3）第三个八拍1×8

1～8拍：成人抱着宝宝横着走，从场地的左边走到场地的右边，宝宝向前摆手做打招呼状。

（4）第四个八拍1×8

1～8拍：成人抱着宝宝从场地的右边小跑步到场地中央的前边，来到呼啦圈边。

（5）第五个八拍1×8

1～8拍：成人抱着宝宝从呼啦圈旁边退着走到场地后边，再走回呼啦圈旁。

（6）第六个八拍1×8

1～8拍：成人抱着宝宝蹲下（图6）。

（7）第七个八拍1×8

1～8拍：成人坐在地垫上，双腿伸直并拢，宝宝坐在成人膝盖上，双腿分开。

（8）第八个八拍1×8

1～8拍：宝宝双手握住呼啦圈，使呼啦圈在胸前竖起，成人双手托住宝宝腋下（图7）。

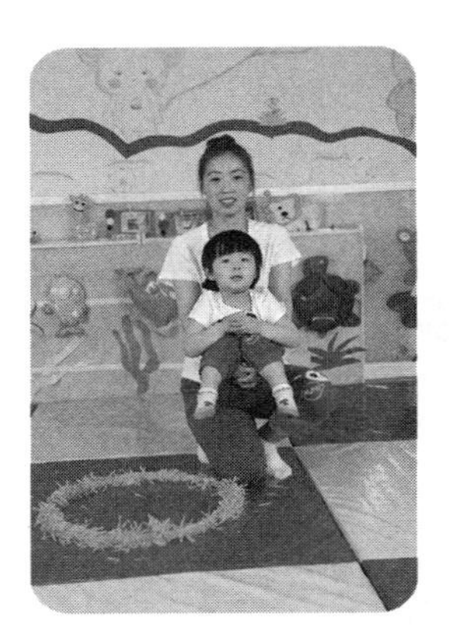

图6

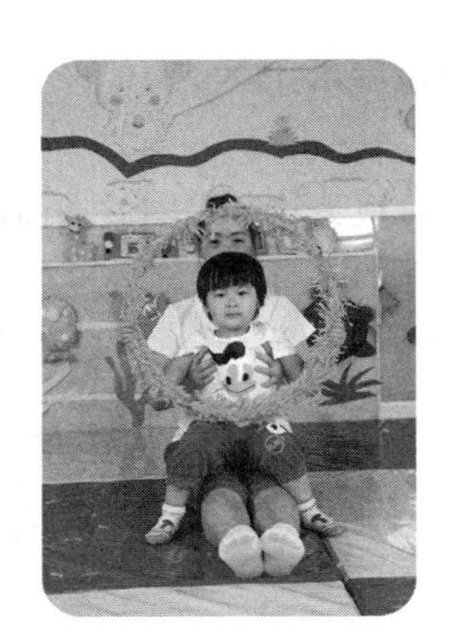

图7

（9）第九个八拍1×8

1～8拍：成人双膝随音乐节奏上下颤动，一拍一下，双手托着宝宝的腋下，使宝宝的身体随着节奏上下颠动。

（10）第十至第十四个八拍 5×8

1～8 拍：动作同本段的第九个八拍。

（11）第十五个八拍 1×8

1～8 拍：成人将呼啦圈平放在地垫上，准备协助宝宝趴在呼啦圈上。

（12）第十六个八拍 1×8

1～8 拍：成人右腿跪，左腿蹲，双手帮助宝宝趴好，宝宝双手侧平伸，身体趴在呼啦圈上（图 8）。

（13）第十七个八拍 1×8

1～4 拍：成人随音乐节奏从宝宝双小腿到臀部、腰部，依次给宝宝做按摩。

5～8 拍：成人随音乐节奏从双肩到大臂、小臂，依次给宝宝做按摩。

（14）第十八个八拍 1×8

1～8 拍：动作同本段的第十七个八拍，按摩顺序相反。

（15）第十九个八拍 1×8

1～8 拍：动作同本段的第十七个八拍。

（16）第二十个八拍 1×8

1～8 拍：成人双手抓住宝宝脚腕，做悬垂倒钟摆，左右摆动，先左后右，宝宝头朝下，身体离地（图 9、图 10）。

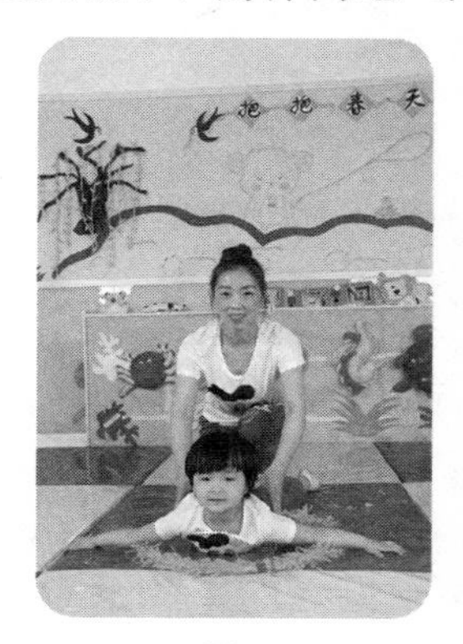

图 8

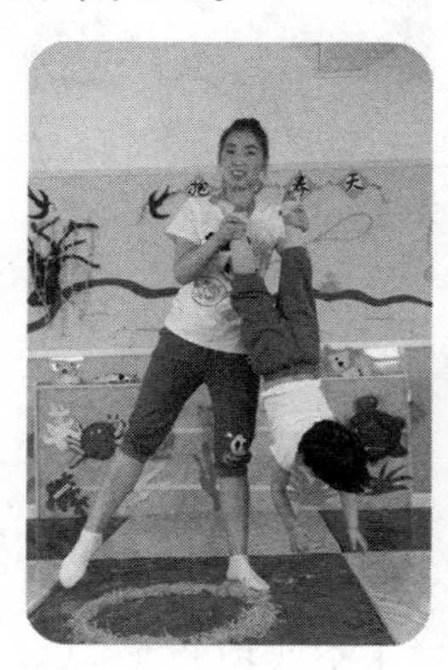

图 9

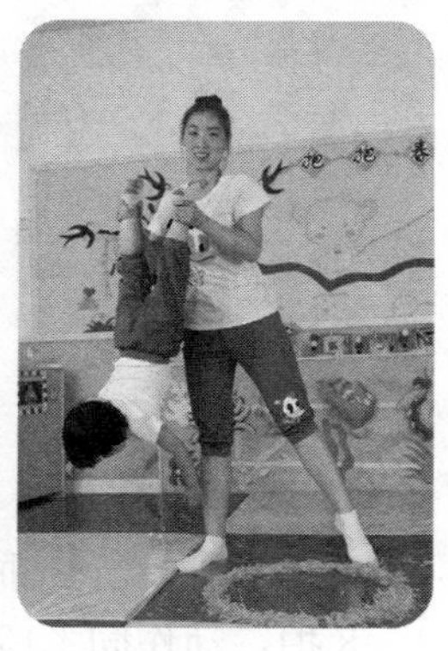

图 10

（17）第二十一个八拍 1×8

1～8 拍：动作同本段的第二十个八拍。

（18）第二十二个八拍 1×8

1～8 拍：成人将宝宝放在地垫上。

（19）第二十三个八拍 1×8

1～8 拍：成人跪立，宝宝盘腿坐，成人帮助宝宝将呼啦圈立起，宝宝和成人双手抓住呼啦圈（图 11）。

（20）第二十四个八拍 1×8

1~8 拍：成人和宝宝双手抓住呼啦圈并左右摆动，先右后左。

（21）第二十五至第二十七个八拍 3×8

1~8 拍：动作同本段的第二十四个八拍。

（22）第二十八个八拍 1×8

1~8 拍：成人和宝宝一起将呼啦圈放在地上。

（23）第二十九个八拍 1×8

1~8 拍：宝宝站在呼啦圈旁，成人站在宝宝对面，两人拉手并上下颤动膝盖（图 12）。

（24）第三十个八拍 1×8

1~2 拍：成人和宝宝随音乐上下颤动膝盖。

3~4 拍：成人顺势将宝宝抱起，继续颤膝，宝宝双腿分开，骑在成人腰间做小猴爬树（图 13）。

5~8 拍：动作同本八拍的 3~4 拍。

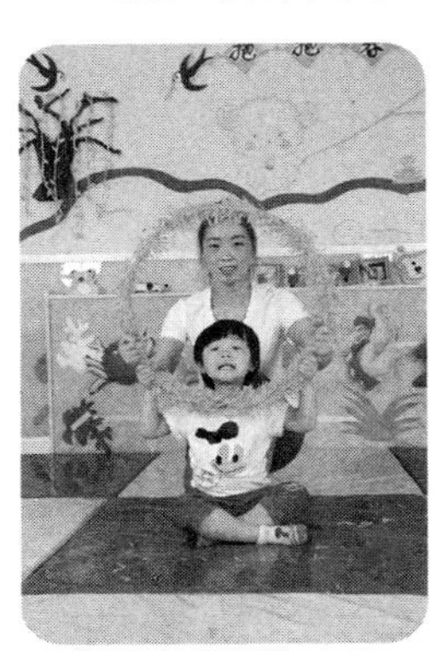

图 11

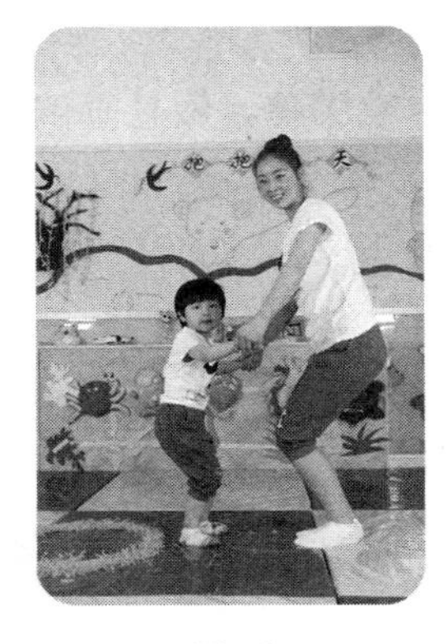

图 12

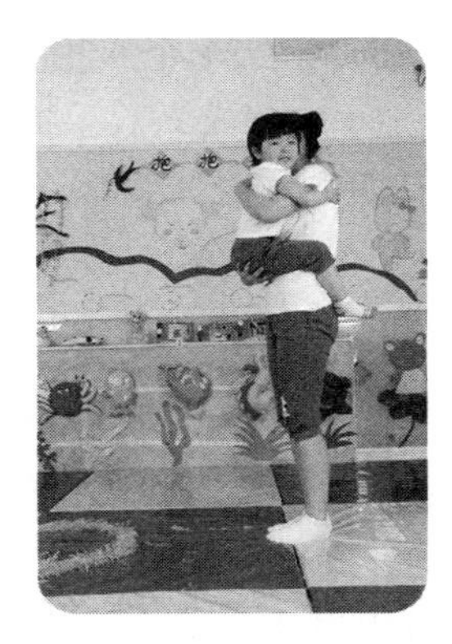

图 13

（25）第三十一个八拍 1×8

1~8 拍：动作同本段第三十个八拍的 3~4 拍。

（26）第三十二个八拍 1×8

1~8 拍：动作同本段的第二十九个八拍。

（27）第三十三个八拍 1×8

1~4 拍：动作同本段第三十个八拍的 1~2 拍。

5~8 拍：动作同本段第三十个八拍的 3~4 拍。

（28）第三十四个八拍 1×8

1~6 拍：成人抱着宝宝以自身为中心顺时针转一周。

7～8 拍：成人将宝宝放在地垫上。

（29）第三十五个八拍 1×8

1～8 拍：成人右腿跪地，和宝宝相互拥抱并轻轻拍打对方的后背（图 14）。

（30）第三十六个八拍 1×8

1～8 拍：动作同本段的第三十五个八拍。

（31）第三十七个八拍 1×8

1～8 拍：成人跪蹲在宝宝背后，宝宝站立，成人和宝宝一起拿着呼啦圈，举至与头部同高（图 15）。

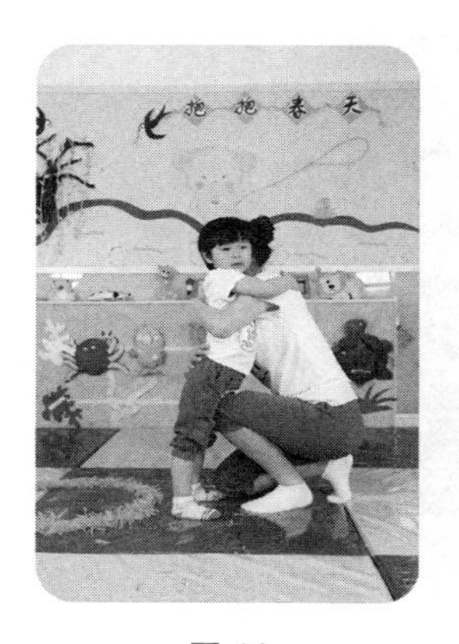

图 14

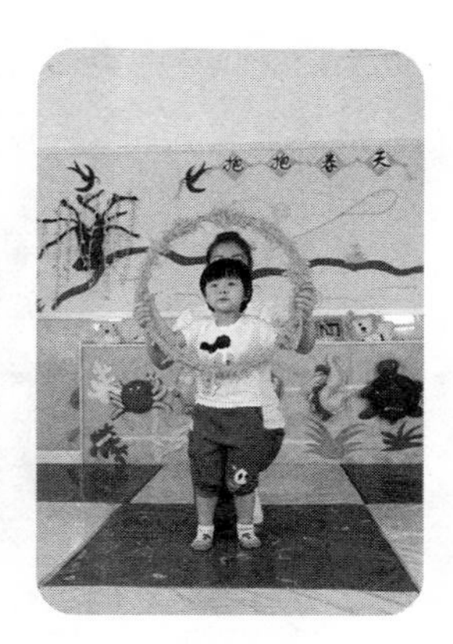

图 15

（32）第三十八个八拍 1×8

1～7 拍：成人和宝宝随音乐左右摆动呼啦圈，先右后左（图 16、图 17）。

8～8 拍：成人和宝宝身体回正。

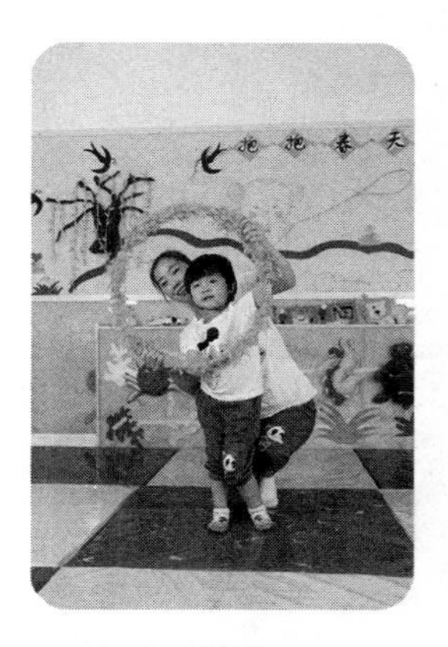

图 16

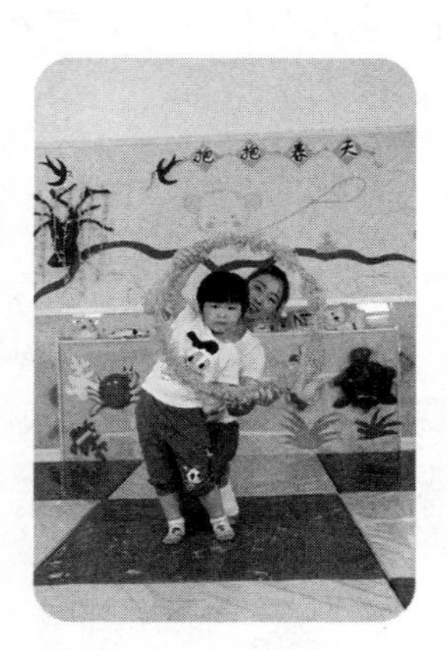

图 17

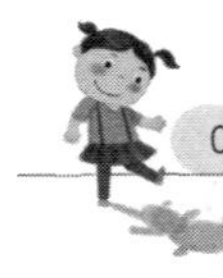

4. 第二段音乐 8×8

（1）第一个八拍 1×8

歌词：我爱我的家，儿子女儿我的他

1~4 拍：成人将呼啦圈放在地垫上。

5~8 拍：成人将小彩球灯放在呼啦圈中间。

（2）第二个八拍 1×8

歌词：爱就是忍耐，家庭所有繁杂

1~4 拍：宝宝从呼啦圈中拿起彩球，双手捧起，坐在成人腿上（图 18）。

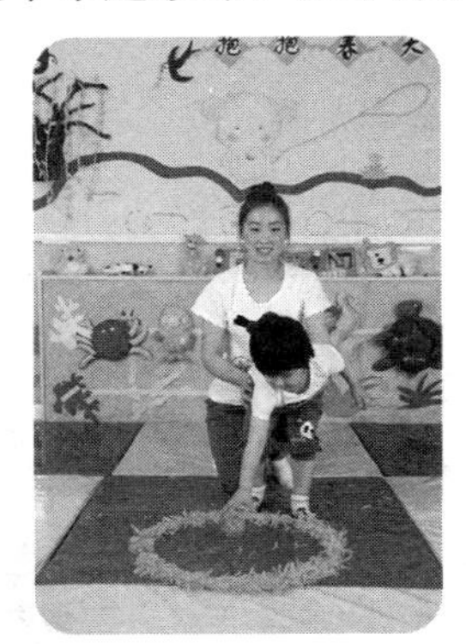

图 18

5~8 拍：成人托着宝宝大腿部，抱起宝宝，准备起身。

（3）第三个八拍 1×8

歌词：我爱我的家，儿子女儿我亲爱的他

1~4 拍：成人抱着宝宝站起来，双手托住宝宝大腿部。

5~8 拍：成人双脚开立，抱着宝宝随音乐左右摆动身体，先右后左，各一次（图 19、图 20）。

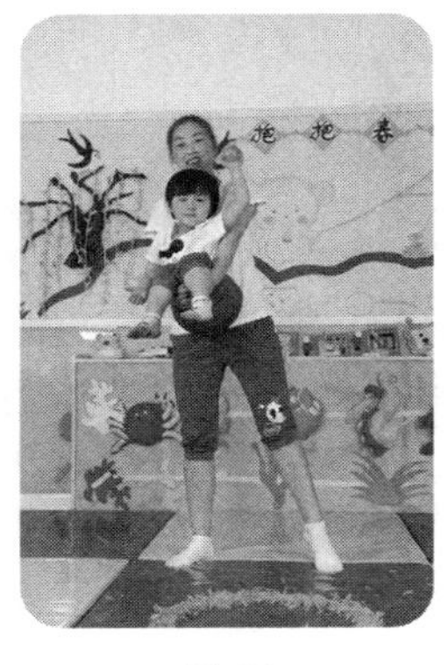

图 19

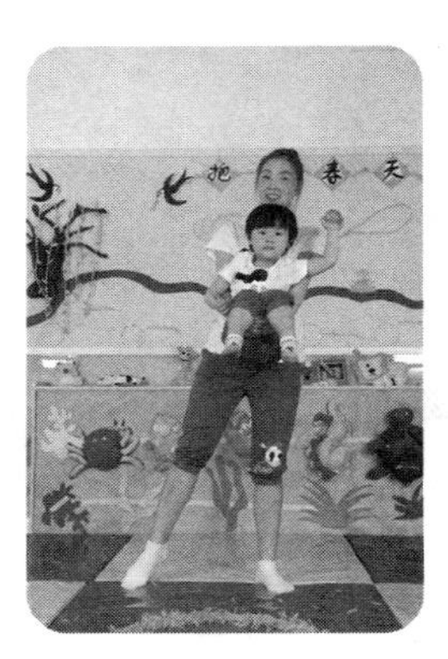

图 20

（4）第四个八拍 1×8

歌词：爱就是付出，让家不缺乏

1～4 拍：成人抱着宝宝向右摆动一次后，以自身为中心，小碎步逆时针转一周。

5～8 拍：成人抱着宝宝向右、向左摆动各一次后，以自身为中心，小碎步顺时针转一周。

（5）间奏 1×4

1～4 拍：成人抱着宝宝，小碎步退到场地的左后方（图 21）。

（6）第五个八拍 1×8

歌词：让爱天天住你家，让爱天天住我家

1～4 拍：成人双腿自然开立，抱着宝宝向右、向左各摆动一次后，从场地左边小碎步快速向场地中心移动。

5～8 拍：成人移动到场地中心后，抱着宝宝向右、向左各摆动一次。

（7）第六个八拍 1×8

歌词：人有福气，不委屈她，因为有爱是我们的家

1～2 拍：成人抱着宝宝碎步往前走。

3～4 拍：向右摆动一次。

5～8 拍：向左、右各摆动一次。

（8）第七个八拍 1×8

歌词：让爱天天住你家，让爱天天住我家

1～4 拍：成人抱着宝宝，以自身为中心，小碎步逆时针转动一周。

5～8 拍：成人抱着宝宝蹲下。

（9）第八个八拍 1×8

歌词：不分日夜，秋冬春夏，全心全意爱我们的家

1～8 拍：成人右腿跪蹲，宝宝坐在成人右腿上，成人和宝宝举起呼啦圈，与头部同高（图 22）。

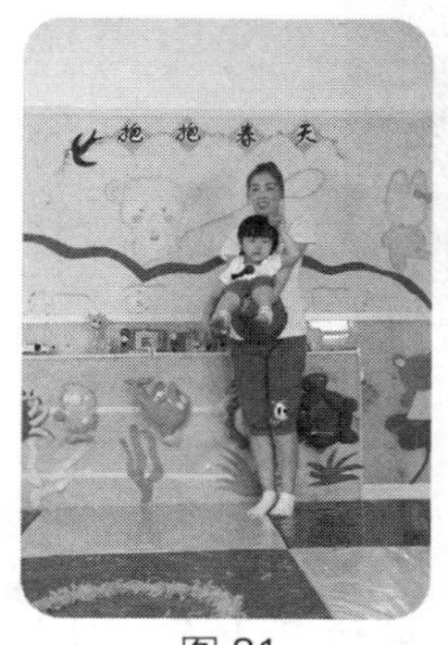

图 21

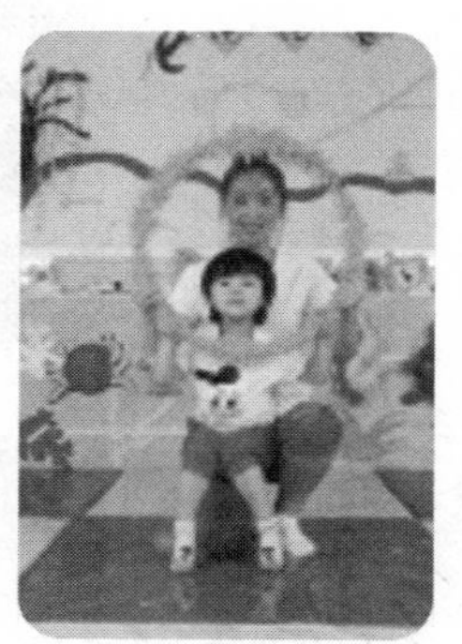

图 22

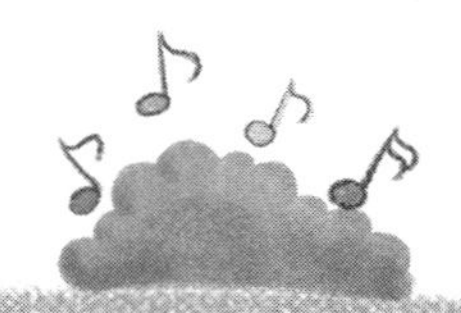

7. 快乐小厨师

扫码看视频

目标

1. 了解厨师的工作内容，知道比萨的由来，能模仿厨师做饭的样子跟音乐做动作。

2. 喜欢说白节奏，了解音乐的多种表达形式。

3. 能配合成人完成游戏动作，感知抚触按摩带来的快乐，增进与成人之间的情感。

4. 喜欢吃各种饭菜，不挑食。

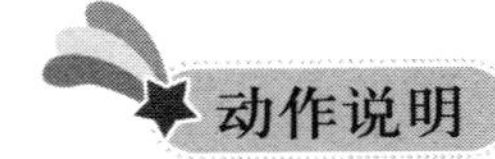

动作说明

1. 预备动作

成人左手拉着宝宝的右手站好，右手握拳，屈肘于体侧，宝宝左手握拳，屈肘于体侧（图 1）。

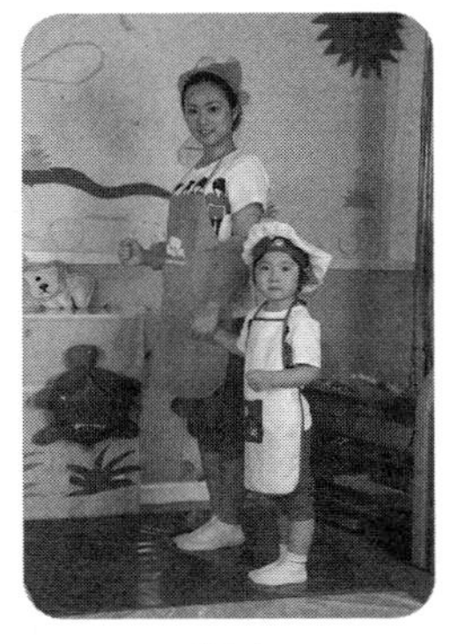

图 1

2. 第一段音乐前奏 5×8

（1）第一个八拍 1×8

1～8 拍：成人在体侧前后转动大小臂，模仿开火车，从场地左边高抬腿向场地中心走去。

（2）第二个八拍 1×8

1～4 拍：动作同本段的第一个八拍。

5～8 拍：向左转身面向观众（图 2）。

（3）第三至第五个八拍 3×8

1～8 拍：成人和宝宝拉着手，随音乐节奏原地做颤膝动作，手臂屈肘，在体侧前后转动大小臂，继续模仿开火车（图 3）。

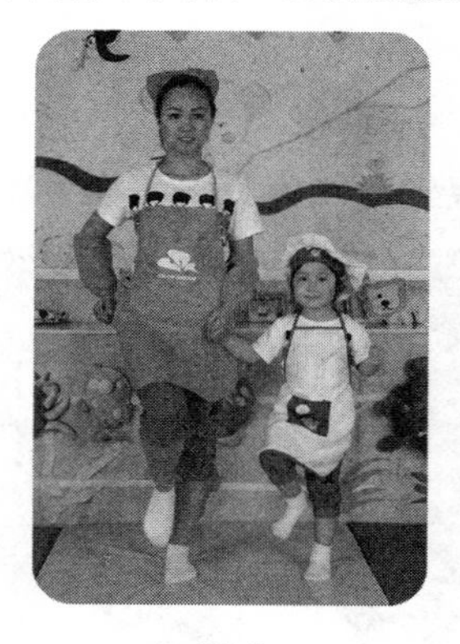

图 2

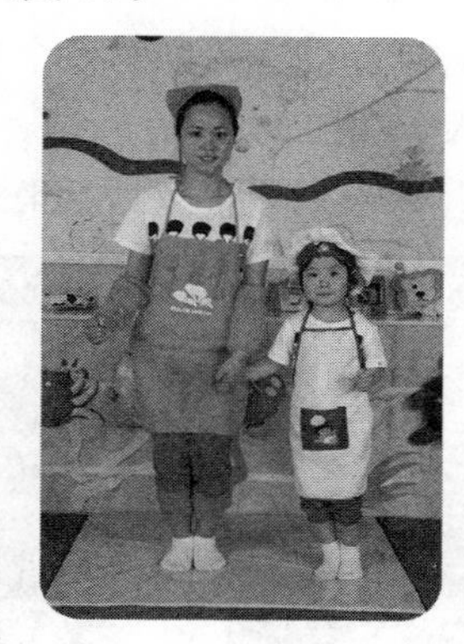

图 3

3. 第一段音乐 8×8

（1）第一个八拍 1×8

节奏说白：火车快飞，火车快飞

1～8 拍：准备动作为成人双臂一前一后，抱起宝宝的身体，同时双腿开立，右腿迈向右前方，右脚尖点地，重心在左腿上；宝宝身体直挺，双臂侧平举，双腿伸直（成小燕子飞状）。成人抱着宝宝按着音乐节拍向前悠荡宝宝时，成人身体重心移到右脚上，左脚尖点地。然后向后悠荡宝宝一次，即回到准备动作（图 4、图 5）。

（2）第二个八拍 1×8

节奏说白：穿过高山，路过小溪

1～8 拍：成人抱着宝宝以自身为中心，小跑步原地顺时针转动一周，宝宝动作保持不变。

（3）第三个八拍 1×8

节奏说白：不知穿过几百里

1～8 拍：动作同本段的第一个八拍。

（4）第四个八拍 1×8

节奏说白：搭到家里，搭到家里

1～8拍：动作同本段的第二个八拍。

（5）第五个八拍1×8

节奏说白：妈妈看见真欢喜

1～8拍：动作同本段的第一个八拍。

（6）第六个八拍1×8

1～8拍：动作同本段的第二个八拍。

（7）第七个八拍1×8

1～8拍：动作同本段的第一个八拍。

（8）第八个八拍1×8

1～8拍：成人抱着宝宝盘腿坐下，宝宝坐在成人腿上（图6）。

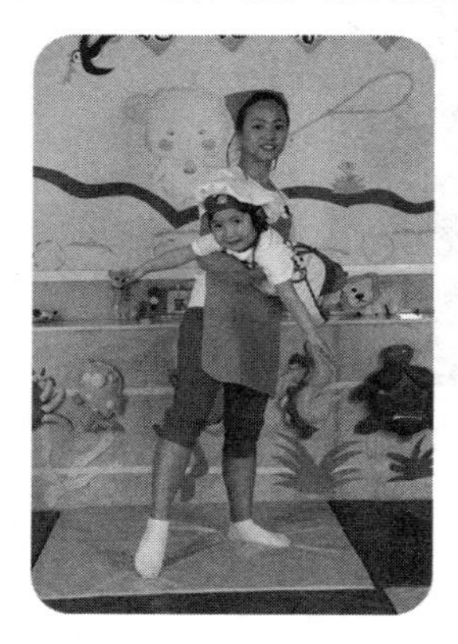

图4

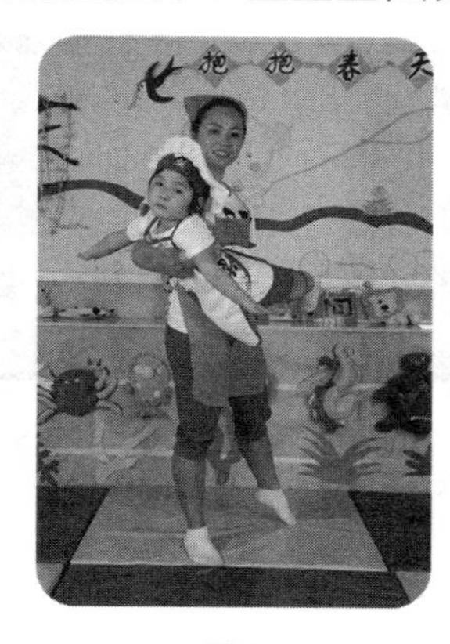

图5

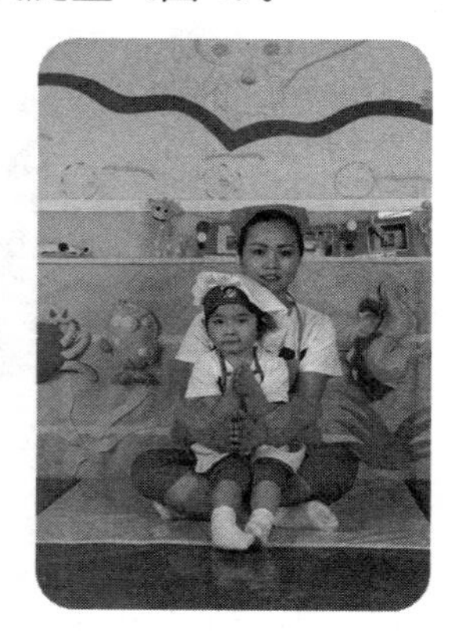

图6

4. 第二段音乐前奏2×8

1～8拍：成人和宝宝随音乐节拍拍手。

5. 第二段音乐10×8

（1）第一至第二个八拍2×8

节奏说白：炒萝卜 炒萝卜 切切切，抹点油 撒点盐 和点馅

1～8拍：成人双臂从宝宝的双臂下面穿过，在宝宝体前伸直，五指并拢，掌心向内，双手从宝宝小腿处开始做切的动作，一直到大腿；宝宝坐在成人双腿上，双臂侧下举，双腿伸直（图7）。

（2）第三至第四个八拍2×8

节奏说白：包饺子 包饺子 擀擀皮，擀好面皮装好馅 包饺子

1～8拍：成人双手在宝宝肚子、前胸上逆时针转动，做按摩、轻揉的动作（图8）。

（3）第五至第六个八拍2×8

节奏说白：包饺子 包饺子 捏捏捏，放进锅里盖盖子 煮饺子

1～8 拍：成人双手四指并拢，拇指张开，随音乐节奏从宝宝两只手的手腕处开始到肩部，逐渐做捏拿动作（图 9）。

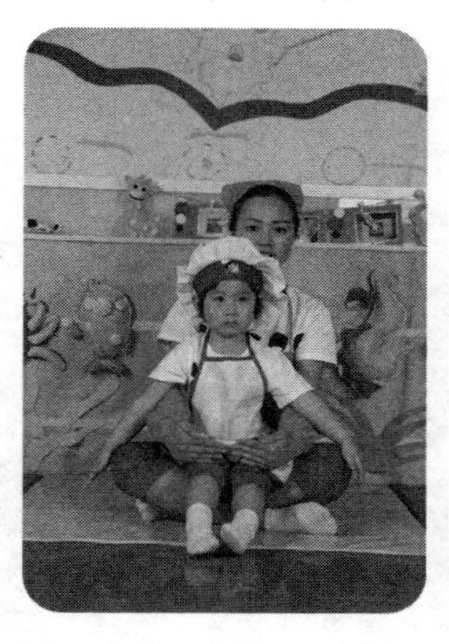
图 7

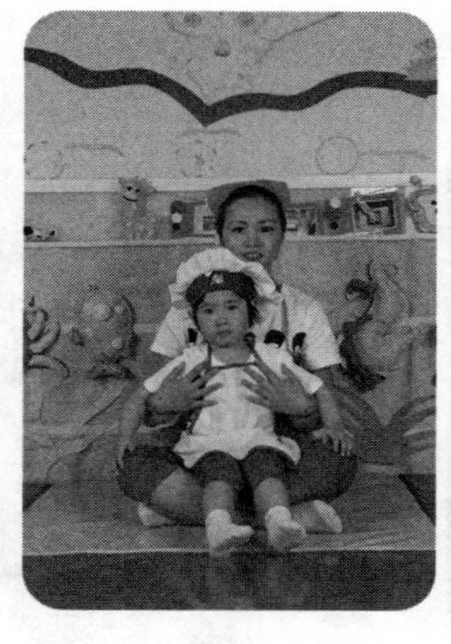
图 8

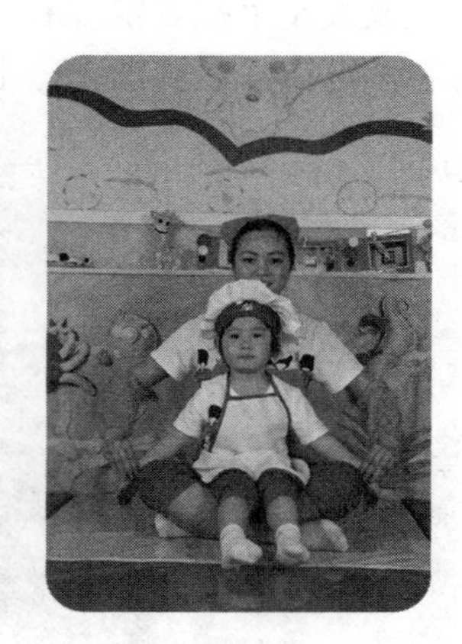
图 9

（4）第七至第八个八拍 2×8

节奏说白：煮饺子 煮饺子 香喷喷，端上饺子备好料 吃饺子

1～8 拍：成人双手从宝宝肩部开始，向手腕方向逐渐做捏拿的动作。动作同上，方向相反。

（5）节奏说白：呵呵……

成人双手轻轻地抓挠宝宝的腋部，让宝宝感到痒，宝宝会发出哈哈的笑声和快乐的表情（图 10）。

（6）第九至第十个八拍 2×8

1～8 拍：成人带着宝宝从地垫上起身，拿起道具锅、铲（图 11）。

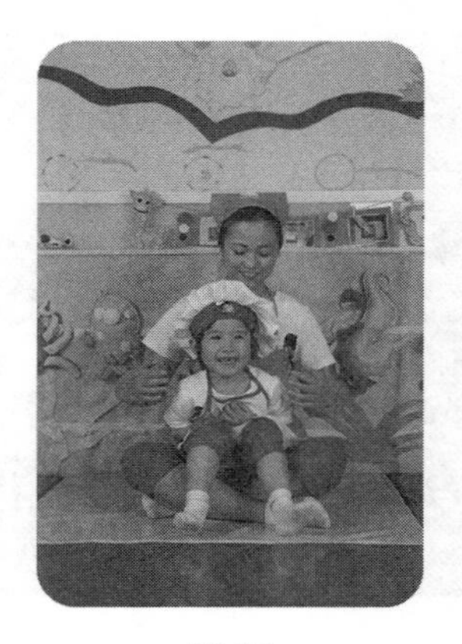
图 10

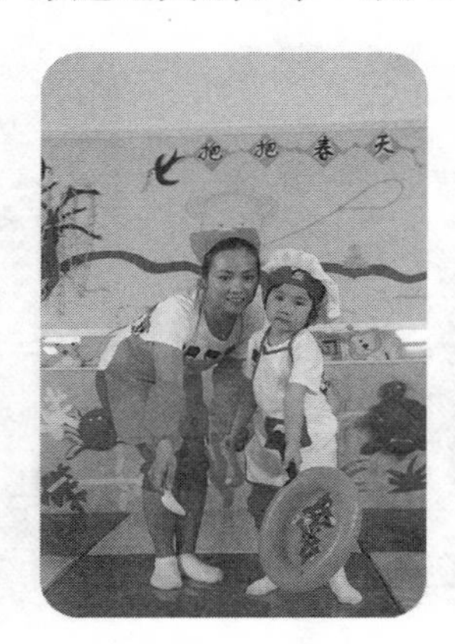

图 11

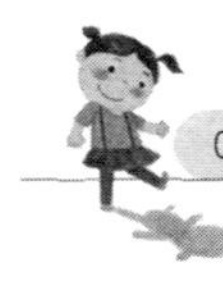

6. 第三段音乐前奏说白

节奏说白：OK，朋友们，我们乘着时光机来到了欧洲的南部

成人左手拉着宝宝右手，右手拿着锅铲，宝宝左手端着小锅，依次向左、向右做打招呼状（图 12、图 13）。

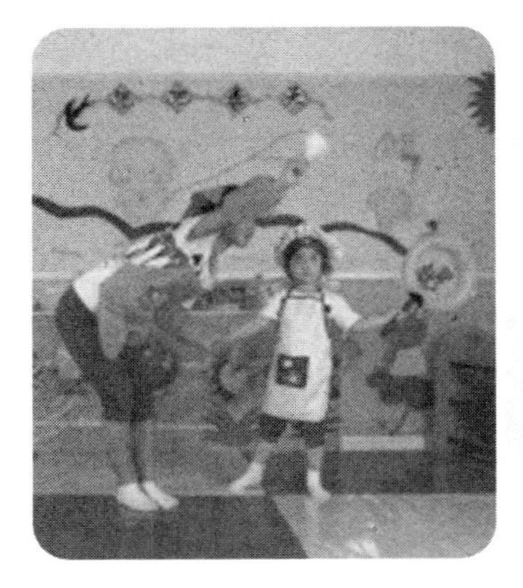

图 12

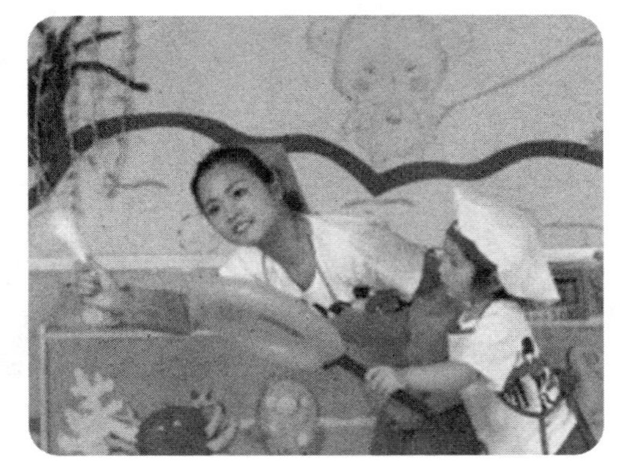

图 13

节奏说白：要来看看比萨的故乡哦，那我们先来访问下这位先生好吗

成人和宝宝拿着锅铲面向观众，好像拿着话筒采访观众（图 14）。

节奏说白：先生，请问一下，这是什么地方呢

成人和宝宝站直，高举手中的锅铲，面向观众打招呼状。

节奏说白：这是比萨的故乡吗

成人和宝宝的身体依次向右、向左摆动，并面向观众挥动手中的锅铲，做打招呼状（图 15、图 16）。

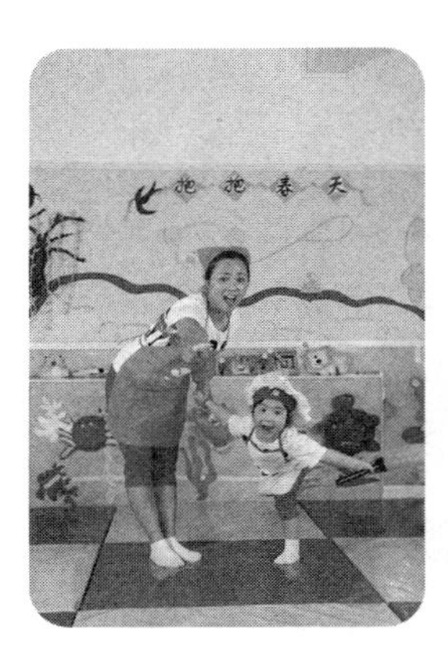

图 14

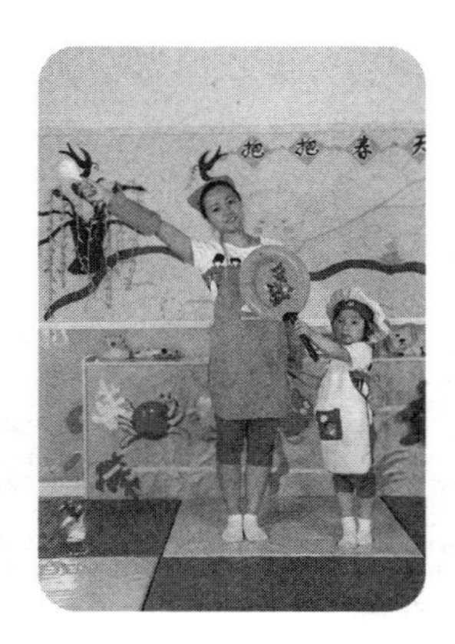

图 15

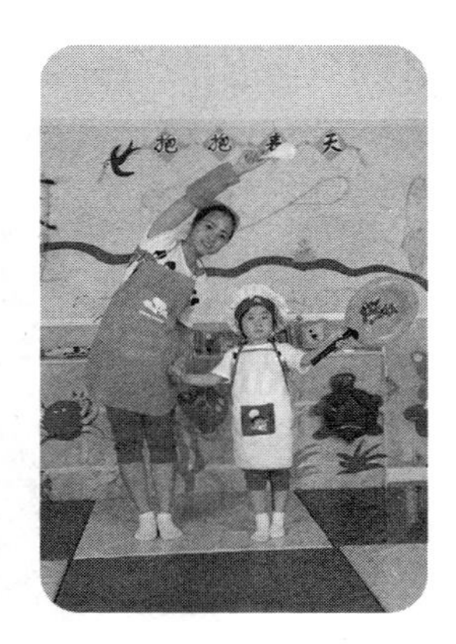

图 16

节奏说白：

女生：什么？这里是西班牙（迷路了）啊，你正在斗牛，啊，救命啊！（快跑啊）

动作同上，左右挥动锅铲。

7. 第三段音乐第一部分 8×8

（1）第一个八拍 1×8

歌词：令人留恋好吃的拿坡里呀

1～8 拍：成人和宝宝面对面站立，成人向前俯身，手里拿着铲做翻炒状，宝宝身体直立，手里端着锅转动。成人和宝宝随音乐节奏颤膝（图 17）。

（2）第二至第四个八拍 3×8

歌词：美味的比萨来自意大利，放眼望去没有什么能代替，这味道我一直没忘记

1～8 拍：动作同本段的第一个八拍。

（3）第五个八拍 1×8

歌词：我们围在比萨旁边（手牵手）

1～8 拍：宝宝站在成人体前，成人和宝宝双腿自然开立，双臂侧下举，身体随音乐向右、向左摆动，重心也随音乐向右、左移动，左右各两次（图 18、图 19）。

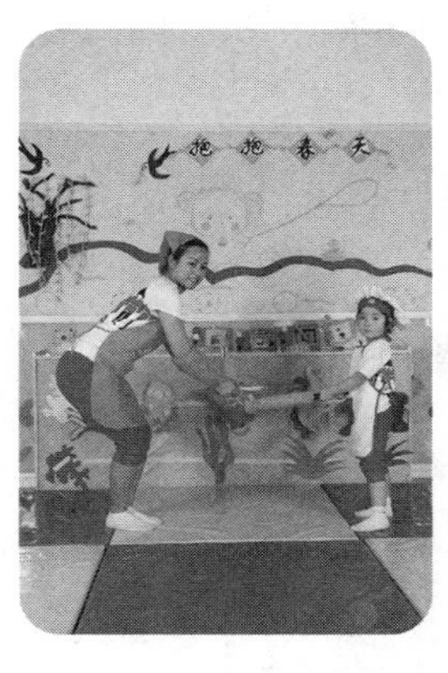

图 17

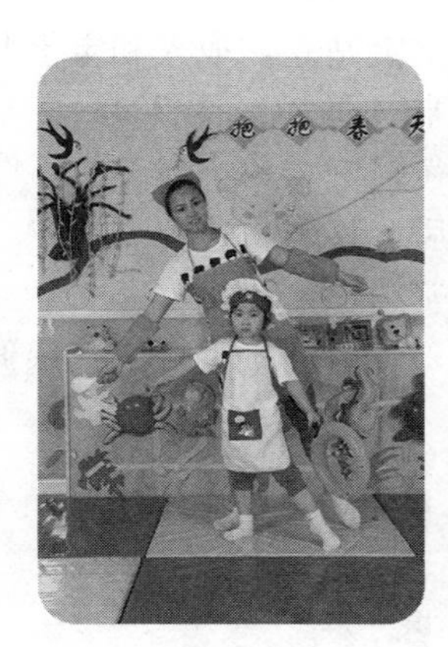

图 18

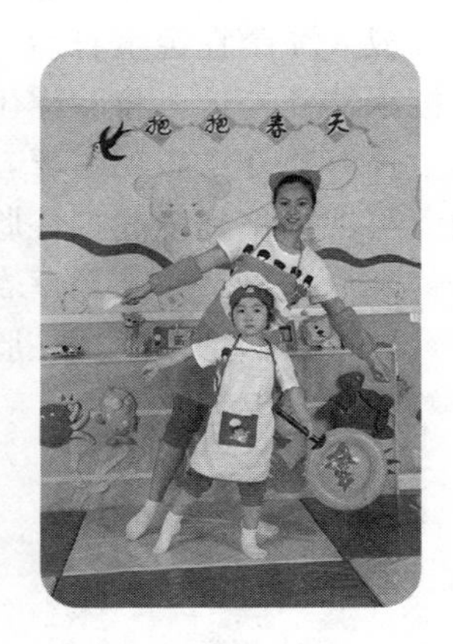

图 19

（4）第六个八拍 1×8

歌词：快乐地晚餐啊（吃饱饱）

1～8 拍：动作同本段的第五个八拍。

（5）第七个八拍 1×8

歌词：看电视卡通最有趣（真开心）

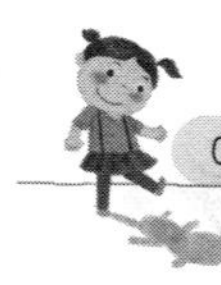

1～8 拍：成人和宝宝双脚并拢，两臂侧下举，膝盖和手臂随音乐上下颤动四次（图 20）。

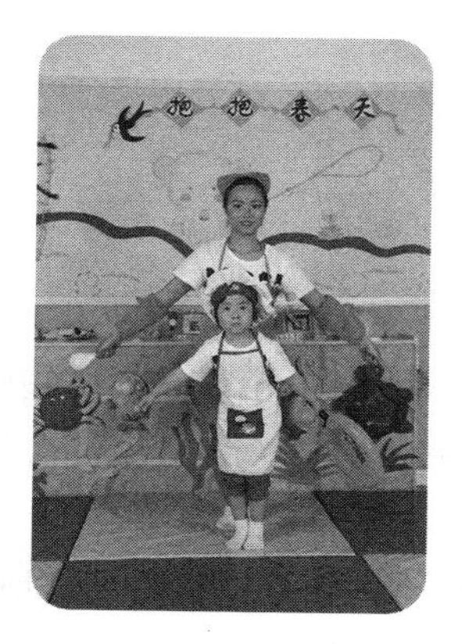

图 20

（6）第八个八拍 1×8

歌词：嘻嘻哈哈快乐无比（妈妈咪呀）

1～8 拍：动作同本段的第七个八拍。

8. 第三段音乐间奏说白

说白节奏：天津的包子叫狗不理

成人跪蹲在宝宝身后，宝宝站立，成人和宝宝共同拿着锅挡住宝宝脸，然后把锅移到左边，将脸露出来（图 21、图 22）。

说白节奏：不理不理，衙门有蜡笔小新

再把锅移到中间挡住脸后，移到右边。

说白节奏：可是比萨在哪里

再把锅移到中间挡住脸，然后伸直手臂，把锅伸到体前放平（图 23）。

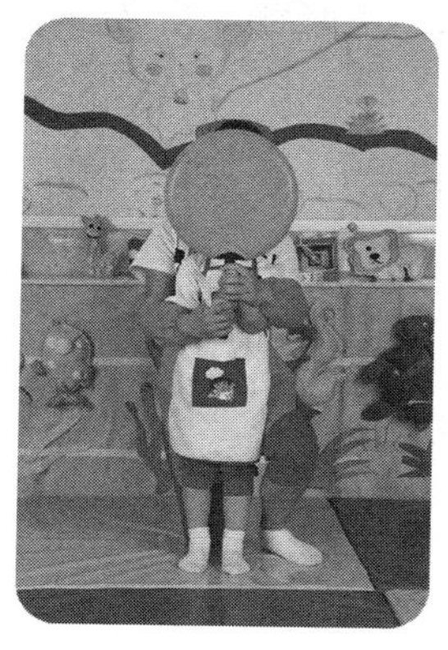

图 21

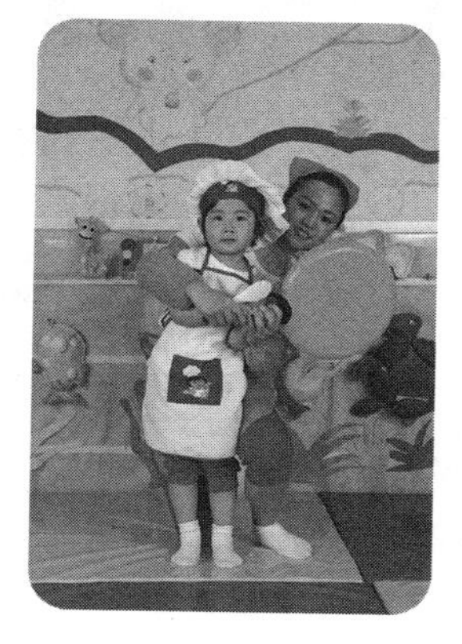

图 22

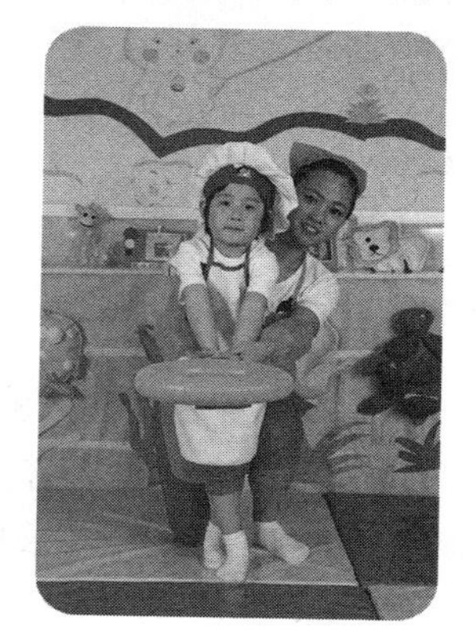

图 23

9. 第三段音乐第二部分 4×8

（1）第一个八拍 1×8

歌词：我的回忆和比萨跑到哪里（到哪里）

1～8 拍：成人跪立，宝宝站立，成人和宝宝面对面，拉着手中的锅来回拉扯，先右后左，左右各两次（图 24）。

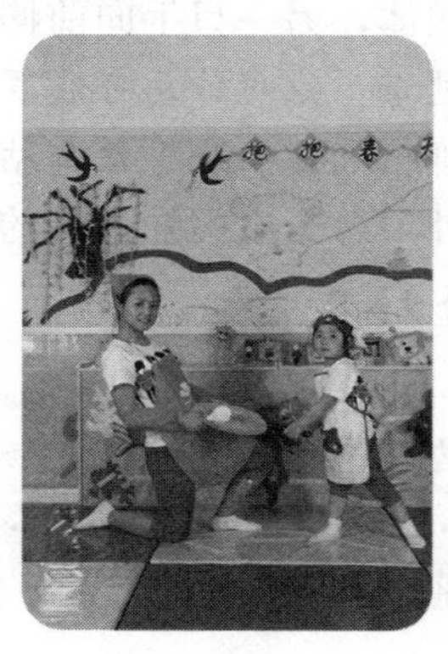

图 24

（2）第二至第四个八拍 3×8

歌词：总是想念如今你在哪里（在哪里）我几时能再回到拿坡里呀（拿坡里）再回到拿坡里来看你

1～8 拍：动作同本段的第一个八拍。

10. 第三段音乐间奏说白

节奏说白：hi！朋友们，你知道好吃的比萨是怎么来的吗？

成人和宝宝手拉手，成人另一只手举着锅铲，宝宝另一只手举着锅，向左挥动手中的铲子和锅，做打招呼状（图 25）。

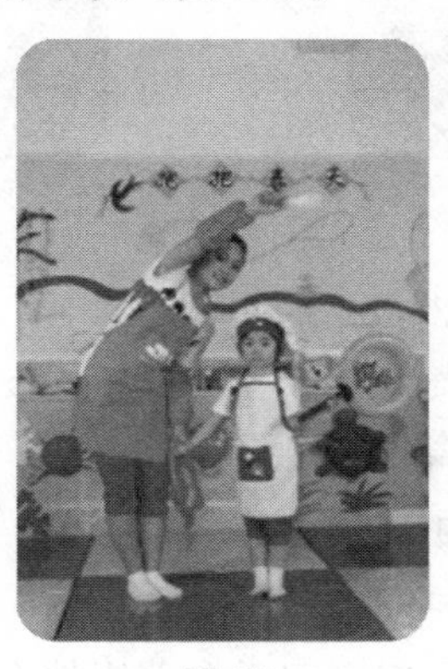

图 25

节奏说白：现在跟着水姐姐，坐着时光机去看看吧

向右挥动手中的铲子和锅，做打招呼状。

节奏说白：古代有个老外

成人、宝宝原地踏步。

节奏说白：老是出门在外

成人和宝宝拉手并向前屈体，另一只手向前伸出锅铲。

节奏说白：从欧洲漂洋过海，他叫作马可波罗，带回中国的葱油饼，变成了比萨妈妈咪，连比萨斜塔都吃太饱，几千年都站不直腰

重复歌词“古代有个老外，总是出门在外”的动作三次。

11. 第三段音乐第三部分 4×8

（1）第一个八拍 1×8

歌词：我们围在比萨旁边（手牵手）

1～8 拍：宝宝双臂屈肘，双手举锅左右摆动，成人高举双臂，转动手腕，围绕宝宝逆时针走到宝宝面前（图 26）。

（2）第二个八拍 1×8

歌词：快乐地晚餐啊（吃饱饱）

1～8 拍：成人高举双臂，继续绕到宝宝身后（图 27）。

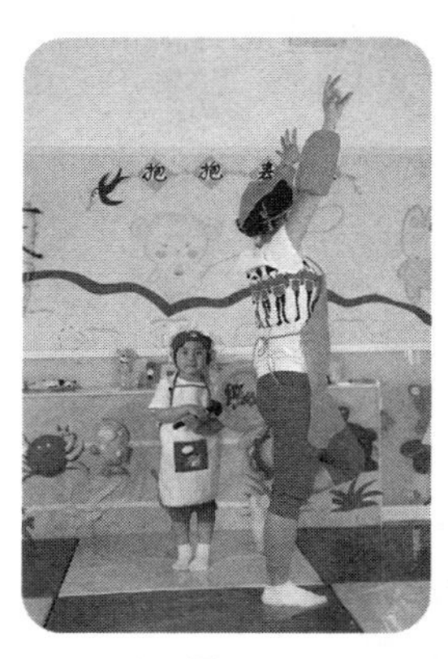

图 26

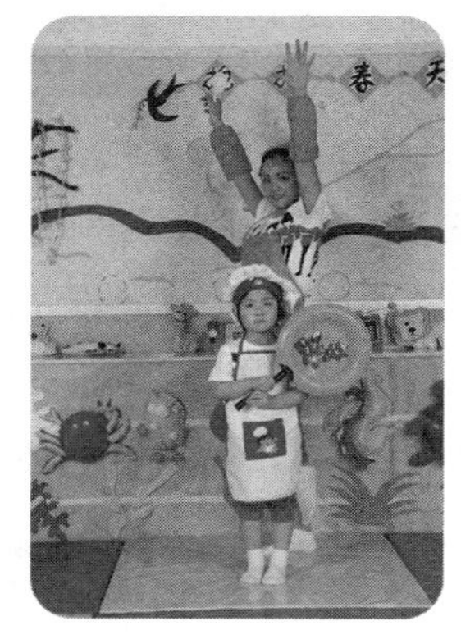

图 27

（3）第三至第四个八拍 2×8

歌词：看电视卡通最有趣（真开心），嘻嘻哈哈快乐无比（妈妈咪呀）

1～8 拍：动作同本段的第一至第二个八拍。

12. 第三段音乐间奏说白

节奏说白：天津的包子叫狗不理

成人跪立在宝宝身后，和宝宝双手拿着锅挡在脸前面，然后向右摆动锅露

出脸，之后将锅收回到脸前面。

节奏说白：不理不理，衔门有蜡笔小新

向左摆动锅露出脸，之后将锅收回至面前。

节奏说白：可是比萨在哪里

再伸直手臂，把锅从脸部中间伸到体前放平。

13. 第三段音乐第四部分 4×8

1～8 拍：动作同第三段音乐第二部分。

14. 第三段音乐间奏说白

节奏说白：转比萨（好了，我们现在要一起来转比萨喽！一起来！）

成人将双手放在宝宝腋下，将宝宝抱起。

节奏说白：转比萨呀！转比萨呀！Pi pi pi pi pizza

成人抱着宝宝左右摆动各一次（先右后左），然后原地顺时针转一周（图28、图 29）。

节奏说白：转比萨呀！转比萨呀！Pi pi pi pi pizza

成人抱着宝宝左右摆动各一次（先左后右），然后逆时针原地转一周。

节奏说白：转比萨呀！转比萨呀！

成人和宝宝将锅铲放在地垫上后，双手五指并拢，手心相对上下抖动，做切的动作。

节奏说白：Pi pi pi pi pizza 转比萨呀！转比萨呀！Pi pi pi pi pizza（哦，大家都很棒哦，让我们再来唱一次吧）

成人和宝宝的双手继续上下快速抖动，做切的动作，先在胸前切，然后在身体左右侧切（图 30）。

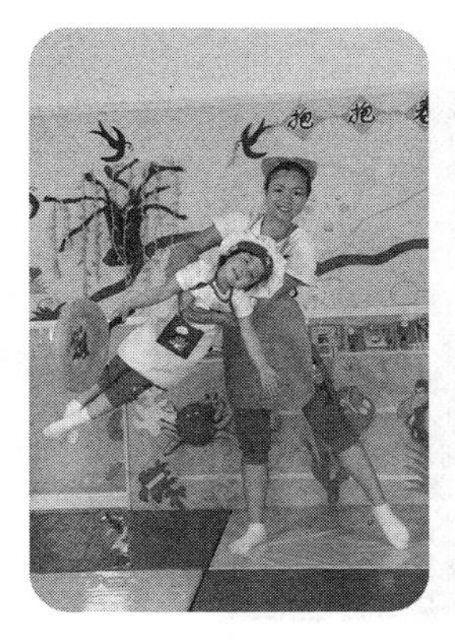

图 28

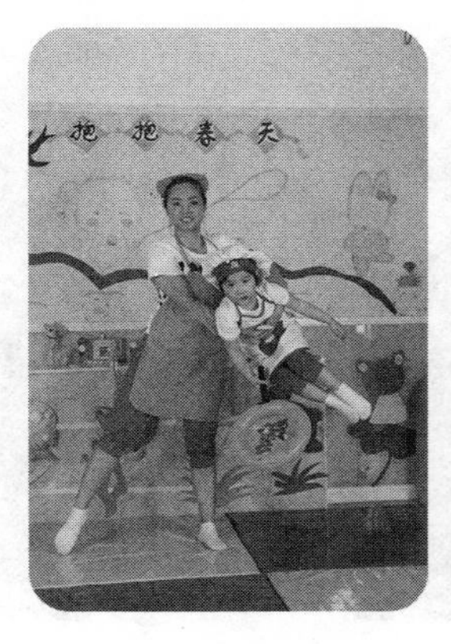

图 29

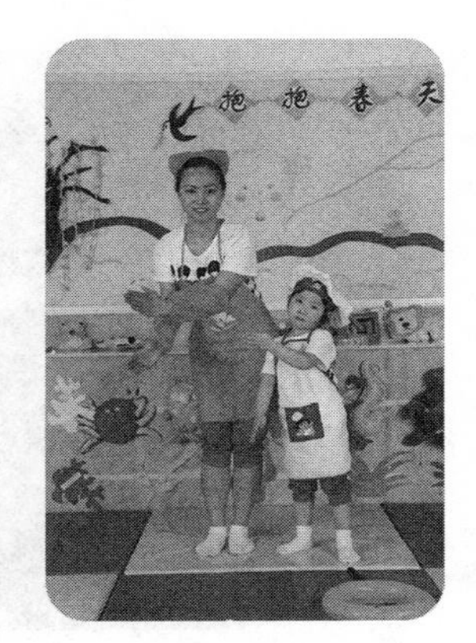

图 30

15. 第三段音乐第五部分 14×8

（1）第一个八拍 1×8

歌词：令人留恋好吃的拿坡里呀

1～8拍：双脚自然开立，成人拉着宝宝的手，同时另一只手高举锅铲，身体和手左右摆动做打招呼状，先右后左（图31、图32）。

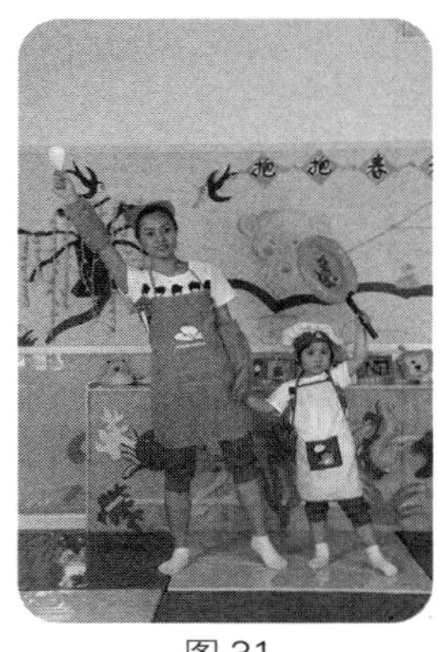

图31

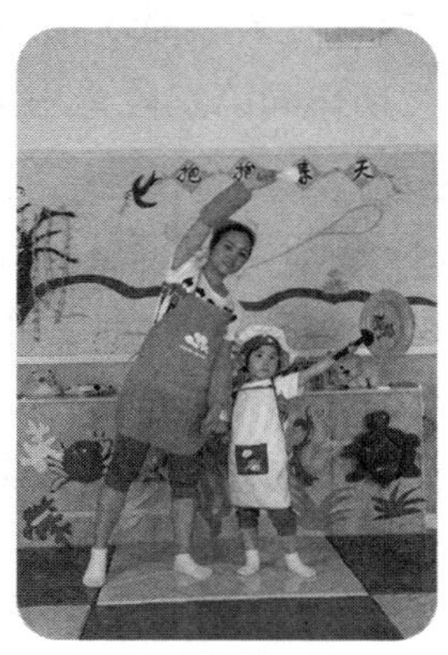

图32

（2）第二个八拍 1×8

歌词：美味的比萨来自意大利

1～8拍：动作同本段的第一个八拍。

（3）第三个八拍 1×8

歌词：放眼望去没有什么能代替

1～8拍：身体前倾，手臂向前挥动锅铲，接着收回，连续2次（图33、图34）。

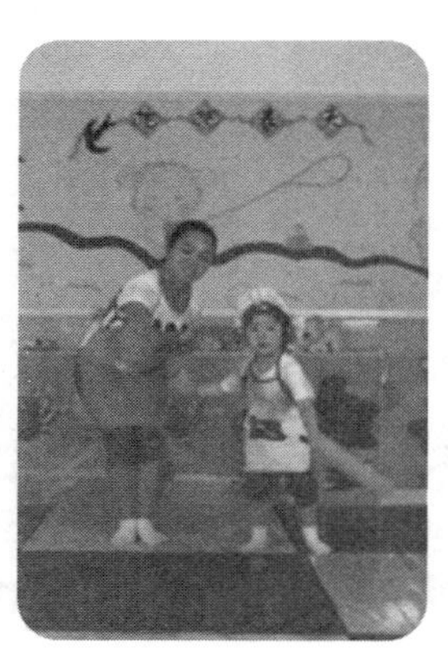

图33

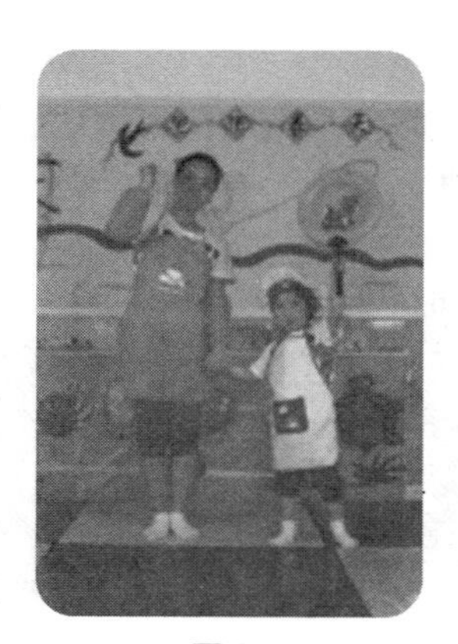

图34

(4) 第四个八拍 1×8

歌词：这味道我一直没忘记

1～8 拍：动作同本段的第三个八拍。

(5) 第五个八拍 1×8

歌词：我们围在比萨旁边（手牵手）

1～8 拍：宝宝站在成人体前，成人和宝宝双臂斜下举，双脚自然开立，身体左右摆动各两次，先右后左（图 35）。

(6) 第六个八拍 1×8

歌词：快乐地晚餐啊（吃饱饱）

1～8 拍：动作同本段的第五个八拍。

(7) 第七个八拍 1×8

歌词：看电视卡通最有趣（真开心）

1～8 拍：成人和宝宝双脚并拢，屈膝颤动，双臂斜下举，随音乐上下摆动。

(8) 第八个八拍 1×8

歌词：嘻嘻哈哈快乐无比（妈妈咪呀）

1～8 拍：动作同本段的第八个八拍。

(9) 第九个八拍 1×8

歌词：我的回忆和比萨跑到哪里（到哪里）

1～8 拍：成人拉着宝宝的手，并排站立，原地踏步；然后身体前倾，双手向前伸出锅铲（图 36）。

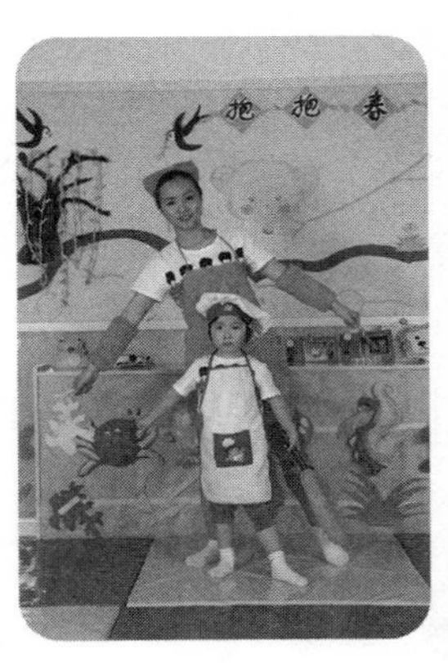

图 35

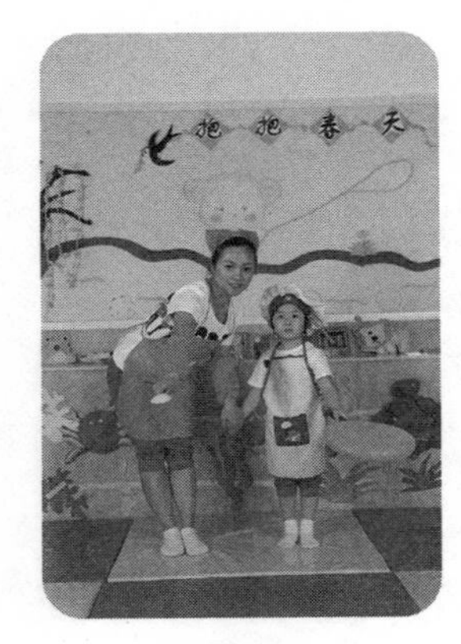

图 36

(10) 第十至第十二个八拍 3×8

歌词：总是想念如今你在哪里（在哪里）我几时能再回到拿坡里呀（拿坡里）再回到拿坡里来看你

1～8拍：动作同本段的第九个八拍。

（11）第十三个八拍1×8

歌词：再回到拿坡里

1～8拍：成人从宝宝右边走到宝宝身后踏步。

（12）第十四个八拍1×8

歌词：来看你

1～8拍：成人和宝宝站定，双臂斜上举（图37）。

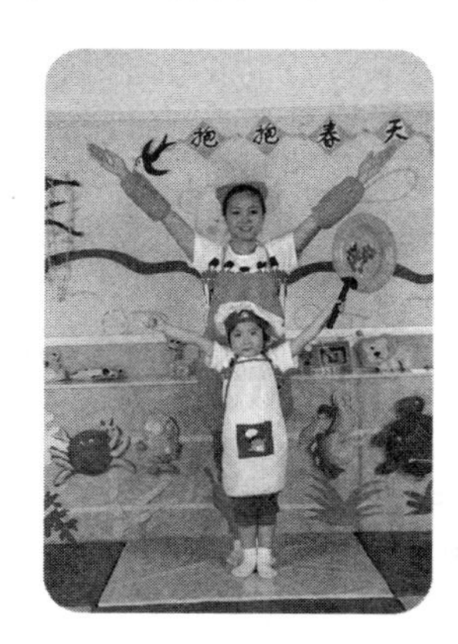

图37

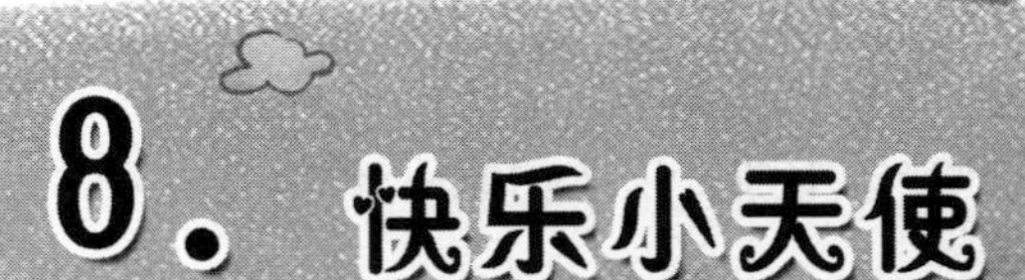

8. 快乐小天使

扫码看视频

目标

1. 发展感知不同音乐节奏快慢的能力，能跟随节奏感受音乐的美。
2. 能根据音乐节奏配合成人完成游戏，增进与成人之间的情感。
3. 初步了解天使的可爱，享受扮演天使的喜悦与快乐。

动作说明

1. 预备动作

成人和幼儿面对面，双腿并拢，手拉手站好（图 1）。

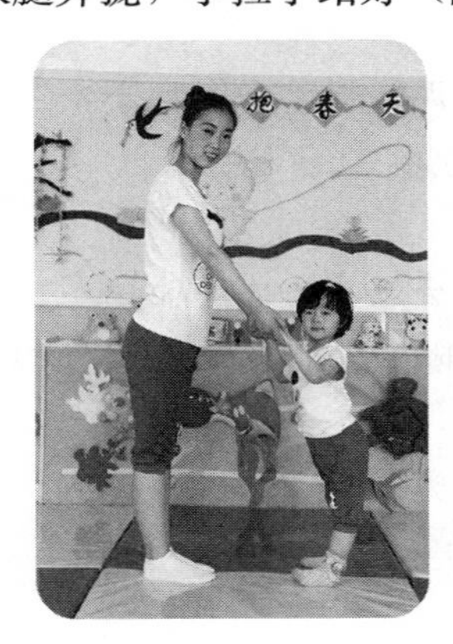

图 1

2. 第一段音乐 17×8

（1）第一个八拍 1×8

歌词：啦啦啦啦啦啦啦啦啦啦啦

1～8 拍：成人和宝宝随音乐原地颤膝。

（2）第二个八拍 1×8

歌词：拆开电话看看是不是有人住在里面

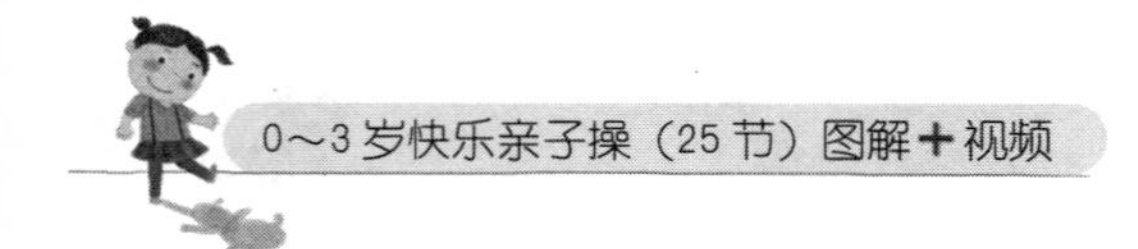

1～4 拍：成人将宝宝抱起来，宝宝搂住成人的脖子（图 2）。

5～8 拍：成人抱着宝宝随音乐节拍原地颤膝（图 3）。

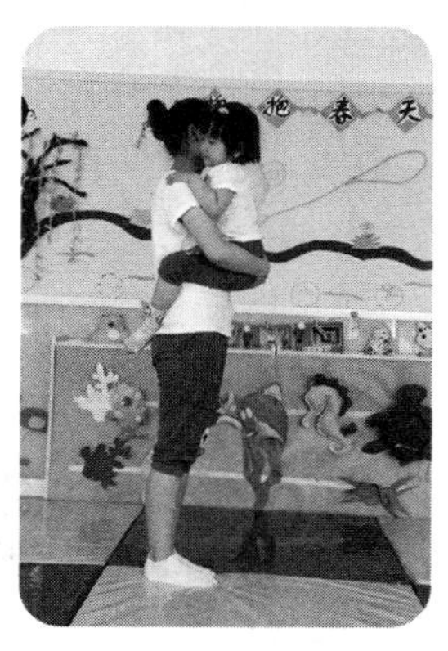
图2

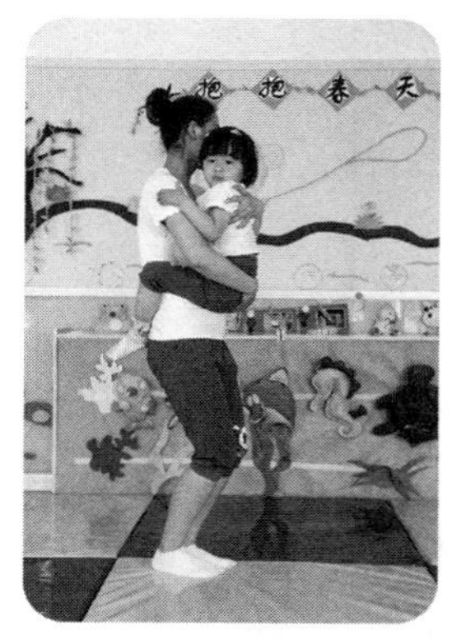

图3

（3）第三个八拍 1×8

歌词：抱着宇宙战舰睡觉我就会去外太空

1～4 拍：成人将宝宝放回地上，和宝宝面对面。

5～8 拍：成人双手拉着宝宝的双手，随音乐颤膝。

（4）第四个八拍 1×8

歌词：真的不是故意玩泥巴战，全身脏兮兮

1～8 拍：动作同本段的第二个八拍。

（5）第五个八拍 1×8

歌词：等我长大以后我会赚钱给你买玩具

1～8 拍：成人抱着宝宝随音乐节奏颤膝，同时双手拍打宝宝背部。

（6）第六个八拍 1×8

歌词：我就是充满想象力

1～8 拍：动作同本段的第三个八拍。

（7）第七个八拍 1×8

歌词：好奇心得第一

1～4 拍：成人将宝宝抱起来。

5～8 拍：成人抱着宝宝原地自转一周。

（8）第八个八拍 1×8

歌词：不要发脾气，我说声对不起

1～4 拍：成人将宝宝放下。

5～8 拍：成人坐在地垫上，宝宝站在成人对面（图 4）。

(9）第九个八拍 1×8

歌词：我们去溜滑梯

1～8 拍：成人双腿伸直并拢，双手拉着宝宝的手，宝宝双腿分开，面对面坐在成人的膝盖上（图 5)。

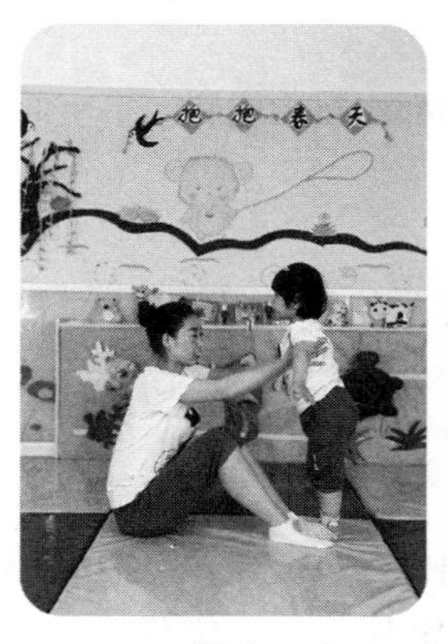

图 4

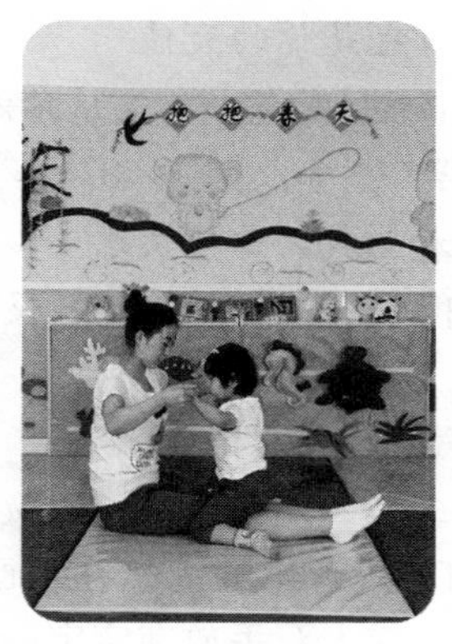

图 5

(10）第十个八拍 1×8

歌词：你就是我的天使

1～8 拍：成人慢慢屈膝，将坐在膝盖上的宝宝托起来（图 6)。

(11）第十一个八拍 1×8

歌词：看见你，我就快乐

1～8 拍：成人慢慢将双腿放平（图 7)。

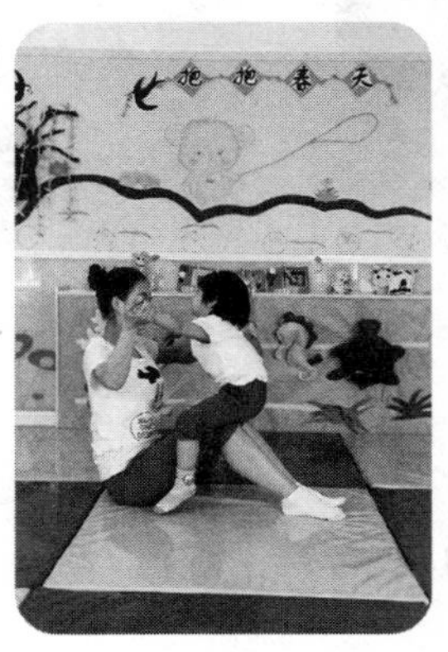

图 6

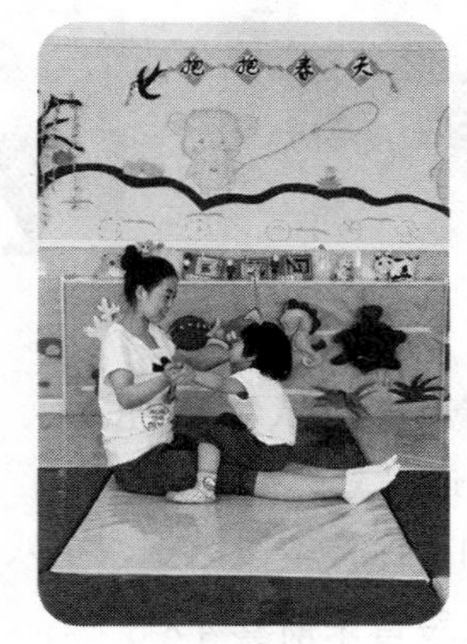

图 7

(12）第十二个八拍 1×8

歌词：一二三，木头人，不要赖床

1～8 拍：动作同本段的第十个八拍。

（13）第十三个八拍 1×8

歌词：去学校玩游戏

1～8 拍：动作同本段的第十一个八拍。

（14）第十四个八拍 1×8

歌词：我也是你的天使

1～8 拍：成人轻轻将宝宝从膝盖上移到脚部，然后屈膝，宝宝面向成人站立。

（15）第十五个八拍 1×8

歌词：看见我，你就快乐

1～8 拍：成人引导宝宝将双脚踩在成人的双脚上，过程中要扶稳宝宝（图 8）。

（16）第十六个八拍 1×8

歌词：三二一，造飞机，我做机翼

1～8 拍：成人让宝宝趴在自己的小腿上，成人躺下后抬起小腿，使小腿与地面平行。成人双手放在宝宝腋下，将宝宝托起，宝宝像小飞人一样，双臂打开，双腿伸直（图 9、图 10）。

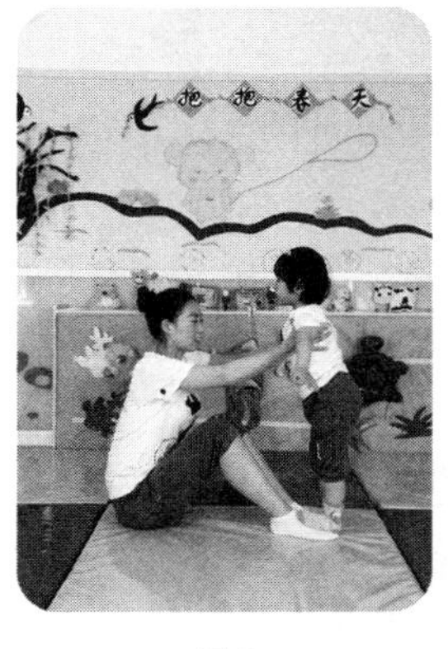

图 8

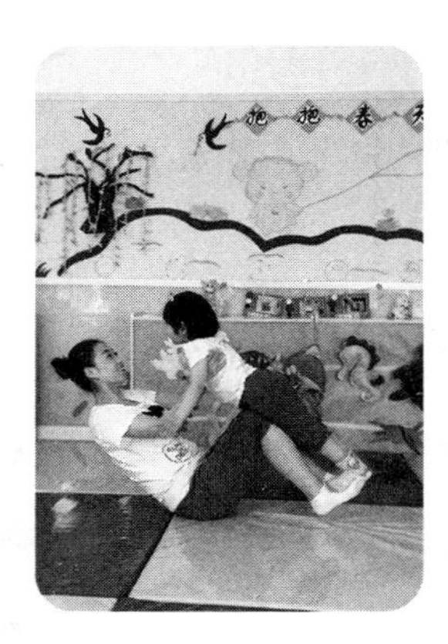

图 9

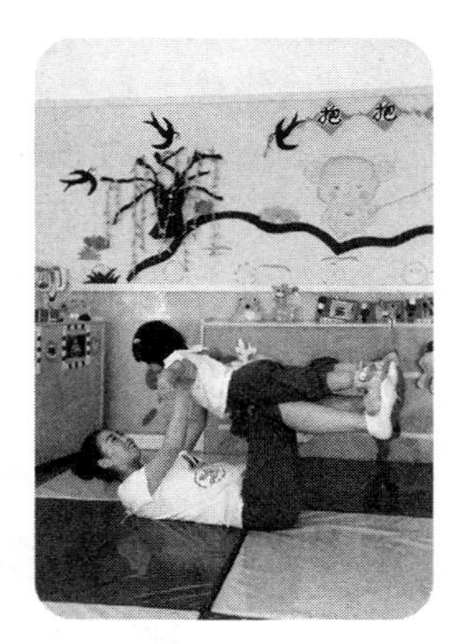

图 10

（17）第十七个八拍 1×8

歌词：谁叫我最爱你

1～8 拍：保持本段第十六个八拍最后的动作。

3. 第二段音乐前奏 4×8

（1）第一个八拍 1×8

1～8 拍：成人起身，慢慢将宝宝放下。

（2）第二个八拍 1×8

1～8 拍：成人盘腿坐在地垫上，宝宝坐在成人的腿上，成人双手拉着宝宝的双手（图 11）。

（3）第三个八拍 1×8

1～4 拍：成人双手拉着宝宝的双手，身体向右摆动一次（图 12）。

5～8 拍：成人和宝宝的身体向左摆动一次。

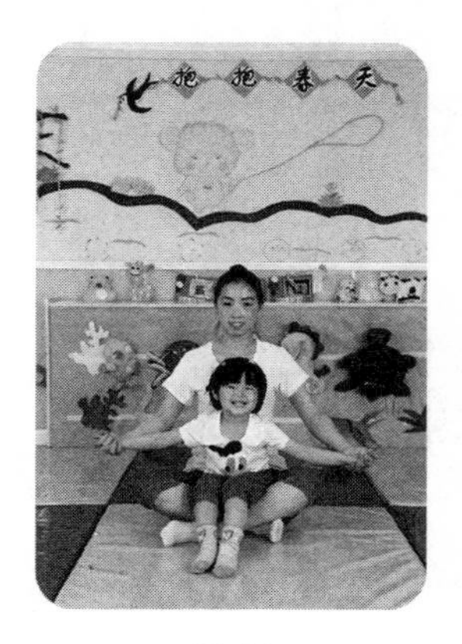

图 11

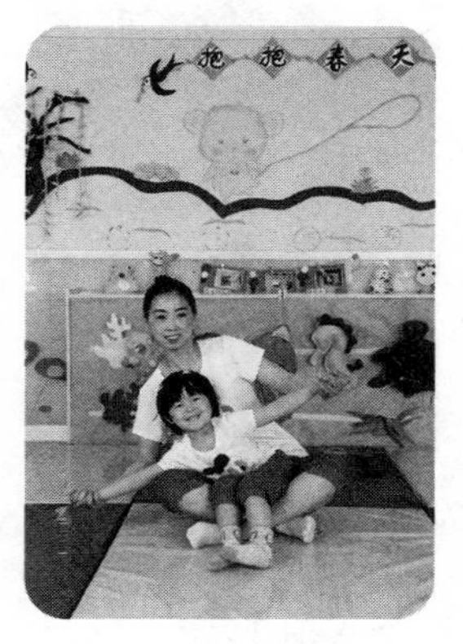

图 12

（4）第四个八拍 1×8

1～8 拍：动作同本段第三个八拍的 1～4 拍。

4. 第二段音乐 8×8

（1）第一个八拍 1×8

歌词：母亲呦，你像月亮

1～4 拍：动作同第二段音乐前奏第三个八拍的 5～8 拍。

5～8 拍：成人双膝盘好，双臂侧下举，双手拉着宝宝的双手，宝宝坐在成人腿上，面向观众。成人和宝宝身体直立。

（2）第二个八拍 1×8

歌词：散发出温柔的光

1～8 拍：动作同第二段音乐前奏的第三个八拍。

（3）第三个八拍 1×8

歌词：我们像迷途的羊

1～4 拍：成人和宝宝的身体回正。

5～8 拍：成人和宝宝双臂上举，双手在头顶指尖相对，掌心向下（图 13）。

（4）第四个八拍 1×8

歌词：依偎在你的身旁

1～2 拍：成人双臂拥抱宝宝，温情地看着宝宝，身体向右摆动一次（图 14）。

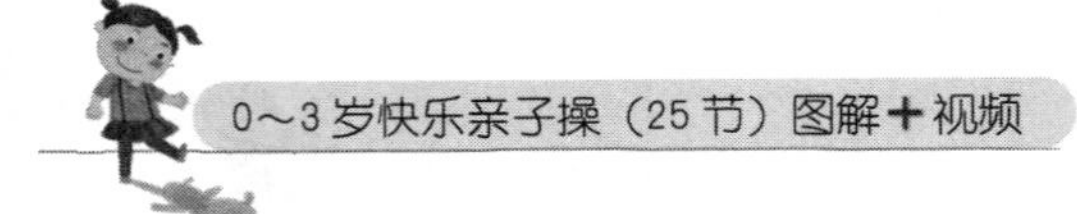

3～4拍：与1～2拍动作相同，方向相反。

5～8拍：动作同1～2拍。

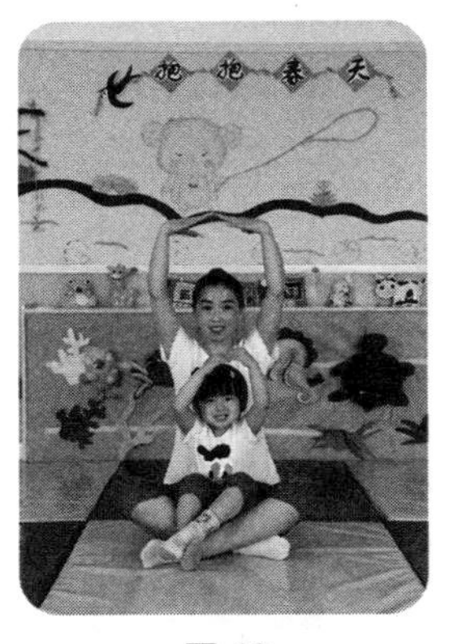

图13

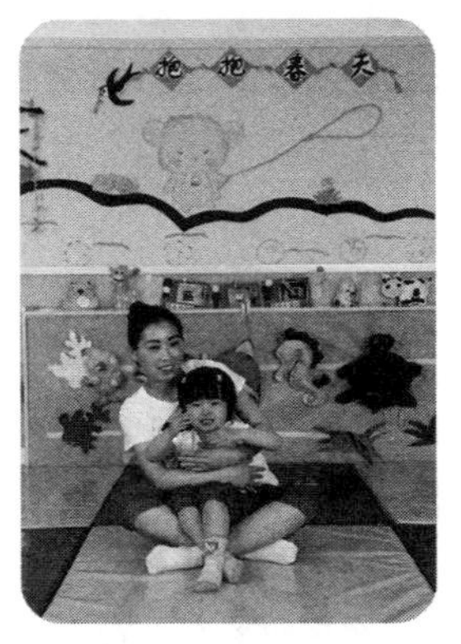

图14

（5）第五个八拍1×8

歌词：母亲呦，你的手掌

1～8拍：动作同第二段音乐前奏的第三个八拍。

（6）第六个八拍1×8

歌词：拍拍着我们背上

1～8拍：成人和宝宝迅速站起来。

（7）第七个八拍1×8

歌词：为我们轻轻地唱

1～8拍：成人右手背后，掌心向外，左手拉着宝宝的右手，从宝宝身体右边碎步转到宝宝身体左边后单腿跪蹲，与宝宝面对面（图15～图17）。

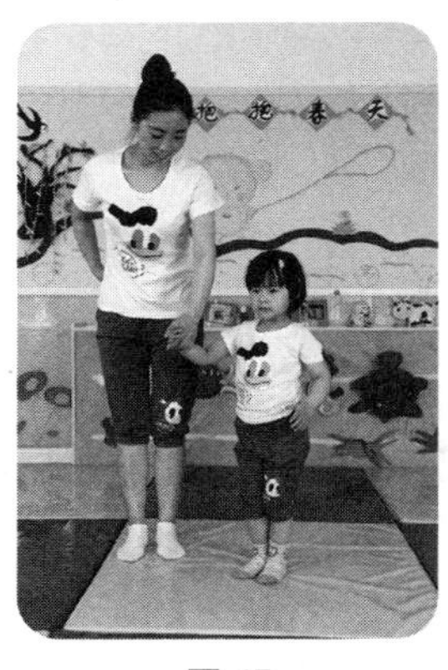

图15

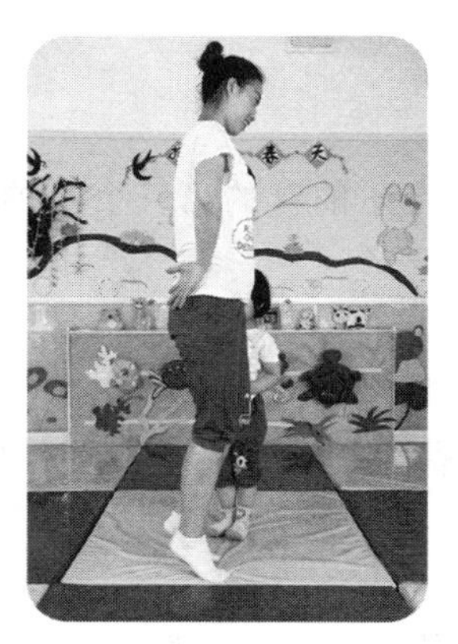

图16

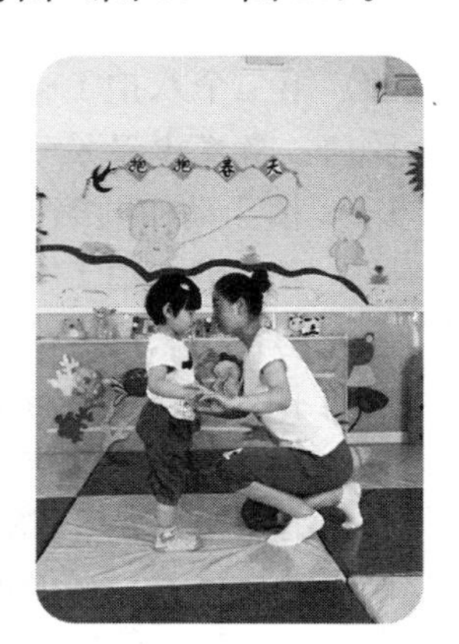

图17

(8) 第八个八拍 1×8

歌词：让我们幸福成长

1～8 拍：成人和宝宝互相拥抱，并轻轻拍打对方的后背，以表安抚（图 18）。

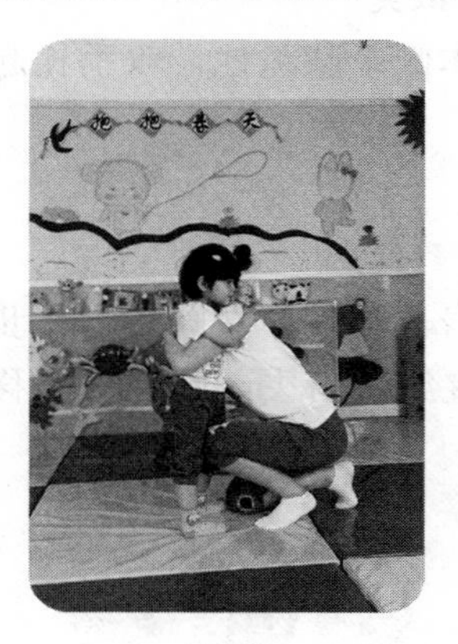

图 18

5. 第三段音乐前奏 4×8

(1) 第一个八拍 1×8

1～8 拍：成人协助宝宝趴在地垫上，轻轻跪坐在宝宝小腿上，宝宝双手托住下巴，做花朵状（图 19）。

(2) 第二个八拍 1×8

1～8 拍：成人双手在腹前交叉，边转动手腕边向上，在体前环绕一周后回到腹前。

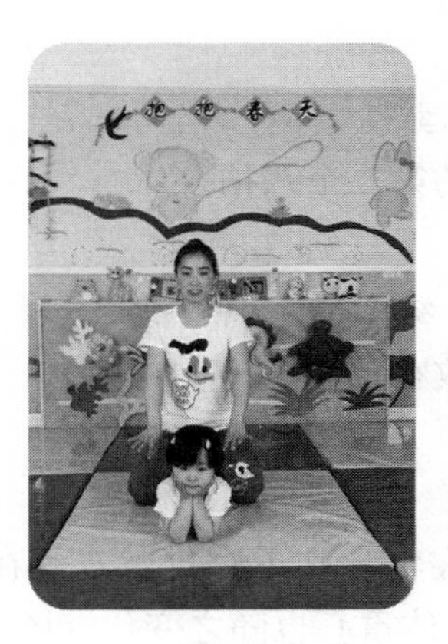

图 19

(3) 第三至第四个八拍 2×8

1～8 拍：动作同本段的第二个八拍。

6. **第三段音乐 28×8**

（1）第一个八拍 1×8

歌词：天空有七彩云在微笑

1～8 拍：成人在宝宝体侧单膝跪地，双手托起宝宝的双膝部和胸部后站立起来(图 20)。

（2）第二个八拍 1×8

歌词：海里有热带鱼在跳跃

1～8 拍：成人将宝宝身体托平，左脚后退一步，将重心移到左脚上，右脚尖点地，然后向前将宝宝悠荡出去，同时重心移到右脚上；宝宝双臂打开(图 21、图 22)。

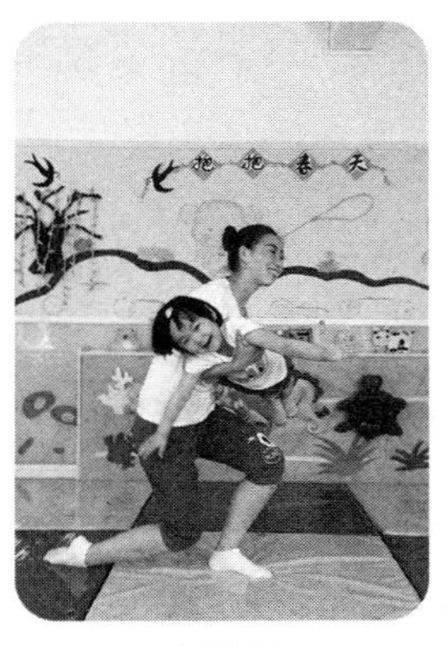

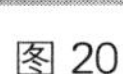

图 20

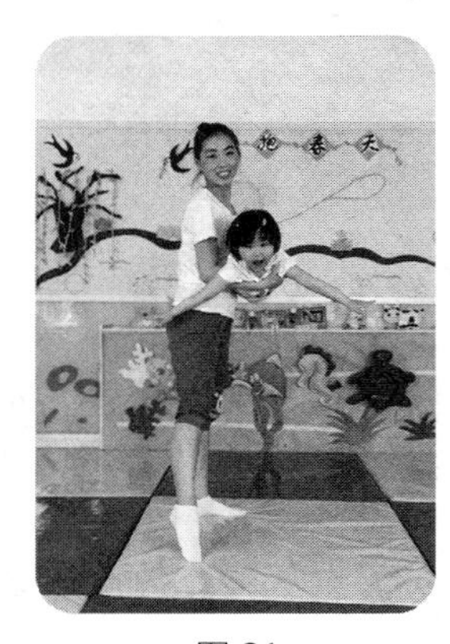

图 21

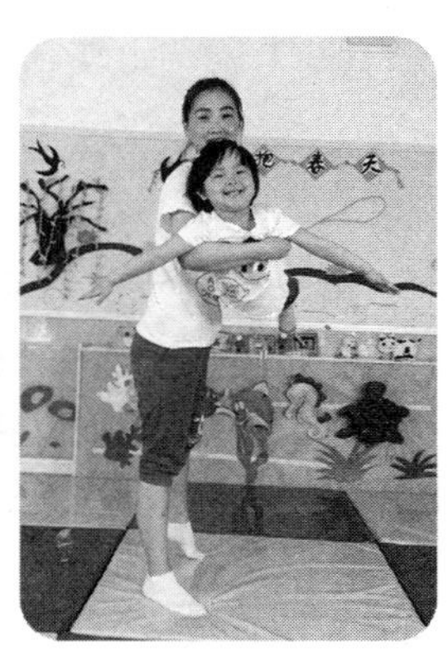

图 22

（3）第三个八拍 1×8

歌词：包包装满了元气蛋糕

1～8 拍：动作同本段的第二个八拍。

（4）第四个八拍 1×8

歌词：我马上准备要出发

1～8 拍：成人将宝宝放在地垫上。

（5）第五个八拍 1×8

歌词：妈妈爸爸要我

1～8 拍：成人双小臂在宝宝腋下穿过，双手在宝宝胸前交叉，抱着宝宝向右、向左摆动各一次，身体重心也随之变化（图 23、图 24)。

（6）第六个八拍 1×8

歌词：乖乖懂礼貌

1～8 拍：成人抱着宝宝顺时针原地转一圈，之后将宝宝放在地垫上。

（7）第七个八拍 1×8

歌词：美人鱼吹响出发的号角

1～8 拍：成人和宝宝原地站好，宝宝在前，成人在后，双腿并拢，双手叉腰，随音乐扭胯，先左后右，一拍一下（图 25）。

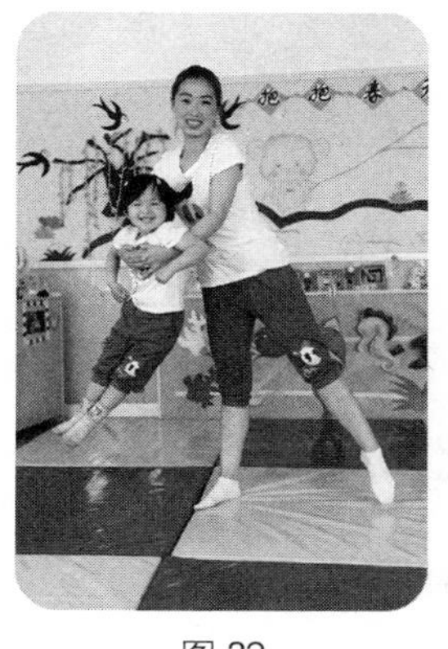

图 23

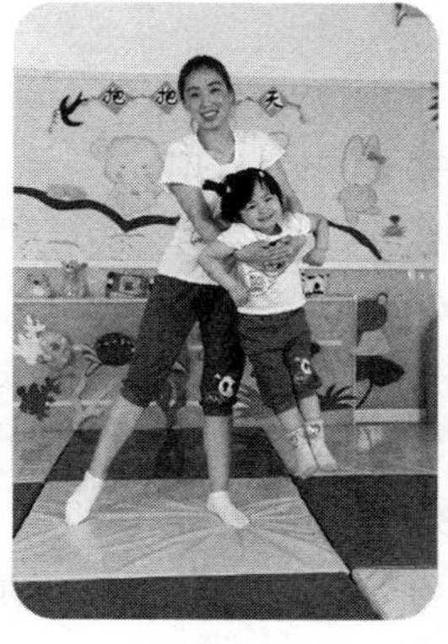

图 24

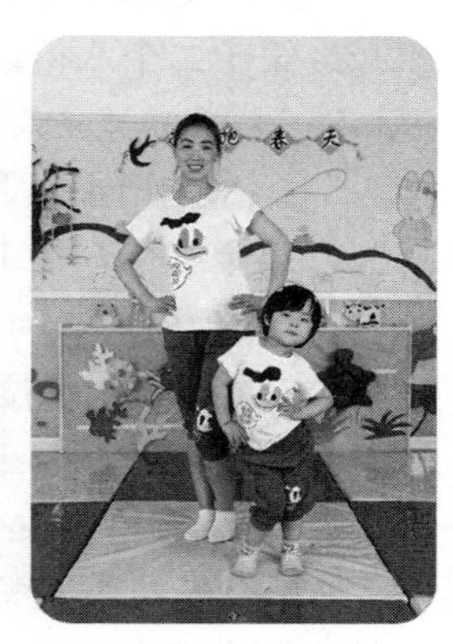

图 25

（8）第八个八拍 1×8

歌词：她说好宝宝不能迟到

1～8 拍：动作同本段的第七个八拍。

（9）第九个八拍 1×8

歌词：加加油啊，加加加油啊

1～8 拍：成人和宝宝原地跳跃，同时右臂屈肘攥拳挥动，左手叉腰（图 26、图 27）。

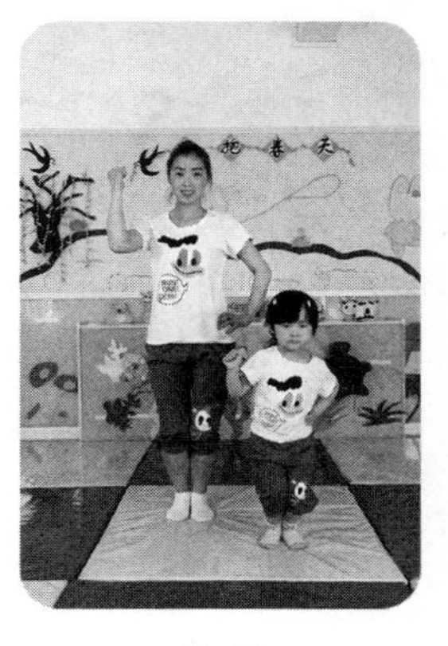

图 26

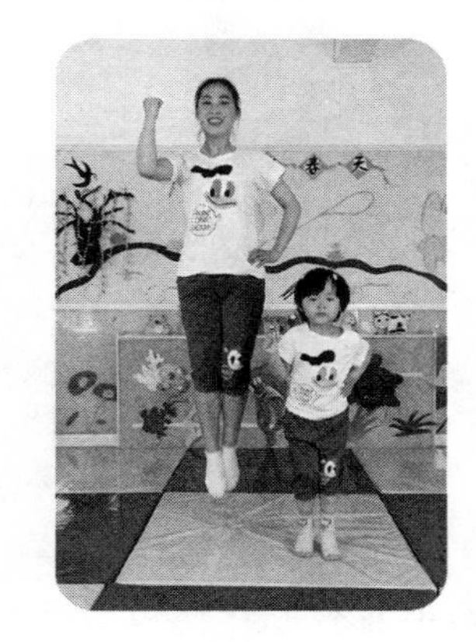

图 27

（10）第十个八拍 1×8

歌词：所有烦恼一下加光光

1～8拍：动作同本段的第九个八拍。

（11）第十一个八拍1×8

歌词：加加油啊，加加加油啊

1～8拍：成人和宝宝原地跳跃，同时左臂屈肘攥拳挥动，右手叉腰。

（12）第十二个八拍1×8

歌词：大人不忙我最忙

1～8拍：动作同本段的第十一个八拍。

（13）第十三个八拍1×8

歌词：加加油啊，加加加油啊

1～8拍：成人双手拉着宝宝的双手，面对面站立（图28）。

（14）第十四个八拍1×8

歌词：世界跟我一起闪亮亮

1～8拍：成人和宝宝拉着手，原地跳着转一周后回到原位。

（15）第十五个八拍1×8

歌词：加加油啊，加加加油啊

1～8拍：动作同本段的第十四个八拍。

（16）第十六个八拍1×8

歌词：掌声鼓励大小姐报到

1～8拍：成人和宝宝身体面向观众站好（图29）。

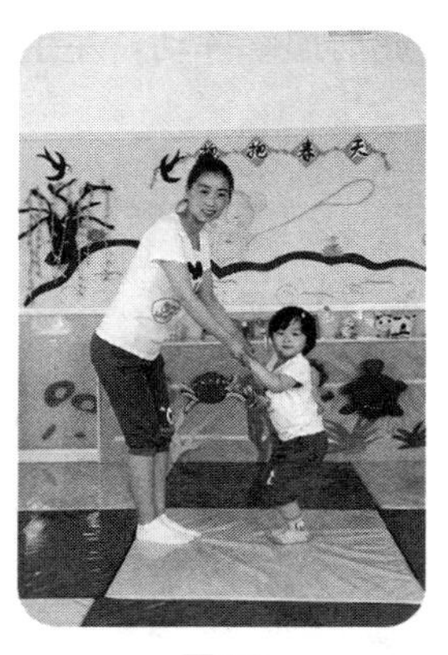

图28

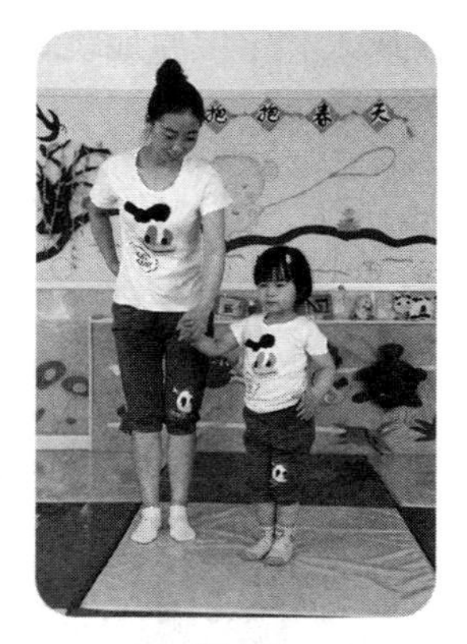

图29

（17）第十七个八拍1×8

歌词：棒棒棒，魔法棒，把坏人变光光

1～8拍：成人重心在右腿上，左腿微屈膝，左脚尖点地，随音乐颤膝，右臂屈肘，右手握拳，食指竖起，右手在头右侧转圈摇动，左手叉腰。宝宝的动作和成人相反（图 30）。

（18）第十八个八拍 1×8

歌词：飞飞飞，小飞象，带我到处去赶场

1～8 拍：成人和宝宝的双臂于身体两侧打开，上下晃动手臂，似小鸟煽动翅膀，与此同时，成人原地小碎步顺时针旋转一周，宝宝原地逆时针旋转一周（图 31）。

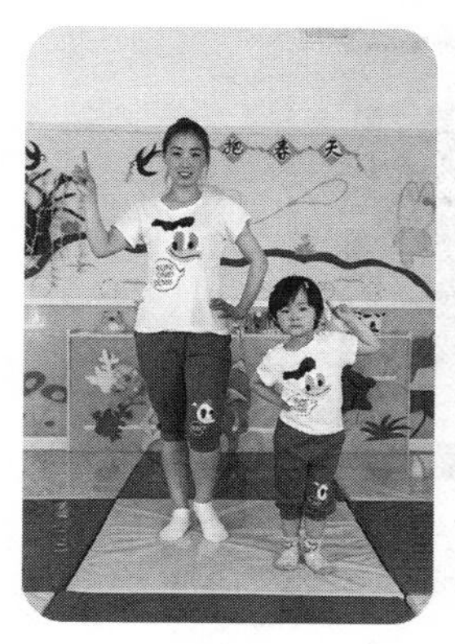

图 30

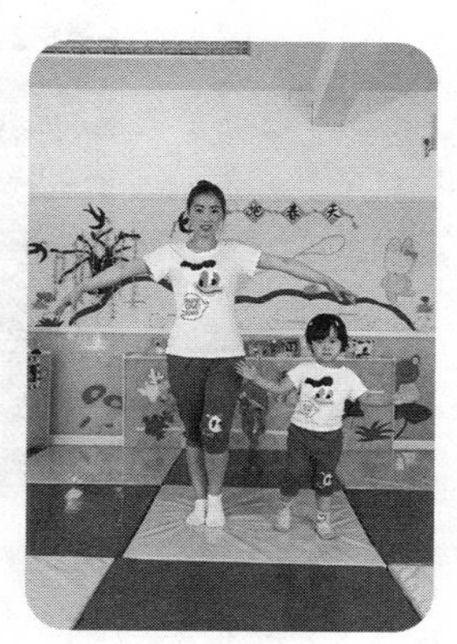

图 31

（19）第十九个八拍 1×8

歌词：加加油，加满油，大人不忙我最忙

1～8 拍：成人重心在右腿上，左腿微屈膝，左脚尖点地，随音乐颤膝，右手叉腰，左手握拳，食指竖起，左手在头右侧转圈摇动。宝宝的动作方向和成人相反。

（20）第二十个八拍 1×8

歌词：时钟快跑！five-six-seven-eight

1～8 拍：动作同本段的第十八个八拍。

（21）第二十一个八拍 1×8

歌词：天空有七彩云在微笑

1～8 拍：动作同本段的第一个八拍。

（22）第二十二个八拍 1×8

歌词：海里有热带鱼在跳跃

1～8 拍：动作同本段的第二个八拍。

（23）第二十三至第二十六个八拍 4×8

歌词：包包装满了元气蛋糕，我马上准备要出发，妈妈爸爸要我乖乖懂礼貌

1～8 拍：动作同本段的第七个八拍。

（24）第二十七至第二十八个八拍2×8

歌词：美人鱼吹响出发的号角，她说好宝宝不能迟到

1～8拍：成人和宝宝做结束造型。成人双腿跪蹲，宝宝坐在成人腿上，双手半握拳，食指和中指竖起比Yeah（图32）。

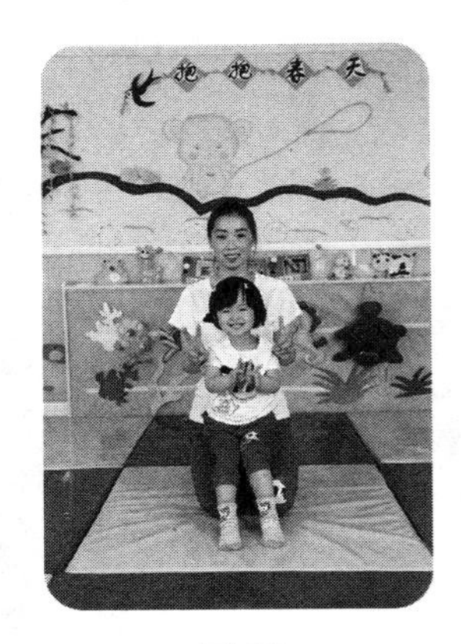

图32

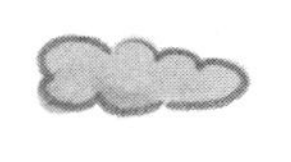
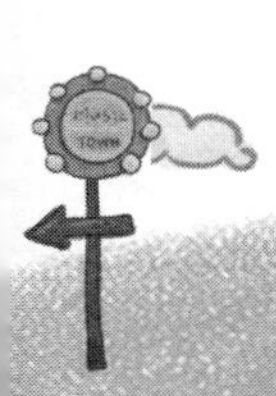
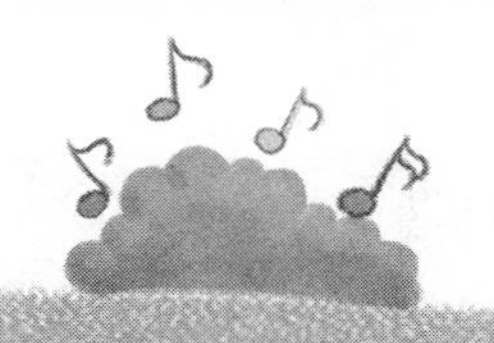
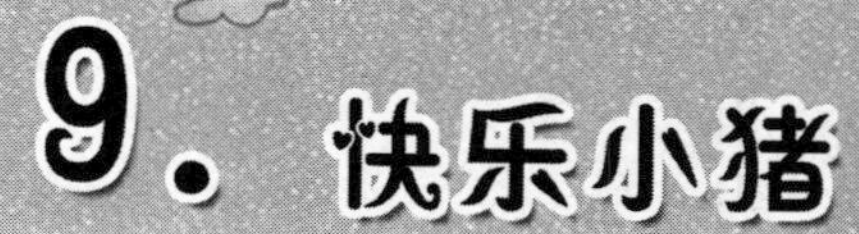

9. 快乐小猪

扫码看视频

目标

1. 认识小猪，了解小猪的特点，并能用简单的动作进行表现。
2. 感知 4/4 音乐节奏的活泼欢快，能随着音乐节奏表现出高兴的心情。
3. 通过亲子游戏发展动作协调能力，增进与成人之间的情感。

动作说明

1. 预备动作

成人和宝宝双脚并拢，身体直立，两臂自然下垂，双手五指并拢，贴于大腿两侧，成人背对观众，宝宝站在成人对面，与成人面对面（图 1）。

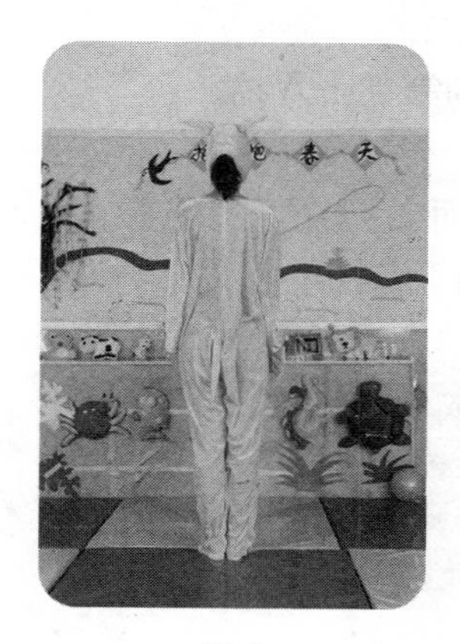

图 1

2. 第一段音乐前奏 6×8

（1）第一个八拍 1×8

1～2 拍：成人和宝宝手拉手，双脚随音乐交替提踵落地，向身体左侧扭胯（图 2）。

3～4拍：动作同1～2拍，向身体右侧扭胯。

5～6拍：动作同1～2拍。

7～8拍：动作同3～4拍。

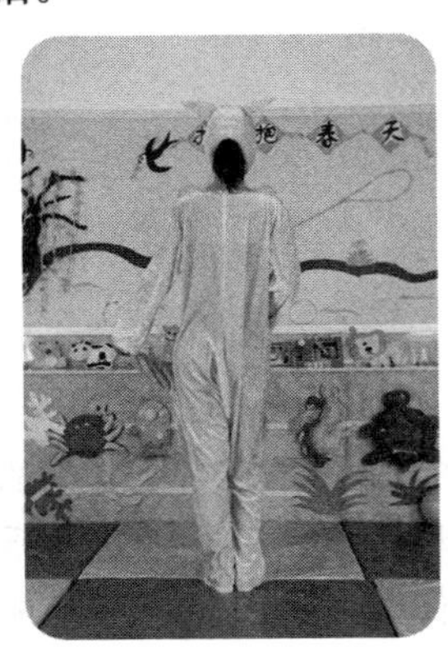

图2

（2）第二个八拍1×8

1～8拍：动作同本段的第一个八拍。

（3）第三个八拍1×8

1～8拍：成人和宝宝同时向自身右前方跨一步，将身体侧面对着观众，继续手拉手随音乐左右扭胯（图3）。

（4）第四至第五个八拍2×8

1～8拍：动作同本段的第三个八拍。

（5）第六个八拍1×8

1～8拍：成人和宝宝面向观众，宝宝在前，成人在后，继续左右扭胯，双手放在身体两侧，掌心向下（图4）。

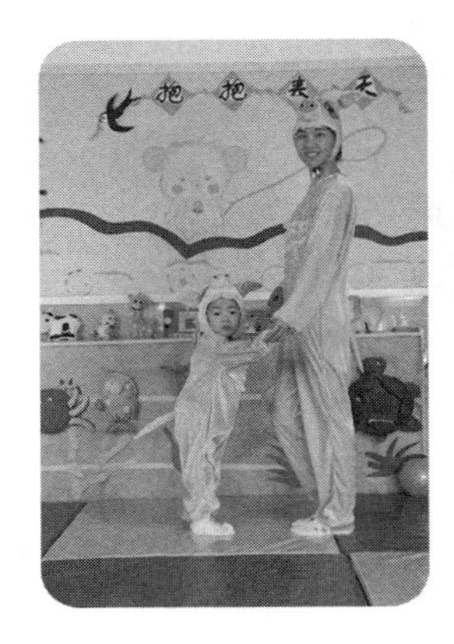

图3

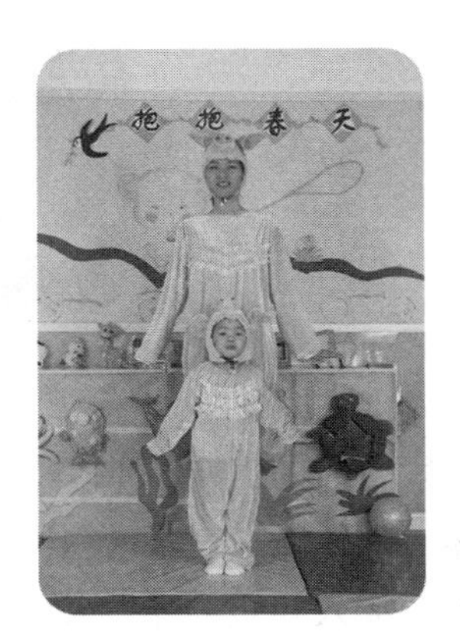

图4

3. **第一段音乐 17×8**

(1) 第一个八拍 1×8

歌词：小事从不

1～2 拍：右臂屈肘与肩同高，五指张开，手心向外，右腿向右侧伸出，脚尖翘起，左腿屈膝，重心在左腿上（图 5）。

歌词：在乎

3～4 拍：动作同 1～2 拍，方向相反。

歌词：大事从不糊涂

5～8 拍：身体直立，双腿并拢，随音乐颤膝，双手攥拳，双臂在胸前屈肘两次（图 6）。

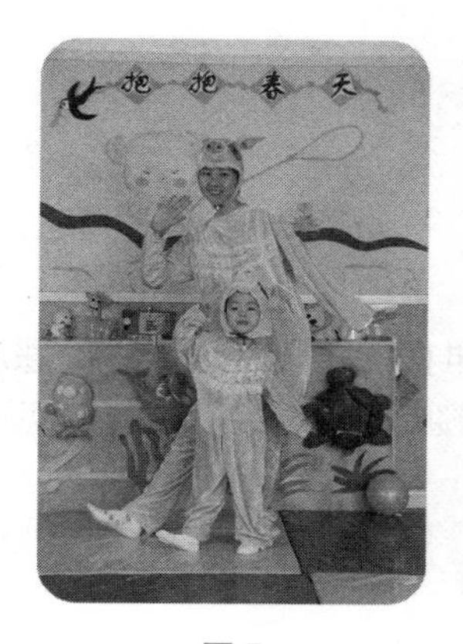

图 5

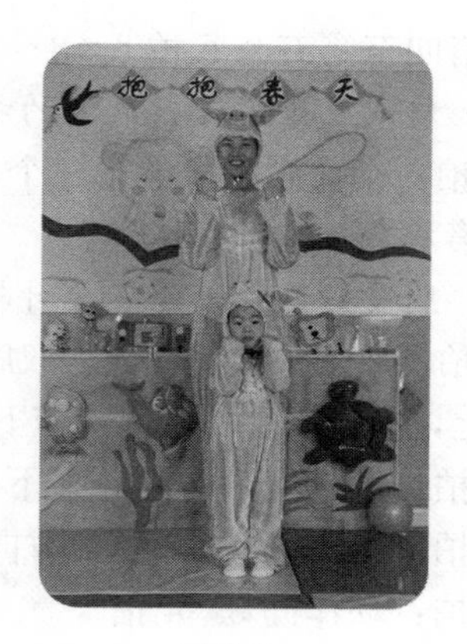

图 6

(2) 第二个八拍 1×8

歌词：我是一只聪明的快乐的小猪

1～8 拍：动作同本段的第一个八拍。

(3) 第三个八拍 1×8

歌词：常常感恩知足，工作不要太苦

1～2 拍：身体转向左侧，左腿膝盖微屈，胯向身体右侧顶出，双臂体侧立屈，与肩同高，双手五指张开，转动两次（图 7）。

3～4 拍：身体转向右侧，右腿膝盖微屈，胯向身体左侧顶出，双臂体侧立屈，与肩同高，双手五指张开，转动两次。

5～6 拍：身体转向左侧，左腿膝盖微屈，胯向身体右侧顶出，双手在腹前拍打肚子两下（图 8）。

7～8 拍：身体转向右侧，右腿膝盖微屈，胯向身体左侧顶出，双手在腹前拍打肚子两下。

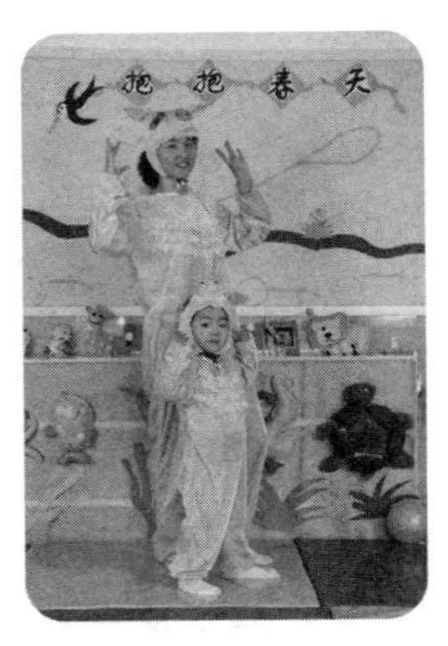

图7

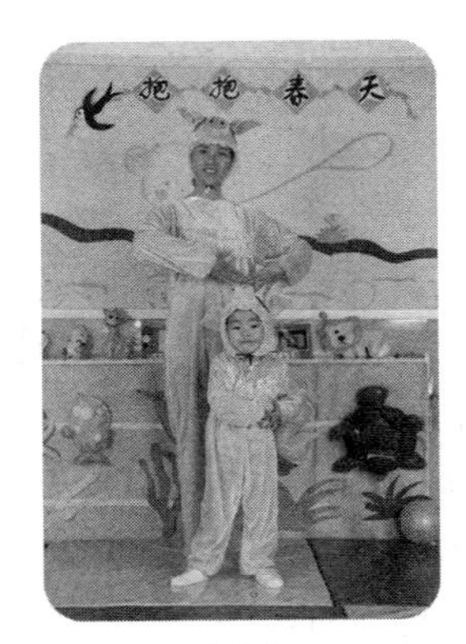

图8

（4）第四至第五个八拍 2×8

歌词：健健康康才是我最爱的礼物

1～8拍：动作同本段的第三个八拍。

（5）第六个八拍 1×8

歌词：朋友好好相处，不要计较付出

1～2拍：成人坐在地垫上，双腿并拢伸直，脚跟着地，脚尖翘起，宝宝坐在成人腿上，成人双手托着宝宝腋下，双膝随音乐向右侧上下颤动两下（图9）。

3～4拍：双腿回到中间，上下颤动两下。

5～6拍：动作同1～2拍，方向相反。

7～8拍：动作同3～4拍。

（6）第七个八拍 1×8

歌词：我是一只善良的可爱的小猪

1～4拍：成人屈膝，双脚脚心平踩在地上，用膝盖将宝宝托起（图10）。

5～8拍：成人将腿放平，将宝宝放下。

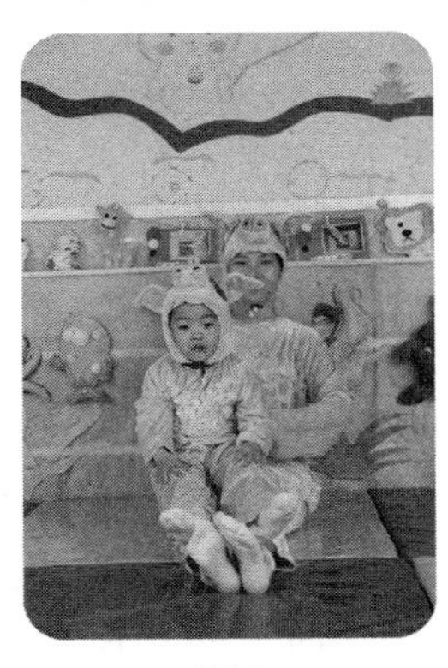
图9

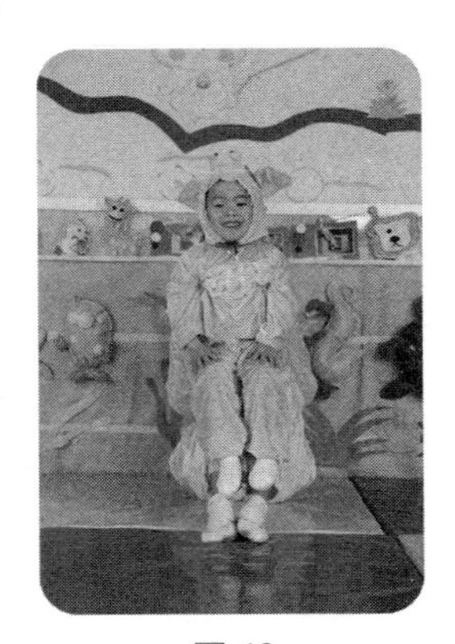
图10

（7）第八个八拍 1×8

歌词：天天大声唱歌，偶尔打打呼噜

1～8 拍：动作同本段的第六个八拍。

（8）第九个八拍 1×8

歌词：嘻嘻哈哈从不会轻易地发怒

1～8 拍：动作同本段的第七个八拍。

（9）第十个八拍 1×8

歌词：扭扭屁股快乐小猪

1～4 拍：成人和宝宝手膝着地趴在地上，成人在宝宝的右侧，头随音乐向左摆动两下（图 11）。

5～6 拍：头向右摆动两下。

7～8 拍：头向左摆动两下。

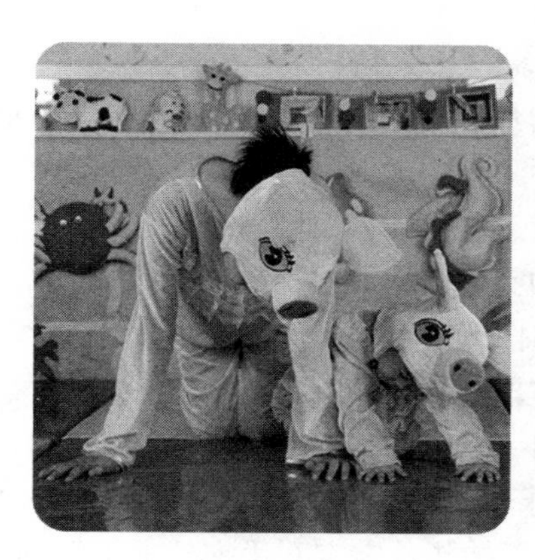

图 11

（10）第十一个八拍 1×8

歌词：每分每秒都过得舒舒服服

1～2 拍：头向右摆动两下。

3～4 拍：头向左摆动两下。

5～6 拍：头向右摆动两下。

7～8 拍：头向左摆动两下。

（11）第十二个八拍 1×8

歌词：伸伸懒腰快乐小猪

1～4 拍：宝宝从成人左臂下方爬到身体下面（图 12）。

5～8 拍：宝宝从成人两臂中间爬出来，再爬到成人右臂外侧，呈“八”字形钻爬（图 13、图 14）。

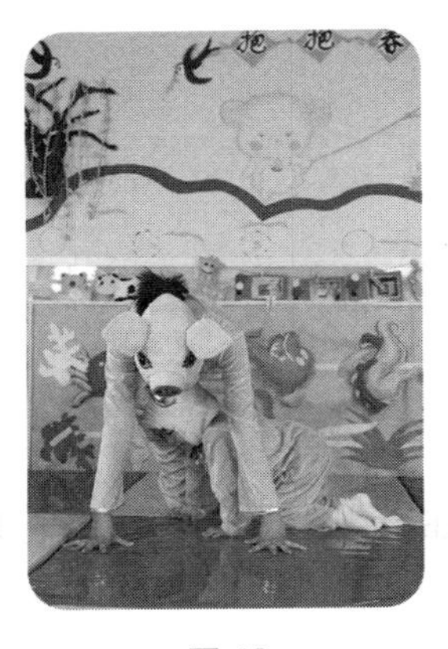

图 12

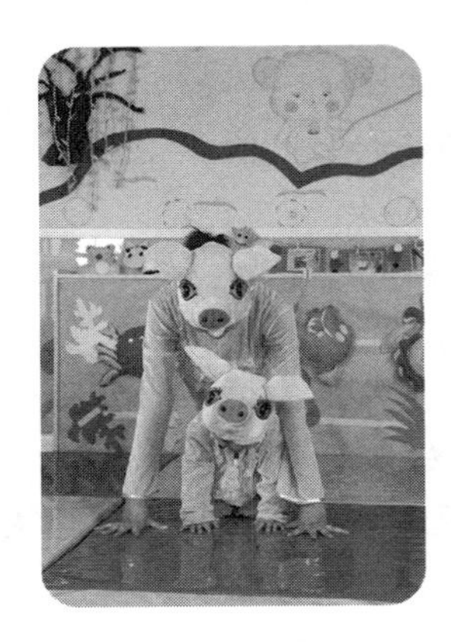

图 13

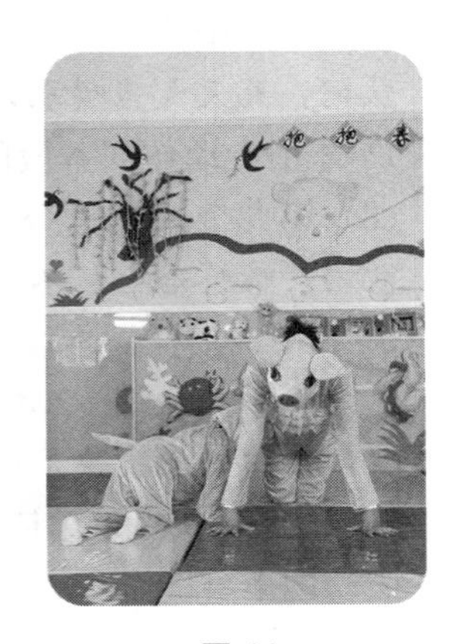

图 14

（12）第十三个八拍 1×8

歌词：我要你也像我一样幸福

1～4 拍：宝宝继续从成人右臂下爬到成人身体下面，头部从成人两臂中间伸出来（图 15）。

5～6 拍：宝宝和成人一起向左摆动头部。

7～8 拍：向右摆动头部。

（13）第十四个八拍 1×8

1～8 拍：动作同本段第十三个八拍的 5～8 拍。

（14）第十五至第十七个八拍 3×8

1～8 拍：成人将球递给宝宝，和宝宝盘腿坐下，成人在后，宝宝在前。成人双手随音乐节奏上下拍腿，宝宝双手抱球上下舞动（图 16）。

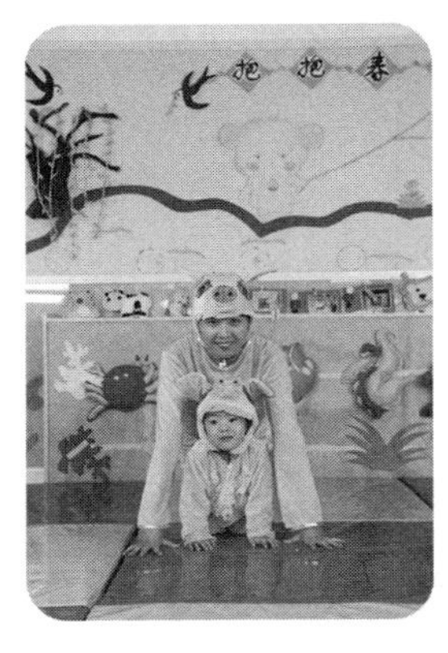

图 15

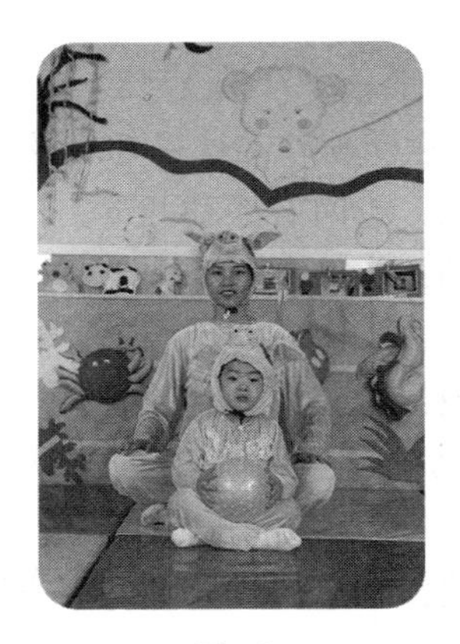

图 16

4. 第二段音乐前奏 4×8

（1）第一个八拍 1×8

1～8 拍：成人双臂侧平举，上下颤动，同时双手五指张开，手腕转动，一拍一下，宝宝上下舞动按摩球（图 17）。

（2）第二个八拍 1×8

1～8 拍：动作同本段的第一个八拍。

（3）第三个八拍 1×8

1～8 拍：成人双臂上举，手腕转动，宝宝上下舞动按摩球（图 18）。

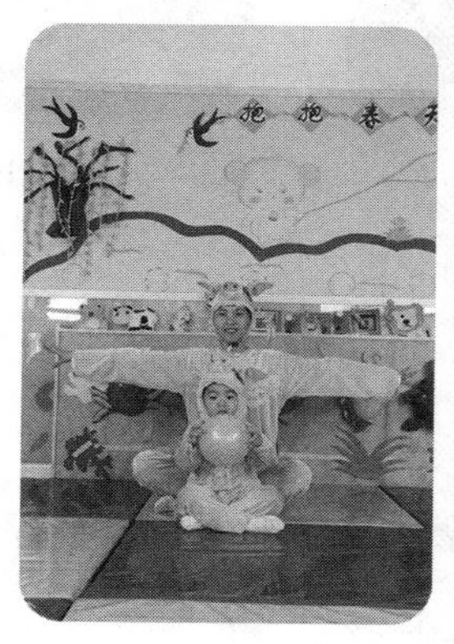

图 17

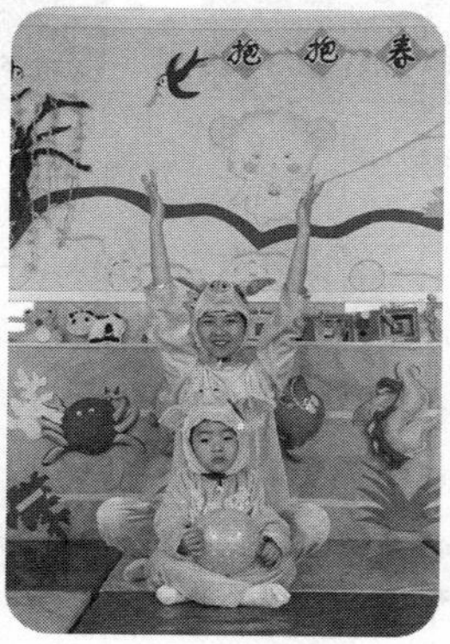

图 18

（4）第四个八拍 1×8

1～8 拍：动作同本段的第三个八拍。

5. 第二段音乐 32×8

（1）第一个八拍 1×8

1～8 拍：动作同第二段音乐前奏的第一个八拍。

（2）第二个八拍 1×8

1～8 拍：动作同第二段音乐前奏的第三个八拍。

（3）第三个八拍 1×8

1～8 拍：成人双臂在胸前屈肘交叉，双手随音乐转动手腕，从胸前环绕至头顶，再从身体两侧返回原位，宝宝上下舞动按摩球。

（4）第四个八拍 1×8

1～8 拍：动作同本段的第三个八拍。

（5）第五个八拍 1×8

1～2 拍：成人双手拿起按摩球，轻触宝宝头部后向右斜上方举起（图 19、图 20）。

3～4拍：再轻触宝宝头部后，向左斜上方举起（图21）。

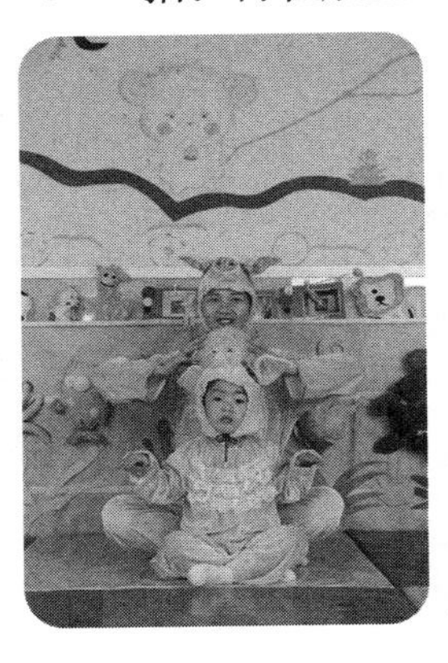

图19

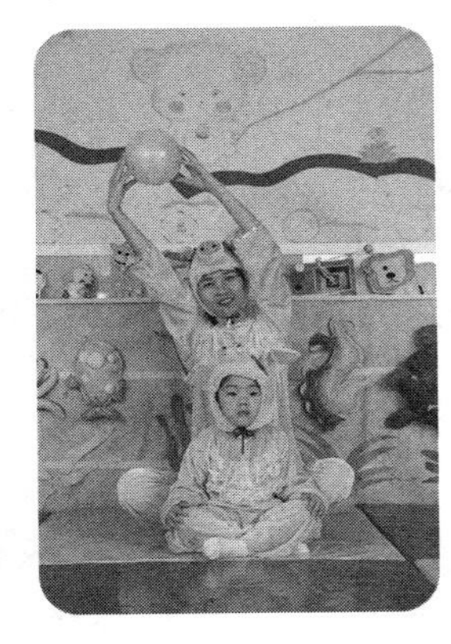

图20

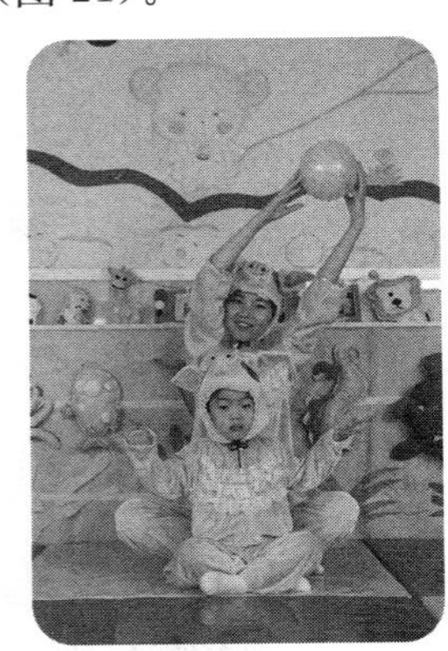

图21

5～8拍：动作同本八拍的1～4拍。

（6）第六个八拍1×8

1～8拍：动作同本段的第五个八拍。

（7）第七个八拍1×8

1～4拍：宝宝双臂侧平举，成人用按摩球从宝宝的右臂小臂到大臂，上下敲打做按摩（图22）。

5～8拍：成人用按摩球在宝宝头顶做按摩（图23）。

（8）第八个八拍1×8

1～8拍：成人继续用按摩球给宝宝左臂做按摩（图24）。

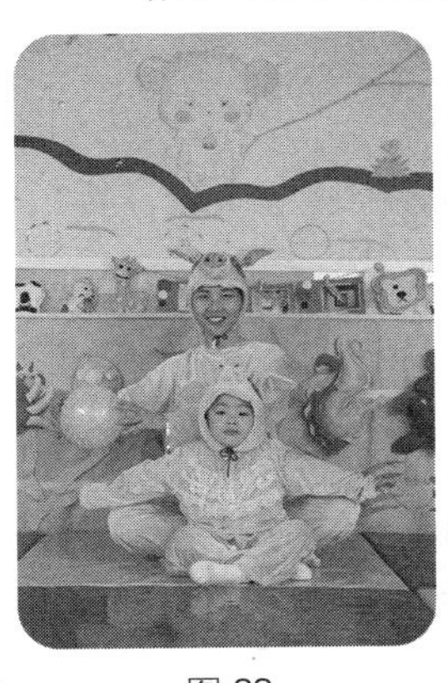

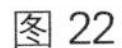

图22

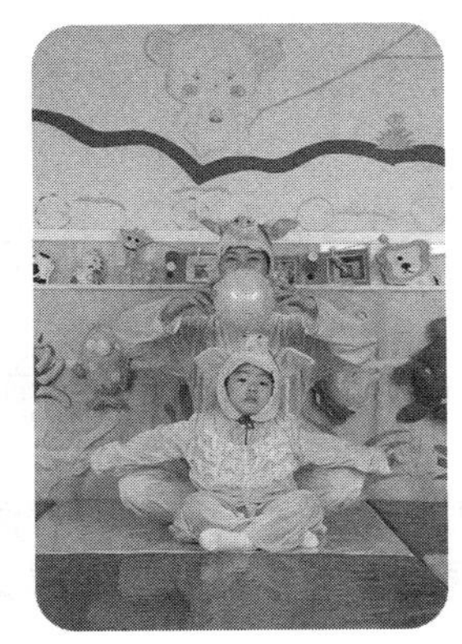

图23

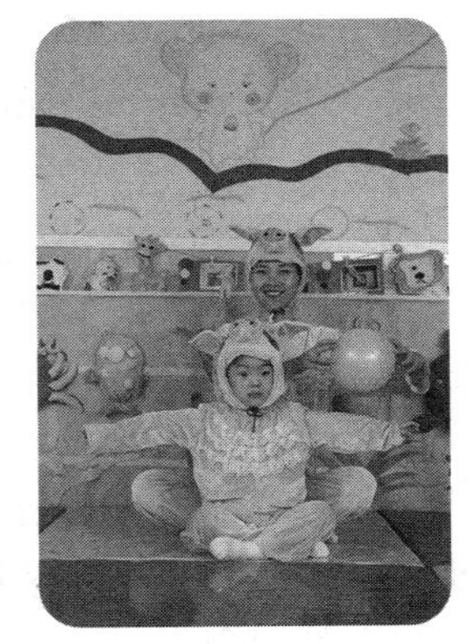

图24

（9）第九至第十二个八拍4×8

1～8拍：成人双腿跪坐，双手高举按摩球，随音乐节奏左右摆动，两拍一动；宝宝在成人腿前趴好，双手托着下巴，做小花状（图25、图26）。

（10）第十三个八拍 1×8

1～8 拍：成人用按摩球随音乐节奏，从上到下给宝宝的背部做按摩（图 27）。

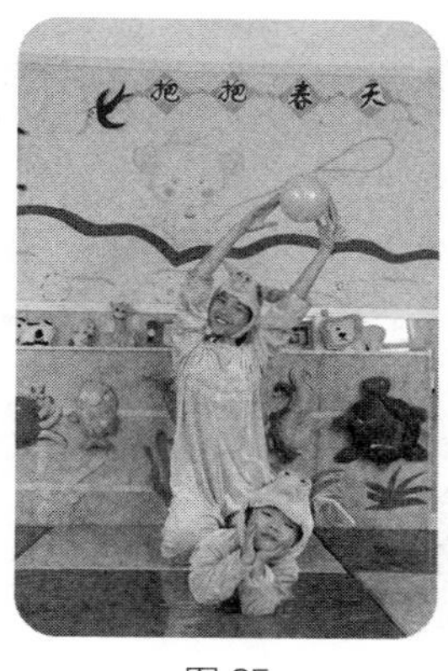

图 25

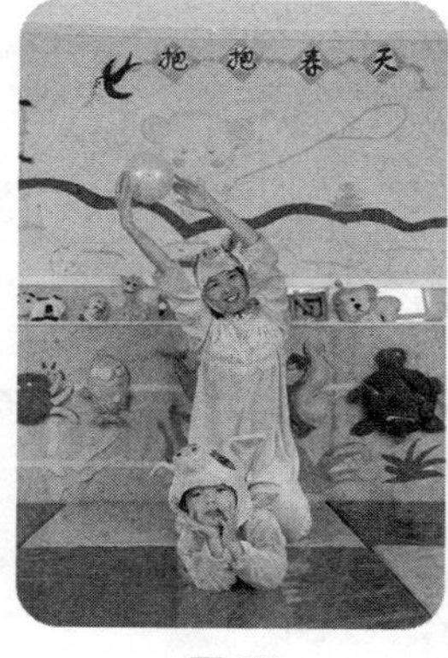

图 26

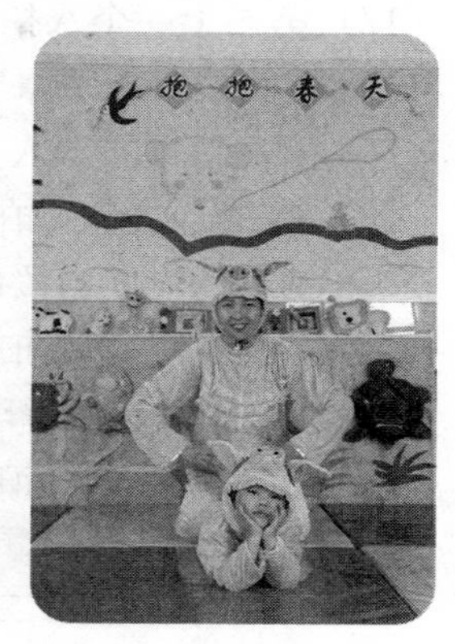

图 27

（11）第十四个八拍 1×8

1～8 拍：成人用按摩球随音乐节奏，从下到上给宝宝的背部做按摩。

（12）第十五个八拍 1×8

1～8 拍：成人用按摩球在宝宝背部顺时针旋转按摩两周。

（13）第十六个八拍 1×8

1～8 拍：动作同本段的第十五个八拍。

（14）第十七个八拍 1×8

1～8 拍：成人帮助宝宝翻身，让宝宝仰面躺，宝宝双手侧平举。

（15）第十八个八拍 1×8

1～2 拍：成人双腿跪坐，双手高举按摩球，随音乐节奏左右摆动，先左后右，两拍一动（图 28、图 29）。

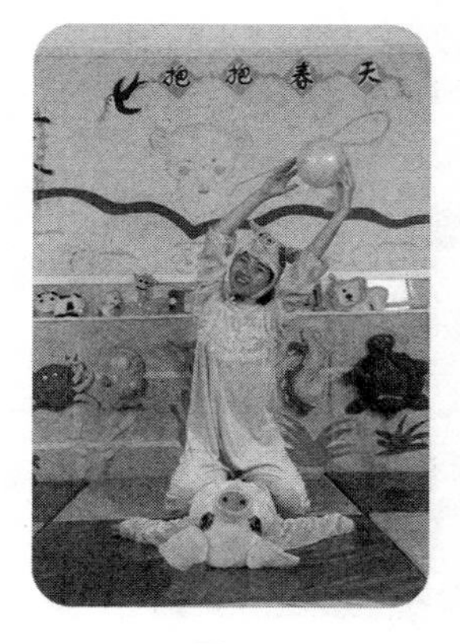

图 28

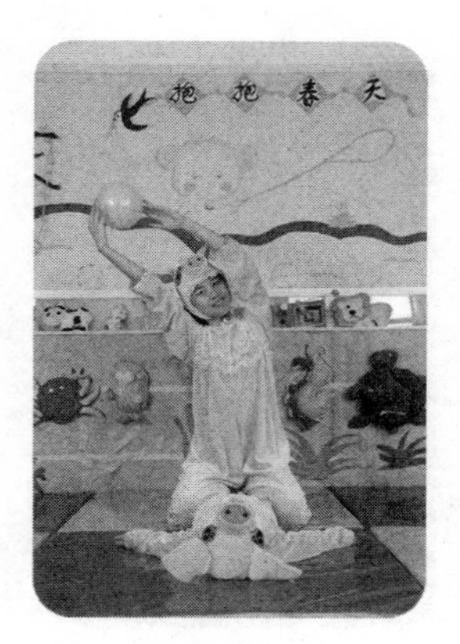

图 29

（16）第十九至第二十个八拍 2×8

1～8拍：动作同本段的第十八个八拍。

（17）第二十一个八拍 1×8

1～4拍：成人双手拿着按摩球，在宝宝腹部顺时针旋转按摩一次。

5～8拍：动作同本八拍的1～4拍。

（18）第二十二个八拍 1×8

1～8拍：动作同本段的第二十一个八拍。

（19）第二十三个八拍 1×8

1～8拍：成人用按摩球从宝宝左大臂向小臂方向上下弹跳做按摩（图30）。

（20）第二十四个八拍 1×8

1～8拍：成人用按摩球从宝宝右大臂向小臂方向上下弹跳做按摩。

（21）第二十五至第二十六个八拍 2×8

1～8拍：动作同本段的第二十一个八拍。

（22）第二十七个八拍 1×8

1～8拍：动作同本段的第二十三个八拍。

（23）第二十八个八拍 1×8

1～8拍：动作同本段的第二十四个八拍。

（24）第二十九个八拍 1×8

1～8拍：成人将球放到一边，弯腰将宝宝抱起来。

（25）第三十个八拍 1×8

1～8拍：成人抱着宝宝站起来。

（26）第三十一个八拍 1×8

1～8拍：成人右手抱着宝宝颤膝，同时伸出左手，宝宝伸出右手，向观众招手（图31）。

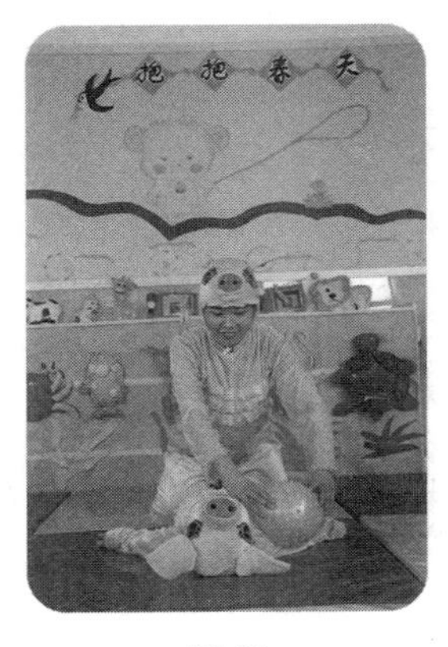

图30

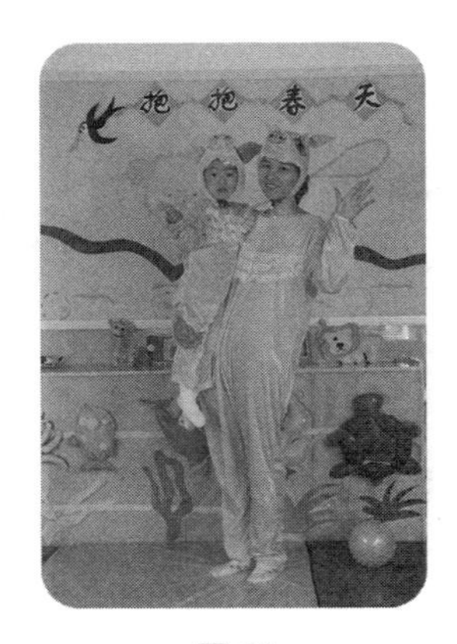

图31

（27）第三十二个八拍 1×8

1～8 拍：动作同本段的第三十一个八拍。

6. 第三段音乐前奏 8×8

（1）第一个八拍 1×8

1～4 拍：成人右脚向右前方迈出一步后，原地踏步 3 下。

5～8 拍：成人左脚向左前方迈出一步后，原地踏步 3 下。

（2）第二至第三个八拍 2×8

1～8 拍：动作同本段的第一个八拍。

（3）第四个八拍 1×8

1～4 拍：成人抱着宝宝向右摆动一次，身体重心放在右脚上，左脚尖点地。

5～8 拍：成人抱着宝宝向左摆动一次，身体重心放在左脚上，右脚尖点地。

（4）第五个八拍 1×8

1～4 拍：成人抱着宝宝向前走一步。

5～8 拍：成人抱着宝宝向后退一步。

（5）第六个八拍 1×8

1～8 拍：动作同本段的第五个八拍。

（6）第七至第八个八拍 2×8

1～8 拍：动作同本段的第四个八拍。

7. 第三段音乐 4×8

（1）第一个八拍 1×8

1～2 拍：成人双腿跪坐，宝宝坐在成人腿上，成人和宝宝双臂高举，五指张开，掌心向前，向左摆动一次（图 32）。

3～4 拍：成人和宝宝双臂向右摆动一次（图 33）。

5～8 拍：动作同本八拍的 1～4 拍。

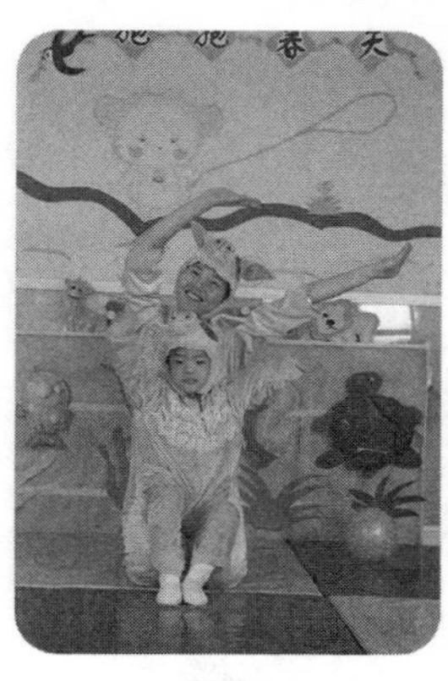

图 32

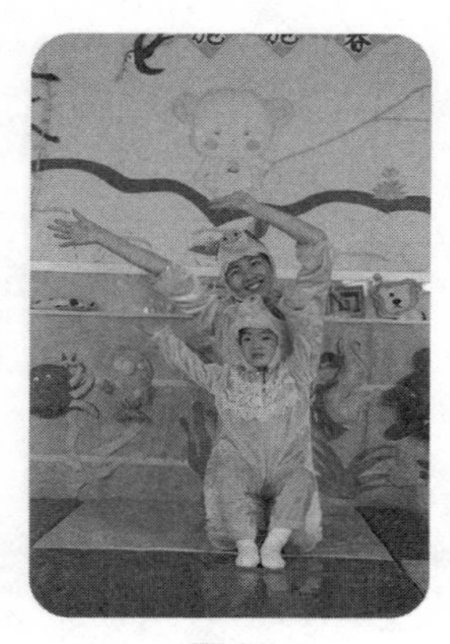

图 33

（2）第二个八拍 1×8

1～8 拍：动作同本段的第一个八拍。

（3）第三个八拍 1×8

1～8 拍：成人和宝宝面对面看、拥抱，成人用双手轻轻拍宝宝身体（图 34）。

（4）第四个八拍 1×8

1～8 拍：成人和宝宝双臂上举，抖动手腕（图 35）。

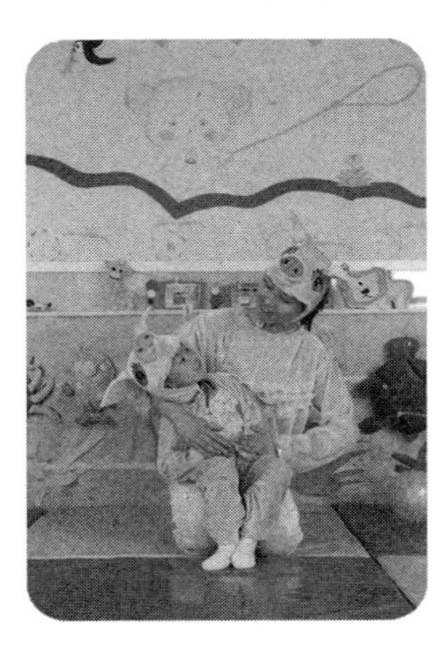

图 34

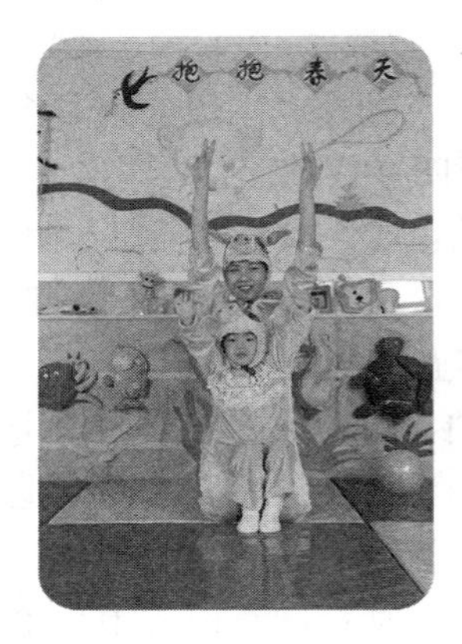

图 35

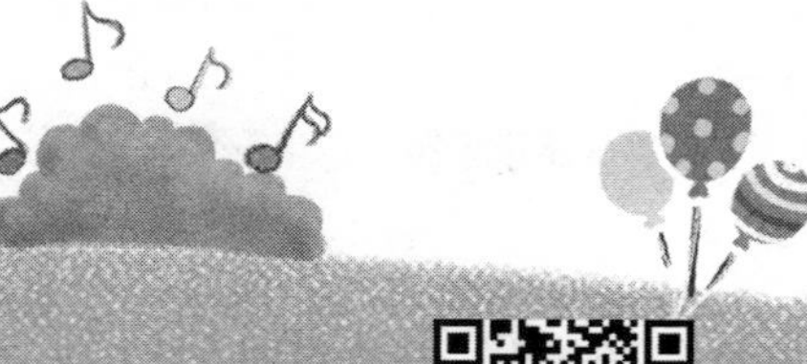

10. 快乐羊角球

扫码看视频

目标

1. 认识羊角球，知道羊角球的多种玩法，感受用羊角球进行抚触按摩的乐趣。

2. 能借助羊角球配合成人完成亲子互动游戏，发展身体平衡能力和耐受能力。

3. 增进与成人之间的情感。

动作说明

1. 预备动作

成人左手拉住宝宝的右手做准备，双腿并拢，身体直立，身体侧对观众（图 1）。

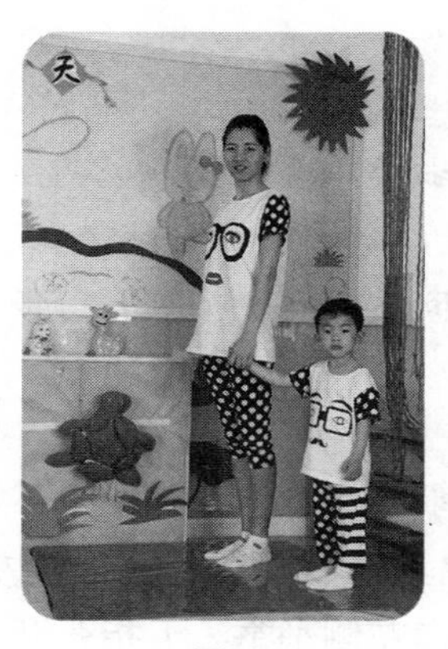

图 1

2. 前奏 4×8

（1）第一个八拍 1×8

1～8 拍：成人左手拉住宝宝的右手踏步上场，先抬右脚，后抬左脚（图 2、图 3）。

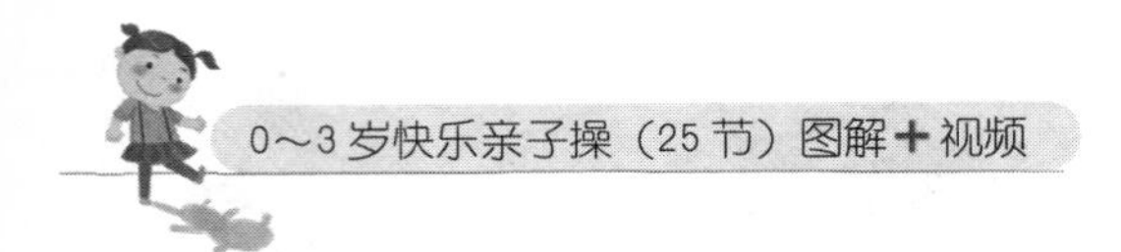

（2）第二个八拍 1×8

1～8 拍：动作同本段的第一个八拍。

（3）第三个八拍 1×8

1～4 拍：动作同本段的第一个八拍。

5～8 拍：踏步转身，面向观众（图 4）。

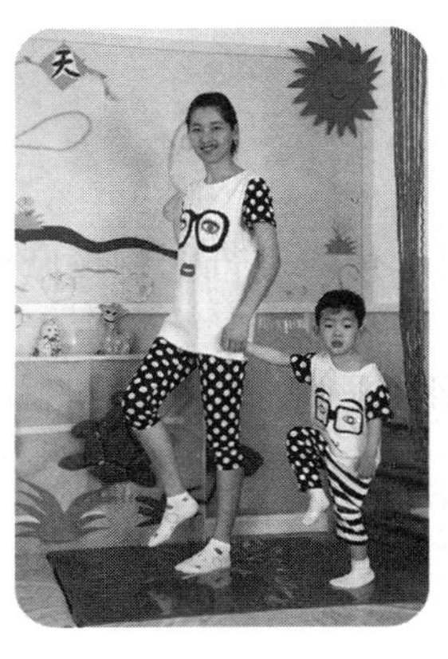

图 2

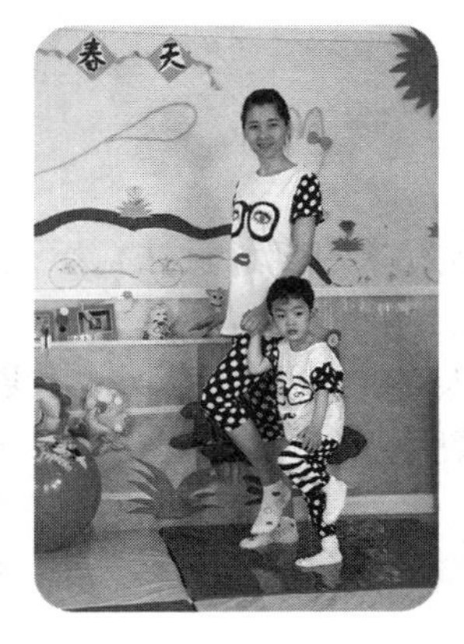

图 3

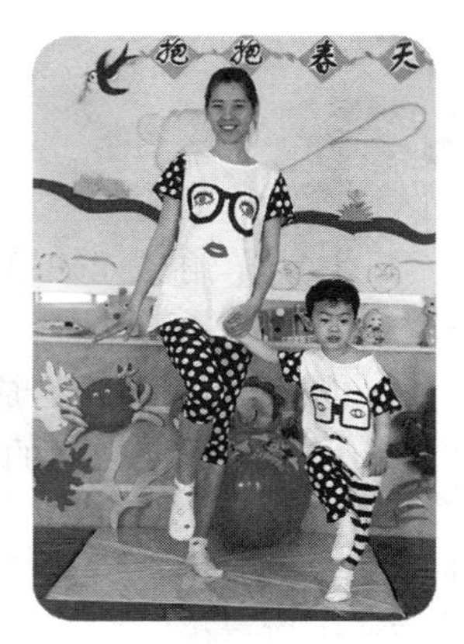

图 4

（4）第四个八拍 1×8

1～8 拍：继续踏步。

3. 第一遍音乐 24×8

（1）第一个八拍 1×8

歌词：啦啦啦啦啦啦啦啦啦啦啦啦啦……

1～8 拍：成人身体直立，重心放在左腿上，右脚脚尖点地，右腿随音乐颤膝动胯，左手叉腰，右手向右侧斜上举，五指张开，做招手状，宝宝动作的方向与成人相反（图 5）。

（2）第二个八拍 1×8

歌词：啦啦啦啦啦啦啦啦啦啦啦啦啦……

1～8 拍：成人身体直立，重心放在右腿上，左脚脚尖点地，左腿随音乐颤膝动胯，右手叉腰，左手向左侧平举，五指张开，做招手状，宝宝动作的方向与成人相反（图 6）。

（3）第三个八拍 1×8

1～8 拍：动作同本段的第一个八拍。

（4）第四个八拍 1×8

1～8 拍：动作同本段的第二个八拍。

（5）第五个八拍 1×8

1～8 拍：成人从身后拿出羊角球，帮助宝宝坐在羊角球上。宝宝双手抓住羊角球的两只角。成人跪坐并用双手托住宝宝腋下，让宝宝上下颤动（图 7）。

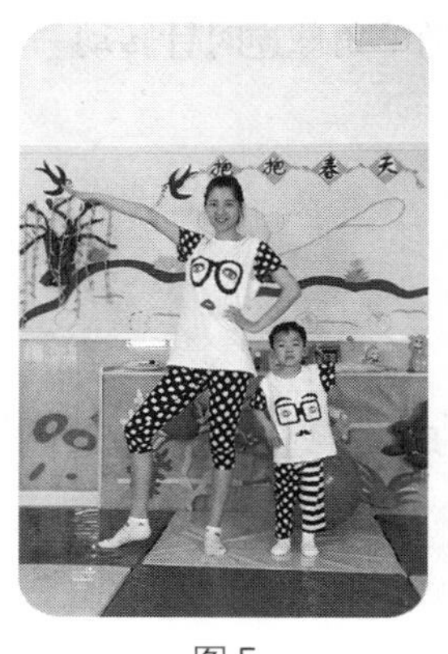

图 5

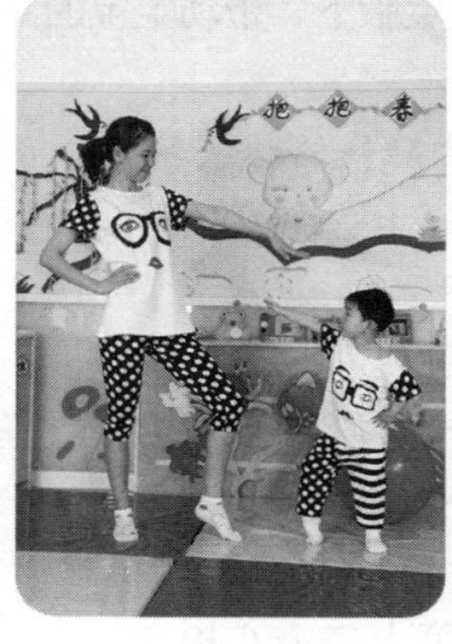

图 6

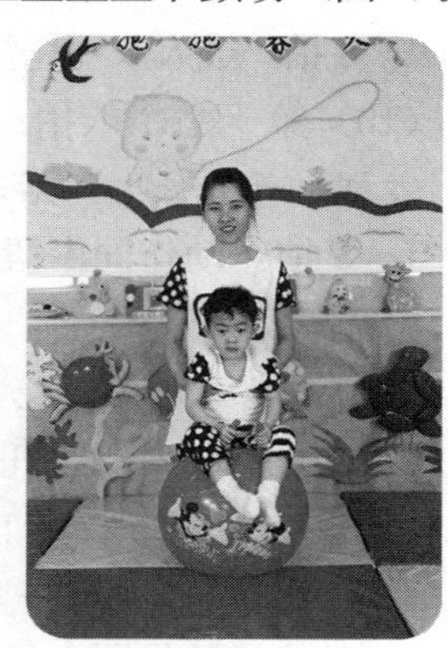

图 7

（6）第六至第八个八拍 3×8

1～8 拍：同本段的第五个八拍。

（7）第九个八拍 1×8

歌词：拆开电话看看是不是有人住在里面

1～2 拍：成人托着宝宝腋下向右摆动（图 8）。

3～4 拍：成人托着宝宝腋下向左摆动，与 1～2 拍的动作方向相反（图 9）。

5～6 拍：动作同本八拍的 1～2 拍。

7～8 拍：动作同本八拍的 3～4 拍。

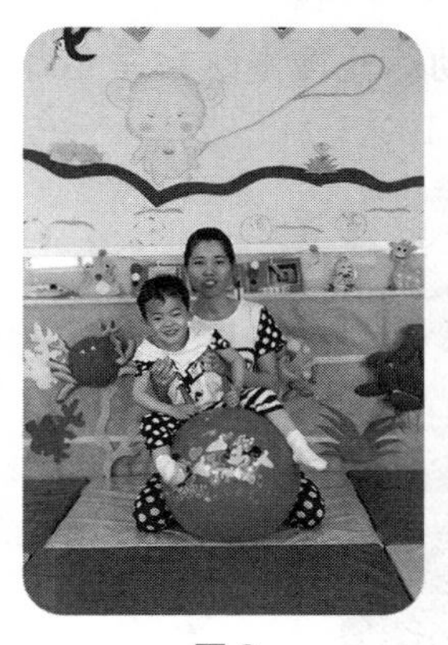

图 8

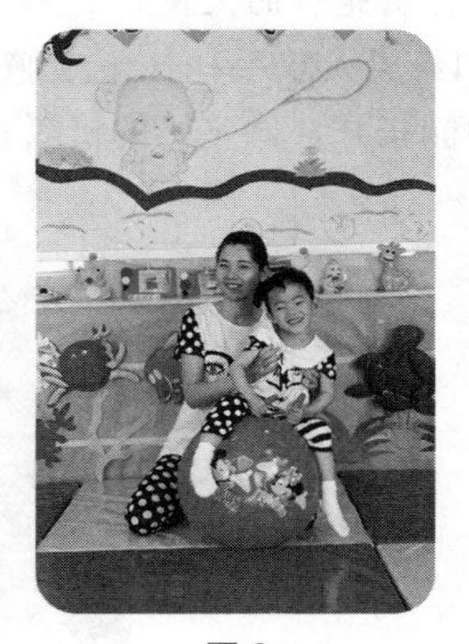

图 9

（8）第十个八拍 1×8

歌词：抱着宇宙战舰睡觉我就会去外太空

1~8 拍：动作同本段的第九个八拍。

（9）第十一个八拍 1×8

歌词：真的不是故意玩泥巴战全身脏兮兮

1~8 拍：成人双手托住宝宝腋下，带动宝宝的身体随羊角球逆时针转动一周。

（10）第十二个八拍 1×8

歌词：等我长大以后我会赚钱给你买玩具

1~8 拍：动作同本段的第十一个八拍。

（11）第十三个八拍 1×8

歌词：我就是充满想象力

1~8 拍：成人双手托住宝宝腋下，使宝宝在羊角球上上下颠动 8 下。

（12）第十四个八拍 1×8

歌词：好奇心得第一

1~8 拍：动作同本段的第十三个八拍。

（13）第十五个八拍 1×8

歌曲：不要发脾气我说声对不起

1~8 拍：成人双手托住宝宝腋下，带动宝宝的身体随羊角球逆时针转动二周。

（14）第十六个八拍 1×8

歌词：我们去溜滑梯

1~8 拍：动作同本段的第十一个八拍。

（15）第十七个八拍 1×8

歌词：你就是我的天使

1~8 拍：成人双手托住宝宝腋下，协助幼儿慢慢趴在羊角球上，宝宝双手在身体两侧张开，像飞机的机翼一样（图 10）。

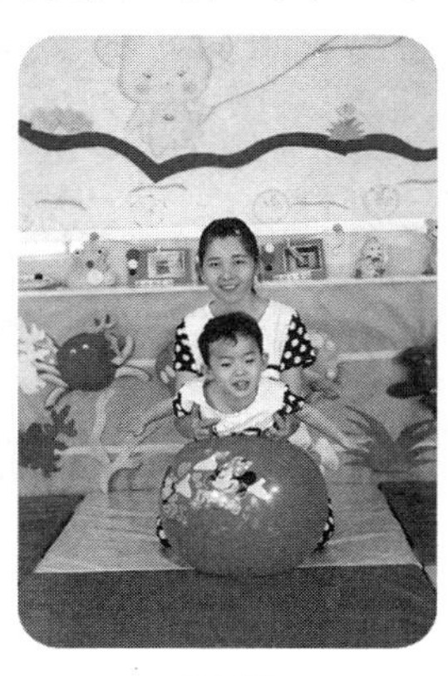

图 10

（16）第十八个八拍 1×8

歌词：看见你我就快乐

1～8 拍：动作同本段的第十七个八拍，成人帮助宝宝保持稳定。

（17）第十九个八拍 1×8

歌曲：一二三，木头人，不要赖床

1～4 拍：成人双手扶着宝宝腋下，推动宝宝身体向前（图 11）。

5～8 拍：成人双手托着宝宝腋下，向后拉动宝宝。

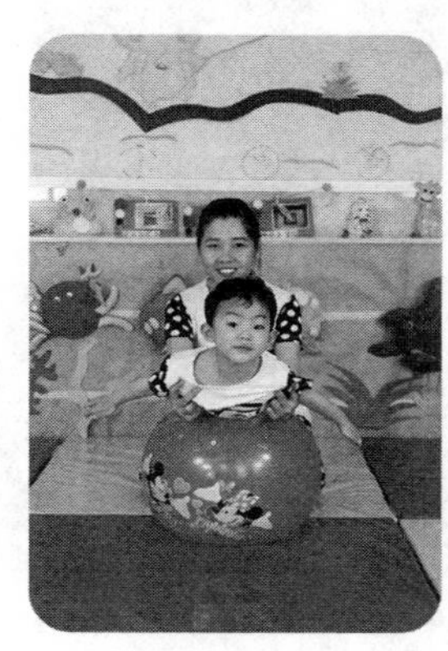

图 11

（18）第二十至第二十一个八拍 2×8

歌词：去学校玩游戏，我也是你的天使

1～8 拍：动作同本段的第十九个八拍。

（19）第二十二至第二十三个八拍 2×8

歌曲：看见我你就快乐，三二一，造飞机，我做机翼

1～8 拍：动作同本段的第十一个八拍。

（20）第二十四个八拍 1×8

歌曲：谁叫我最爱你

1～8 拍：动作同本段的第十九个八拍。

4. 间奏 4×8

（1）第一个八拍 1×8

1～8 拍：宝宝从羊角球上下来。

（2）第二个八拍 1×8

1～8 拍：宝宝趴在地垫上，成人双膝跪坐，双手高举羊角球（图 12）。

（3）第三个八拍 1×8

1～2 拍：成人高举羊角球向左摆动一次（图 13）。

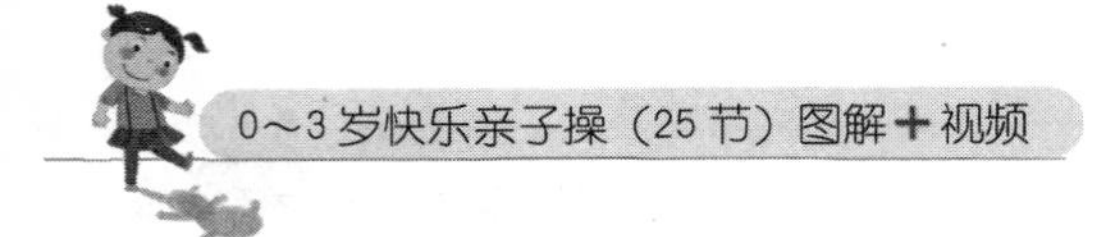

3～4 拍：向右摆动一次（图 14）。

5～8 拍：动作同本八拍的 1～4 拍。

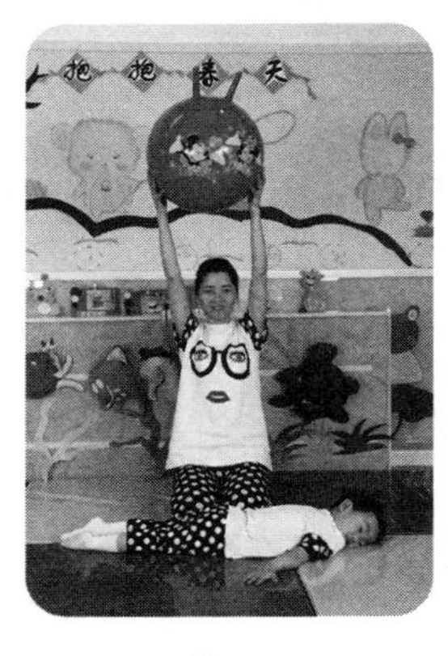

图 12

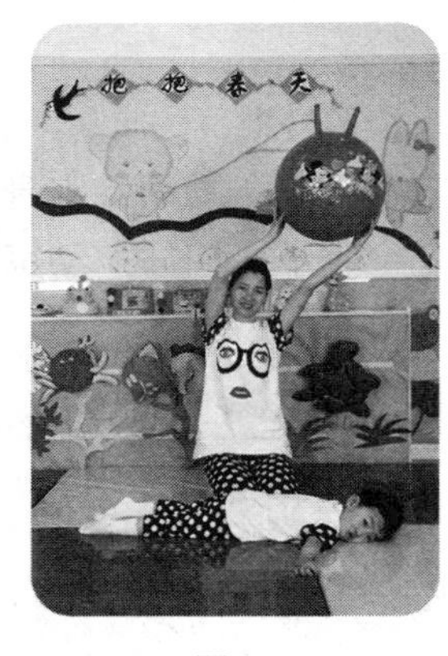

图 13

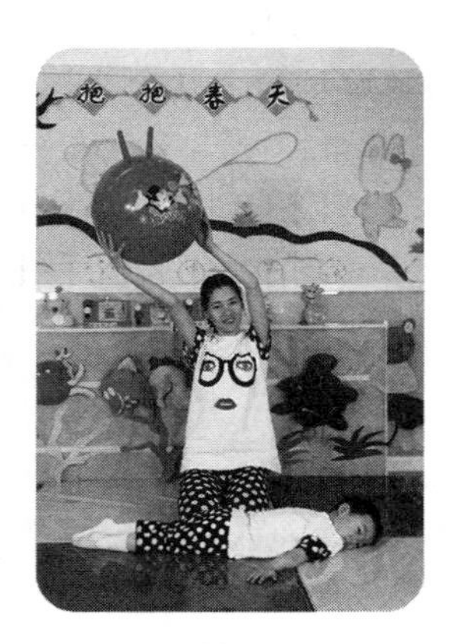

图 14

（4）第四个八拍 1×8

1～8 拍：动作同本段的第三个八拍。

5. 第二遍音乐 16×8

（1）第一个八拍 1×8

歌词：拆开电话看看是不是有人住在里面

1～8 拍：成人跪坐，双手握住羊角球的两只角，从宝宝的肩部开始，一直到背部，给宝宝做按摩（图 15、图 16）。

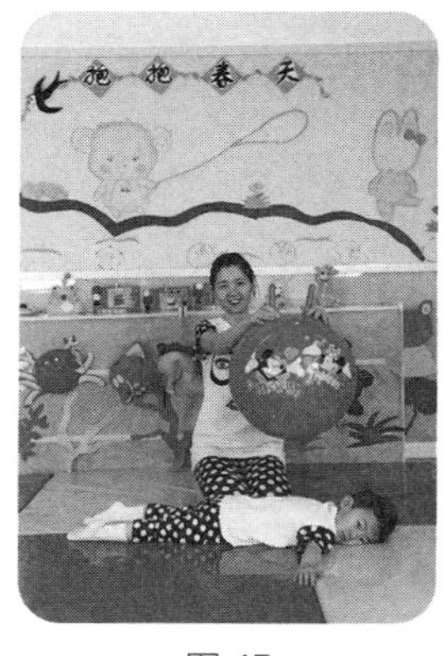

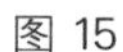

图 15

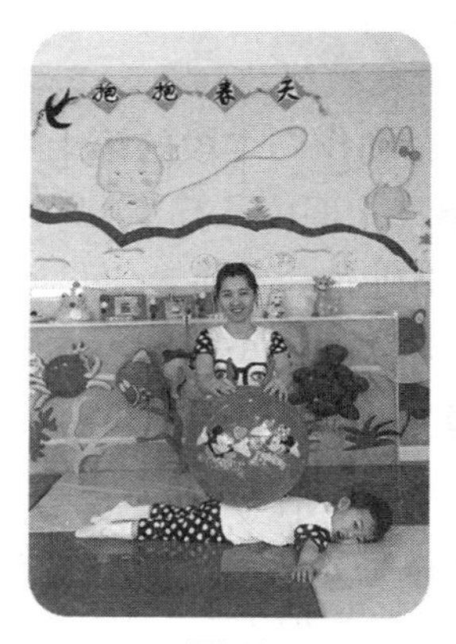

图 16

（2）第二个八拍 1×8

歌词：抱着宇宙战舰睡觉我就会去外太空

1～8 拍：成人用羊角球给宝宝的臀部一直到脚心处做按摩（图 17、图 18）。

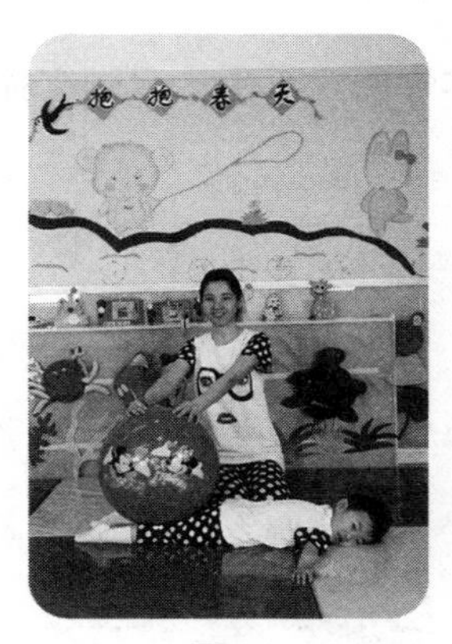

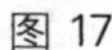
图 17

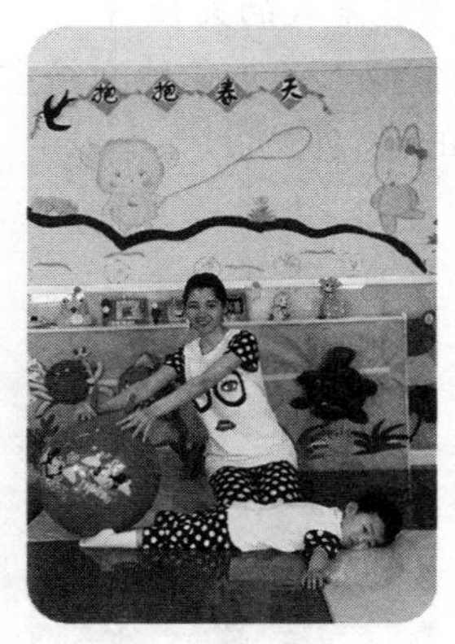

图 18

（3）第三个八拍 1×8

歌词：真的不是故意玩泥巴战全身脏兮兮

1～8 拍：成人用羊角球从宝宝的脚心处开始，一直弹跳到宝宝的臀部，给宝宝做按摩。

（4）第四个八拍 1×8

歌词：等我长大以后我会赚钱给你买玩具

1～8 拍：成人用羊角球从宝宝的臀部到肩部，依次弹跳做按摩。

（5）第五个八拍 1×8

歌曲：我就是喜欢孩子气

1～8 拍：成人拿羊角球在宝宝的背部顺时针转圈按摩两周。

（6）第六个八拍 1×8

歌曲：纯洁天真无比

1～4 拍：成人拿羊角球顺时针从宝宝的臀部到脚心处转动一周。

5～8 拍：再逆时针从宝宝的脚心处到臀部转动一周。

（7）第七个八拍 1×8

歌词：如果不开心我一定告诉你

1～4 拍：动作同本段第六个八拍的 5～8 拍。

5～8 拍：成人用羊角球在宝宝的肩背部上下弹跳，给宝宝做按摩。

（8）第八个八拍 1×8

歌词：虽然这是秘密

1～8 拍：成人用羊角球从宝宝肩背部弹跳到宝宝脚心处做按摩（图 19～图 21）。

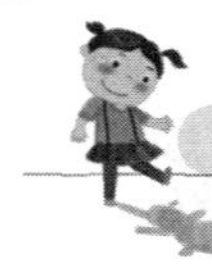

（9）第九个八拍 1×8

歌词：你就是我的天使

1～8拍：成人把羊角球交给宝宝，身体弯曲，双手、双脚支撑在地垫上，像一个拱形的桥（图22）。

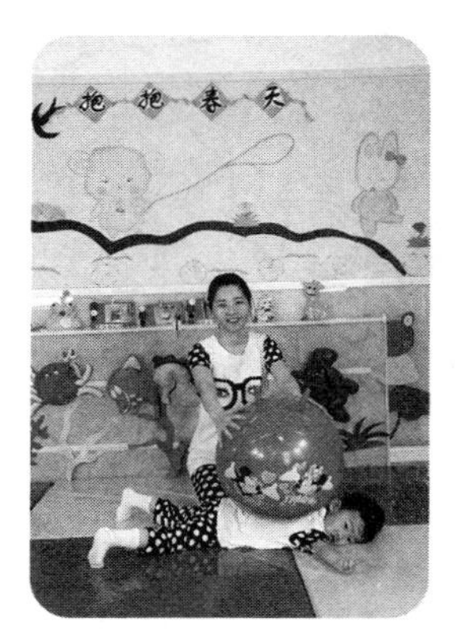

图19

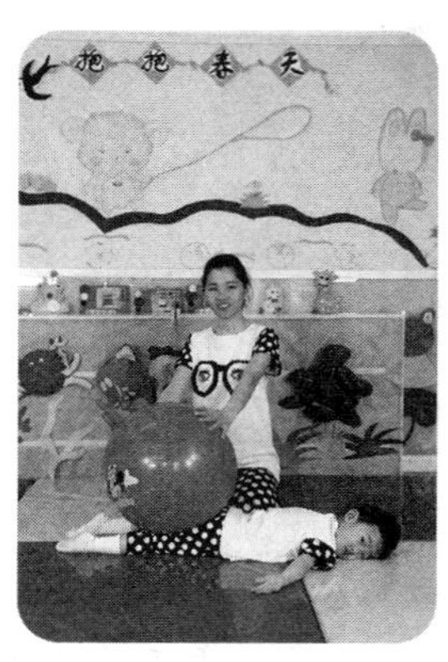

图20

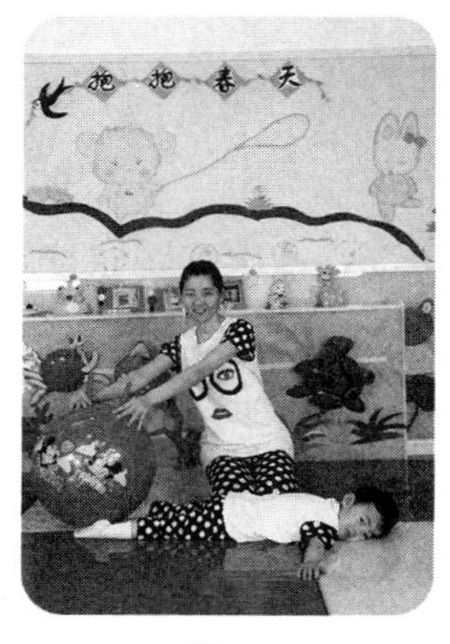

图21

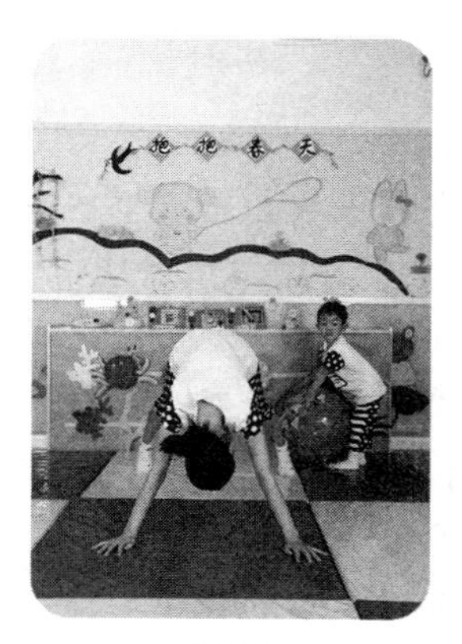

图22

（10）第十个八拍 1×8

歌词：看见你我就快乐

1～8拍：宝宝从成人身体的左后侧开始推动羊角球，从成人的双腿中间钻过。

（11）第十一个八拍 1×8

歌词：一二三，木头人，不要赖床

1～8拍：宝宝从成人的右腿和右臂之间钻出来（图23）。

（12）第十二个八拍 1×8

歌词：去学校玩游戏

1～8 拍：宝宝再从成人身体的右后方推动羊角球，推至成人双腿中间钻过去（图 24）。

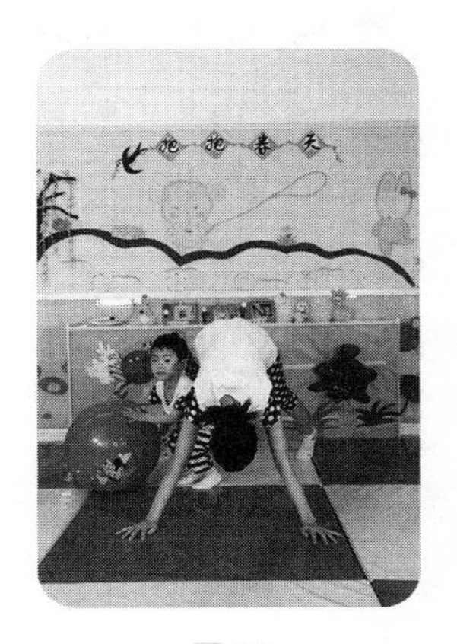

图 23

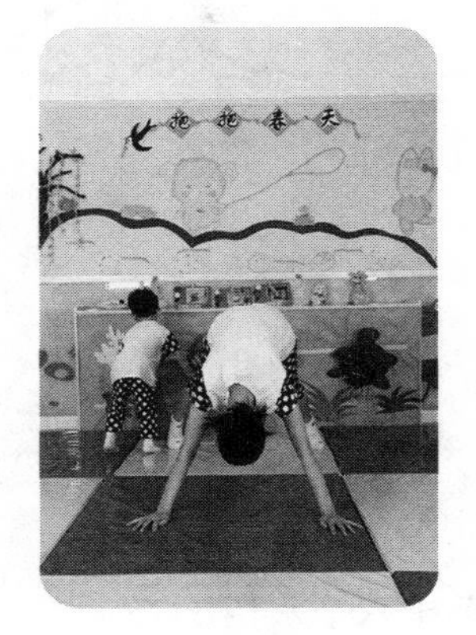

图 24

（13）第十三个八拍 1×8

歌词：我也是你的天使

1～8 拍：宝宝从成人的左腿和左臂之间钻出来（图 25）。

（14）第十四个八拍 1×8

歌词：看见我你就快乐

1～8 拍：宝宝把羊角球推到场地左后方，然后跑回成人身边（图 26）。

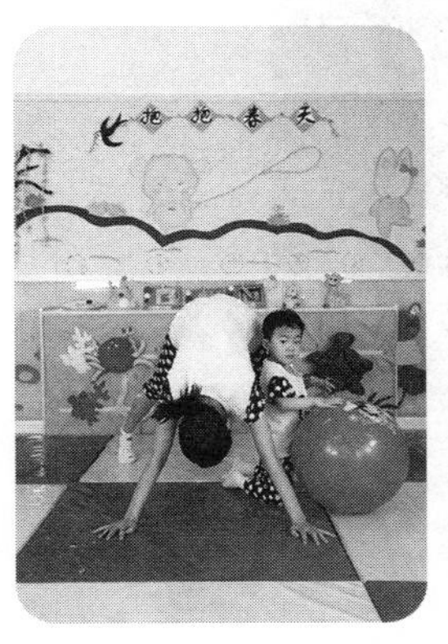

图 25

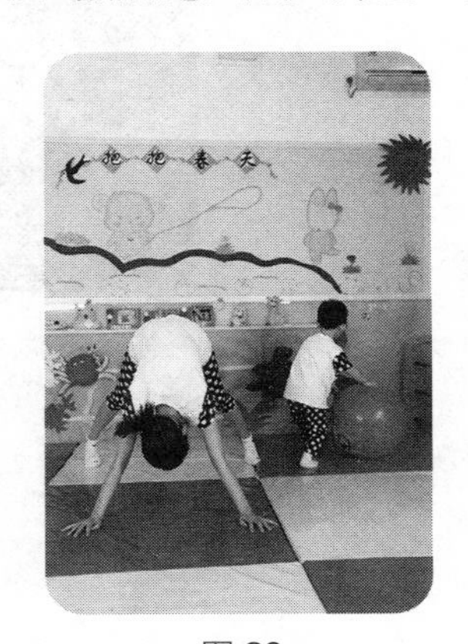

图 26

（15）第十五个八拍 1×8

歌词：三二一，造飞机，我做机翼

1～8 拍：宝宝从成人双腿中间钻到成人身体下边，双手挨着成人的手，然后成人和宝宝双膝跪地，头抬起（图 27、图 28）。

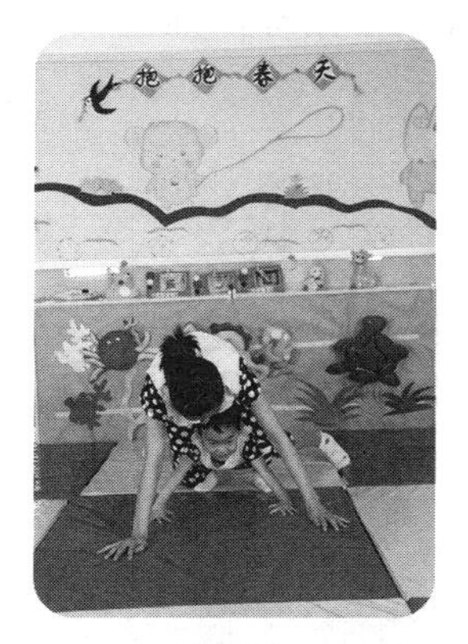

图 27

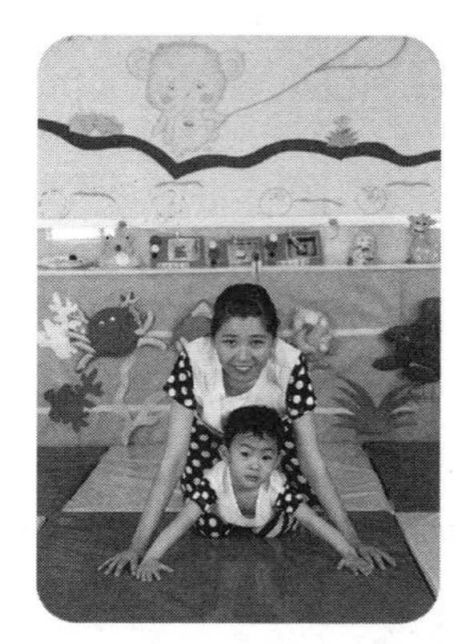

图 28

（16）第十六个八拍 1×8

歌词：谁叫我最爱你

1～8 拍：成人和宝宝向左、向中间各点头一次（图 29）。

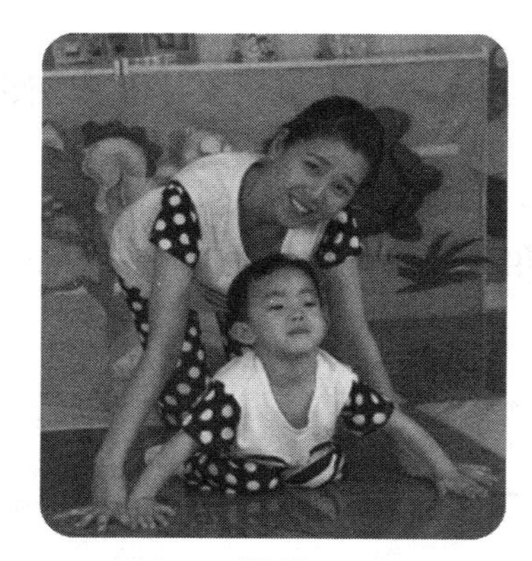

图 29

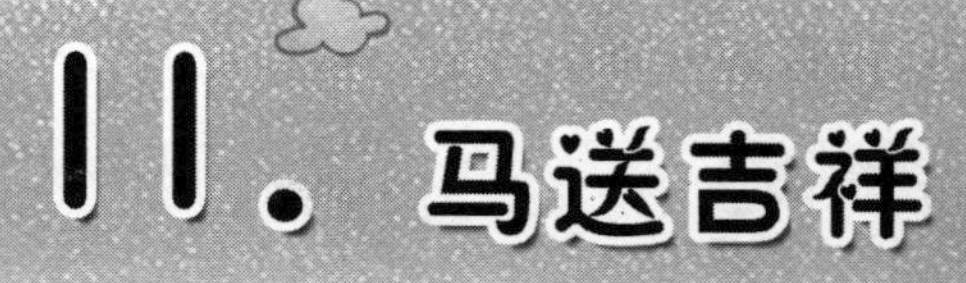

11. 马送吉祥

扫码看视频

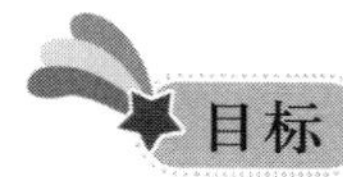

目标

1. 喜欢借助道具来做亲子游戏，感受音乐的欢快节奏，能跟随音乐配合成人做动作。

2. 了解小宝贝应具备的好品质。

3. 发展身体动作的协调平衡能力。

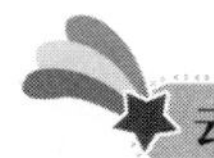

动作说明

1. 预备动作

成人双腿盘坐，宝宝坐在成人双腿上（图 1）。

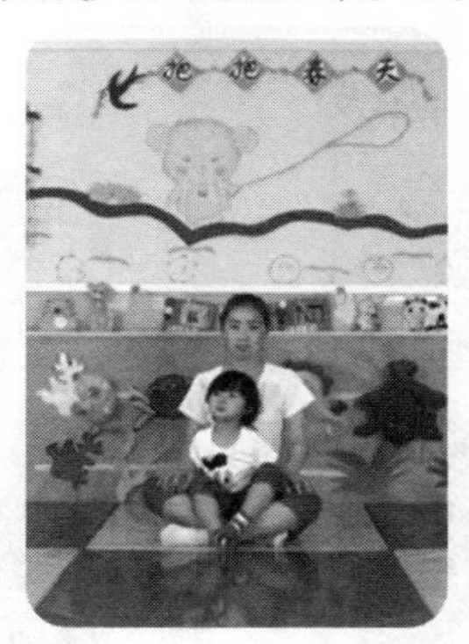

图 1

2. 第一段音乐前奏 4×8

（1）第一个八拍 1×8

1～2 拍：动作同预备动作。

3～4 拍：成人和宝宝双臂上举，五指自然张开，随音乐向右摆动手臂（图 2）。

5～6 拍：向左摆动手臂（图 3）。

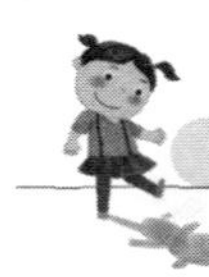

7～8 拍：动作同本八拍的 3～4 拍。

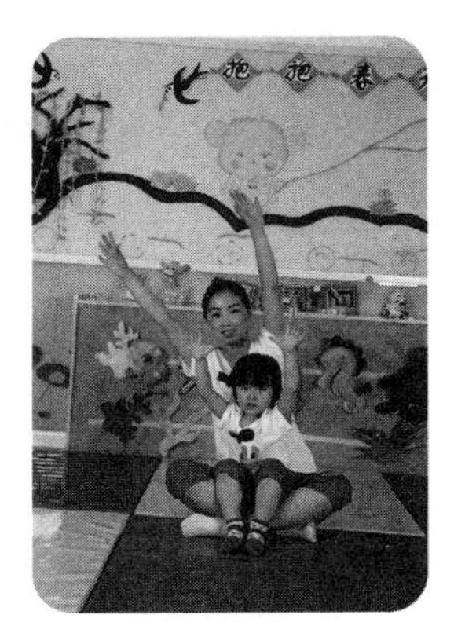

图 2

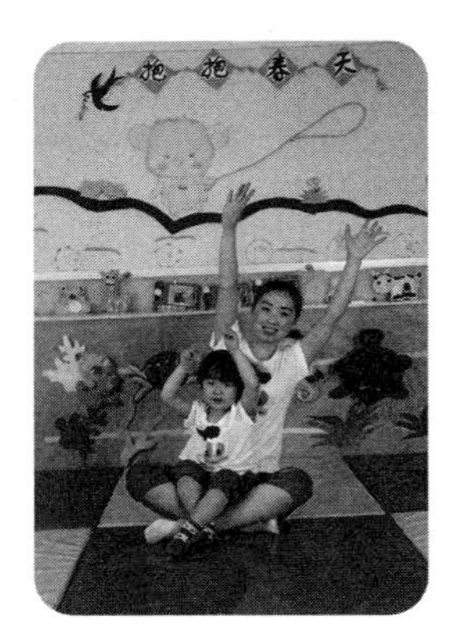

图 3

（2）第二至第四个八拍 3×8

1～8 拍：动作同第一个八拍的 5～8 拍。

3. 第一段音乐 6×8

（1）第一个八拍 1×8

歌词：我是小宝贝，从不怕累，虽然功课一大堆

1～4 拍：宝宝的双臂在身体两侧伸平，成人双手拉住宝宝的双手，向右倾斜身体（图 4）。

5～8 拍：向左倾斜身体（图 5）。

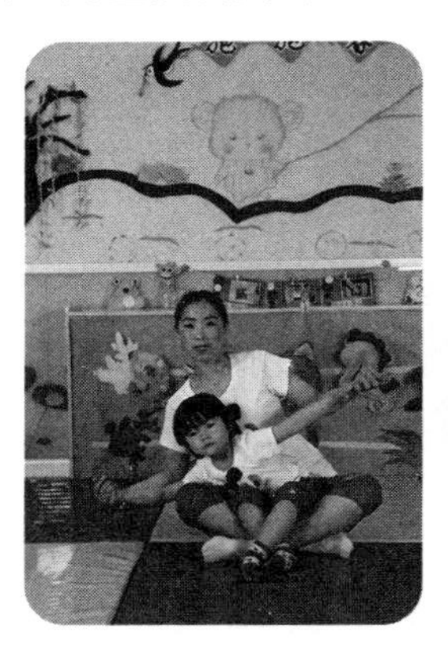

图 4

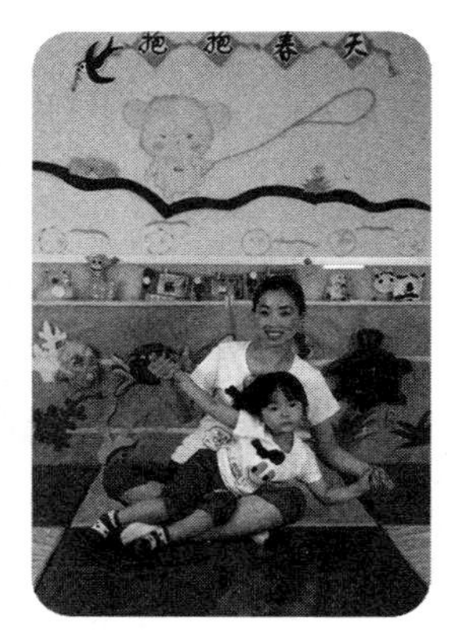

图 5

（2）第二个八拍 1×8

歌词：这个小 baby 最爱馋嘴，就是还要吃奶嘴，哈哈

1～8 拍：动作同本段的第一个八拍。

(3) 第三个八拍 1×8

歌词：我是小宝贝，从不怕累，唱歌跳舞我最会

1～8 拍：成人双腿并拢伸直，宝宝坐在成人膝盖上，成人双手扶着宝宝腋下（图 6）。

(4) 第四个八拍 1×8

歌词：时间不浪费，老师说对，做个乖乖的小宝贝

1～4 拍：成人双腿屈膝，宝宝的身体随之升起（图 7）。

5～8 拍：成人双腿伸直，宝宝的身体随之下降（图 8）。

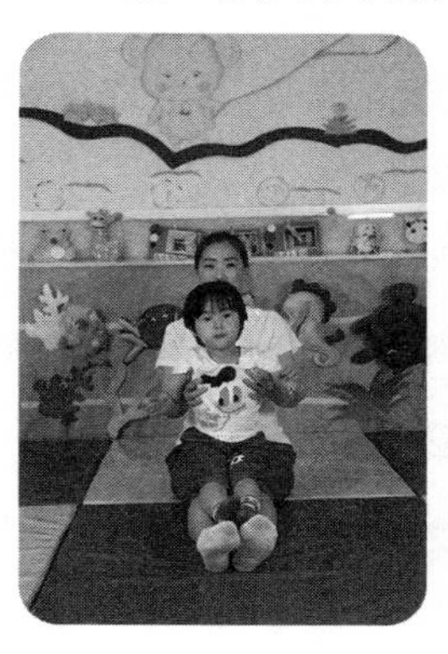
图 6

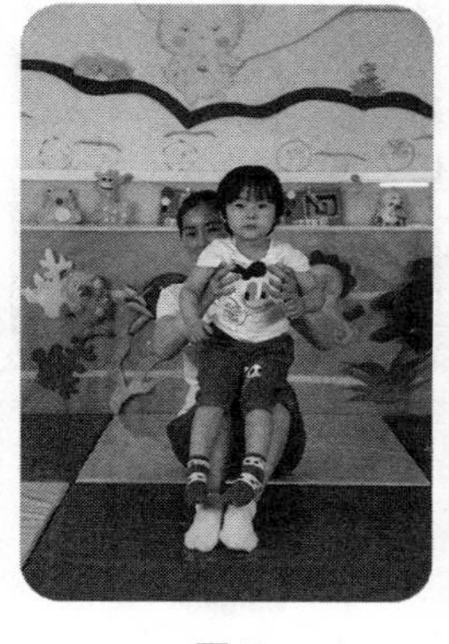
图 7

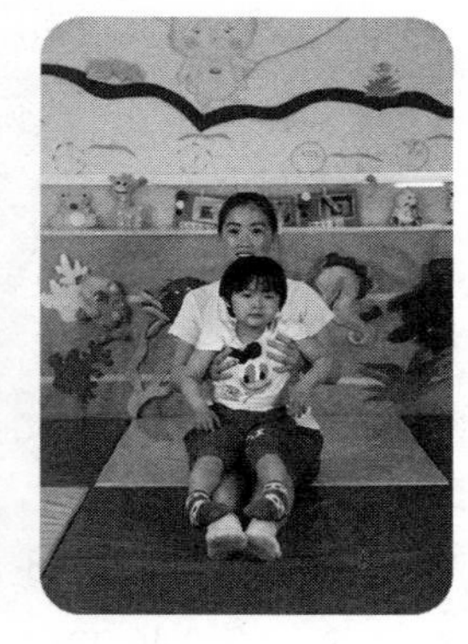
图 8

(5) 第五个八拍 1×8

歌词：爷爷他最疼我，要什么他都给

1～4 拍：成人双腿盘坐，宝宝坐在成人双腿中间，成人和宝宝双臂侧平举，双手五指张开，随音乐转动手腕，一拍一下，共四下（图 9）。

5～8 拍：成人和宝宝双臂高举，随音乐转动手腕，一拍一下，共四下（图 10）。

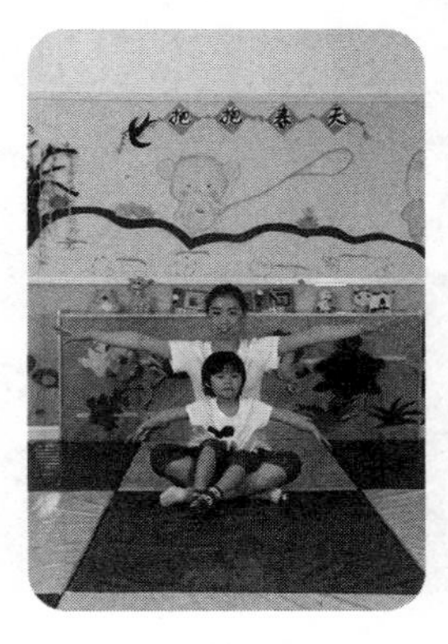

图 9

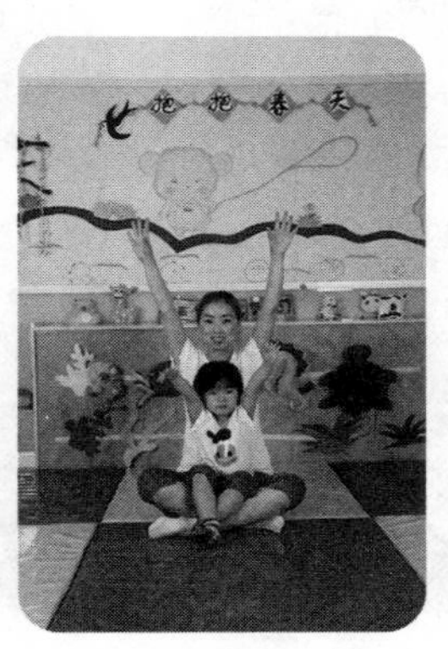

图 10

（6）第六个八拍 1×8

歌词：奶奶也总是说，我是小宝贝，嘿

1～4 拍：动作同本段第五个八拍的 1～4 拍。

5～8 拍：成人双臂在宝宝胸前交叉，做拥抱宝宝状（图 11）。

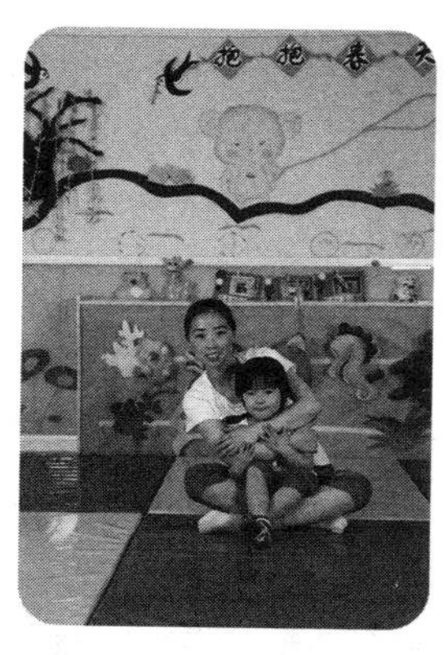

图 11

4. 第二段音乐 17×8

（1）第一个八拍 1×8

1～4 拍：成人和宝宝一起拿着小马毛绒玩具（图 12）。

（2）第二个八拍 1×8

1～8 拍：动作同本段的第一个八拍。

（3）第三个八拍 1×8

1～4 拍：成人和宝宝随音乐旋律向右摆动身体（图 13）。

5～8 拍：向左摆动身体（图 14）。

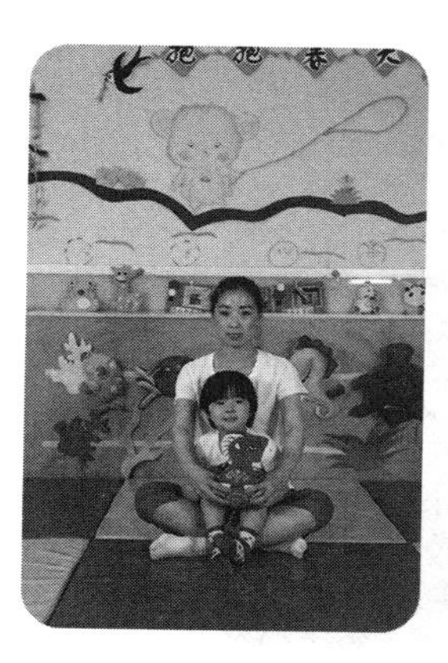

图 12

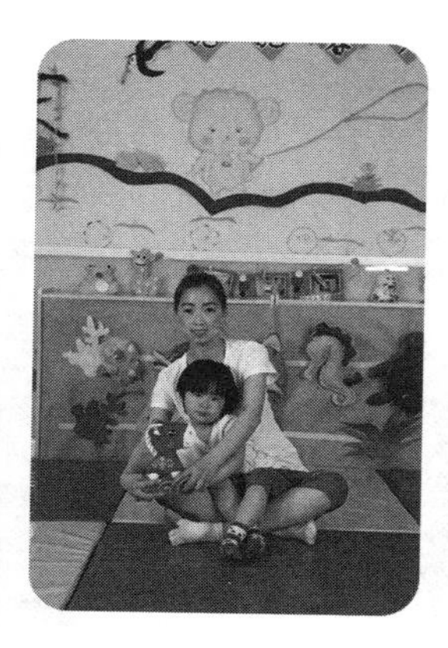

图 13

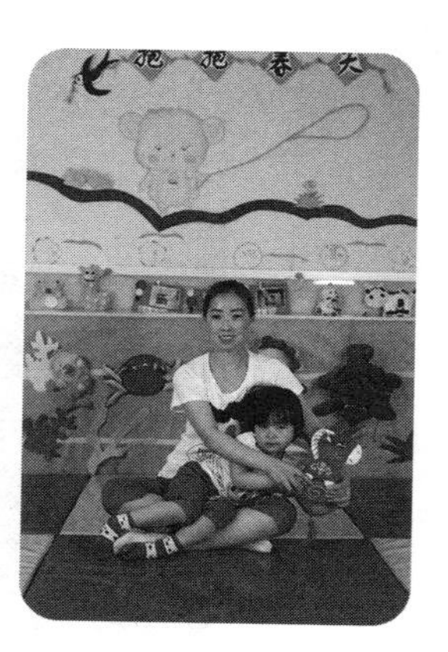

图 14

（4）第四至第五个八拍 2×8

1～8 拍：动作同本段的第三个八拍。

（5）第六个八拍 1×8

1～8 拍：成人将小马玩具放在身体右侧，双手拉起宝宝的双手，宝宝的双臂侧平举（图 15）。

（6）第七至第八个八拍 2×8

1～8 拍：成人跪立，将宝宝扶起。

（7）第九个八拍 1×8

1～8 拍：成人跪立，宝宝站在成人对面，俩人一起拿着小马玩具（图 16）。

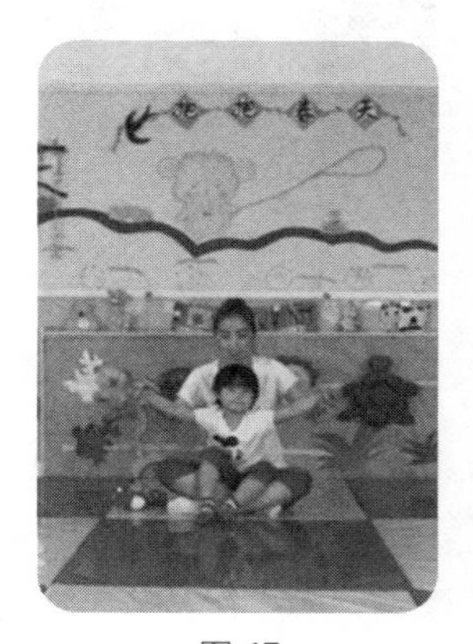

图 15

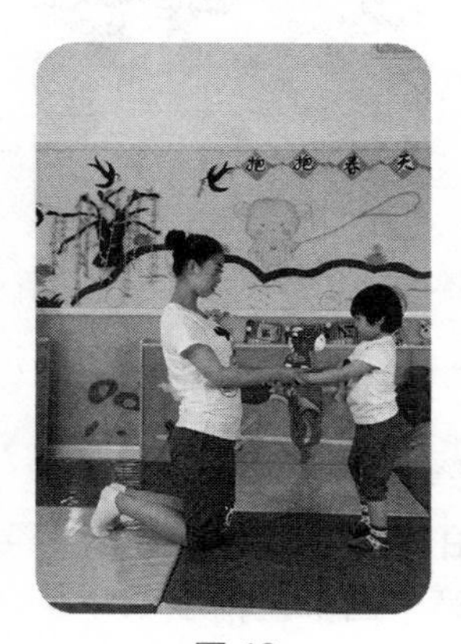

图 16

（8）第十个八拍 1×8

1～4 拍：成人和宝宝将小马向成人身体右侧移动，眼睛看着小马（图 17）。

5～8 拍：动作同本八拍的 1～4 拍，方向相反（图 18）。

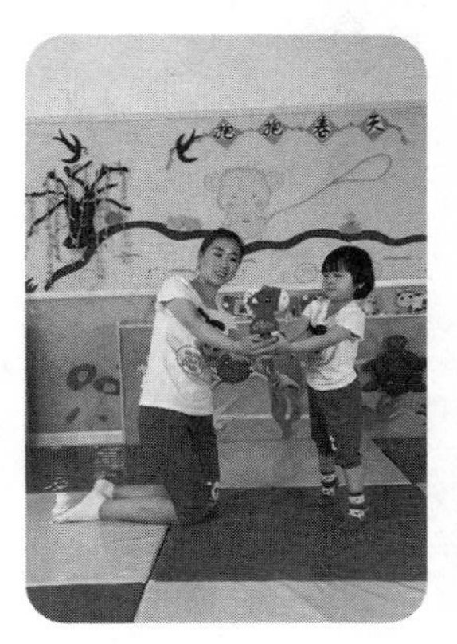

图 17

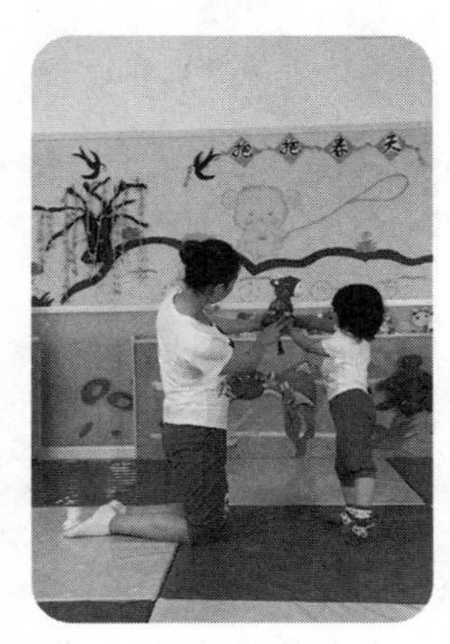

图 18

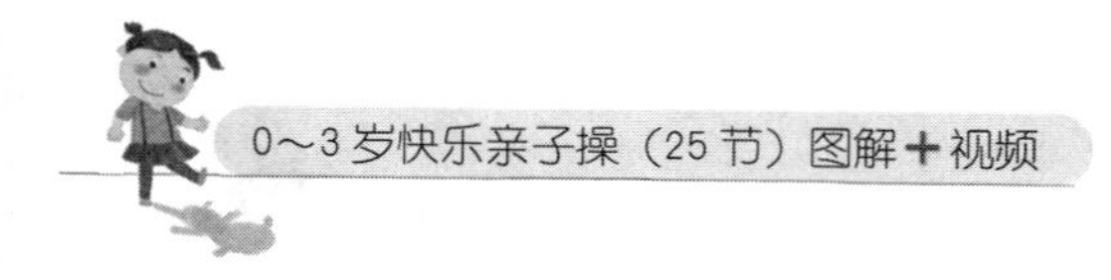

（9）第十一个八拍 1×8

1~8 拍：动作同本段的第九个八拍。

（10）第十二个八拍 1×8

1~4 拍：成人和宝宝将小马举高（图 19）。

5~8 拍：将小马放低（图 20）。

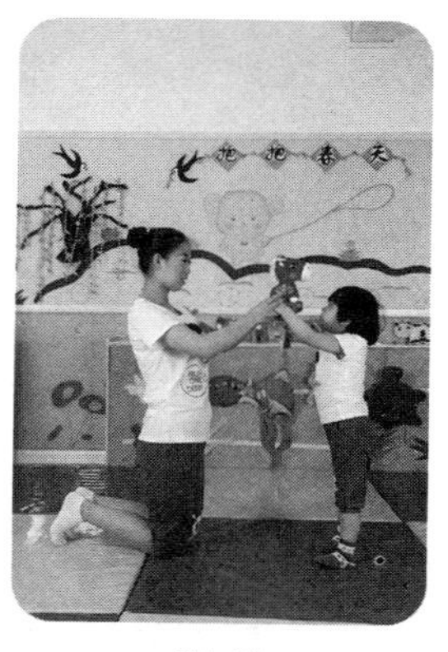
图 19

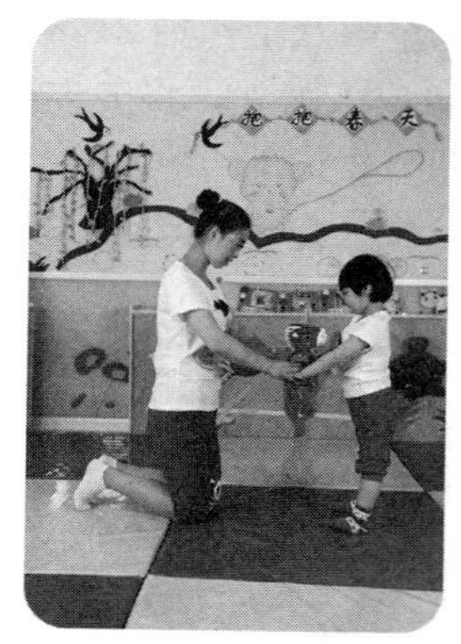
图 20

（11）第十三个八拍 1×8

1~8 拍：动作同本段的第十一个八拍。

（12）第十四个八拍 1×8

1~4 拍：成人、宝宝站立，共同拿着娃娃向成人身体右侧摆动（图 21）。

5~8 拍：动作同本八拍的 1~4 拍，方向相反（图 22）。

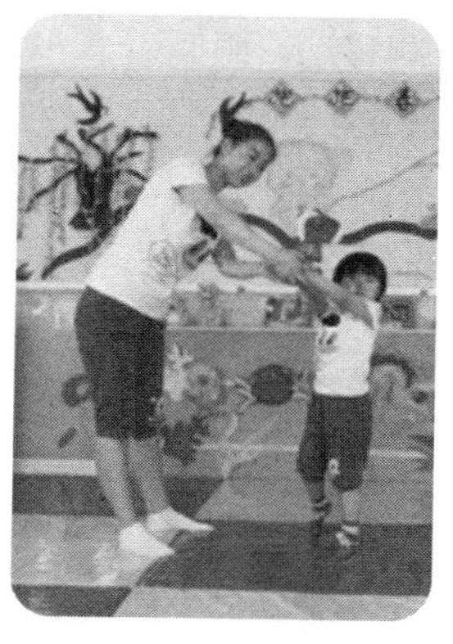
图 21

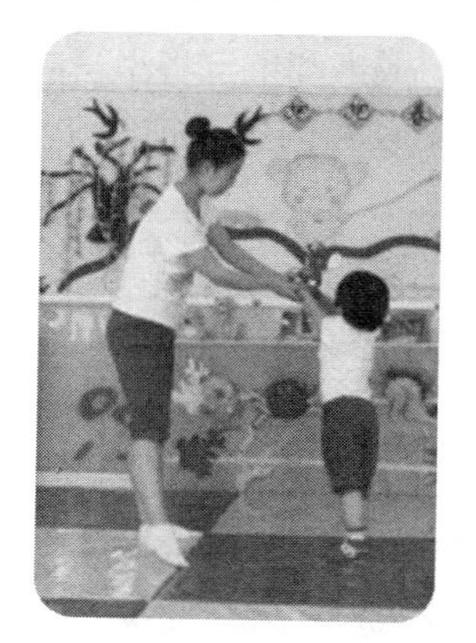
图 22

（13）第十五个八拍 1×8

1~4 拍：成人和宝宝向上举起小马。

5~8 拍：成人和宝宝向下放低小马。

（14）第十六个八拍 1×8

1～8 拍：成人转身面向观众，身体直立，双脚并拢，右手斜上举，掌心向前；左手拉着宝宝的右手，宝宝左手抱着小马（图 23）。

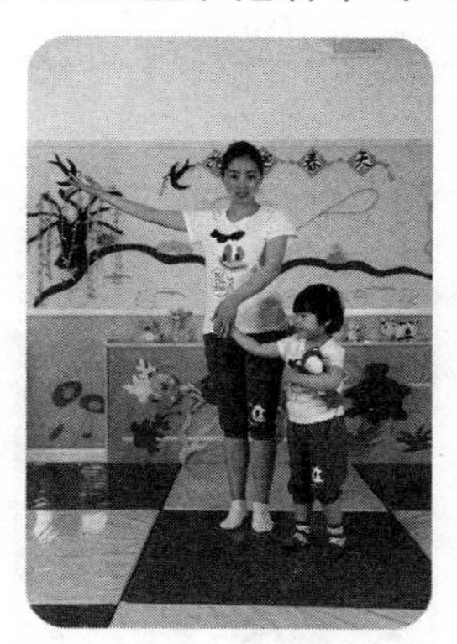

图 23

（15）第十七个八拍 1×8

1～8 拍：成人左手拉着宝宝的右手，让以宝宝自身为中心，逆时针原地转动三周。

5. 第三段音乐前奏 8×8

（1）第一个八拍 1×8

1～8 拍：成人和宝宝随音乐左右扭胯，一拍一下，先右后左（图 24、图 25）。

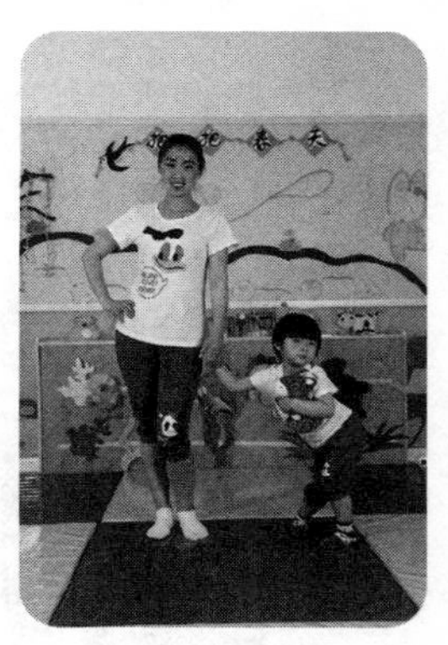

图 24

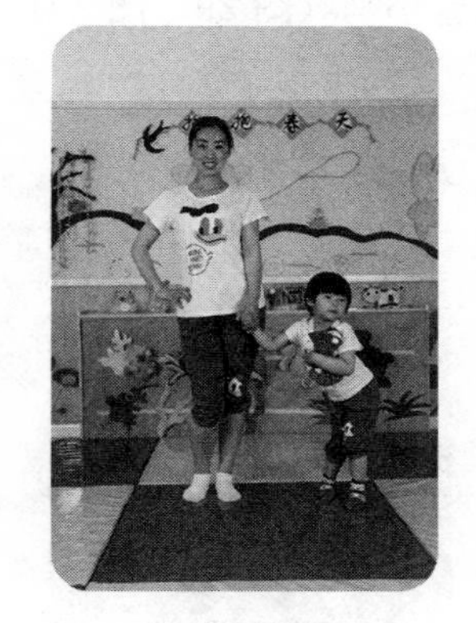

图 25

（2）第二至第四个八拍 3×8

1～8 拍：动作同本段的第一个八拍。

（3）第五至第七个八拍 3×8

1～8 拍：成人拉着宝宝的手，原地做后踢步（先右腿后左腿），成人右臂高举左右摆动，一拍一下（图 26、图 27）。

（4）第八个八拍 1×8

1～8 拍：成人左手拉住宝宝的右手，右手五指张开，放在嘴边做喊话状，成人和宝宝以成人为中心快速顺时针跑一圈（图 28）。

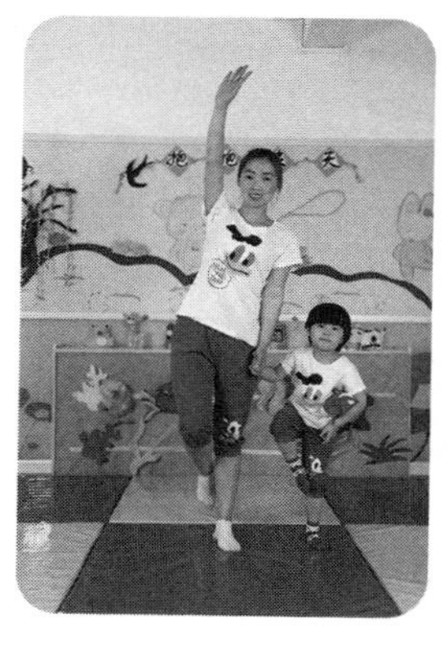

图 26

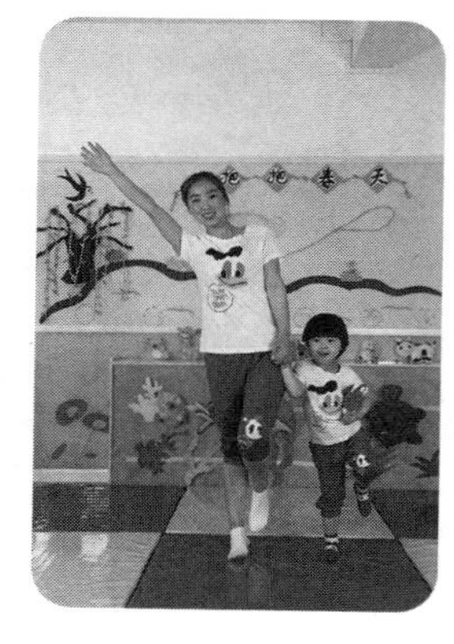

图 27

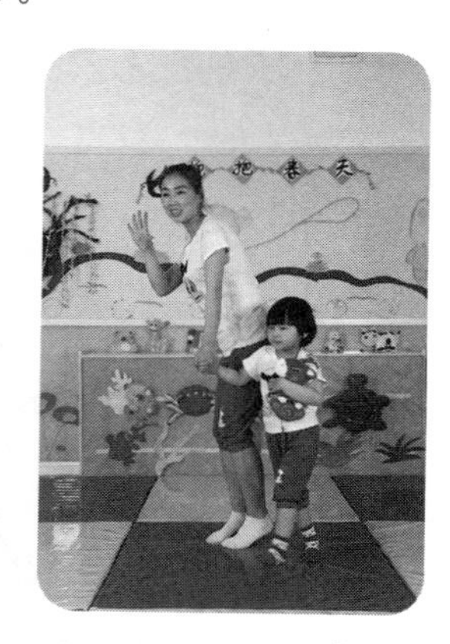

图 28

6. **第三段音乐 8×8**

（1）第一个八拍 1×8

歌词：新年好呀，新年好呀

1～8 拍：成人和宝宝高举双臂，五指自然张开，身体随音乐左右摆动，宝宝左手抱着小马（图 29、图 30）。

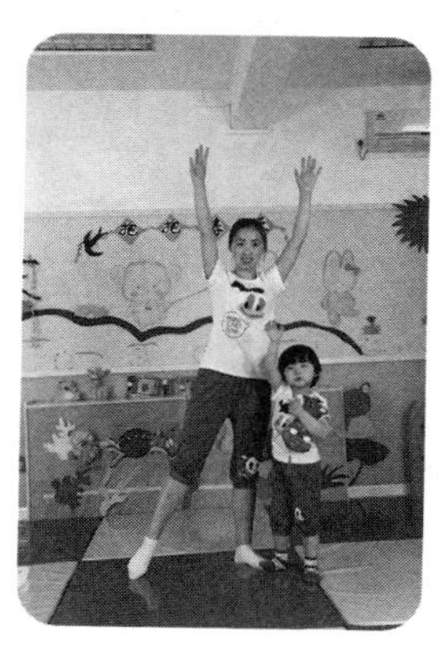

图 29

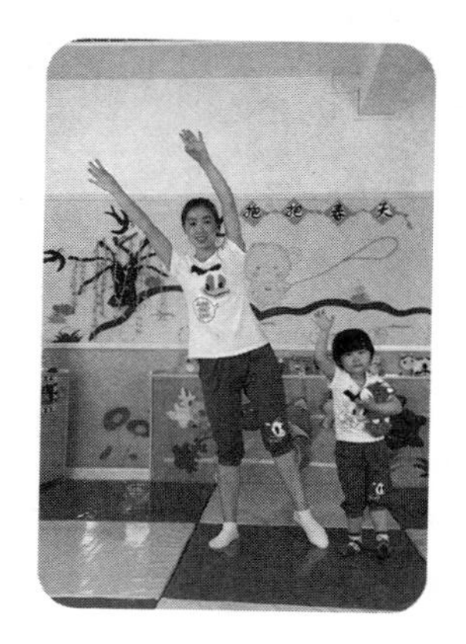

图 30

（2）第二至第四个八拍 3×8

歌词：祝贺大家新年好，我们唱歌，我们跳舞，祝贺大家新年好

1～8 拍：动作同本段的第一个八拍。

（3）第五个八拍 1×8

歌词：happy new year，happy new year

1～8 拍：成人和宝宝双臂高举，以自身为中心顺时针后踢步转一周（图 31～图 33）。

（4）第六个八拍 1×8

歌词：happy new year to you all

1～8 拍：动作同本段的第五个八拍。

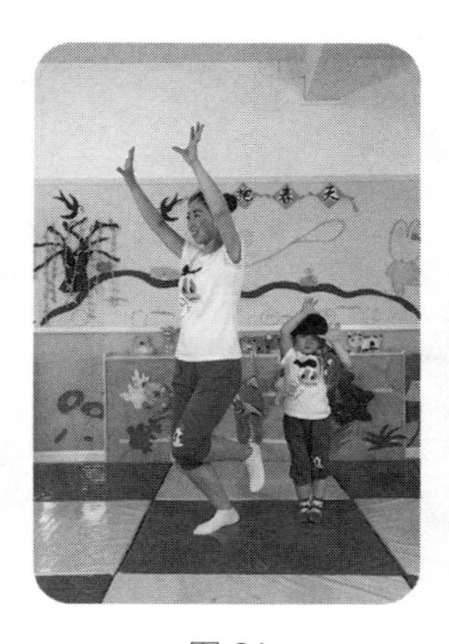

图 31

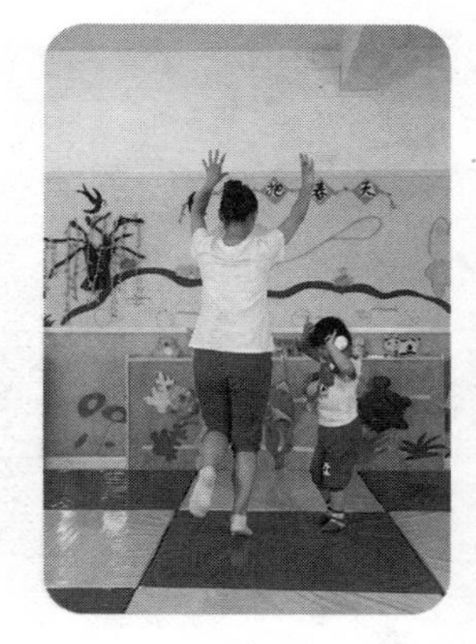

图 32

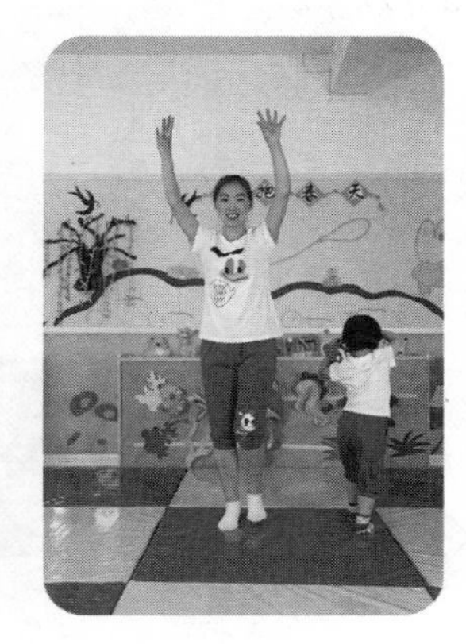

图 33

（5）第七个八拍 1×8

歌词：we are dancing，we are singing

1～4 拍：成人和宝宝双臂从身体两侧斜下方过渡到侧平举，做鸟飞状，双手五指张开，身体向右摆动，重心在右腿，左脚尖点地（图 34）。

5～8 拍：动作同本八拍的 1～4 拍，方向相反（图 35）。

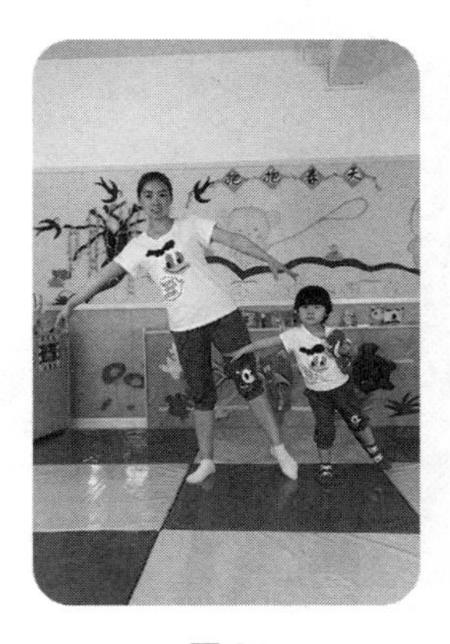

图 34

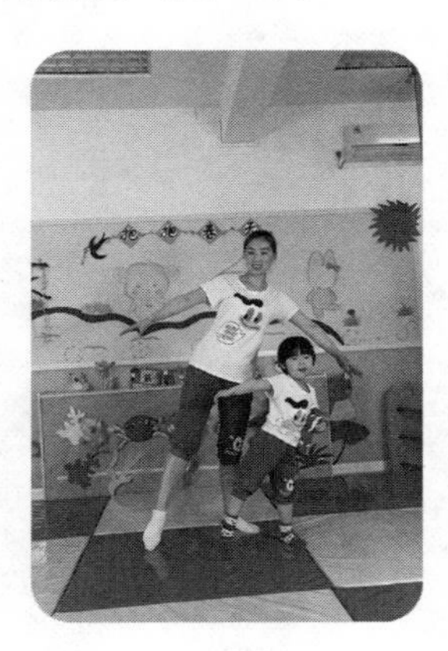

图 35

（6）第八个八拍 1×8

歌词：happy new year to you all

1～8 拍：动作同本段的第七个八拍。

7. 结束动作

歌词：to you，to you all

成人跪坐，宝宝坐在成人双腿上，双手抱着小马，成人双手抱着宝宝（图 36）。

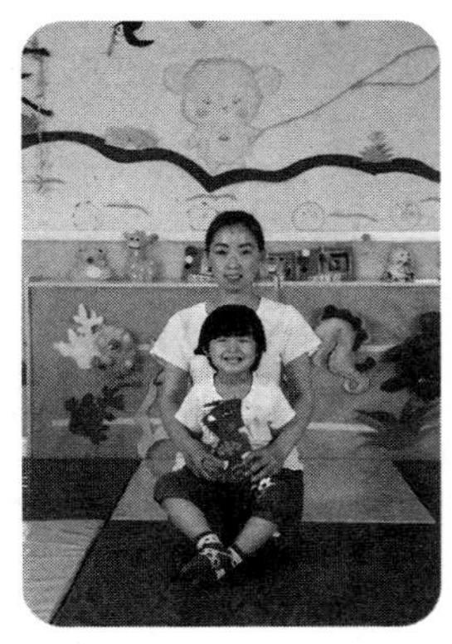

图 36

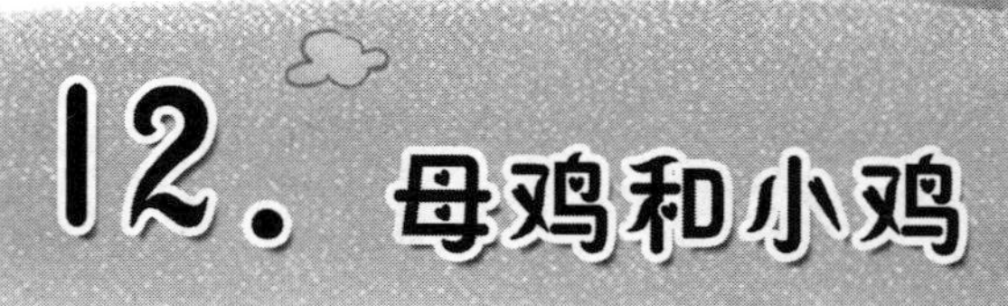

12. 母鸡和小鸡

扫码看视频

目标

1. 了解小鸡出壳的过程，知道刚出生的小鸡和大鸡是不一样的。
2. 喜欢情景音乐游戏，感受和成人一起玩音乐情景游戏的欢快和有趣。
3. 在模仿小鸡动作的基础上，学习象声词“咕咕哒”。

动作说明

1. 预备动作 1×8

成人抱着宝宝，背对观众站立（图 1）。

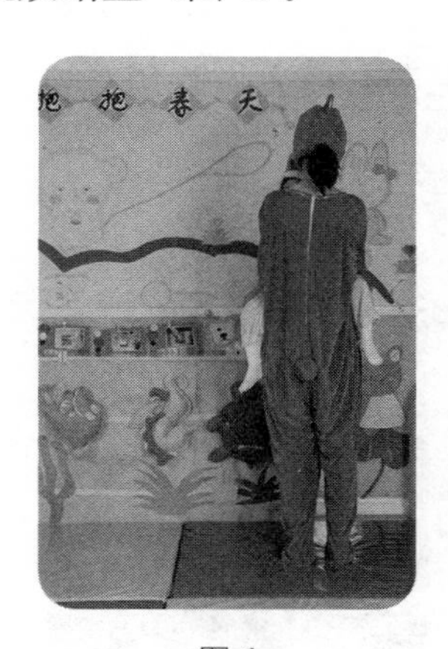

图 1

2. 第一段音乐 16×8

（1）第一个八拍 1×8

1～8 拍：成人抱着宝宝随音乐节奏向左侧屈膝走，两拍一步（图 2、图 3）。

（2）第二个八拍 1×8

1～8 拍：动作同本段的第一个八拍。

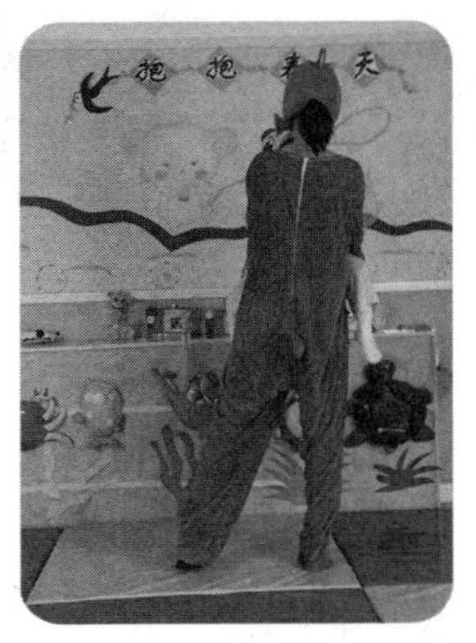

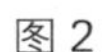
图 2

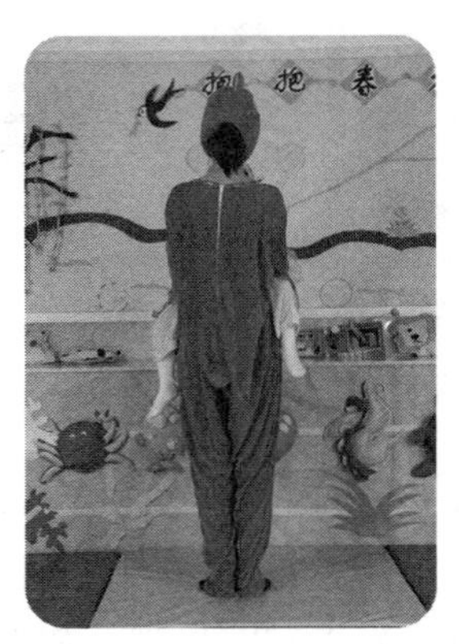

图 3

（3）第三个八拍 1×8

1～8 拍：成人抱着宝宝从左向右屈膝走，两拍一步。

（4）第四个八拍 1×8

1～8 拍：原地踏步，先右后左，一拍一下（图 4、图 5）。

（5）第五个八拍 1×8

1～8 拍：动作同本段的第四个八拍。

（6）第六个八拍 1×8

1～4 拍：成人抱着宝宝向右前方做瞭望状，重心在右腿上，左脚尖着地（图 6）。

5～8 拍：向后退着走，一拍一步。

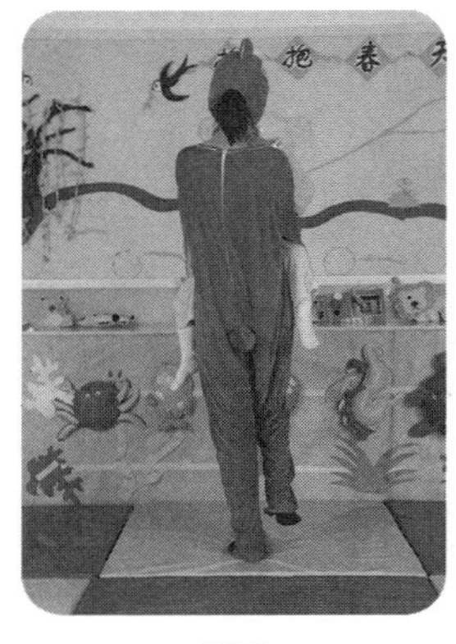

图 4

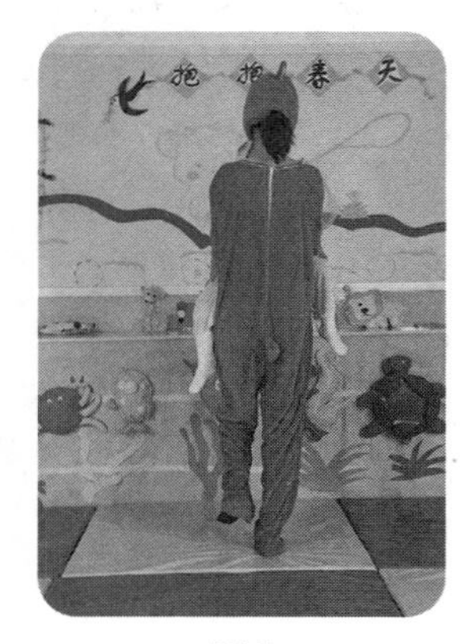

图 5

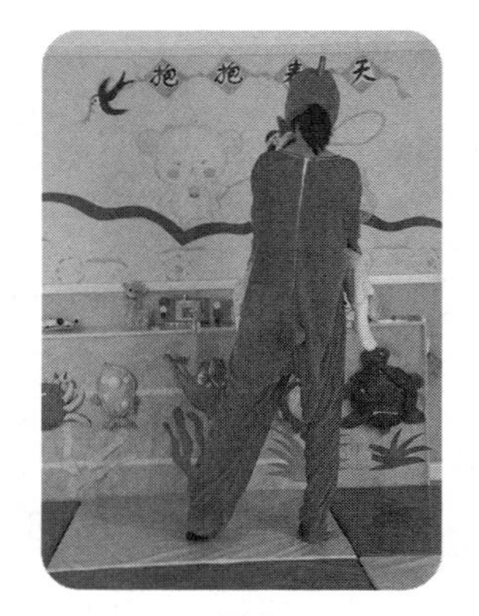

图 6

（7）第七个八拍 1×8

1～8 拍：动作同本段的第四个八拍。

(8）第八个八拍 1×8

1～4 拍：动作同本段第四个八拍的 1～4 拍。

5～6 拍：成人抱着宝宝单腿蹲下（图 7)。

7～8 拍：成人抱着宝宝站起来（图 8)。

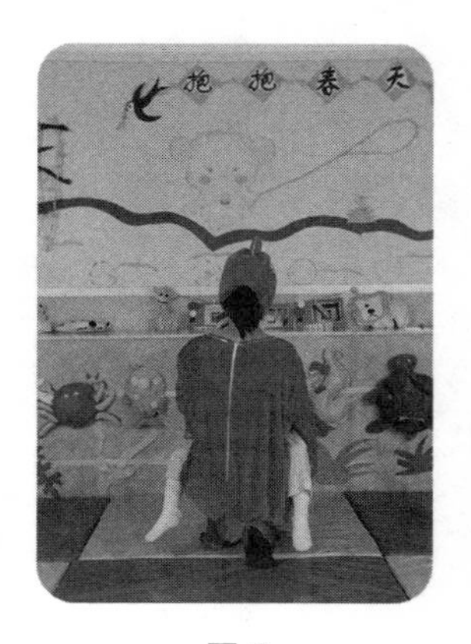

图 7

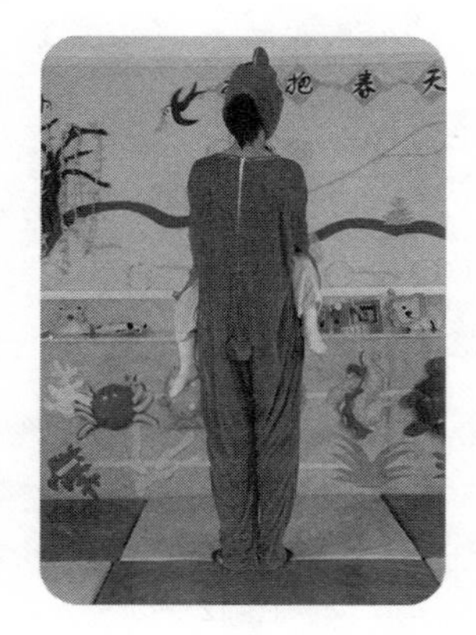

图 8

(9）第九个八拍 1×8

1～8 拍：动作同本段第八个八拍的 5～8 拍。

(10）第十个八拍 1×8

1～4 拍：成人抱着宝宝向右侧摆动身体，重心在右腿上，左脚脚尖着地（图 9)。

5～8 拍：成人抱着宝宝快速抖臀，好似母鸡用力下蛋（图 10、图 11)。

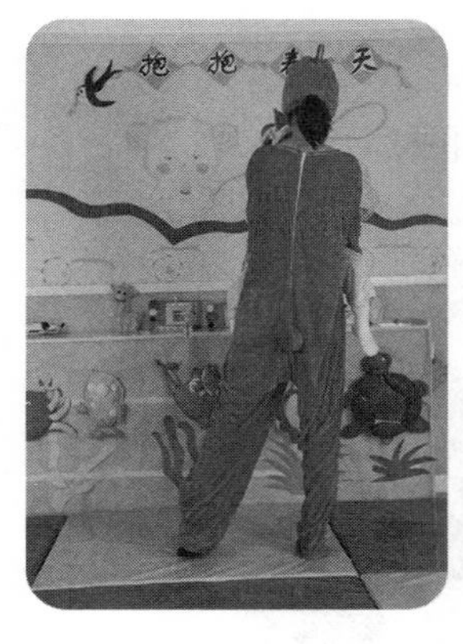

图 9

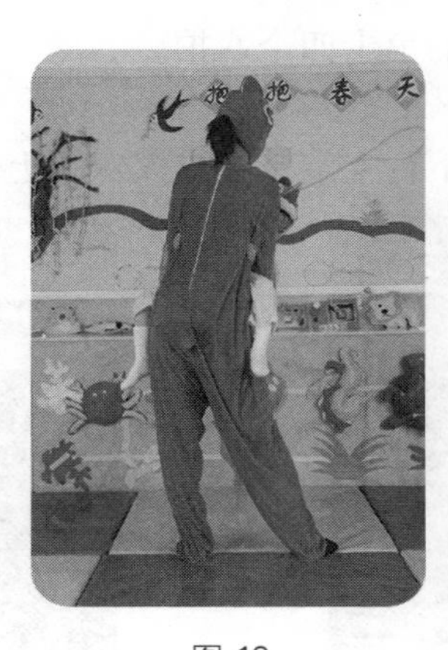

图 10

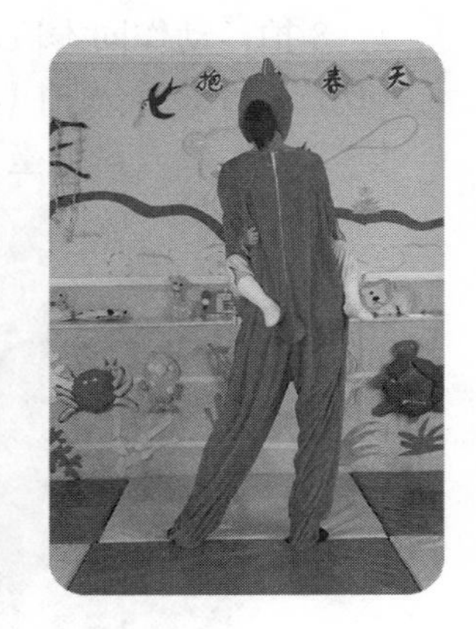

图 11

(11）第十一个八拍 1×8

1～8 拍：动作同本段第十个八拍的 5～8 拍。

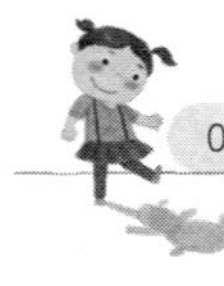

（12）第十二个八拍 1×8

1～2 拍：成人用力向左托举宝宝（图 12）。

3～4 拍：用力向右托举宝宝（图 13）。

5～8 拍：动作同本八拍的 1～4 拍。

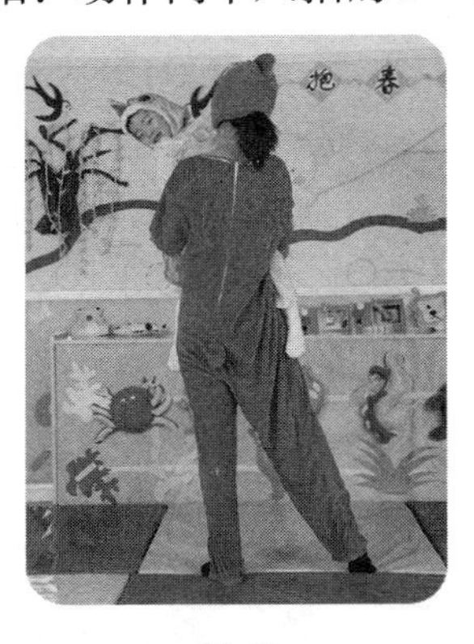

图 12

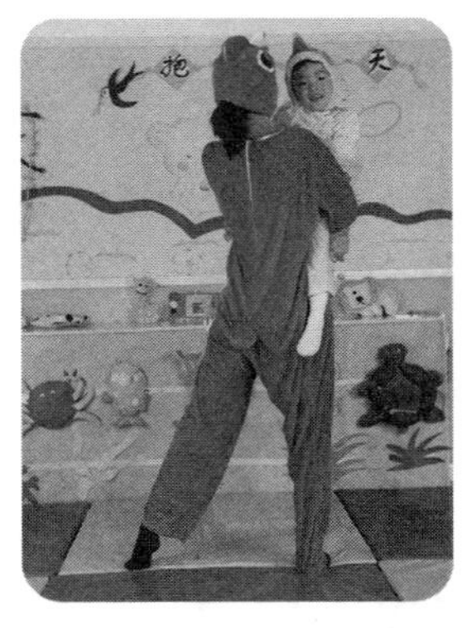

图 13

（13）第十三个八拍 1×8

1～4 拍：成人将宝宝放在地垫上，宝宝在前，成人在后，表示小宝宝出生了。

5～8 拍：成人和宝宝的双臂侧下举。

（14）第十四个八拍 1×8

1～8 拍：成人和宝宝快速抖动身体，双脚原地交替点地，好似小鸡出壳后将自己身上的羽毛抖干（图 14）。

（15）第十五个八拍 1×8

1～8 拍：动作同本段的第十四个八拍。

（16）第十六个八拍 1×8

1～8 拍：成人盘腿坐下，宝宝坐在成人双腿上（图 15）。

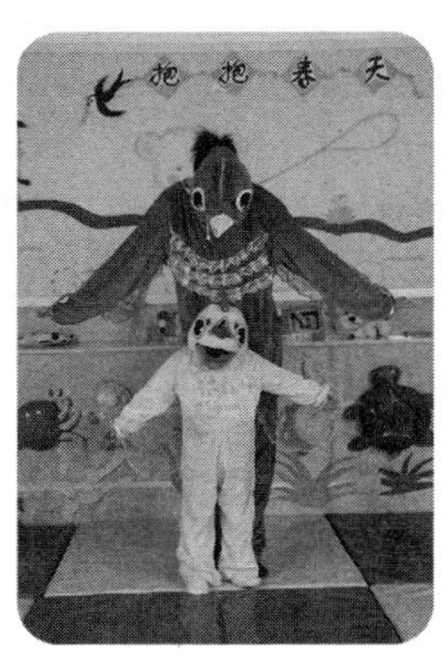

图 14

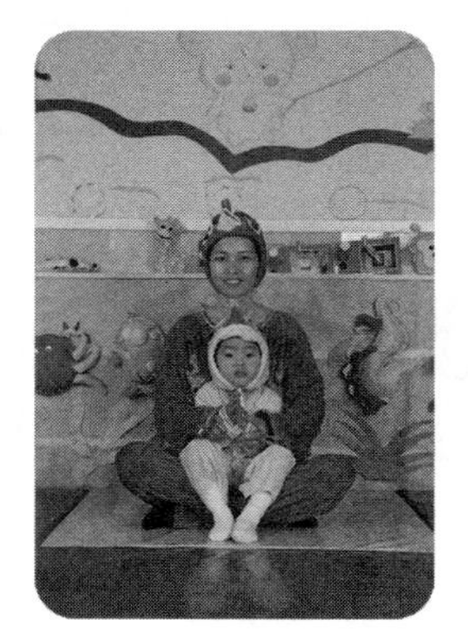

图 15

3. 第二段音乐前奏 1×8

1～8 拍：成人握住宝宝的手，引导宝宝跟随音乐节奏拍手，一拍一下，拍手的同时身体左右摆动，先左后右（图 16、图 17）。

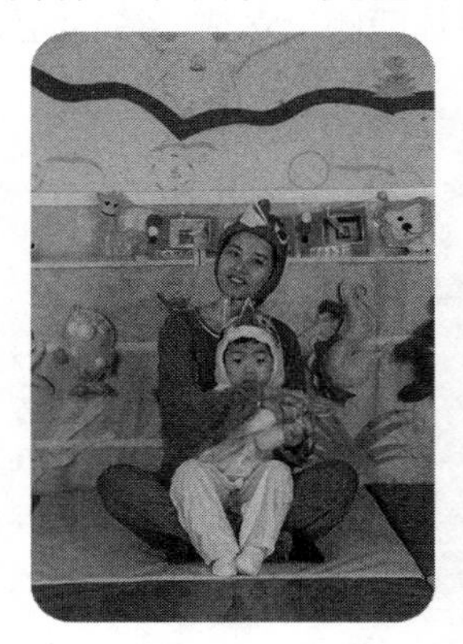

图 16

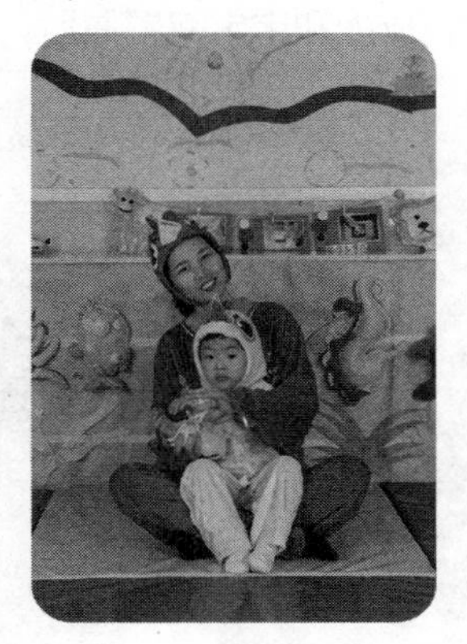

图 17

4. 第二段音乐 4×8

（1）第一个八拍 1×8

歌词：奇怪奇怪真奇怪，真呀真奇怪

1～2 拍：成人和宝宝双臂屈肘，双手握拳，食指指向自己的头部，随音乐转动食指，身体向右摆动一次（图 18）。

3～4 拍：身体向左摆动一次（图 19）。

5～8 拍：动作同本八拍的 1～4 拍。

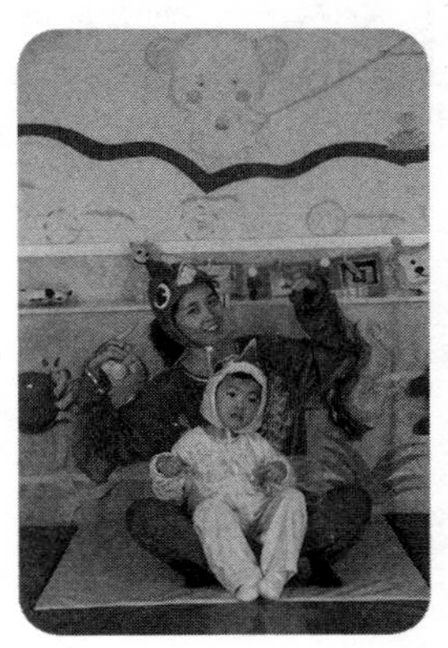

图 18

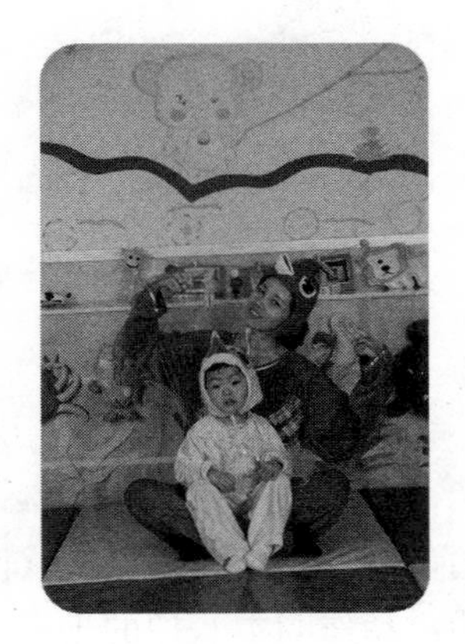

图 19

（2）第二个八拍 1×8

歌词：圆圆的蛋壳里钻出小脑袋

1～4拍：成人和宝宝双臂在胸前交叉，随音乐向上转动手腕，逐渐双臂高举，再从头顶绕至身体两侧（图20～图22）。

5～6拍：成人将双手放在宝宝面前（图23）。

7～8拍：成人和宝宝双臂屈肘，打开至身体两侧，立掌，掌心向外（图24）。

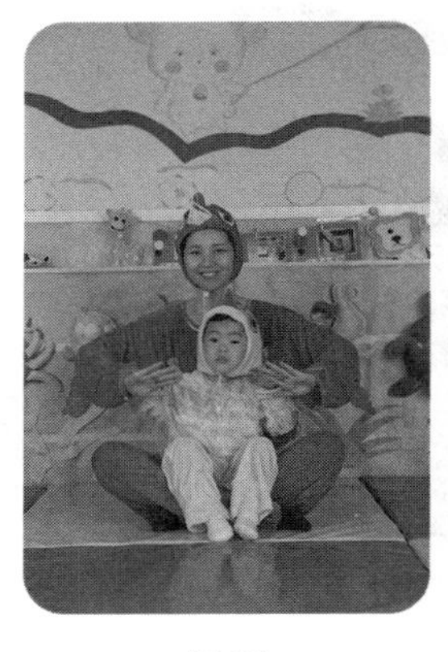

图20

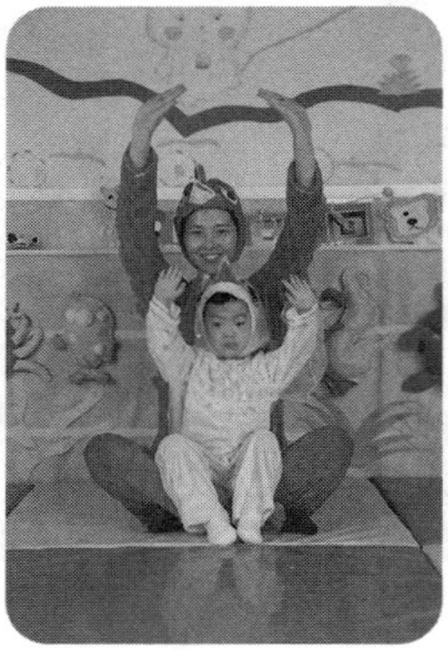

图21

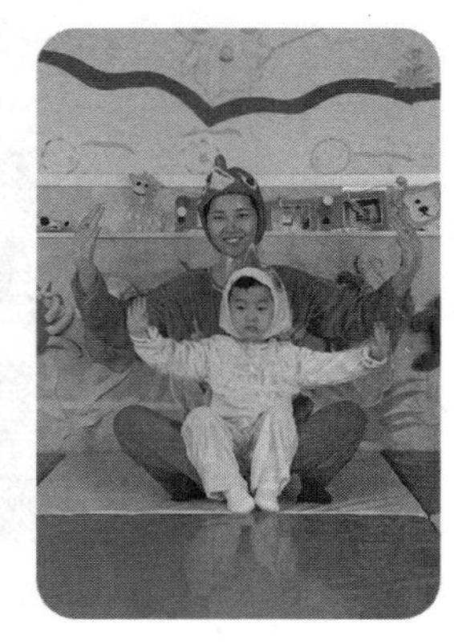

图22

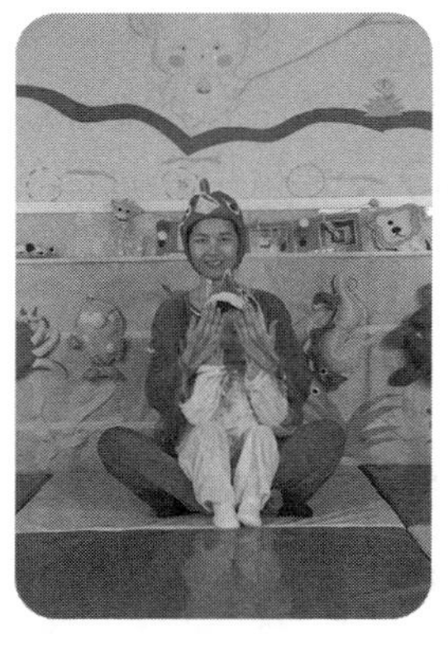

图23

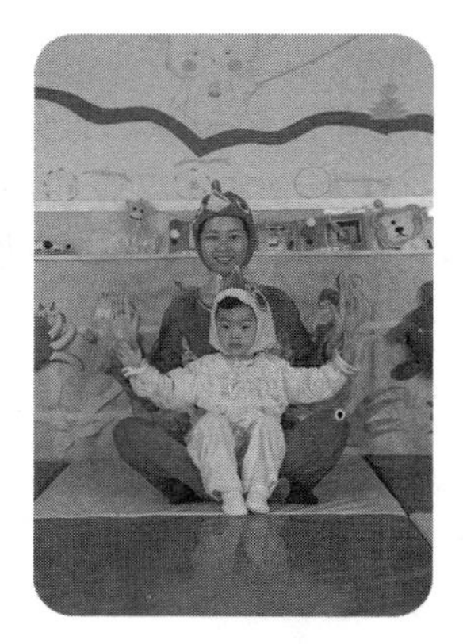

图24

（3）第三个八拍1×8

歌词：可爱可爱真可爱，小鸡呀一出壳

1～2拍：成人和宝宝双臂高举，向右摆动一次（图25）。

3～4拍：向左摆动双臂一次（图26）。

5～8拍：动作同本八拍的1～4拍。

（4）第四个八拍1×8

歌词：就叽叽叽叽唱起来

1～6拍：动作同本段第三个八拍的1～6拍。

7～8 拍：成人和宝宝双手在体前摊手，掌心向上（图 27）。

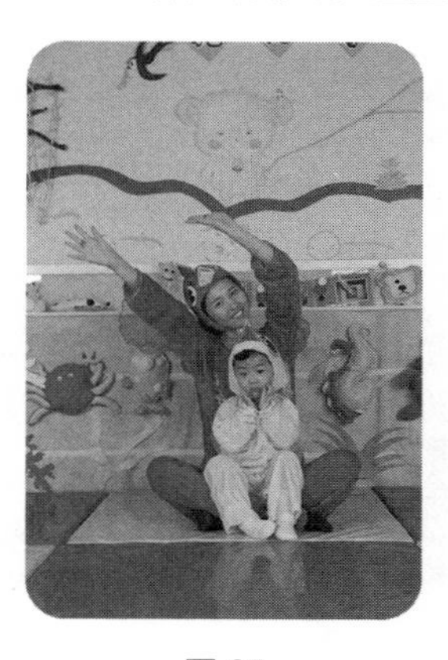

图 25

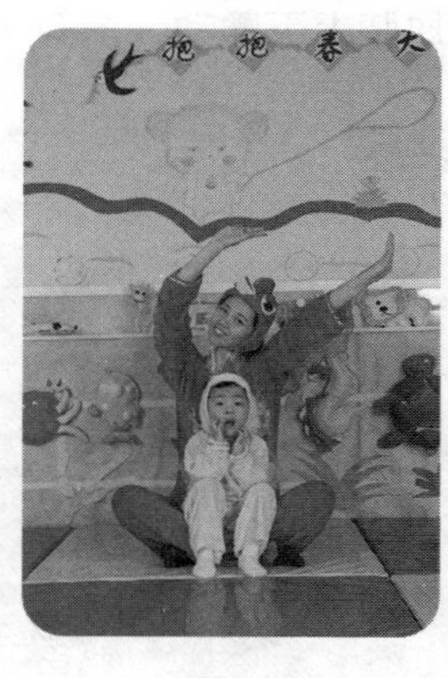

图 26

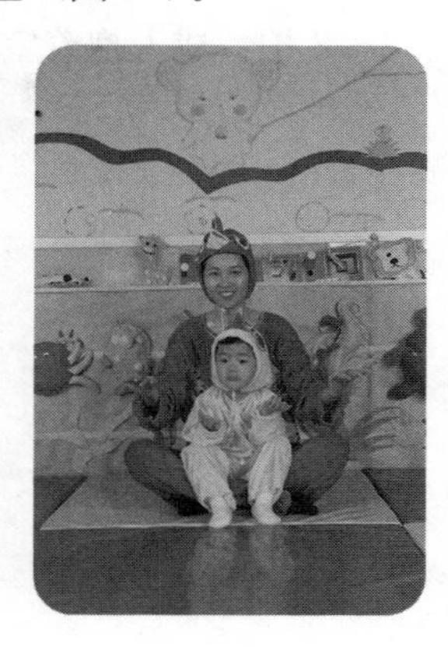

图 27

5. 第二段音乐间奏 1×8

动作同第二段前奏。

6. 第二段音乐第二遍 4×8

动作同第二段音乐。

7. 第三段音乐前奏 5×8

（1）第一至第三个八拍 3×8

1～8 拍：成人双手在腹前交叉，宝宝坐在成人双手上，成人屈膝上下颤动，宝宝双手挥手似打招呼（图 28）。

（2）第四个八拍 1×8

1～8 拍：成人抱着宝宝在场地上逆时针转动半圈后，身体左侧对着观众（图 29）。

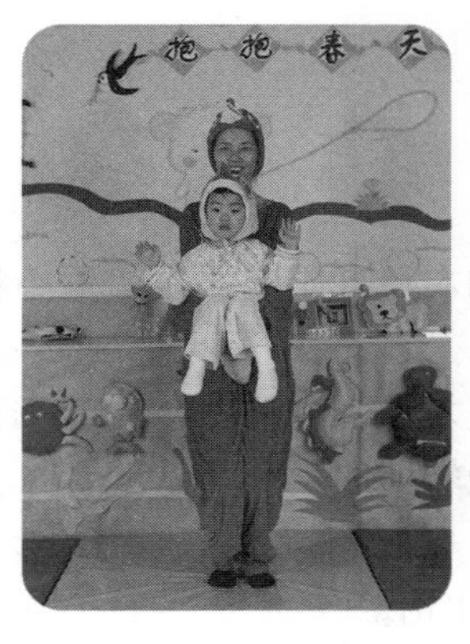

图 28

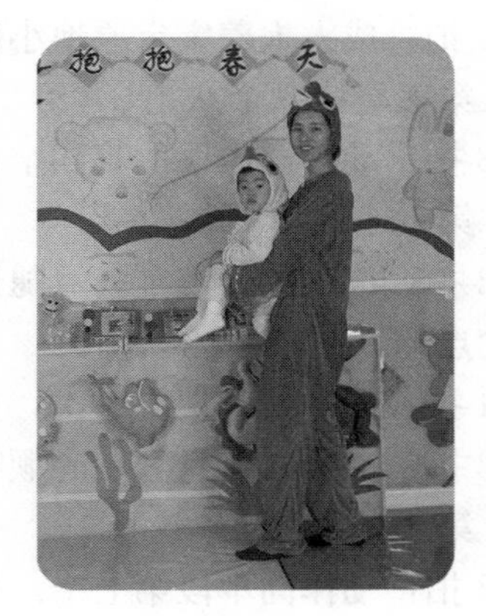

图 29

（3）第五个八拍 1×8

1～8 拍：成人抱着宝宝屈膝上下颤动（图 30）。

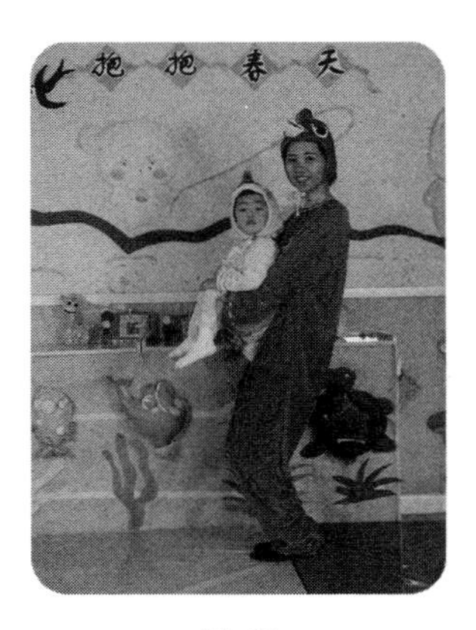

图 30

8. 第三段音乐 25×8

（1）第一个八拍 1×8

1～4 拍：成人抱着宝宝颤膝，两拍一下，共两次，同时抖动宝宝。

5～8 拍：成人抱着宝宝颤膝，一拍一下，共四次。

（2）第二个八拍 1×8

1～4 拍：动作同本段第一个八拍的 5～8 拍。

5～8 拍：成人抱着宝宝跑进场地。

（3）第三个八拍 1×8

1～8 拍：成人抱着宝宝围绕场地跑动一圈后面向观众。

（4）第四个八拍 1×8

1～8 拍：成人抱着宝宝原地小碎步跑。

（5）第五至第六个八拍 2×8

1～8 拍：动作同本段的第四个八拍。

（6）第七个八拍 1×8

1～2 拍：成人抱着宝宝，双腿开立，向右甩动宝宝一次，重心移至右脚，左脚脚尖点地（图 31）。

3～4 拍：向左甩动宝宝一次，重心移至左脚，右脚脚尖点地（图 32）。

5～8 拍：成人以自身为中心顺时针原地转一周。

（7）第八个八拍 1×8

1～2 拍：动作同本段第七个八拍的 3～4 拍。

3～4 拍：动作同本段第七个八拍的 1～2 拍。

5～8 拍：成人以自身为中心逆时针原地转一周。

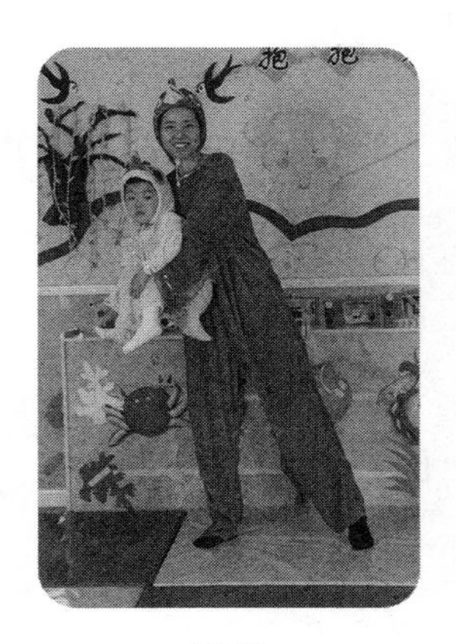

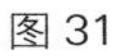
图 31

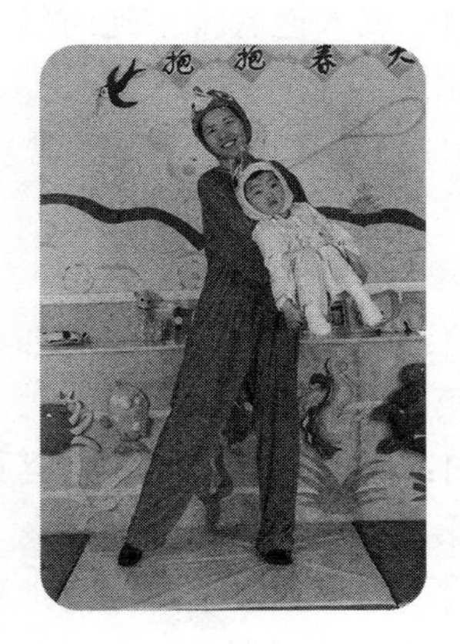

图 32

(8) 第九个八拍 1×8

1～8 拍：动作同本段的第七个八拍。

(9) 第十个八拍 1×8

1～8 拍：成人双腿分开，双臂在宝宝腋下穿过，抱住宝宝（图 33）。

(10) 第十一个八拍 1×8

1～2 拍：成人将宝宝向前甩（图 34）。

3～4 拍：成人将宝宝向后甩。

5～8 拍：动作同本八拍的 1～4 拍。

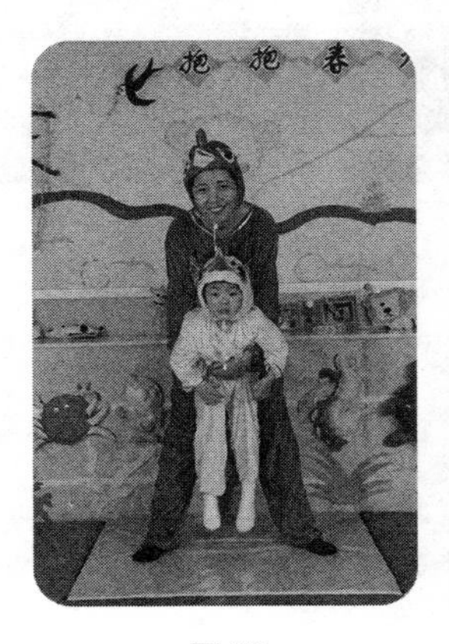

图 33

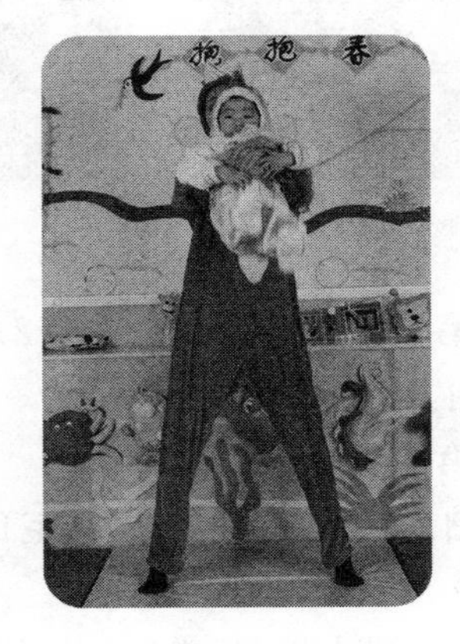

图 34

(11) 第十二个八拍 1×8

1～8 拍：动作同本段的第十一个八拍。

（12）第十三个八拍 1×8

1~8 拍：成人抱着宝宝逆时针原地自转一周。

（13）第十四个八拍 1×8

1~8 拍：成人和宝宝侧对观众，手拉手面对面站立，双脚离地向上跳（图 35）。

（14）第十五个八拍 1×8

1~8 拍：动作同本段的第十四个八拍。

（15）第十六个八拍 1×8

1~8 拍：成人和宝宝边跳边互换位置（图 36）。

（16）第十七个八拍 1×8

1~8 拍：成人和宝宝继续离地跳跃。

（17）第十八个八拍 1×8

1~8 拍：成人坐在地垫上双腿伸直，宝宝坐在成人膝盖上，成人和宝宝面对面手拉手，成人颤膝，宝宝随之上下颠动（图 37）。

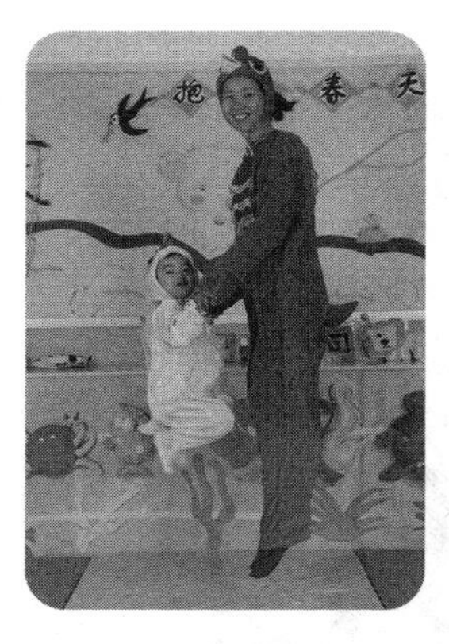

图 35

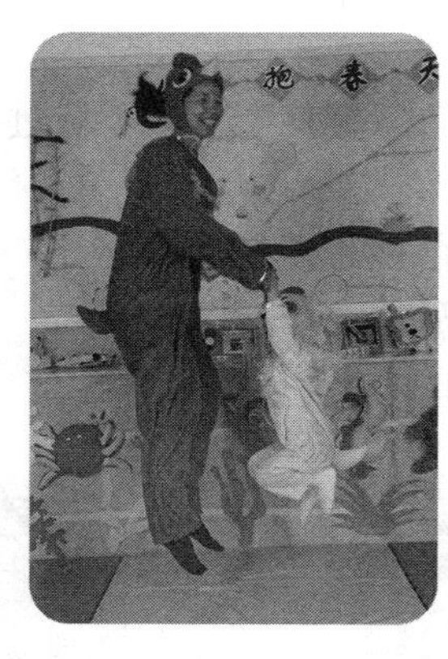

图 36

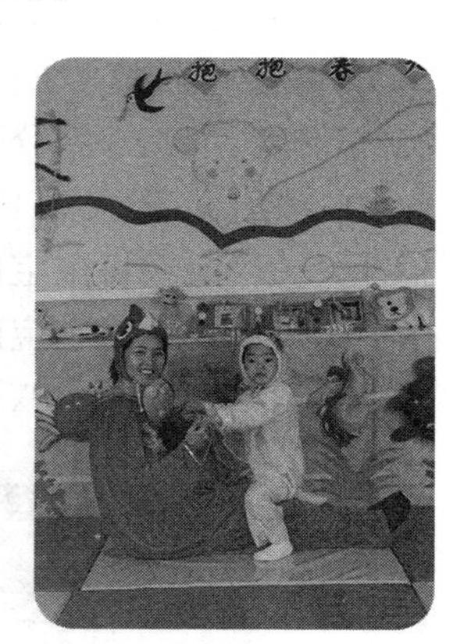

图 37

（18）第十九至第二十个八拍 2×8

1~8 拍：动作同本段的第十八个八拍。

（19）第二十一个八拍 1×8

1~4 拍：成人双手拉着宝宝的双手，宝宝向后躺平在成人的双腿上（图 38）。

5~8 拍：成人将宝宝拉起来（图 39）。

（20）第二十二个八拍 1×8

1~8 拍：成人和宝宝手膝着地趴在地垫上，宝宝在前，成人在后，随音乐节奏点头（图 40）。

（21）第二十三至第二十五个八拍 3×8

1～8 拍：动作同本段的第二十二个八拍。

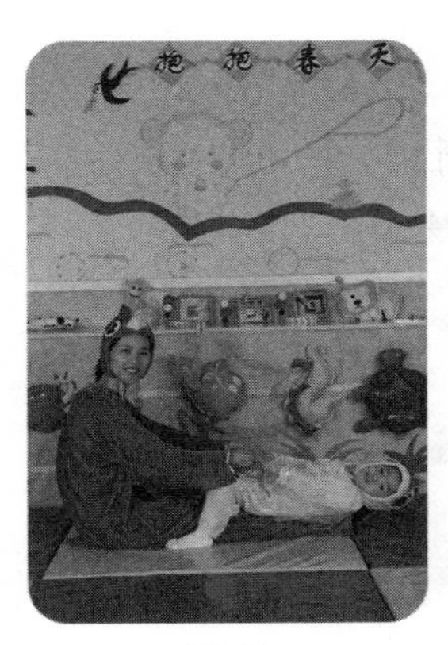

图 38

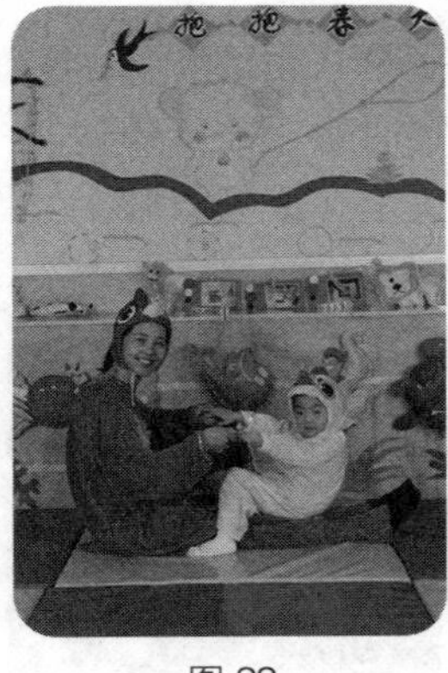

图 39

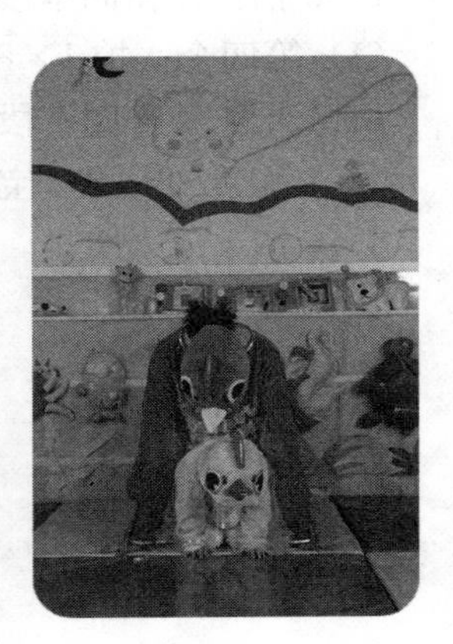

图 40

9. 第四段音乐 4×8

（1）第一个八拍 1×8

1～4 拍：成人双手托着宝宝站起来，双脚并拢（图 41）。

5～6 拍：向右摆动身体，重心放在右脚上，左脚脚尖点地（图 42）。

7～8 拍：向左摆动身体，重心放在左脚上，右脚脚尖点地（图 43）。

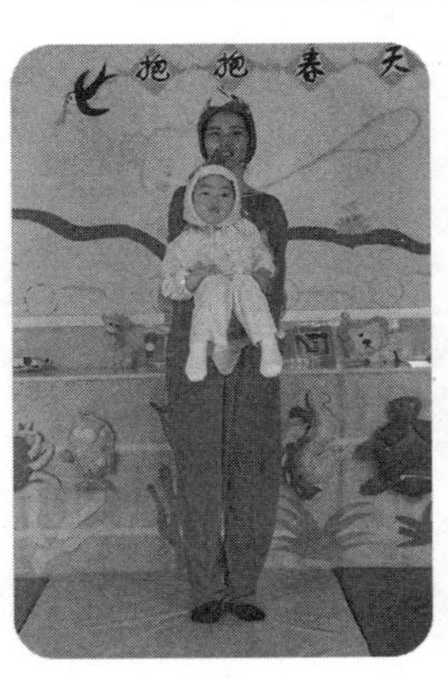

图 41

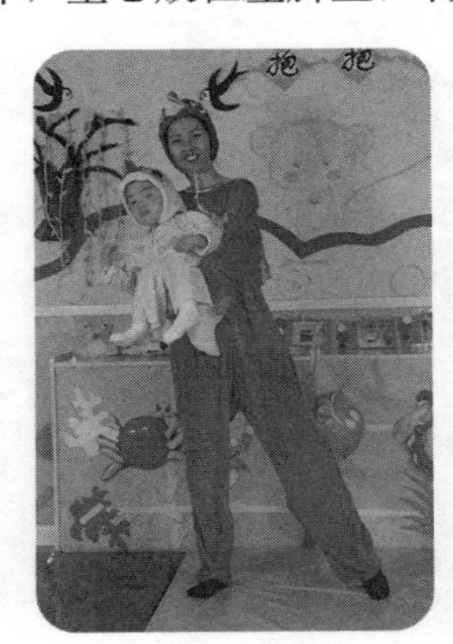

图 42

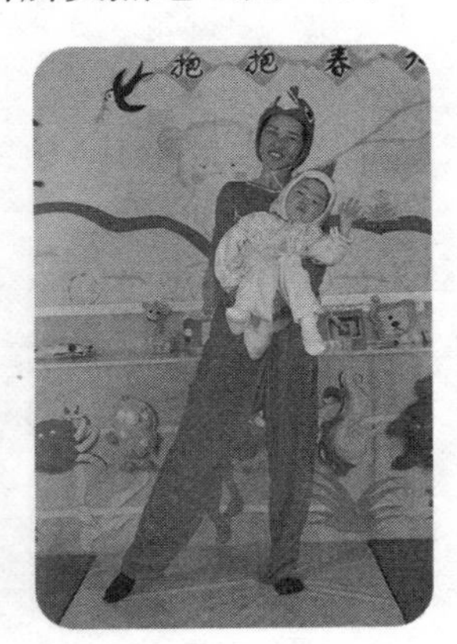

图 43

（2）第二个八拍 1×8

1～2 拍：动作同本段第一个八拍的 5～6 拍。

3～4 拍：动作同本段第一个八拍的 7～8 拍。

5～6 拍：动作同本八拍的 1～2 拍。

7～8 拍：成人抱着宝宝逆时针小碎步快速转一周。

（3）第三个八拍 1×8

1～8 拍：动作同本段第一个八拍的 5～8 拍。

（4）第四个八拍 1×8

1～4 拍：动作同本段第一个八拍的 5～8 拍。

5～7 拍：成人抱着宝宝顺时针小碎步快速转一周。

8～8 拍：成人跪坐，宝宝坐在成人双膝上（图 44）。

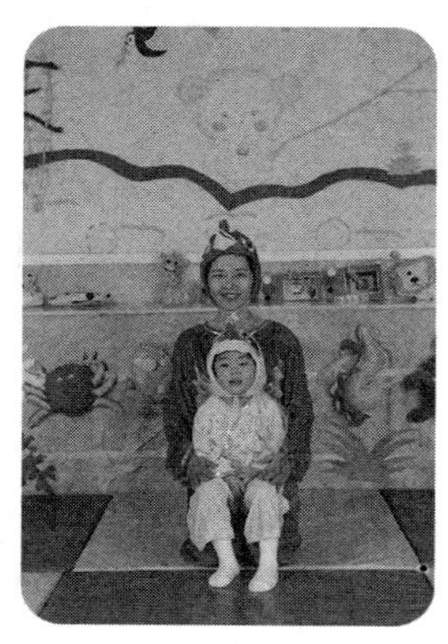

图 44

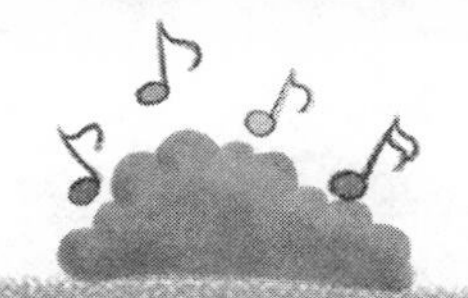

13. 亲亲猪猪宝贝

扫码看视频

目标

1. 通过风趣幽默的歌词语言，懂得应养成良好的进餐及生活卫生习惯。
2. 在亲子游戏中，理解成人养育宝宝的辛苦，激发爱成人的情感。
3. 能配合成人一起完成亲子游戏，增进亲子情感。

动作说明

1. 预备动作

成人坐在椅子上，宝宝坐在成人腿上（图 1）。

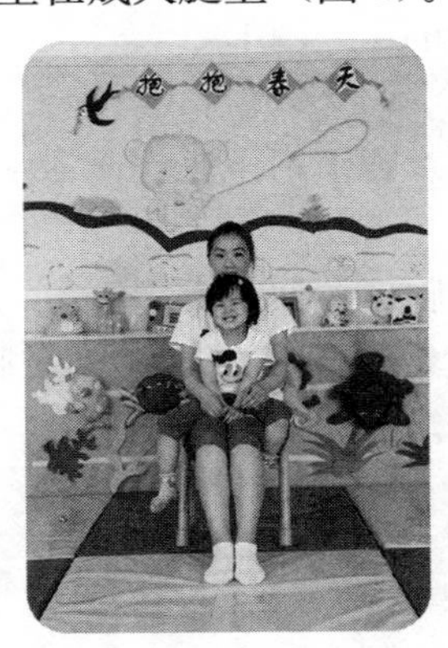

图 1

2. 第一段音乐前奏 8×8

（1）第一个八拍 1×8

1～2 拍：成人和宝宝双臂高举，掌心向外，五指张开，向右挥动手臂一次（图 2）。

3～4 拍：向左挥动手臂一次。

5～8 拍：动作同本八拍的 1～4 拍。

（2）第二个八拍 1×8

1～4 拍：动作同本段第一个八拍的 1～4 拍。

5～6 拍：成人双手托着宝宝腋下，使宝宝向前探出身体（图 3）。

7～8 拍：将宝宝的身体向后收回。

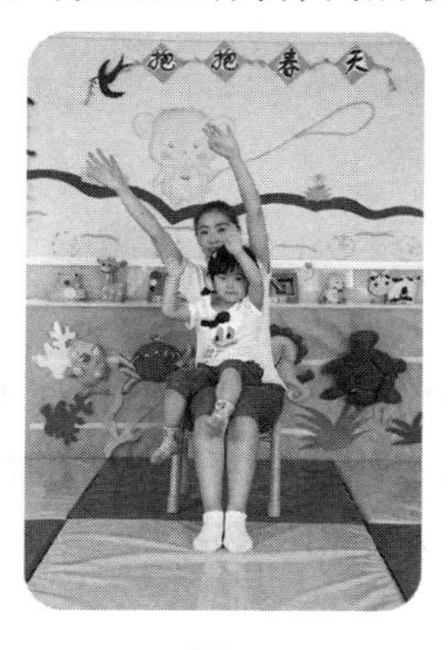

图 2

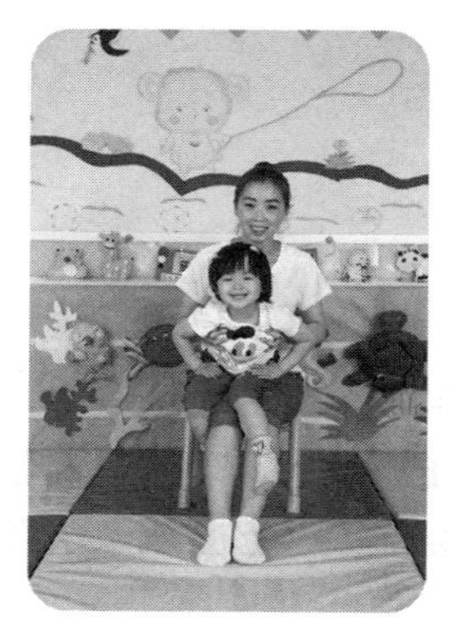

图 3

（3）第三个八拍 1×8

1～2 拍：动作同本段第二个八拍的 5～6 拍。

3～4 拍：将宝宝的身体向后收回。

5～8 拍：动作同本八拍的 1～4 拍。

（4）第四个八拍 1×8

1～8 拍：宝宝从成人的双腿上滑下来（图 4）。

（5）第五个八拍 1×8

1～4 拍：成人将宝宝从腿下拉回到大腿上。

5～8 拍：成人双手从宝宝腋下穿过，在宝宝胸前交叉，抱着宝宝从座椅上离开，向前碎步跑（图 5）。

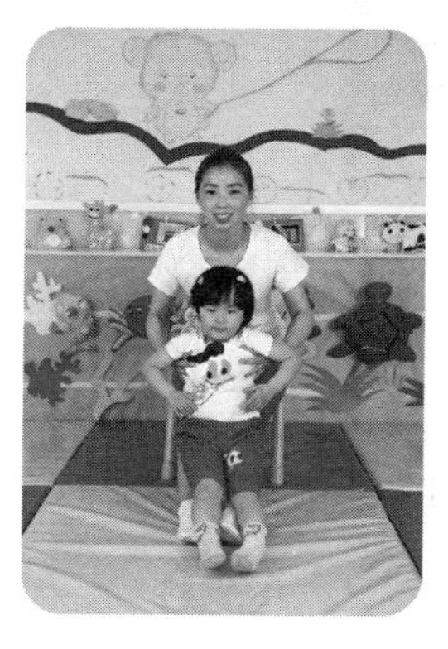

图 4

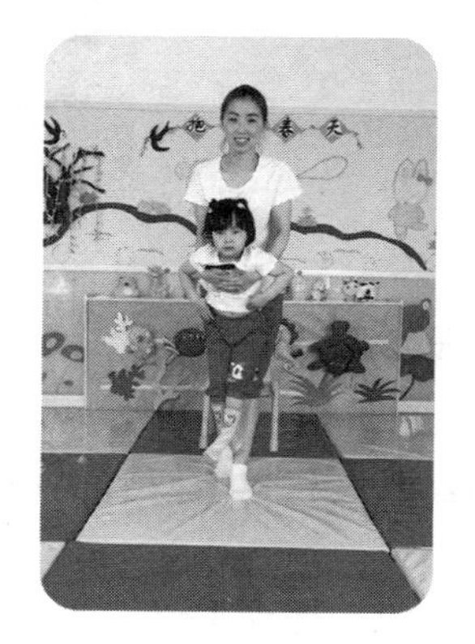

图 5

(6) 第六个八拍 1×8

1～4 拍：成人将宝宝放到地上，和宝宝面对面站立（图 6）。

5～8 拍：成人右手放到头的右侧，宝宝左手放到头的左侧，互相敬礼（图 7）。

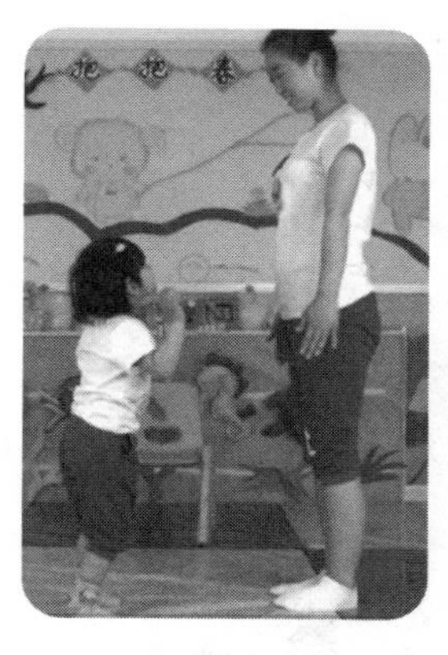

图 6

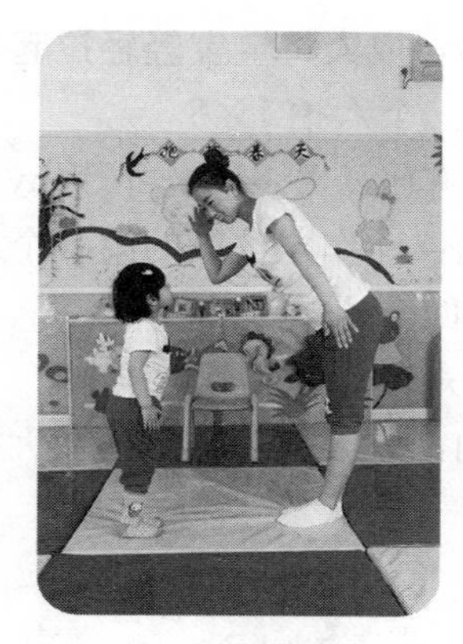

图 7

(7) 第七个八拍 1×8

1～4 拍：动作同本段第六个八拍的 1～4 拍。

5～8 拍：成人左手放到头的左侧，宝宝右手放到头的右侧，互相敬礼。

(8) 第八个八拍 1×8

1～8 拍：成人抱起宝宝原地顺时针转动一周。

3. 第一段音乐 16×8

(1) 第一个八拍 1×8

歌词：喝奶奶你的脚别乱踹

1～8 拍：成人将宝宝抱到大椅子上坐下，宝宝身体侧对观众（图 8）。

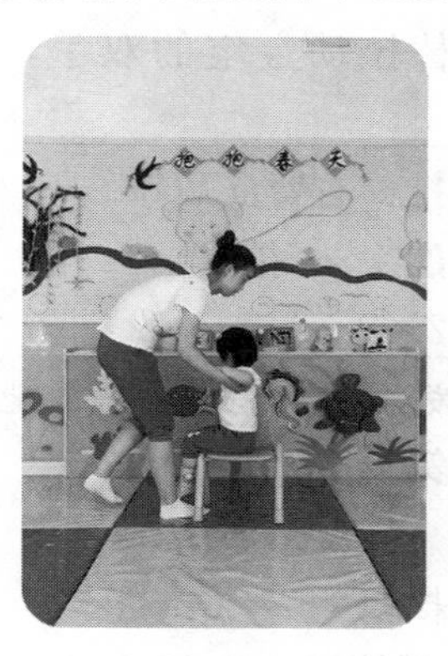

图 8

（2）第二个八拍 1×8

歌词：淘气就罚你站在门外

1～4 拍：成人双手拉着宝宝的双手，将宝宝轻轻放倒，让宝宝躺在大椅子上（图 9）。

5～8 拍：成人将宝宝轻轻拉起。

（3）第三个八拍 1×8

歌词：有问题要多问一个 Why

1～8 拍：动作同本段的第二个八拍。

（4）第四个八拍 1×8

歌词：走路时候屁股别乱摆

1～8 拍：成人帮助宝宝站在大椅子上，双手拉着宝宝的双手（图 10）。

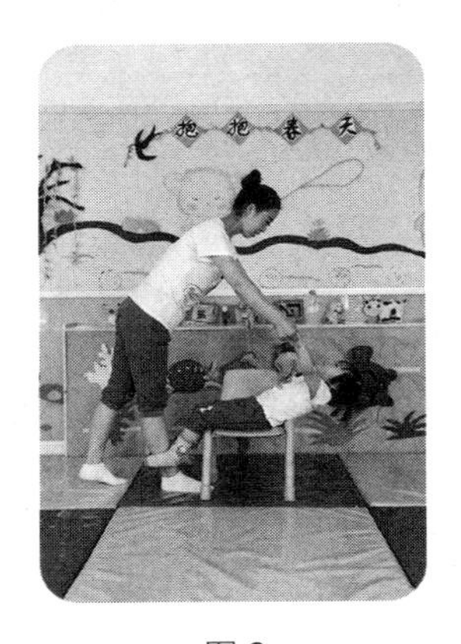

图 9

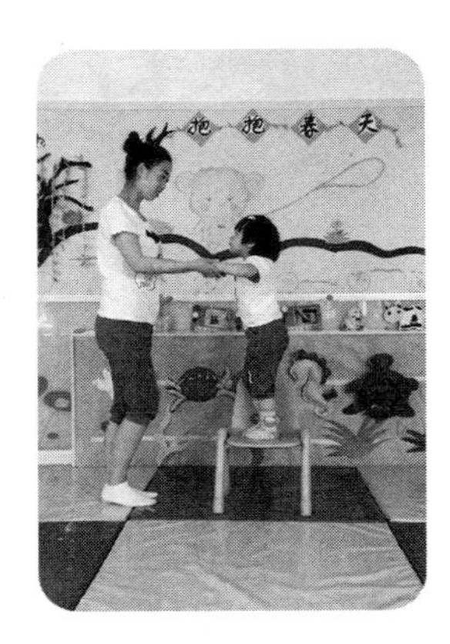

图 10

（5）第五个八拍 1×8

歌词：吃饭饭前把手洗白白

1～2 拍：成人双手交替拉动宝宝的双手，成人右臂向前推，左臂向后拉。

3～4 拍：成人左臂向前推，右臂向后拉。

5～8 拍：动作同本八拍的 1～4 拍。

（6）第六至第七个八拍 2×8

歌词：看见蝴蝶你不要发呆，生病了要勇敢地对待

1～8 拍：动作同本段的第五个八拍。

（7）第八个八拍 1×8

歌词：长大以后要把握未来

1～8 拍：成人将宝宝抱到椅子上坐好，成人左手臂指向左前上方，右手

指向右斜下方（图 11）。

（8）第九个八拍 1×8

歌词：喔，乖……

1～8 拍：宝宝坐在椅子上，双手高举左右摆动（图 12）。

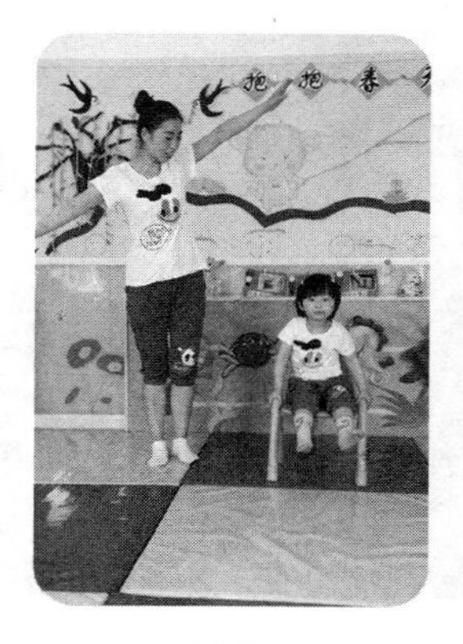

图 11

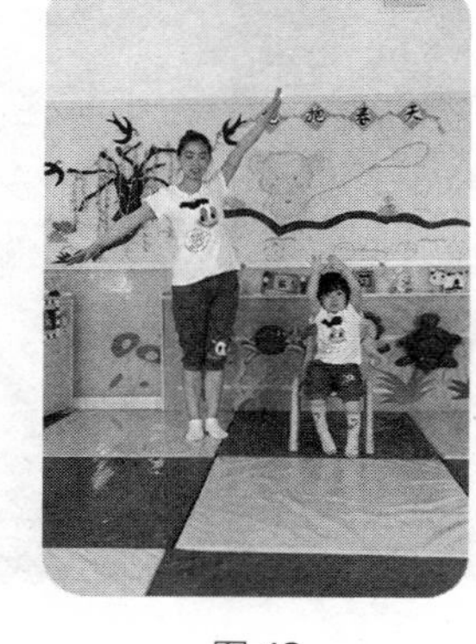

图 12

（9）第十个八拍 1×8

歌词：亲亲猪猪宝贝，宠爱你不累不累

1～8 拍：成人左手指向左前上方，右手指向右斜下方，绕着椅子逆时针跑跳一圈。

（10）第十一个八拍 1×8

歌词：每一天给你的爱是一千倍

1～2 拍：成人高举双臂向右摆动一次（图 13）。

3～4 拍：成人高举双臂向左摆动一次。

5～8 拍：动作同本八拍的 1～4 拍。

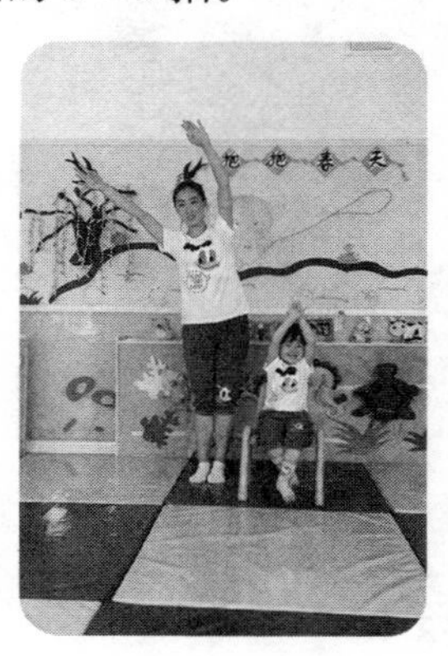

图 13

（11）第十二个八拍 1×8

歌词：亲亲猪猪宝贝，陪伴你夜空很美

1~8 拍：成人双臂放在身体两侧，双手握虚拳，右臂前，左臂后，逆时针绕着椅子跑跳一圈（图 14~图 16）。

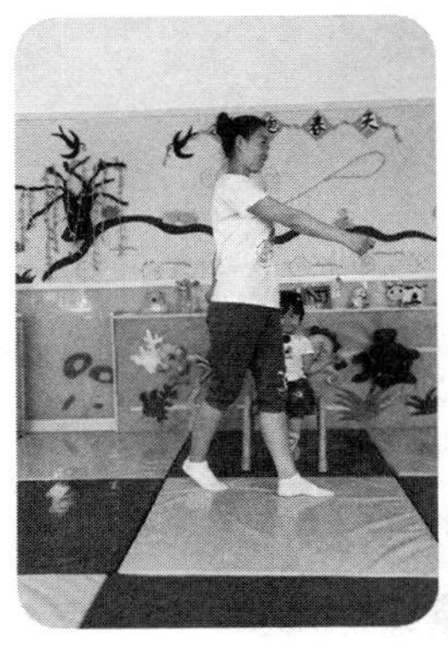

图 14

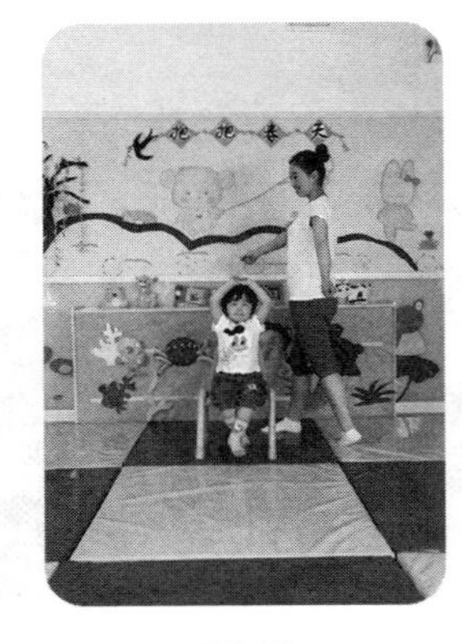

图 15

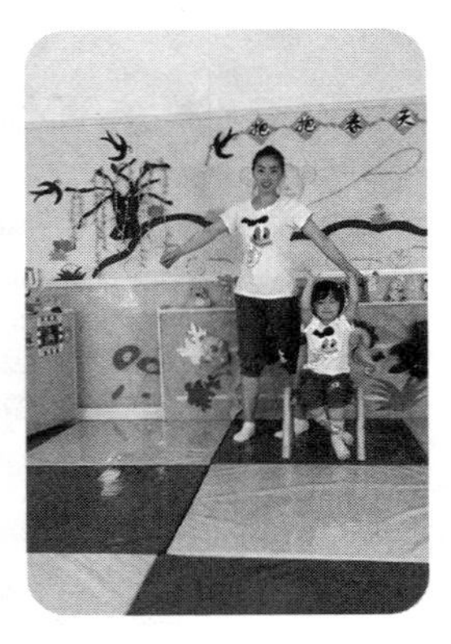

图 16

（12）第十三个八拍 1×8

歌词：把快乐都告诉了全世界

1~8 拍：动作同本段的第十一个八拍。

（13）第十四个八拍 1×8

歌词：Everyday

1~8 拍：成人将宝宝从椅子上抱下来，成人跪蹲，宝宝站在成人体前，成人和宝宝高举双臂，转动双手手腕（图 17）。

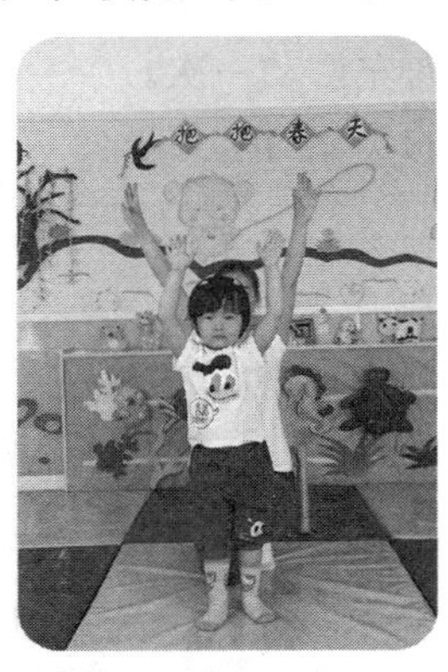

图 17

（14）第十五个八拍 1×8

1~8 拍：动作同本段的第十四个八拍。

(15) 第十六个八拍 1×8

1～4 拍：动作同本段第十四个八拍的 1～4 拍。

5～8 拍：成人坐在地垫上，双腿伸直，宝宝坐在成人双腿的小腿上，成人双手拉着宝宝的双手，俩人的眼睛互看（图 18）。

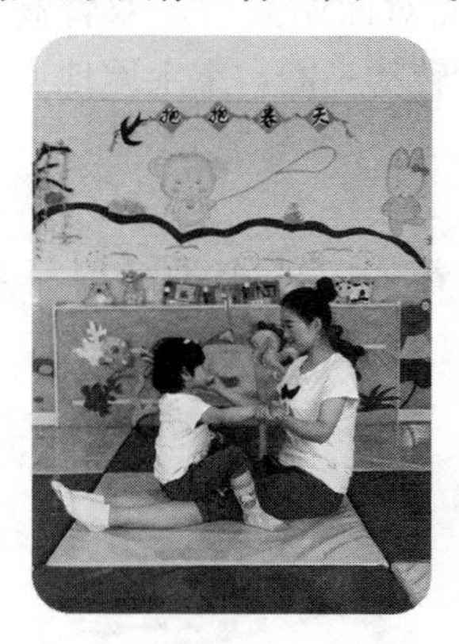

图 18

4. 第二段音乐前奏 4×8

(1) 第一个八拍 1×8

1～8 拍：成人双手拉着宝宝的双手，宝宝向后躺下，成人身体前屈（图 19）。

(2) 第二个八拍 1×8

1～8 拍：成人拉着宝宝坐起来。

(3) 第三个八拍 1×8

1～8 拍：动作同本段的第一个八拍。

(4) 第四个八拍 1×8

1～8 拍：成人将宝宝拉起后，和宝宝碰碰头（图 20）。

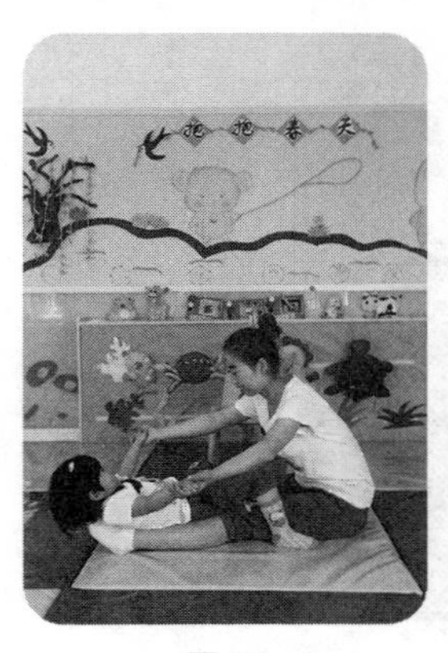

图 19

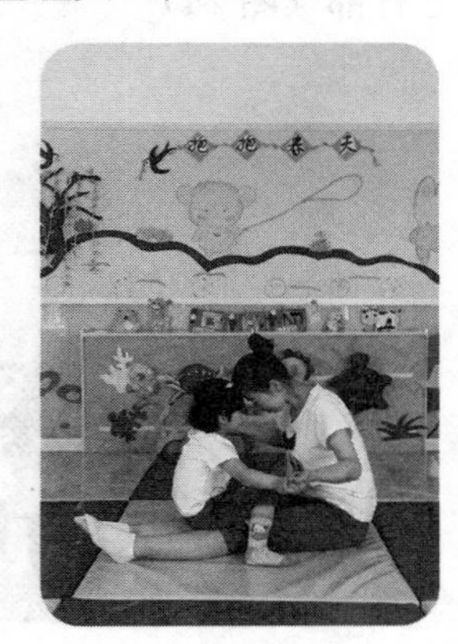

图 20

5. 第二段音乐第一遍 8×8

（1）第一至第二个八拍 2×8

歌词：青青的草地蓝蓝天，多美丽的世界

1～8 拍：成人和宝宝面对面站立后，双臂高举，五指张开，掌心向外，转动手腕，成人原地顺时针转动一圈，宝宝原地逆时针转动两圈。

（2）第三个八拍 1×8

歌词：大手拉小手带我走

1～8 拍：成人双手拉着宝宝的小手逆时针转半圈后，两人位置对调（图 21～图 23）。

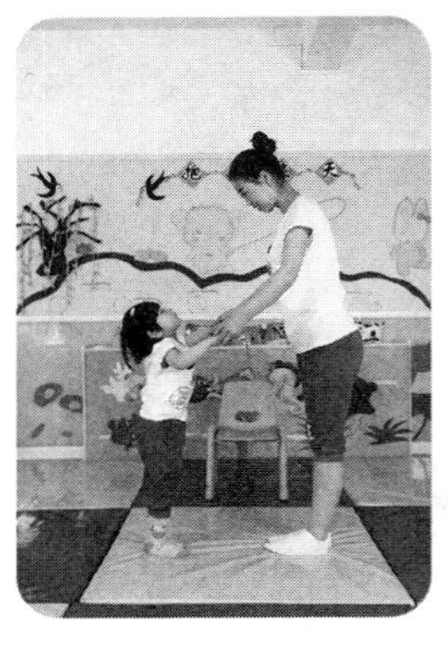

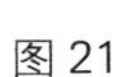
图 21

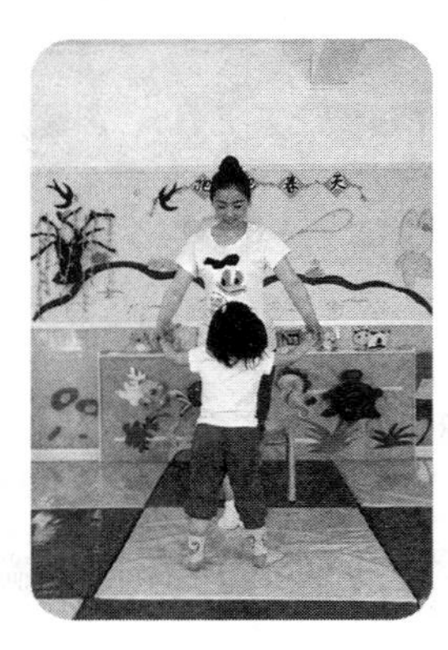

图 22

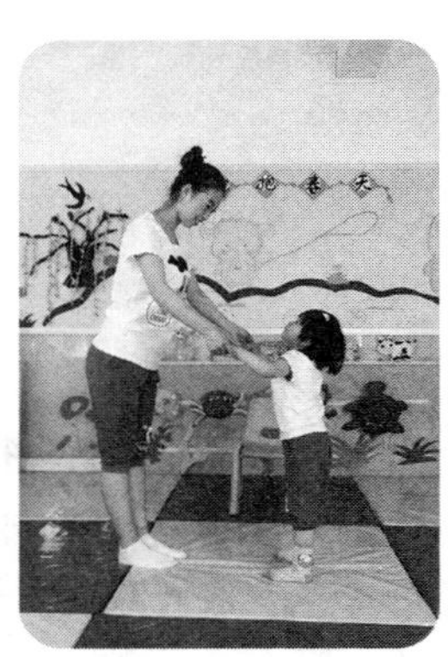

图 23

（3）第四个八拍 1×8

歌词：我是妈妈的宝贝

1～8 拍：成人右腿跪蹲，左腿屈膝，宝宝站立，成人和宝宝互相拥抱并轻轻拍打对方背部（图 24）。

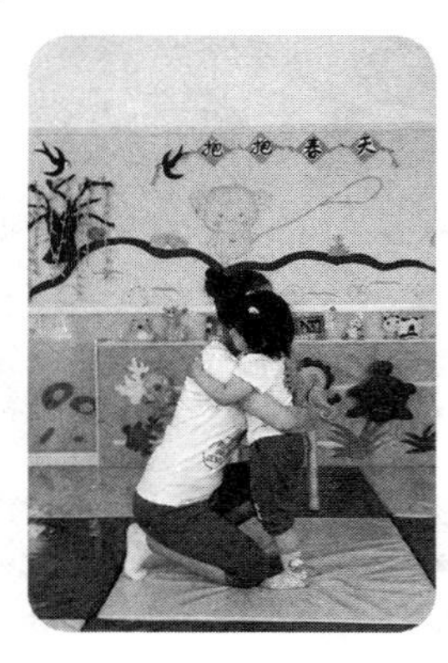

图 24

（4）第五个八拍 1×8

歌词：我一天天长大你一天天老

1～8 拍：成人边起身站立，边反复左右手交替拉宝宝的双手，宝宝双手保持原位不动（图 25）。

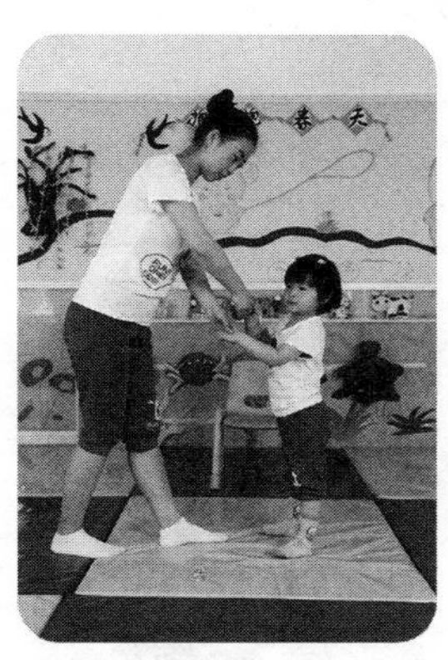

图 25

（5）第六个八拍 1×8

歌词：世界也变得更辽阔

1～4 拍：动作同本段的第五个八拍。

5～8 拍：成人双手拉着宝宝的双手，带动宝宝逆时针转动一周。

（6）第七个八拍 1×8

歌词：从今往后让我牵你带你走

1～8 拍：成人和宝宝转身面向观众，身体直立，成人左手拉着宝宝右手，成人右臂斜上举，五指张开，掌心向前，先向左再向右摆动手臂，身体随着手臂一起摆动，重心左右交替变化；宝宝左臂举起，随音乐左右摆动（图 26）。

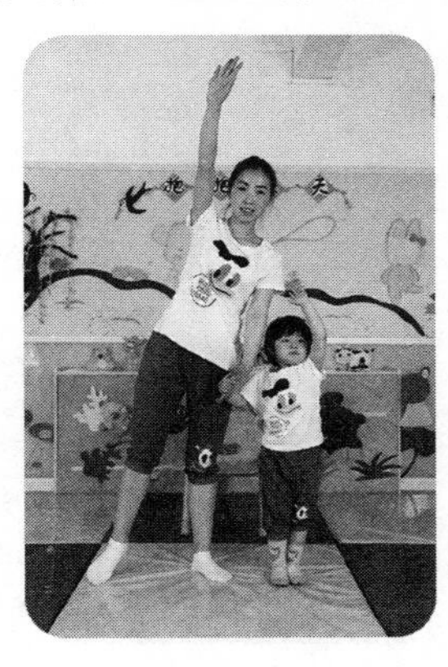

图 26

（7）第八个八拍 1×8

歌词：换你当我的宝贝

1～8 拍：动作同本段的第四个八拍。

6. 第二段音乐间奏 4×8

（1）第一个八拍 1×8

1～8 拍：成人右腿跪蹲，左腿屈膝，面向观众，宝宝站在成人左侧，成人和宝宝双手抱拳闭眼（图 27）。

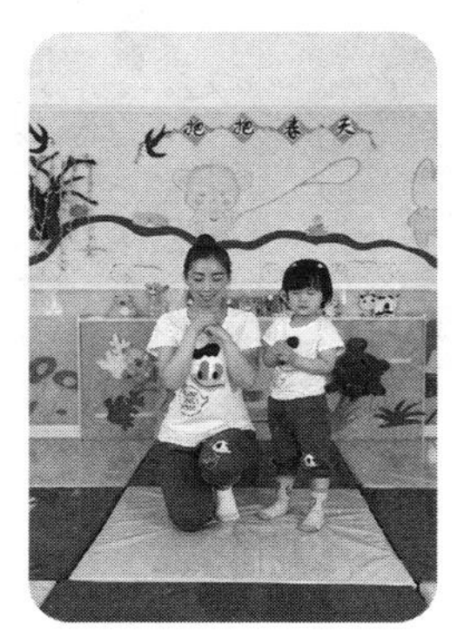

图 27

（2）第二至第四个八拍 3×8

1～8 拍：动作同本段的第一个八拍。

7. 第二段音乐第二遍 8×8

（1）第一个八拍 1×8

歌词：青青的草地蓝蓝天

1～8 拍：成人和宝宝面对面，双手握拳，两小臂由里向外绕环，在胸前逆时针转动一周（图 28）。

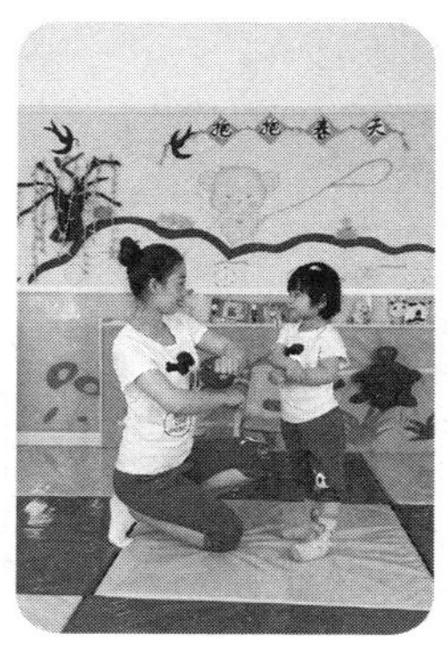

图 28

（2）第二个八拍 1×8

歌词：多美丽的世界

1～8 拍：成人和宝宝双手五指张开，在腹前交叉，转动手腕向上至头顶，再绕到身体两侧斜下举。

（3）第三个八拍 1×8

歌词：大手拉小手带我走

1～8 拍：动作同第二段音乐第一遍的第五个八拍。

（4）第四个八拍 1×8

歌词：我是妈妈的宝贝

1～4 拍：动作同第二段音乐第一遍第六个八拍的 5～8 拍。

5～8 拍：动作同第二段音乐第一遍的第四个八拍。

（5）第五至第六个八拍 2×8

歌词：我一天天长大，你一天天老，世界也变得更辽阔

1～8 拍：动作同第二段音乐第一遍的第四个八拍。

（6）第七个八拍 1×8

歌词：从今往后让我牵你带你走

1～8 拍：成人跪蹲，右手拉着宝宝的左手举高。

（7）第八个八拍 1×8

歌词：换你当我的宝贝

1～8 拍：成人拉着宝宝的手，让宝宝围绕自己逆时针走一圈（图 29）。

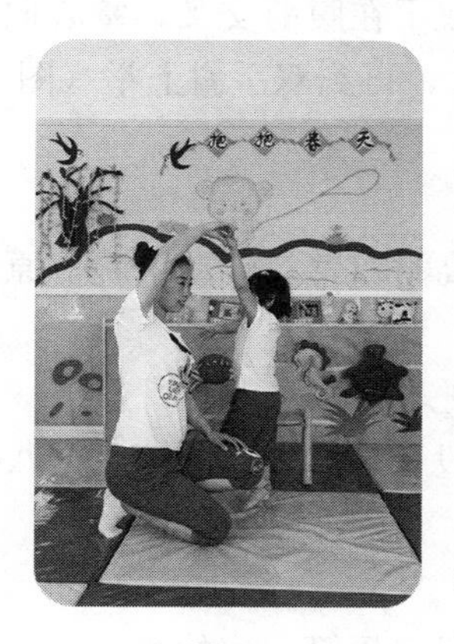

图 29

8. 第二段音乐间奏 4×8

（1）第一个八拍 1×8

1～8 拍：成人跪蹲，宝宝站立，成人和宝宝面对面双手举高，成人依次

向右、向左摆动手臂各两次，宝宝动作的方向与成人相反（图30）。

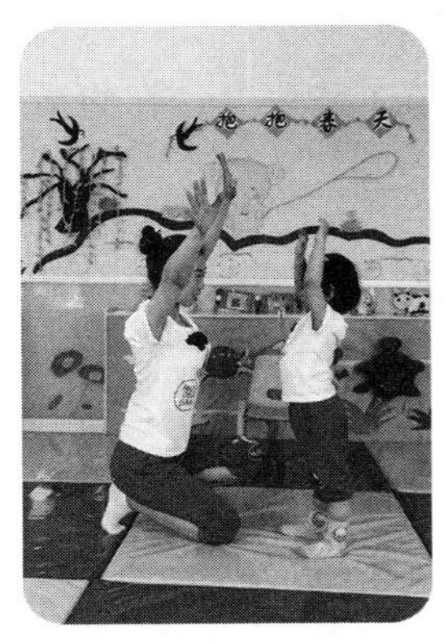

图30

（2）第二至第四个八拍 3×8

1～8拍：动作同本段的第一个八拍。

9. 第二段音乐第三遍 10×8

（1）第一个八拍 1×8

歌词：青青的草地蓝蓝天

1～4拍：成人和宝宝面向观众站立，双手在腹前摊开，掌心向上，四指并拢，拇指伸出（图31）。

5～8拍：成人和宝宝双手在腹前交叉，掌心向下，左手在上，右手在下，随音乐经过胸前平举至高举，再到双手斜上举（图32～图34）。

（2）第二个八拍 1×8

歌词：多美丽的世界

1～8拍：成人和宝宝高举双臂，转动手腕，原地小碎步顺时针转动一周。

（3）第三个八拍 1×8

歌词：大手拉小手带我走

1～8拍：动作同第二段音乐第一遍的第六个八拍。

（4）第四个八拍 1×8

歌词：我是妈妈的宝贝

1～8拍：动作同第二段音乐第一遍的第四个八拍。

（5）第五个八拍 1×8

歌词：我一天天长大，你一天天老

1～8拍：成人面向观众跪蹲，双臂斜上举，掌心向前，宝宝站立在成人左侧（图35）。

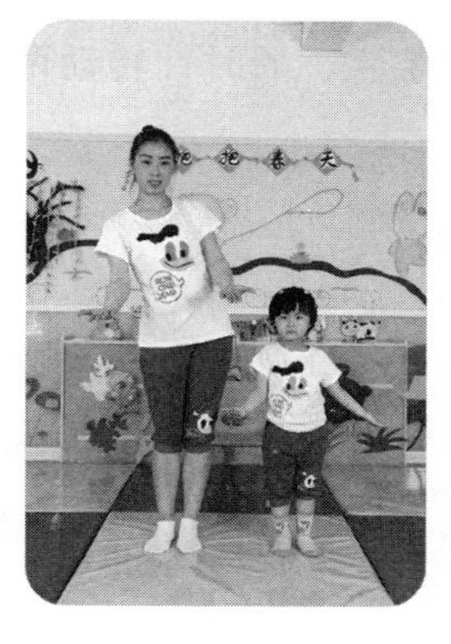

图 31

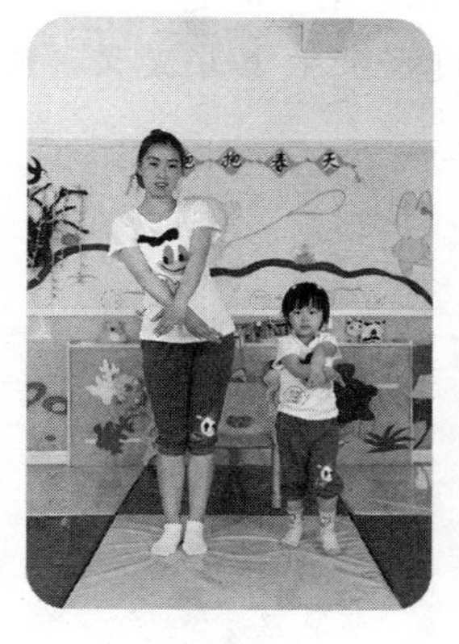

图 32

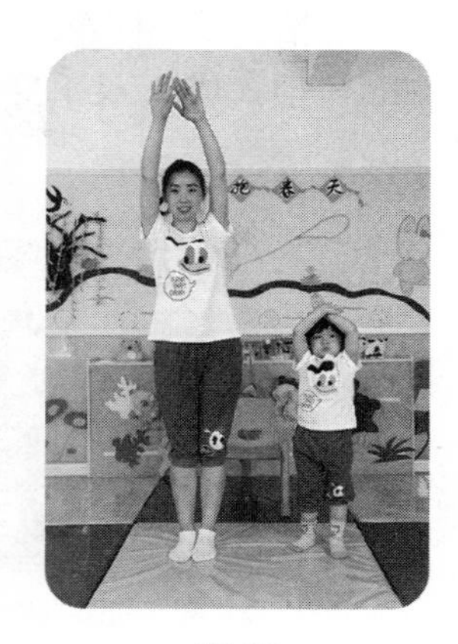

图 33

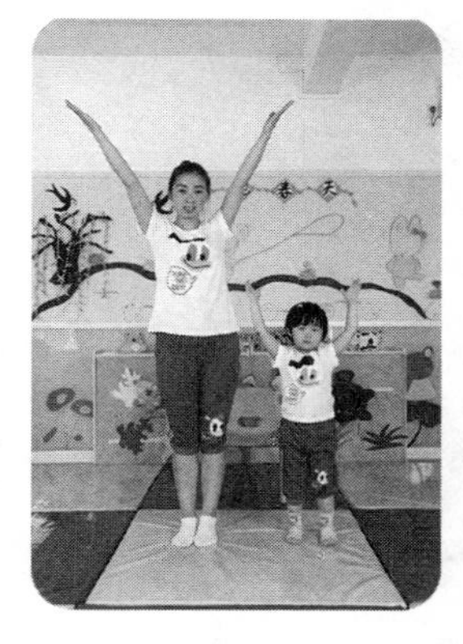

图 34

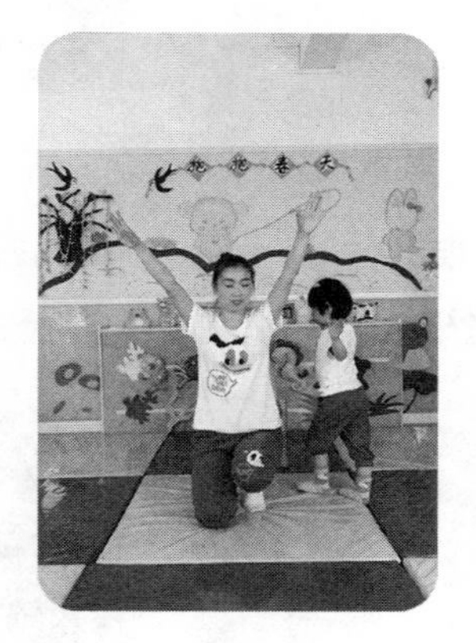

图 35

(6) 第六至第七个八拍 2×8

歌词：世界也变得更辽阔，从今往后让我牵你带你走

1～8 拍：宝宝双臂高举，围绕成人逆时针转动一周。

(7) 第八个八拍 1×8

歌词：换你当我的宝贝

1～4 拍：宝宝继续围绕成人转动半圈。

5～8 拍：动作同第二段音乐第一遍的第四个八拍。

(8) 第九个八拍 1×8

歌词：妈妈是我的宝贝

1～8 拍：动作同第二段音乐第一遍的第四个八拍。

(9) 第十个八拍 1×8

歌词：妈妈是我的宝贝

1～5拍：动作同第二段音乐第一遍的第四个八拍。

6～8拍：成人双手穿过宝宝腋下并交叉，抱起宝宝、顺时针转动两周（图36）。

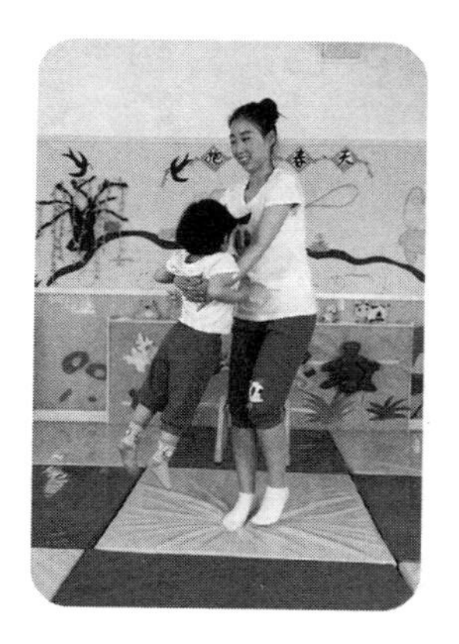

图36

10. 结束动作

成人跪坐，宝宝坐在成人腿上（图37）。

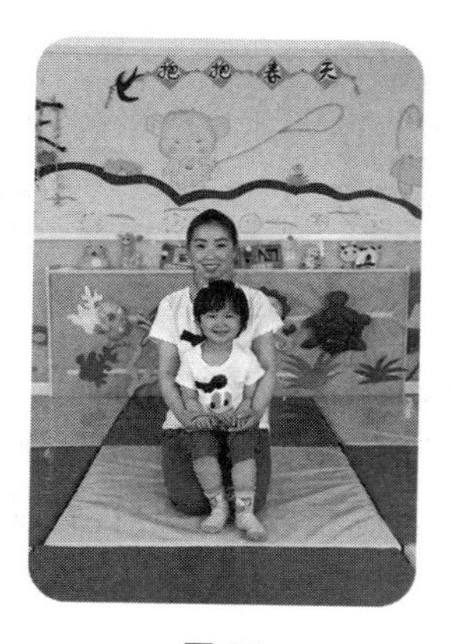

图37

14. 森林音乐会

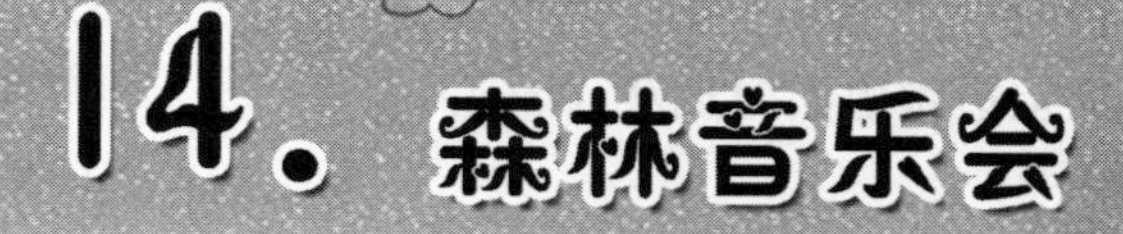

扫码看视频

目标

1. 了解打雷、下雨的常识。
2. 能感知雷声、雨声，并跟随其做出相应的动作。
3. 能通过表演，感受小动物们召开森林音乐会的欢乐心情。

动作说明

1. 预备动作

成人和宝宝身体直立，双腿并拢，成人左手拉着宝宝的右手，站在场地一侧（图 1）。

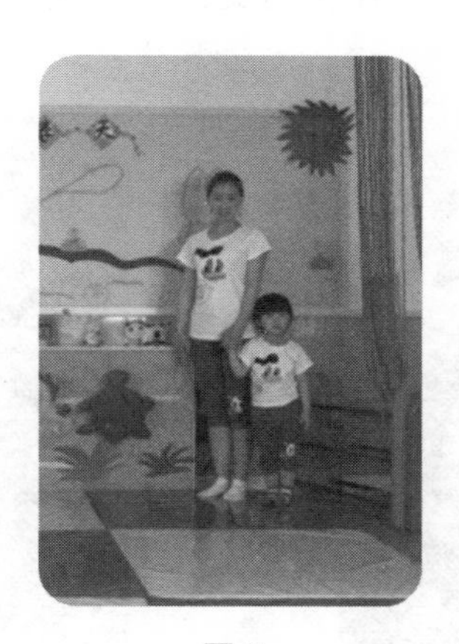

图 1

2. 第一段音乐前奏 4×8

（1）第一个八拍 1×8

1～8 拍：成人左手拉着宝宝的右手，右臂斜上举，宝宝左臂举高，成人和宝宝边挥动手臂边后踢步跑进场地中央，成人左腿先右腿后（图 2、图 3）。

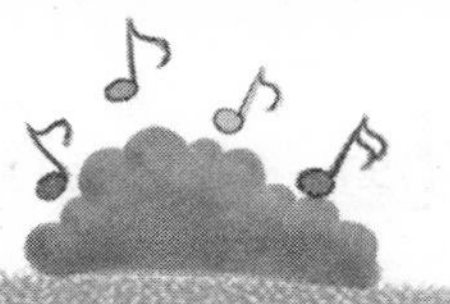

（2）第二个八拍 1×8

1～8 拍：成人和宝宝边跑边面向观众（图 4）。

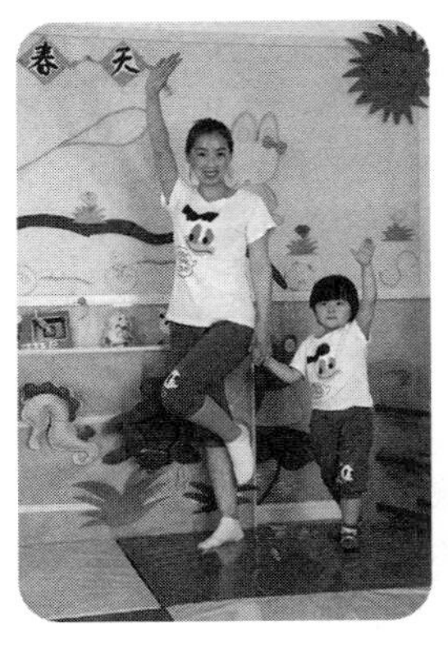

图 2

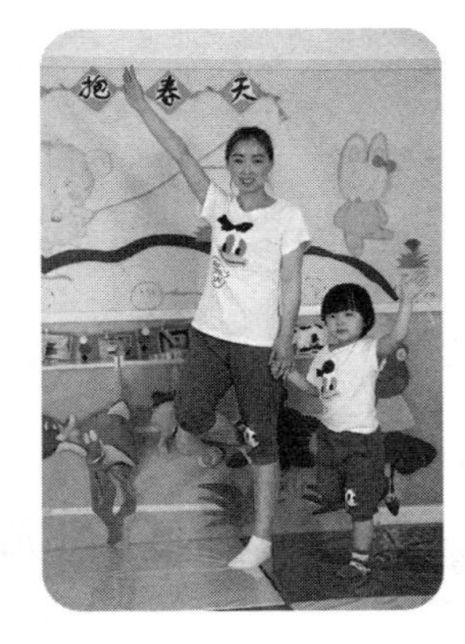

图 3

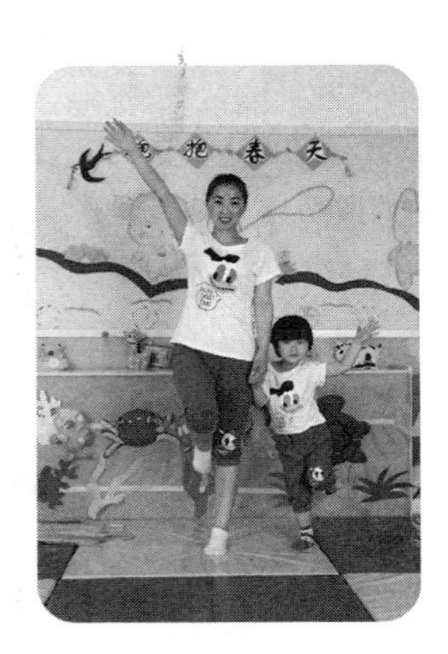

图 4

（3）第三至第四个八拍 2×8

1～8 拍：动作同本段的第二个八拍。

3. 第一段音乐 16×8

（1）第一个八拍 1×8

1～8 拍：成人跪蹲，双手在腹前交叉，抱起宝宝后站起来，宝宝坐在成人的双臂上（图 5、图 6）。

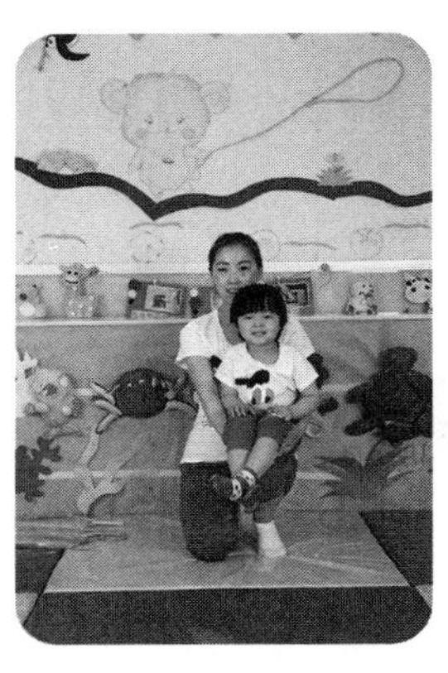

图 5

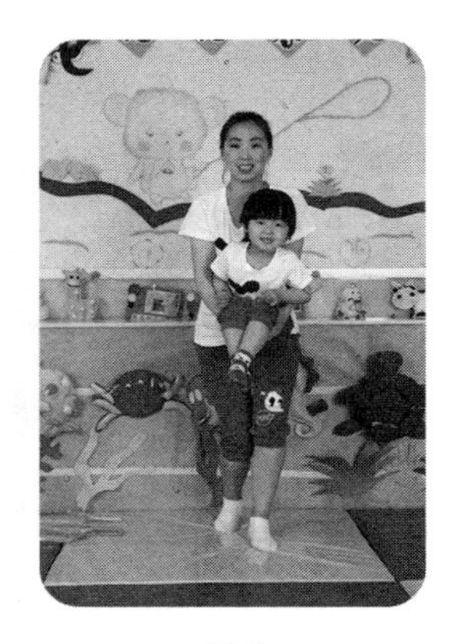

图 6

（2）第二个八拍 1×8

1～4 拍：成人双腿并拢，双手臂抱着宝宝颤膝。

5～8 拍：成人抱着宝宝原地顺时针转一周。

(3) 第三个八拍 1×8

1～8 拍：动作同本段的第二个八拍。

(4) 第四个八拍 1×8

1～8 拍：成人跪蹲，双手托住宝宝腋下，将宝宝放下（图 7、图 8）。

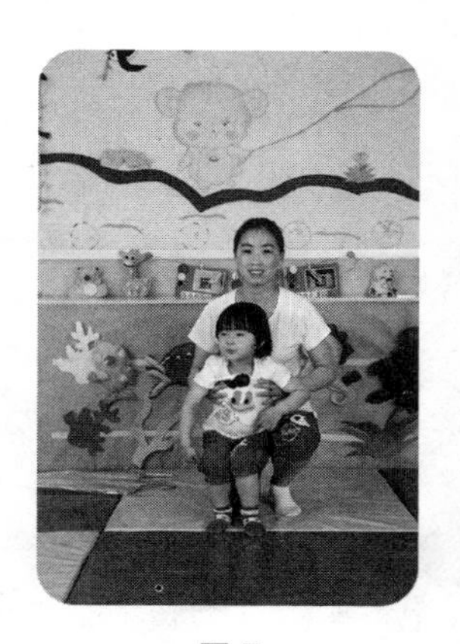

图 7

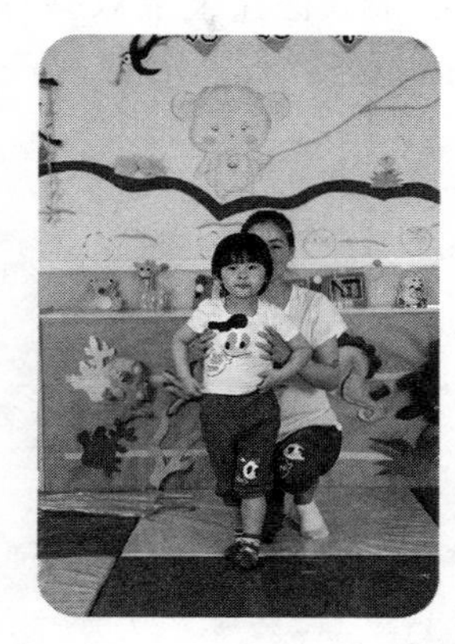

图 8

(5) 第五个八拍 1×8

1～4 拍：成人左腿屈膝，右腿屈膝点地，宝宝站立在成人对面，成人双手拉着宝宝的双手。

5～6 拍：成人拉动宝宝双手一次（图 9）。

7～8 拍：成人推动宝宝双手一次（图 10）。

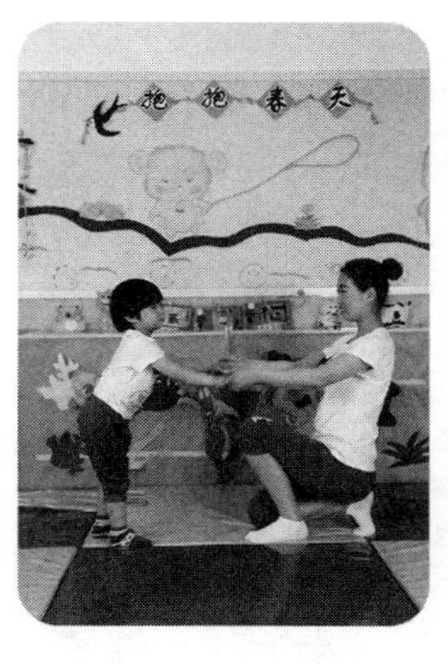

图 9

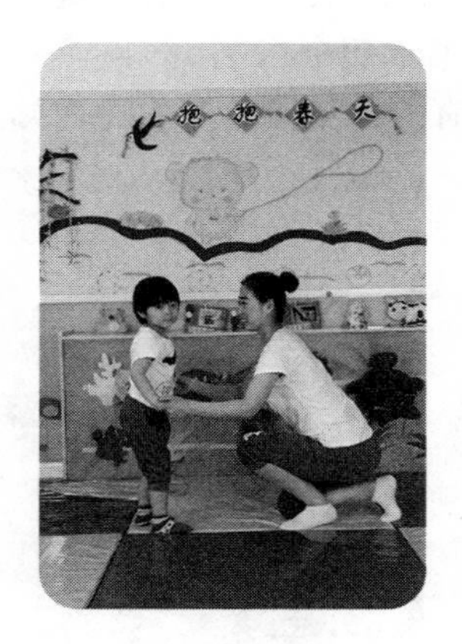

图 10

(6) 第六至第八个八拍 3×8

1～8 拍：动作同本段第五个八拍的 5～8 拍。

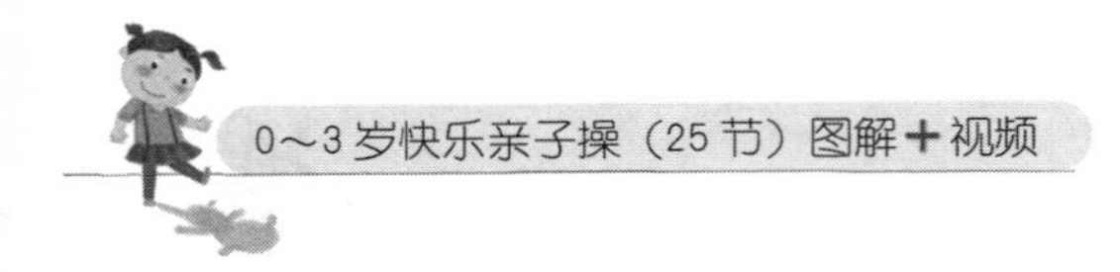

（7）第九个八拍 1×8

1～8 拍：成人抱着宝宝，将宝宝轻轻放在地垫上坐下（图 11）。

（8）第十个八拍 1×8

1～4 拍：成人保持单腿跪立，宝宝平躺在地垫上，面朝上，双臂打开。

5～8 拍：成人握住宝宝双脚脚腕，前后交替向宝宝的腹部方向推动脚腕各一次，一拍一下，右手先推，左手后推（图 12、图 13）。

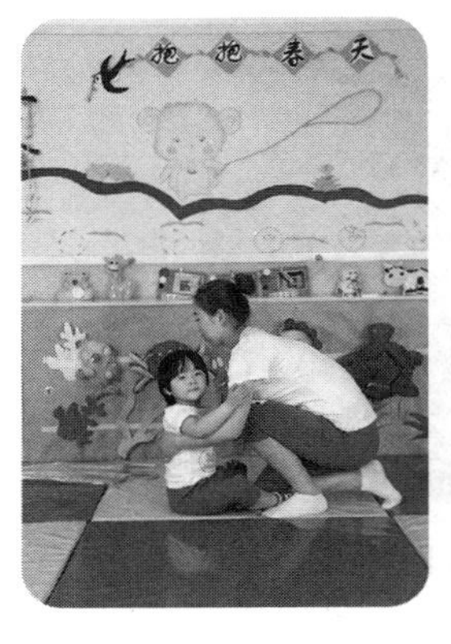

图 11

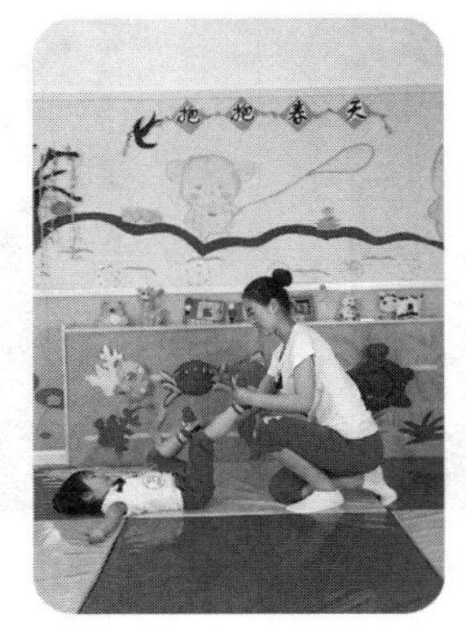

图 12

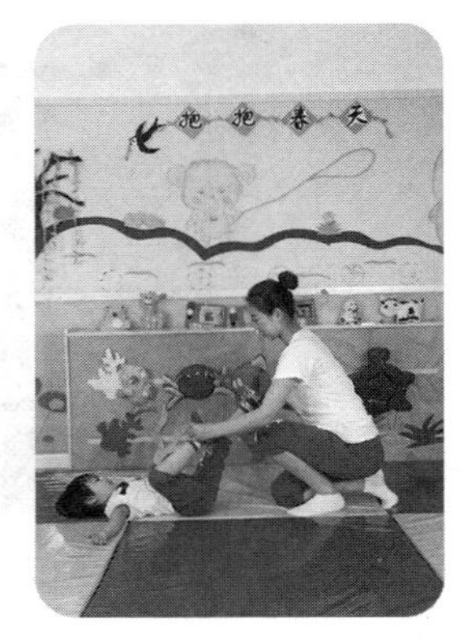

图 13

（9）第十一至第十二个八拍 2×8

1～8 拍：动作同本段第十个八拍的 5～8 拍。

（10）第十三个八拍 1×8

1～8 拍：成人双手拉着宝宝双手，将宝宝从垫上拉着站起来（图 14）。

（11）第十四个八拍 1×8

1～8 拍：宝宝和成人面对面站立，同时双臂和双膝上下颤动（图 15）。

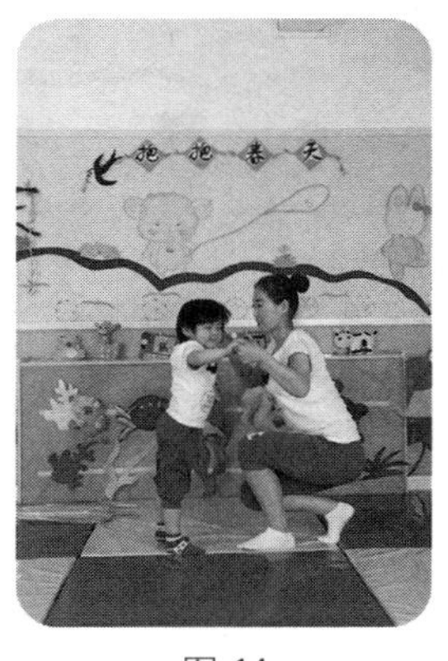

图 14

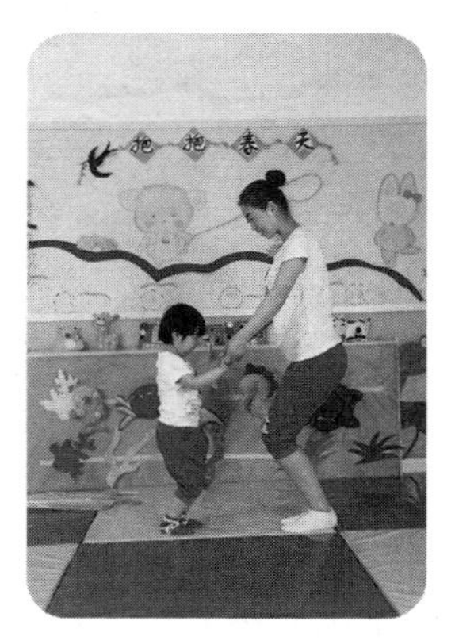

图 15

（12）第十五个八拍 1×8

1～4 拍：成人迅速将宝宝抱起来，宝宝双腿骑在成人腰间（图 16）。

5～8 拍：成人抱着宝宝原地顺时针转动一周。

（13）第十六个八拍 1×8

1～4 拍：成人将宝宝放在地垫上。

5～8 拍：成人单腿跪蹲，和宝宝面向观众（图 17）。

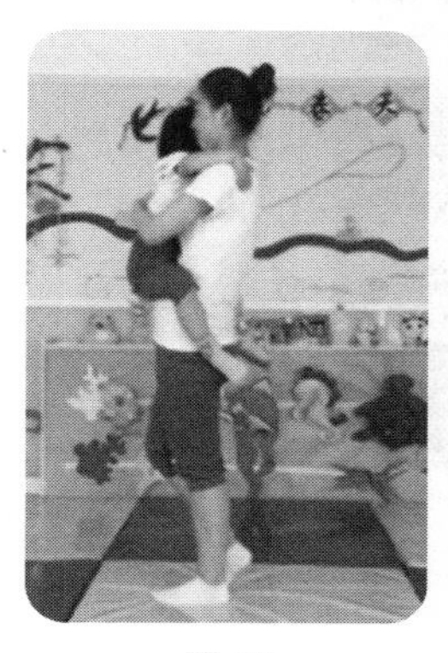

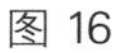

图 16

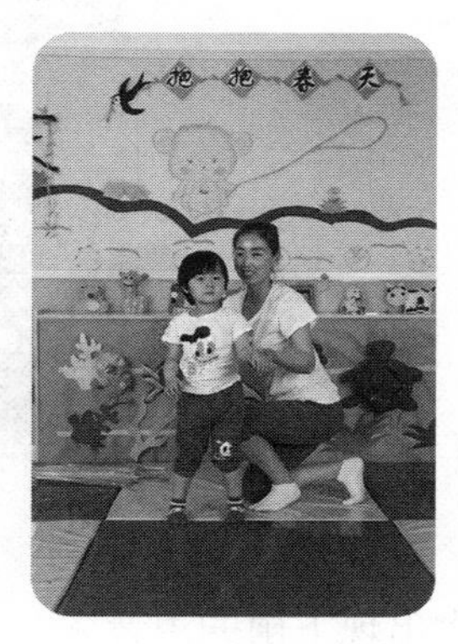

图 17

4. 第二段音乐

（1）打雷的声音

听到雷声，成人和宝宝双腿蹲在地上，双手捂住耳朵（图 18）。

（2）下雨的声音

①刚听到下雨的声音，成人站起来，右手举起雨伞，左臂斜下举，五指张开，转动手腕，原地小碎步（图 19）。

②雨声大起来，宝宝起身，双臂斜下举，双手五指张开，抖动手腕，成人举着雨伞，小碎步围着宝宝逆时针转动一周后回到原位。

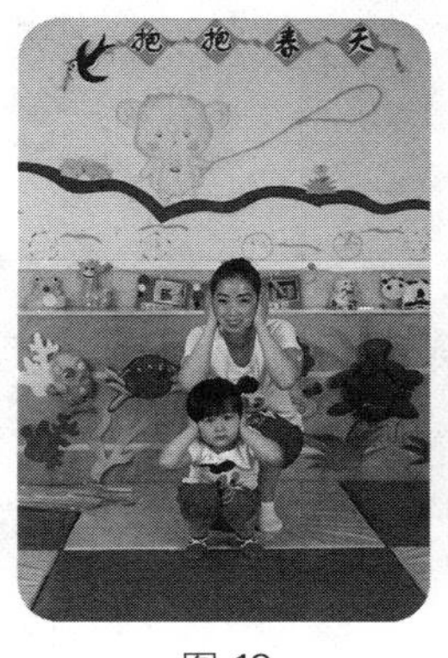

图 18

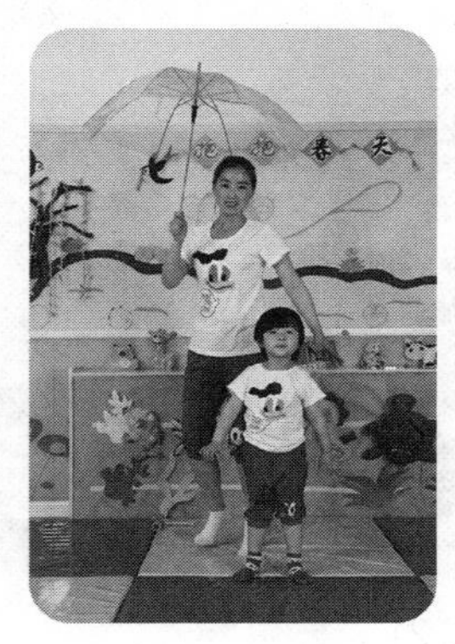

图 19

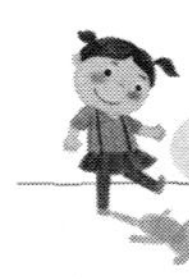

（3）再次出现打雷的声音

再次听到雷声，成人、宝宝蹲下，成人将雨伞放在宝宝面前，双手捂住耳朵（图 20）。

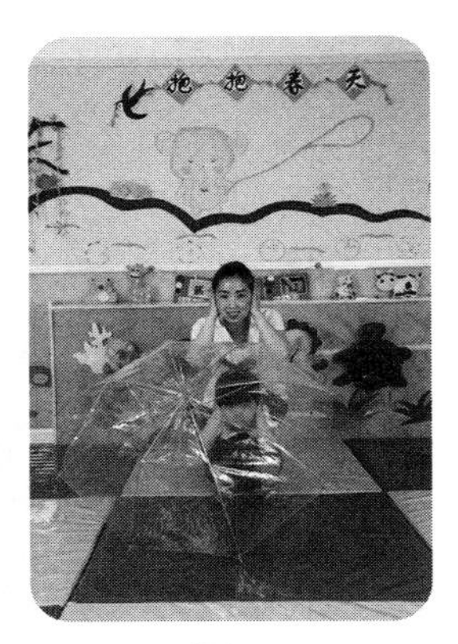

图 20

（4）再次出现下雨的声音

成人和宝宝再次起身，宝宝保持原地碎步，双臂斜下举，双手五指张开，抖动手腕，成人举着雨伞，小碎步围着宝宝逆时针转动一周。

（5）鸟鸣的声音

①成人将伞放在地上，左手拉着宝宝的右手，右臂上下摆动，似小鸟煽动翅膀，双脚原地碎步，宝宝左臂上下摆动，脚上的动作和成人相同（图 21、图 22）。

②成人松开宝宝的手，站在宝宝右侧，和宝宝一起原地上下摆动双臂，似鸟飞状（图 23）。

③成人边上下摆动双臂边碎步移至宝宝右后侧。

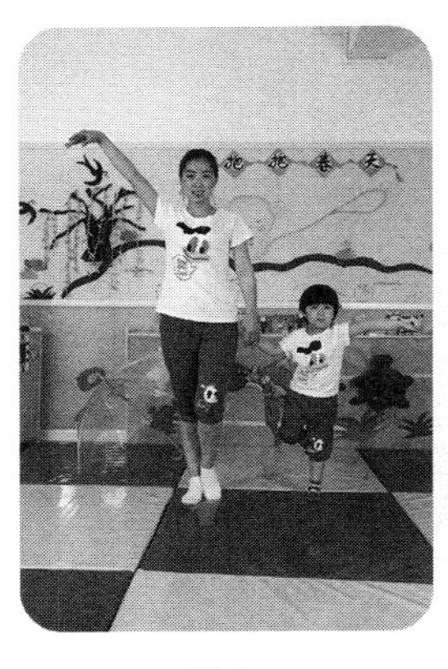

图 21

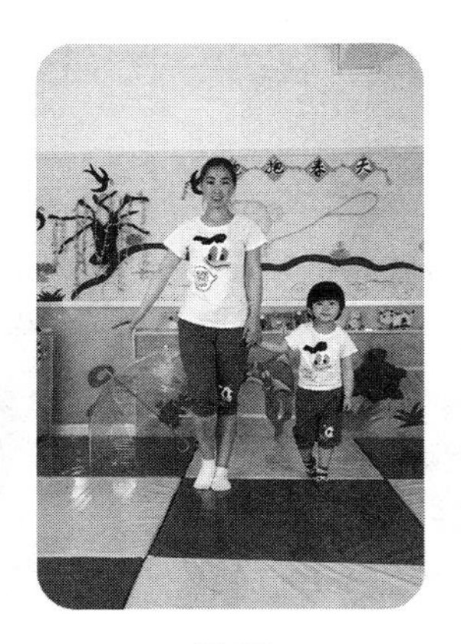

图 22

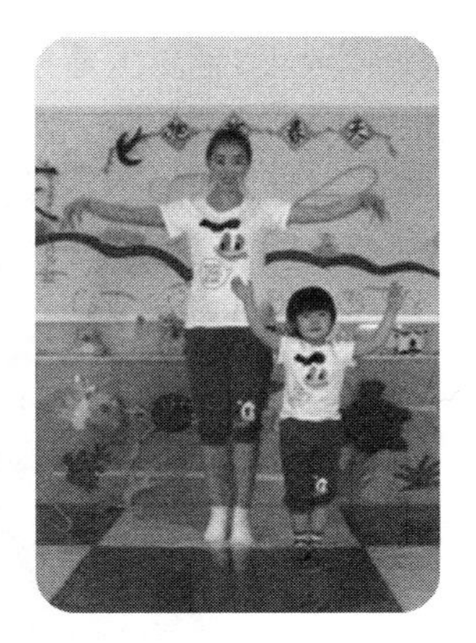

图 23

5. **第三段音乐 32×8**

(1) 第一个八拍 1×8

1～8 拍：成人跪坐，宝宝站在成人体前。

(2) 第二个八拍 1×8

1～8 拍：宝宝坐在成人的腿上，同时成人取出双响筒。

(3) 第三至第五个八拍 3×8

1～8 拍：成人和宝宝共同手扶双响筒（图 24）。

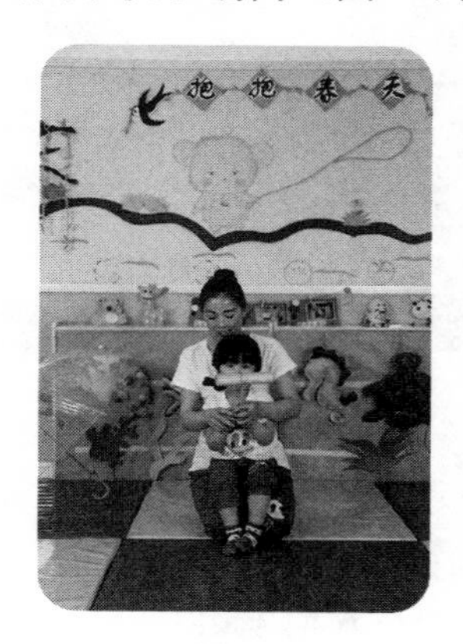

图 24

(4) 第六至第七个八拍 2×8

1～8 拍：成人握住宝宝双手，随音乐节奏轻轻敲打双响筒，同时身体左右摆动（图 25、图 26）。

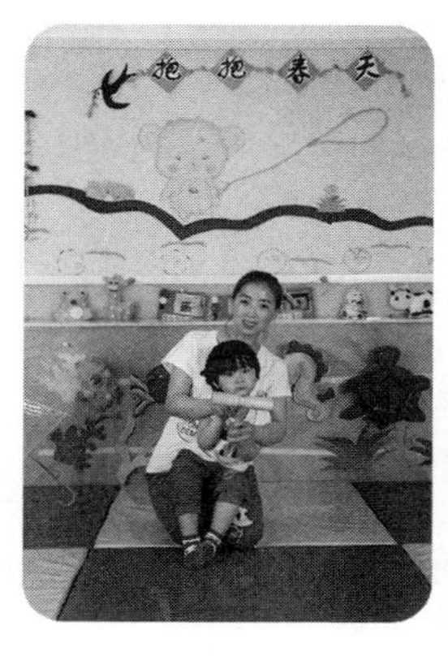

图 25

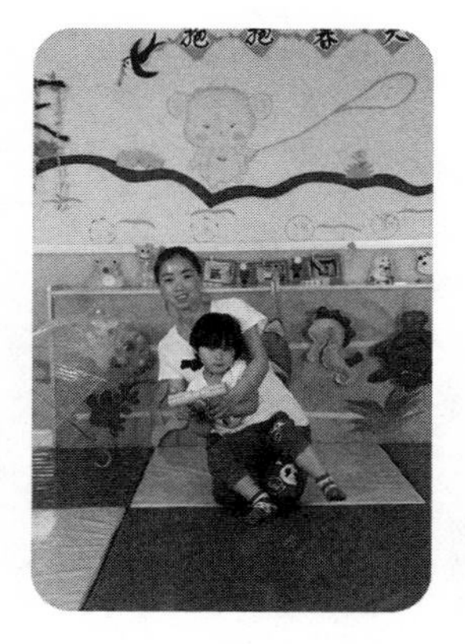

图 26

(5) 第八至第十四个八拍 7×8

1～8 拍：成人和宝宝快速敲打双响筒，一拍一下。

（6）第十五至第二十二个八拍 8×8

1～8 拍：成人双臂上举，五指张开，掌心向前，向右、向左各摆动一次，宝宝敲打双响筒（图 27、图 28）。

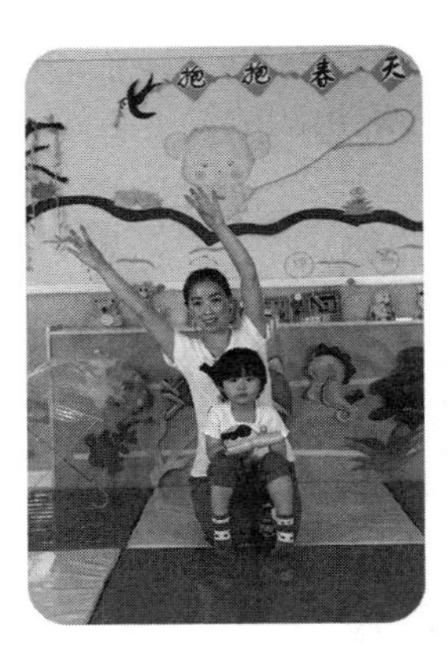

图 27

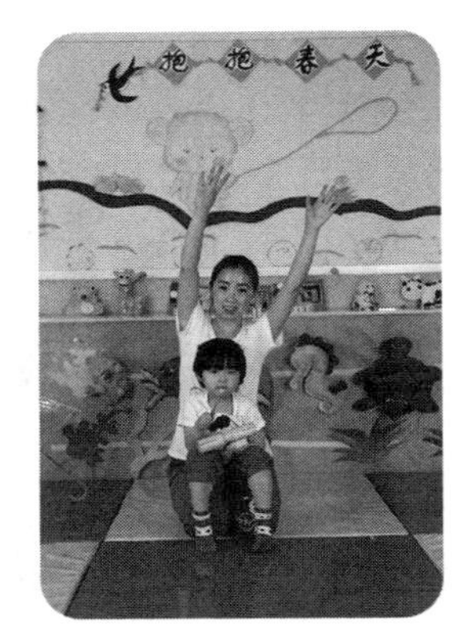

图 28

（7）第二十三至第二十八个八拍 6×8

1～8 拍：动作同本段的第八至第十三个八拍。

（8）第二十九至第三十二个八拍 4×8

1～8 拍：动作同本段的第六至第七个八拍。

15. 上幼儿园

扫码看视频

目标

1. 通过和成人一起做亲子游戏，发展身体平衡、协调、控制能力。
2. 对幼儿园有初步了解，喜欢上幼儿园，能和其他幼儿友好相处。
3. 喜欢和成人一起游戏，增进和成人之间的情感。

动作说明

1. 预备动作

成人侧身躺，面向观众，右臂支在地垫上，左手搂住宝宝的身体。宝宝面向上，头躺在成人的右臂上，头下垫有书包（图 1）。

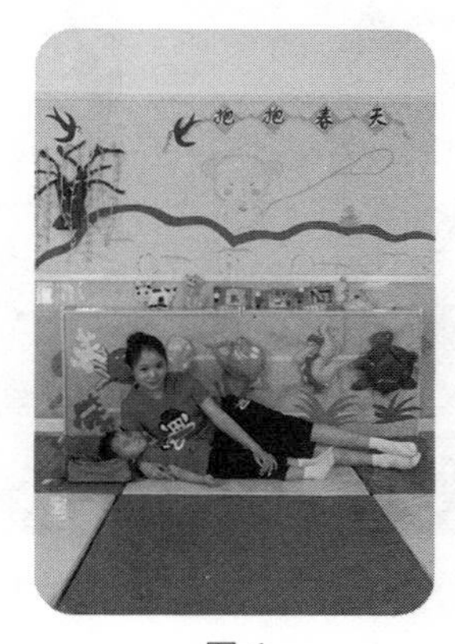

图 1

2. 第一段音乐前奏 4×8

（1）第一个八拍 1×8

1～8 拍：成人和宝宝保持预备动作。

（2）第二个八拍 1×8

1～8 拍：动作同本段的第一个八拍。

（3）第三个八拍 1×8

1~8 拍：成人起身跪坐，将宝宝从地垫上扶起，使宝宝面向观众的方向盘腿坐好。

（4）第四个八拍 1×8

1~8 拍：动作同本段的第三个八拍。

3. 第一段音乐 18×8

（1）第一个八拍 1×8

歌词：爸爸爱你，妈妈爱你

1~8 拍：成人双膝分开跪坐，宝宝双腿盘坐在成人体前，成人右手食指在宝宝面前上下晃动做刷牙状，一拍一下（图 2）。

（2）第二至第四个八拍 3×8

歌词：天天早起，上学第一，彬彬有礼，不耍脾气，相亲相爱，快乐世界乐无比

1~8 拍：动作同本段的第一个八拍。

（3）第五个八拍 1×8

歌词：爸爸爱你，妈妈爱你

1~8 拍：成人双手在宝宝左右脸颊上转圈抚摸两周，做洗脸状（图 3）。

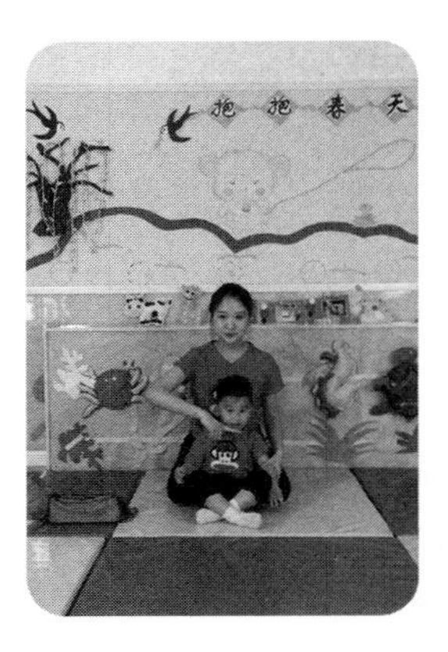

图 2

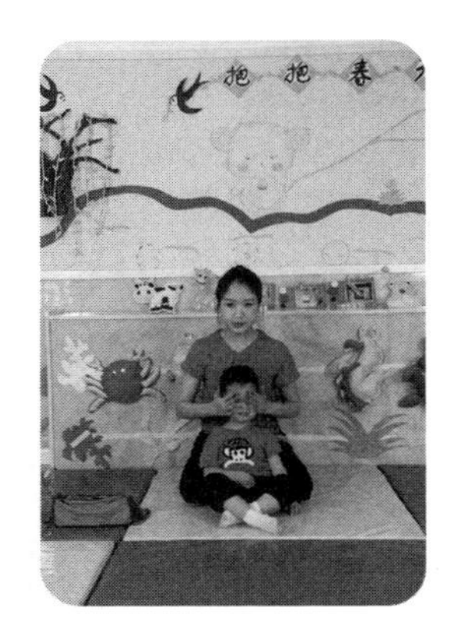

图 3

（4）第六个八拍 1×8

歌词：Oh，my baby，美丽的世界属于你

1~8 拍：动作同本段的第五个八拍。

（5）第七个八拍 1×8

歌词：爸爸爱你，妈妈爱你

1~8 拍：成人将宝宝扶起站立，然后去拿书包。

(6) 第八至第九个八拍 2×8

歌词：天天早起，上学第一，彬彬有礼，不耍脾气

1～8 拍：成人给宝宝背上书包。

(7) 第十个八拍 1×8

歌词：相亲相爱，快乐世界乐无比

1～8 拍：成人起身站立。

(8) 第十一个八拍 1×8

歌词：爸爸爱你，妈妈爱你

1～8 拍：成人和宝宝双手高举，转动手腕，双脚向前碎步走（图 4）。

(9) 第十二个八拍 1×8

歌词：Oh，my baby，美丽的世界属于你

1～8 拍：碎步向后走。

(10) 第十三个八拍 1×8

1～8 拍：成人和宝宝并排，双手高举，转动手腕，原地碎步走（图 5）。

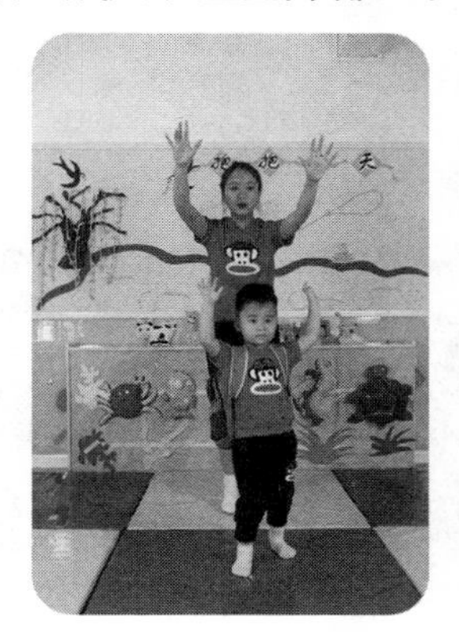

图 4

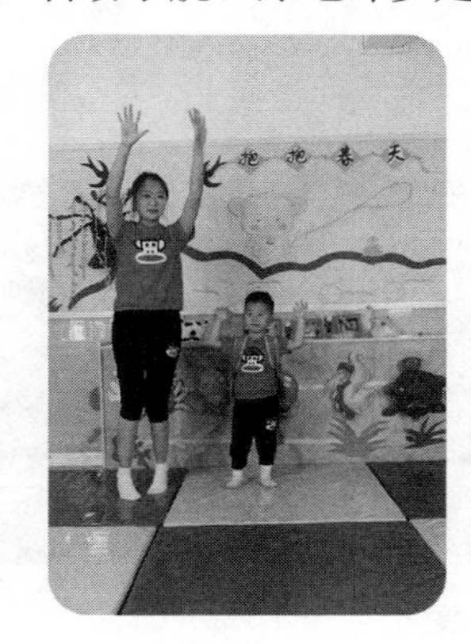

图 5

(11) 第十四个八拍 1×8

1～8 拍：动作同本段的第十三个八拍。

(12) 第十五个八拍 1×8

1～8 拍：成人手上动作不变，围着宝宝小碎步逆时针转一周。

(13) 第十六个八拍 1×8

1～8 拍：成人围着宝宝小碎步逆时针转动 1/4 周至宝宝体前。

(14) 第十七个八拍 1×8

1～8 拍：成人继续围着宝宝小碎步逆时针转动 1/2 周至宝宝身后。

(15) 第十八个八拍 1×8

1～8 拍：成人在宝宝身后原地小碎步。

4. 第二段音乐前奏 14×8

（1）第一个八拍 1×8

1～8拍：成人坐在地垫上，双手拉着宝宝双手，宝宝面对成人，准备坐在成人双膝上。

（2）第二个八拍 1×8

1～8拍：成人双腿伸直坐在地垫上，宝宝坐在成人腿上，与成人面对面。成人随音乐节奏颤膝，宝宝随成人抬膝、落膝的动作而反复升高、降低，一拍一动（图6、图7）。

（3）第三至第六个八拍 4×8

1～8拍：动作同本段的第二个八拍。

（4）第七个八拍 1×8

1～8拍：成人和宝宝面对面拍手击掌，两拍一下（图8）。

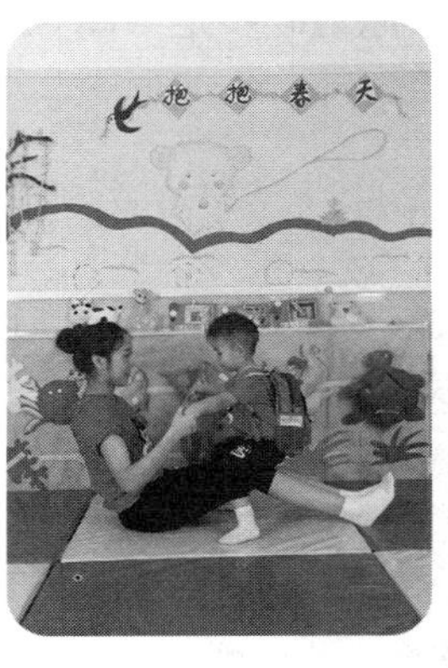

图6

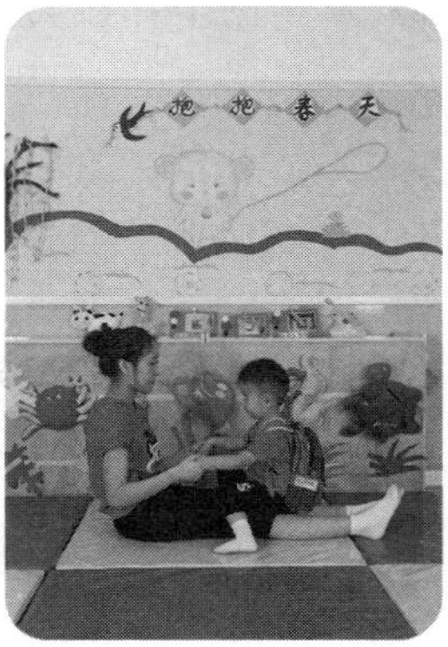

图7

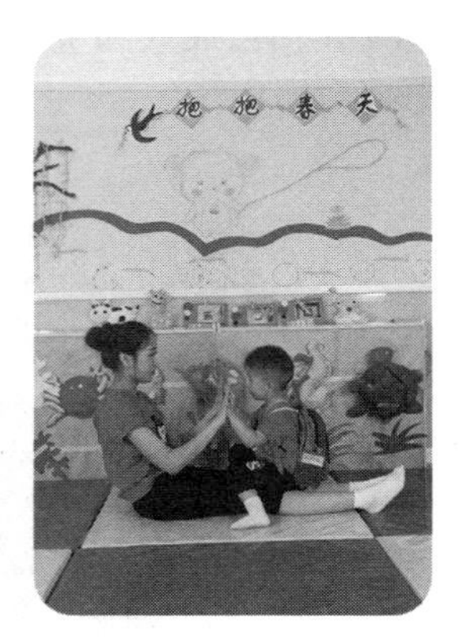

图8

（5）第八至第十个八拍 3×8

1～8拍：动作同本段的第七个八拍。

（6）第十一个八拍 1×8

1～8拍：成人屈膝，宝宝随成人屈膝而升高。

（7）第十二个八拍 1×8

1～8拍：成人放下膝盖，将腿伸直，宝宝随成人双膝落下而降低。

（8）第十三个八拍 1×8

1～8拍：动作同本段的第十一个八拍。

（9）第十四个八拍 1×8

1～8拍：动作同本段的第十二个八拍。

5. **第二段音乐 20×8**

（1）第一个八拍 1×8

歌词：如果你突然打了个喷嚏

1～8 拍：成人拉着宝宝双手，帮助宝宝向后躺在成人腿上（图 9）。

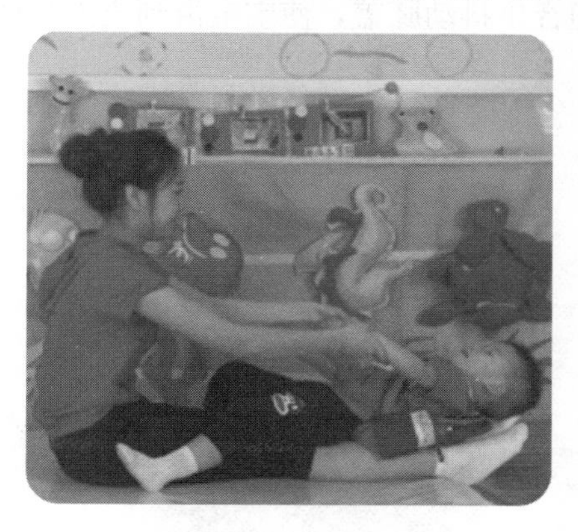

图 9

（2）第二个八拍 1×8

歌词：那一定就是我在想你

1～8 拍：成人将宝宝拉起，回原状坐好（图 10）。

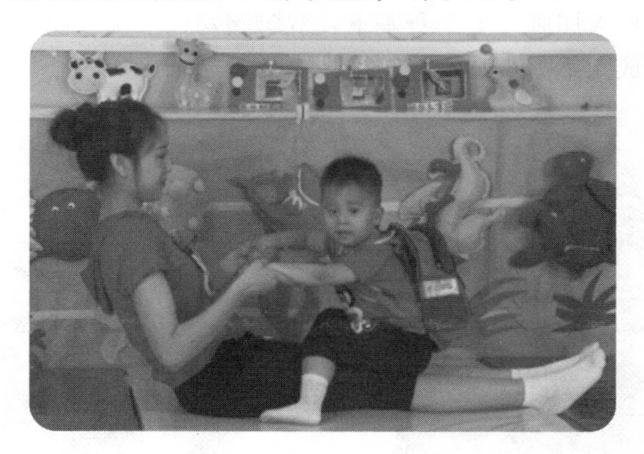

图 10

（3）第三个八拍 1×8

歌词：如果半夜被手机吵醒

1～8 拍：动作同本段的第一个八拍。

（4）第四个八拍 1×8

歌词：啊，那是因为我关心

1～8 拍：动作同本段的第二个八拍。

（5）第五个八拍 1×8

歌词：常常想，你说的话

1～4 拍：成人拉着宝宝双手，成人膝盖慢慢立起，宝宝坐在成人双膝上。

5～8 拍：成人随音乐抖动膝盖，使宝宝滑到成人脚面处（图 11）。

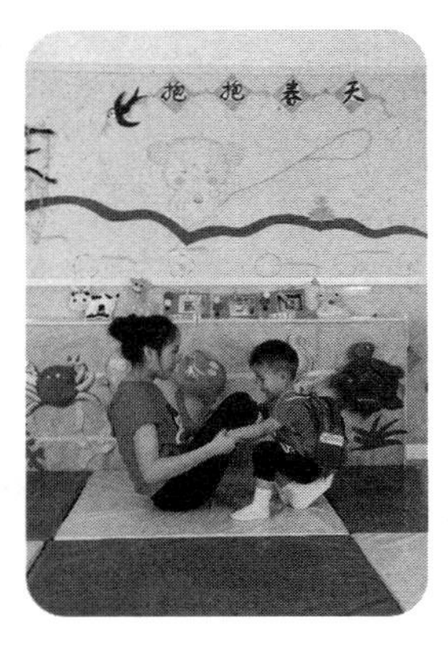

图 11

（6）第六个八拍 1×8

歌词：是不是别有用心

1～4 拍：成人屈膝，上半身躺下，双脚腕勾住宝宝（图 12）。

5～8 拍：成人抬起小腿，将宝宝高高举起（图 13）。

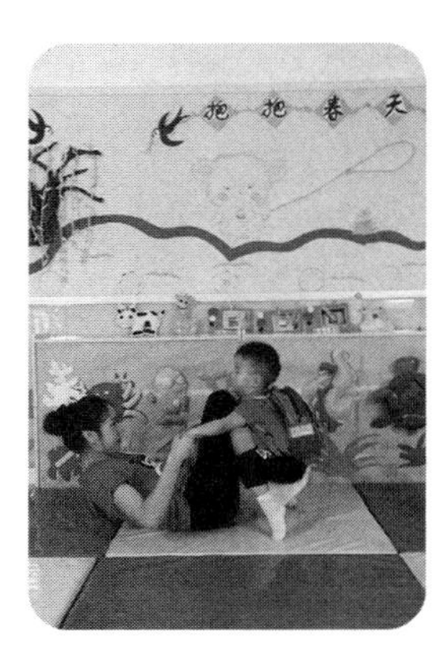

图 12

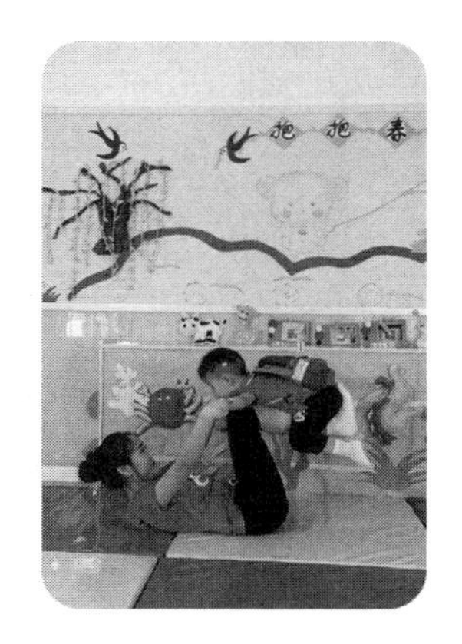

图 13

（7）第七个八拍 1×8

歌词：明明很想相信

1～8 拍：动作同本段第六个八拍的 5～8 拍。

(8) 第八个八拍 1×8

歌词：却又忍不住怀疑

1～8 拍：成人起身，双脚落地，将宝宝放下，坐在成人脚面上。

(9) 第九至第十个八拍 2×8

歌词：在你的心里，我是否就是唯一

1～8 拍：动作同本段的第七至第八个八拍。

(10) 第十一至第十二个八拍 2×8

歌词：爱就是有我常烦着你，So baby

1～8 拍：成人跪立，双手拉着宝宝双手，宝宝站立（图 14）。

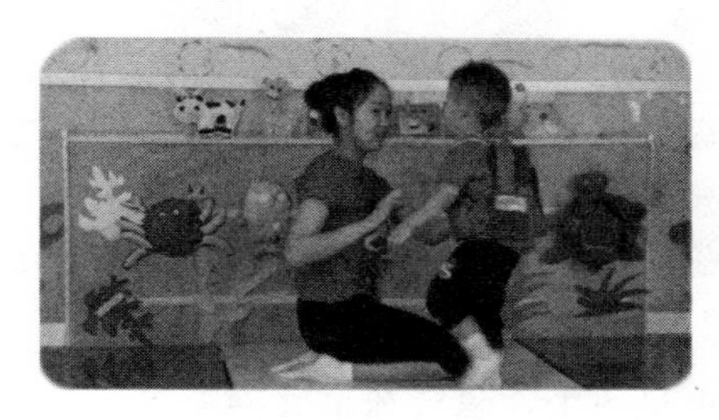

图 14

(11) 第十三个八拍 1×8

歌词：情话多说一点

1～8 拍：宝宝站在成人背后，双手搭在成人肩膀上，成人双手拉着宝宝双手（图 15）。

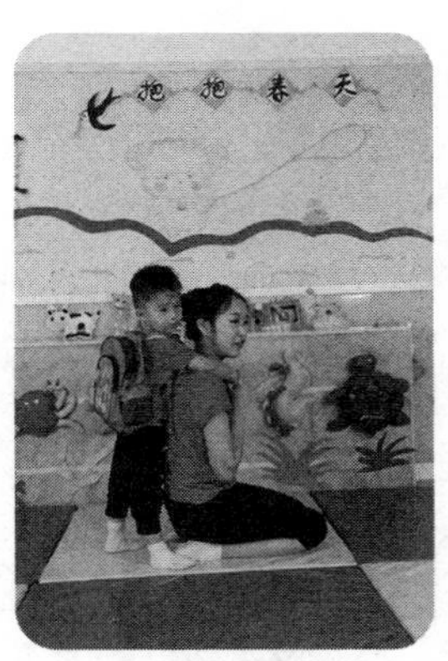

图 15

(12) 第十四个八拍 1×8

歌词：想我就多看一眼

1～8 拍：成人双手向后搂着宝宝双腿，宝宝双手搂住成人颈部。

（13）第十五至第十六个八拍 2×8

歌词：表现多一点点，让我能真的看见

1~8 拍：成人背起宝宝，双手按地，准备在垫上爬行（图 16）。

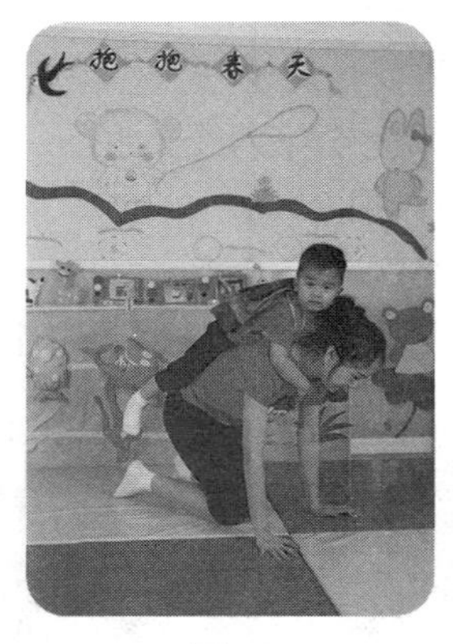

图 16

（14）第十七至第十八个八拍 2×8

歌词：Oh Bye，少说一点，想陪你不只一天

1~8 拍：成人背着宝宝在垫上逆时针爬行。

（15）第十九至第二十个八拍 2×8

歌词：多一点，让我心甘情愿，爱你

1~8 拍：动作同本段的第十七个八拍。

6. 第二段音乐尾奏 5×8

（1）第一个八拍 1×8

1~8 拍：成人跪坐，将宝宝从背上放回地垫上（图 17）。

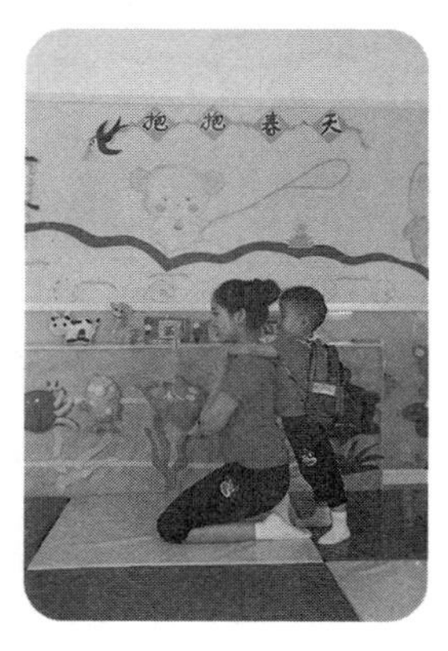

图 17

（2）第二个八拍 1×8

1～8 拍：成人站在宝宝身后，双手放在宝宝腋下（图 18）。

（3）第三个八拍 1×8

1～8 拍：成人双脚分开，双手托住宝宝腋下并左右摆动宝宝，先右后左，共两次（图 19）。

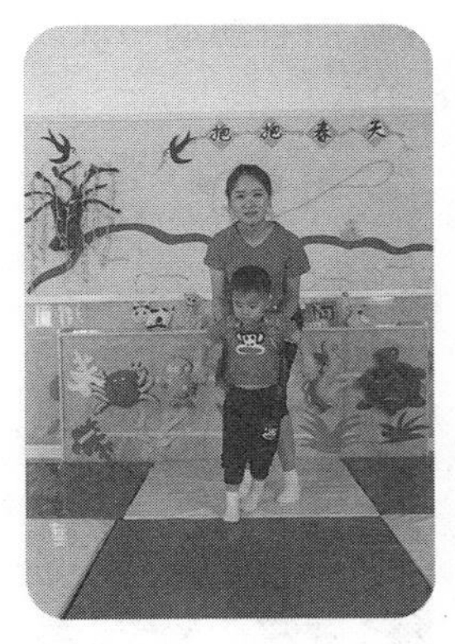

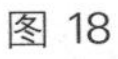

图 18

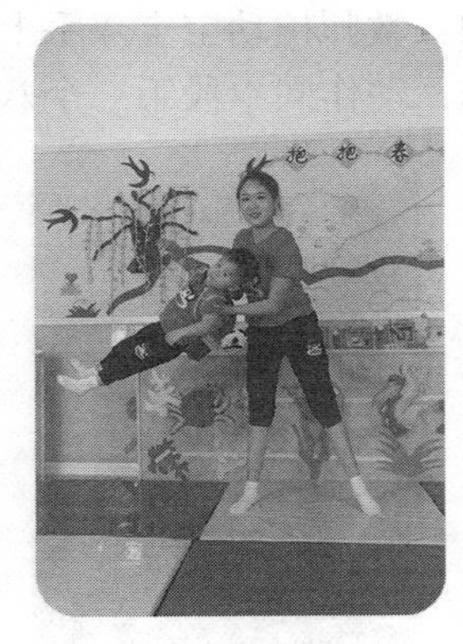

图 19

（4）第四个八拍 1×8

1～8 拍：成人双手托着宝宝顺时针原地转动一周。

（5）第五个八拍 1×8

1～4 拍：成人向左、向右摆动宝宝各一次。

5～8 拍：成人双手托着宝宝逆时针原地转动一周。

7. 第三段音乐前奏 6×8

（1）第一个八拍 1×8

1～8 拍：成人跪立在宝宝身后，帮助宝宝坐在地垫上（图 20）。

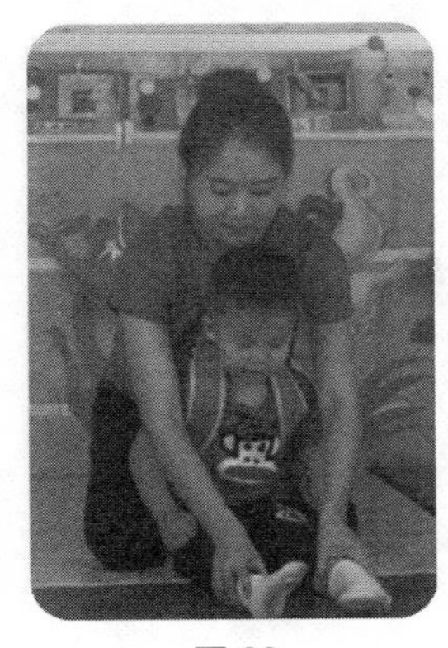

图 20

（2）第二个八拍 1×8

1~4 拍：成人将宝宝小脚盘坐好（图 21）。

5~8 拍：成人双手拉着宝宝双手，带动宝宝的身体向左摆动，同时双臂上下摆动（图 22）。

（3）第三个八拍 1×8

1~4 拍：教师拉动宝宝双手上下摆动，身体向右摆动一次。

5~8 拍：动作同本段第二个八拍的 5~8 拍。

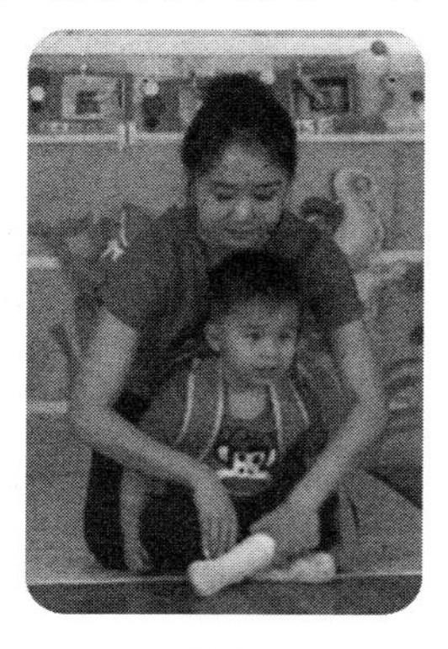

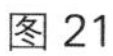
图 21

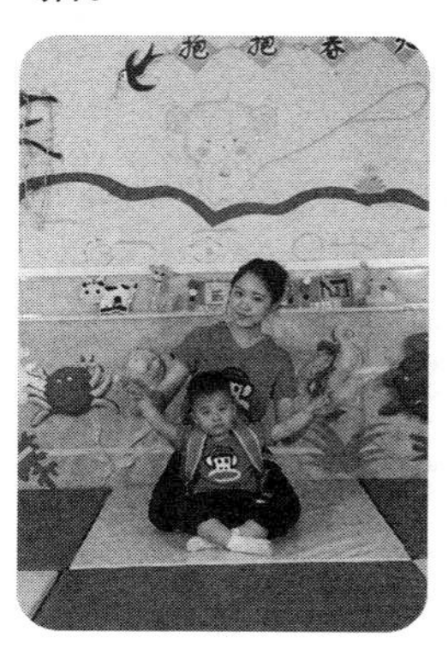

图 22

（4）第四至第六个八拍 3×8

1~8 拍：动作同本段的第三个八拍。

8. 第三段音乐 10×8

（1）第一个八拍 1×8

歌词：你总说我还是不懂事，维护我像一张白纸

1~2 拍：成人和宝宝食指和拇指伸出，其余三指弯屈收回，双小臂在胸前随音乐上下摆动各一次（图 23）。

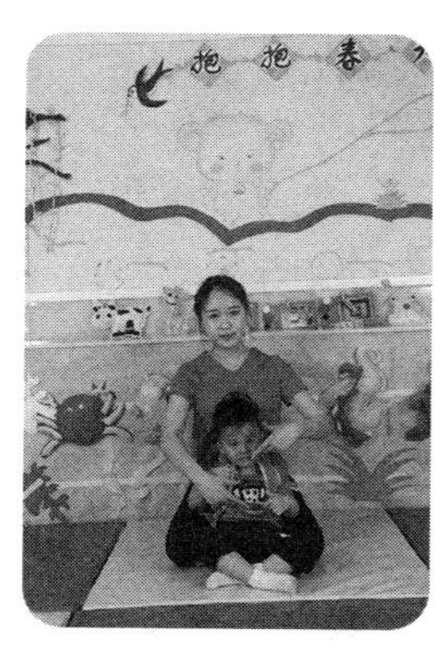

图 23

3～4 拍：动作同 1～2 拍，快速摆动八下。

5～8 拍：成人双手从身体两侧打开后，经过腹前交叉，在体前环绕一周后回至体前比心形（图 24）。

（2）第二个八拍 1×8

歌词：你眼中我永远是长不大的孩子

1～2 拍：成人和宝宝双手握拳，食指伸出指向自己的头，身体随音乐向右摆动，同时转动食指（图 25）。

3～4 拍：身体向左摆动，同时转动食指。

5～8 拍：动作同本八拍的 1～4 拍。

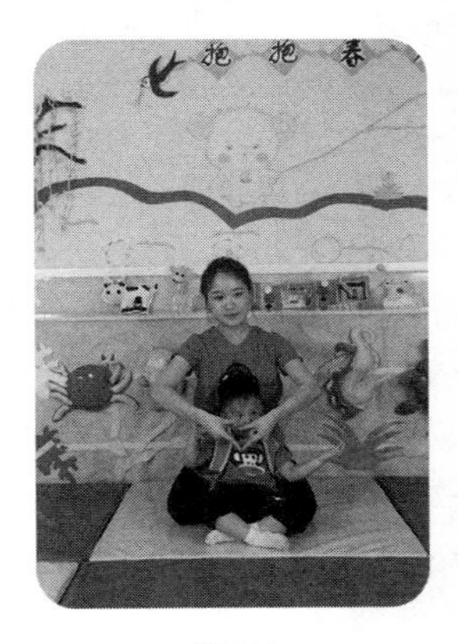

图 24

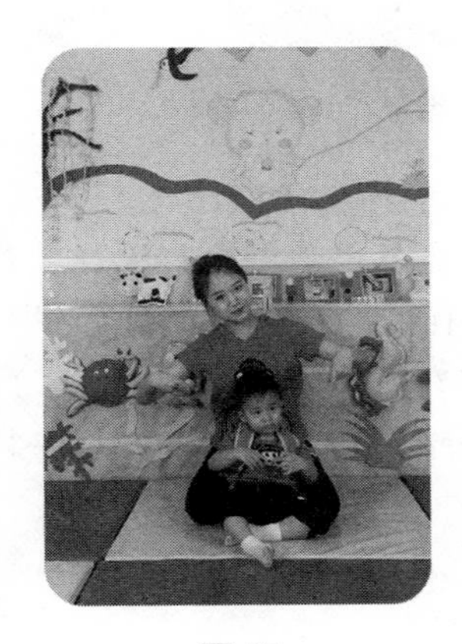
图 25

（3）第三个八拍 1×8

歌词：虽然我有好多心事，却已不愿说与你知

1～8 拍：动作同本段的第一个八拍。

（4）第四个八拍 1×8

歌词：我曾经任性地排斥，你爱我的方式

1～4 拍：成人右手握拳，左手立掌，轻轻抱拳，同时身体向右摆动；左手握拳，右手立掌，轻轻抱拳，同时身体向左摆动。再重复一遍，左右手立掌握拳各两次（图 26、图 27）。

5～8 拍：动作同本段第一个八拍的 5～8 拍。

（5）第五个八拍 1×8

歌词：想逃脱你到远方去，做我最想做的自己

1～4 拍：成人身体向右、向左摆动各一次，同时双臂在身体两侧打开，随音乐上下摆动（图 28）。

5～8 拍：动作同本八拍的 1～4 拍。

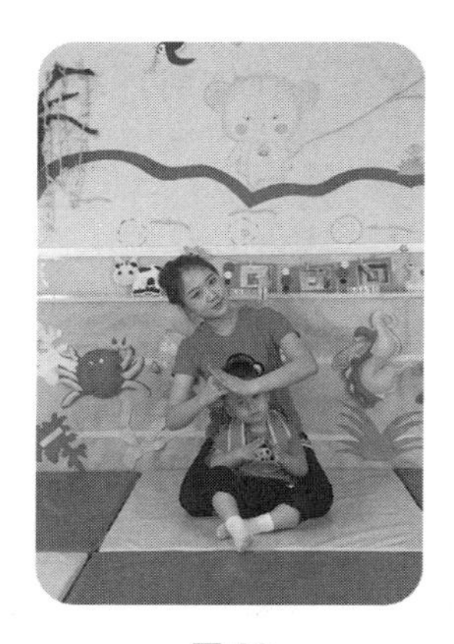
图26

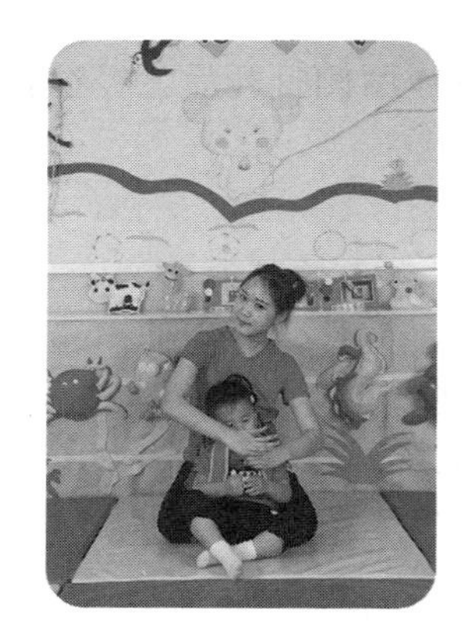
图27

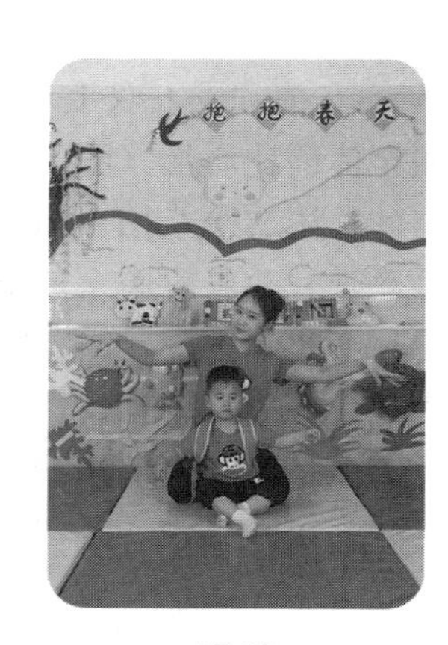

图28

（6）第六个八拍 1×8

歌词：当我陷落在人群里，我最想念的人是你

1～4 拍：成人和宝宝双臂高举，手心向外，双臂和身体随音乐左右摆动各一次，先右后左（图 29）。

5～8 拍：动作同本八拍的 1～4 拍。

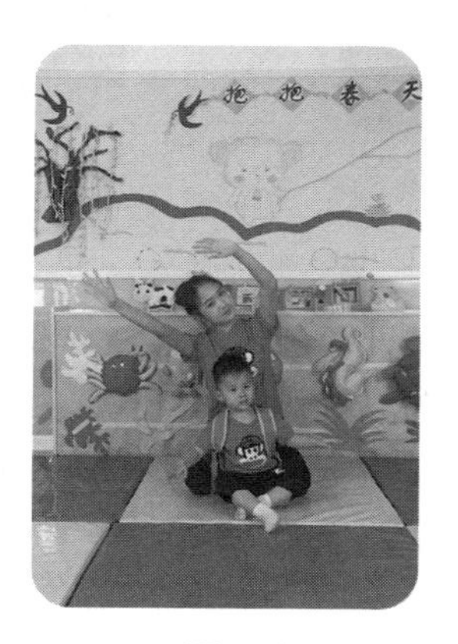

图29

（7）第七个八拍 1×8

歌词：当离开了你想说给你听，喔妈妈我爱你

1～4 拍：成人左手背贴左侧腰间，右手从胸前到右前方画弧线，掌心向外，五指张开，直至右手背贴于右侧腰间；左手向左侧做同样的动作一次（图 30、图 31）。

5～8 拍：成人右手拇指竖起，左手掌心在右手拇指上转动（图 32）。

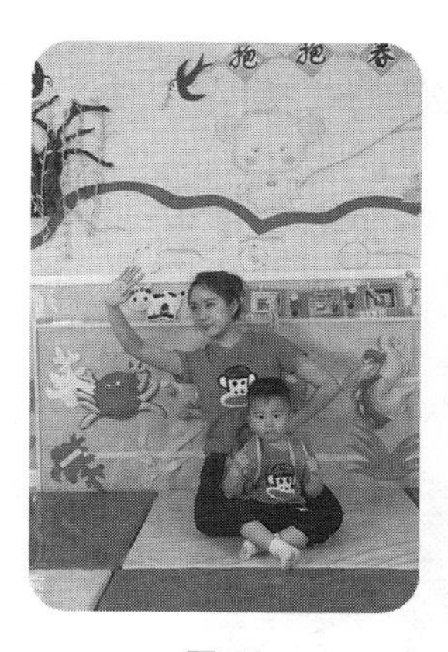

图 30

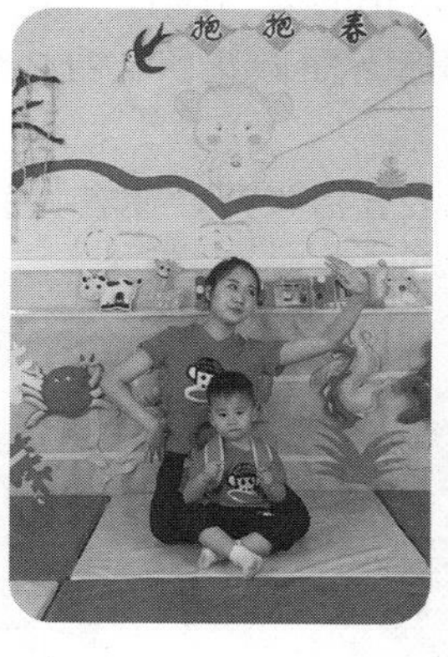

图 31

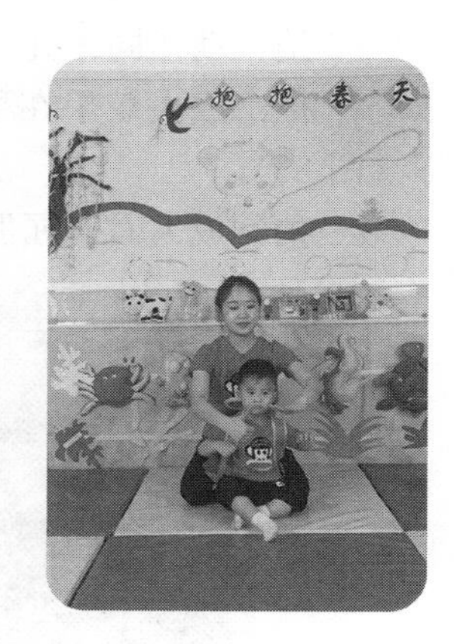

图 32

(8) 第八个八拍 1×8

歌词：当岁月过去我欠你一句，喔妈妈我爱你

1～8 拍：动作同本段的第七个八拍。

(9) 第九个八拍 1×8

歌词：现在说会不会太迟，你会不会笑我还是

1～2 拍：成人上半身右转，双手五指张开放在嘴边做吹喇叭状，然后向前延伸（图 33）。

3～4 拍：成人上半身左转，双手五指张开放在嘴边做吹喇叭状，然后向前延伸。

5～8 拍：成人双手在胸前摆动（图 34）。

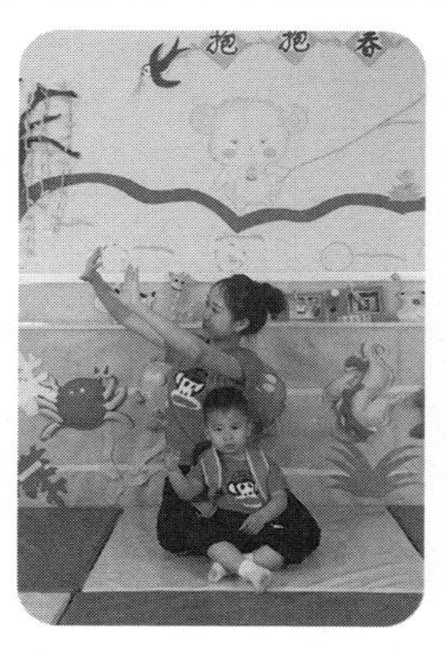

图 33

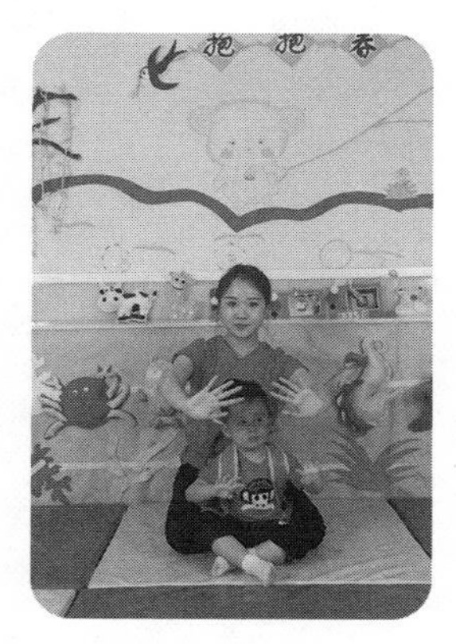

图 34

(10) 第十个八拍 1×8

歌词：多像孩子，哈啊

1～2 拍：动作同第九个八拍的 5～8 拍。

3～6 拍：成人双手在下巴下面做花状，身体依次向右、向左摆动，一拍一下（图 35）。

7～8 拍：成人右臂屈肘，五指张开，在右胸前左右摆动（图 36）。

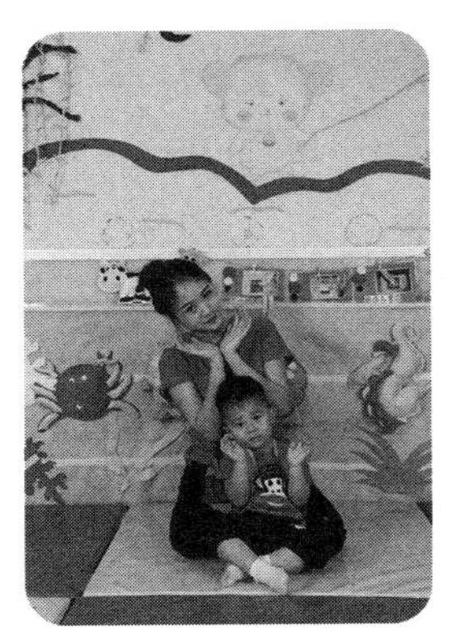

图 35

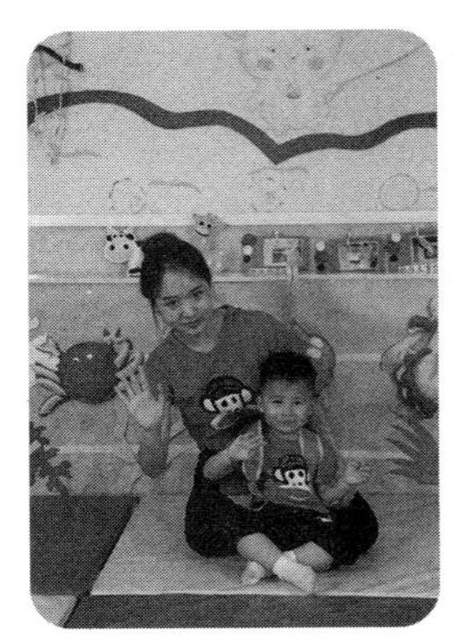

图 36

16. 我爱洗澡

扫码看视频

目标

1. 感受音乐的欢快，喜欢音乐带来的美好感受。
2. 通过和父母一起做亲子游戏，增进亲子情感。
3. 养成喜欢洗澡、讲卫生的好习惯。

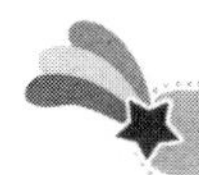

动作说明

1. 预备动作

成人站立，双手抱着宝宝面向舞台左侧，宝宝身上围着浴巾，手里拿着浴盆，面向前方（图 1）。

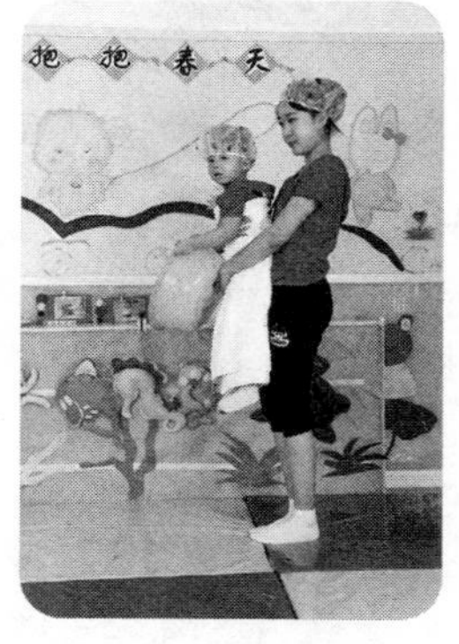

图 1

2. 第一段音乐 12×8

（1）第一至第二个八拍 2×8

歌词：啦啦啦啦啦啦啦啦啦啦啦 呀喔……

1～8 拍：动作同预备动作。

（2）第三个八拍 1×8

歌词：沐浴露和香香皂，今天用哪个好

1~8拍：成人抱着宝宝小碎步进场。

（3）第四个八拍1×8

歌词：毛巾浴帽刷牙牙，水温刚刚好

1~8拍：成人抱着宝宝小碎步逆时针走，向左前方转弯（图2、图3）。

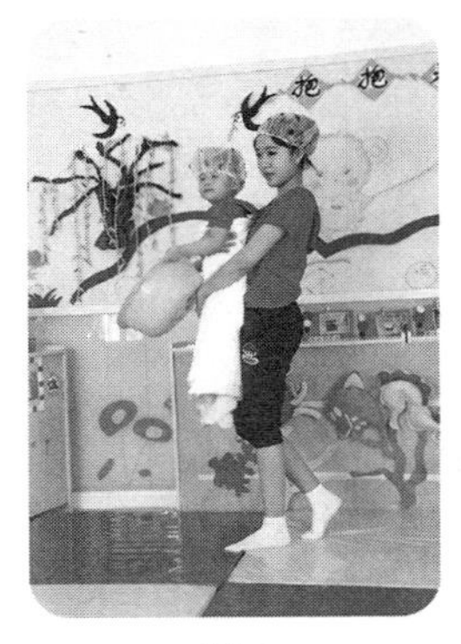
图2

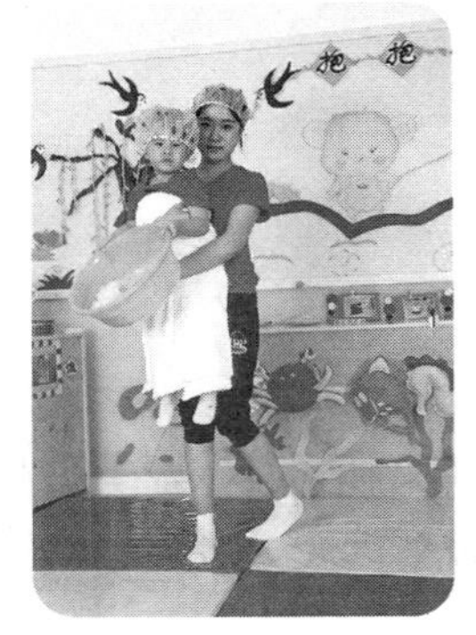
图3

（4）第五个八拍1×8

歌词：泼泼水来搓泡泡，今天真是美妙

1~8拍：继续逆时针走。

（5）第六个八拍1×8

歌词：大声唱歌扭扭腰，我爱洗洗澡

1~8拍：逆时针走完一周后，回到原位。

（6）第七个八拍1×8

歌词：擦擦脸摸肚皮，屁屁也要清洁到

1~4拍：成人把宝宝放在地上（图4）。

5~8拍：准备给宝宝整理浴巾。

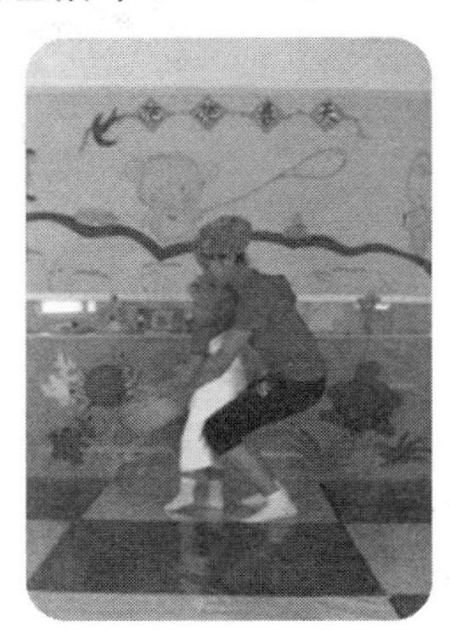
图4

（7）第八个八拍 1×8

歌词：胳肢窝耳朵后，脏脏都不能放过

1～8 拍：成人将围在宝宝身上的浴巾摘掉（图 5）。

（8）第九个八拍 1×8

歌词：噜啦啦噜啦啦噜啦噜啦咧

1～8 拍：成人和宝宝双手端着盆，面对面站好（图 6）。

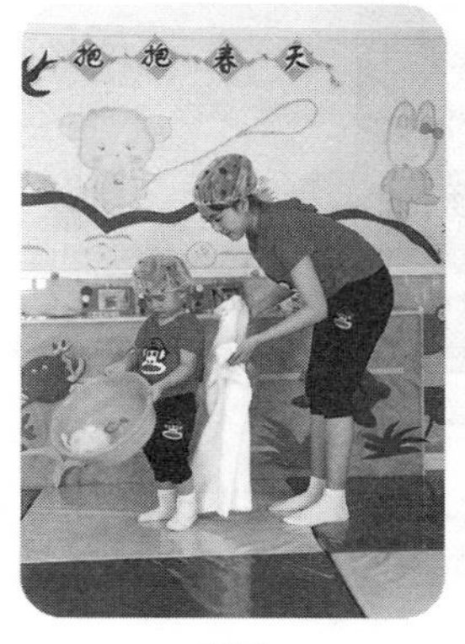

图 5

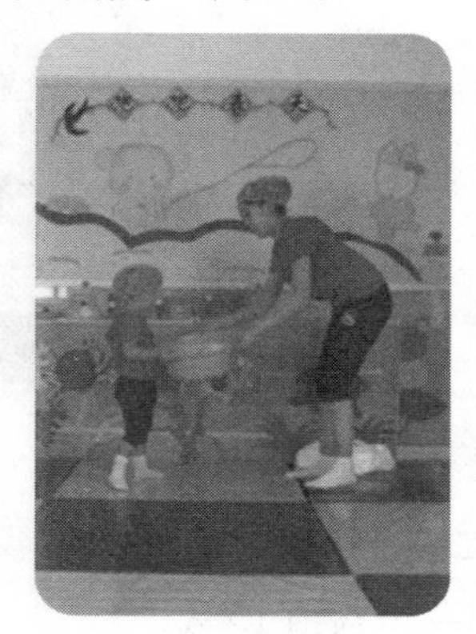
图 6

（9）第十个八拍 1×8

歌词：噜啦噜啦噜啦噜啦噜啦咧

1～8 拍：成人和宝宝随音乐向左右两侧摇动浴盆，两拍一下，共四下（图 7、图 8）。

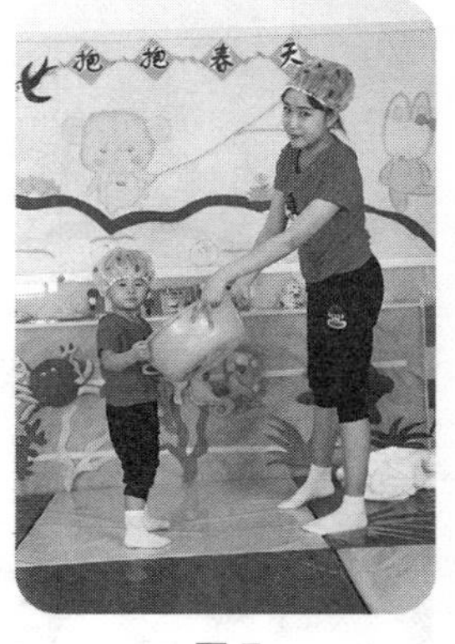

图 7

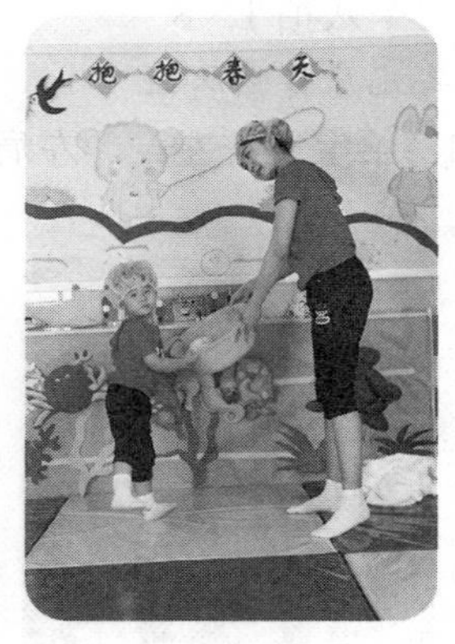

图 8

（10）第十一至第十二个八拍 2×8

歌词：噜啦啦噜啦啦噜啦噜啦咧，噜啦噜啦噜啦咧

1～8 拍：动作同本段的第十个八拍。

（11）尾音

成人帮助宝宝坐在浴盆里（图9）。

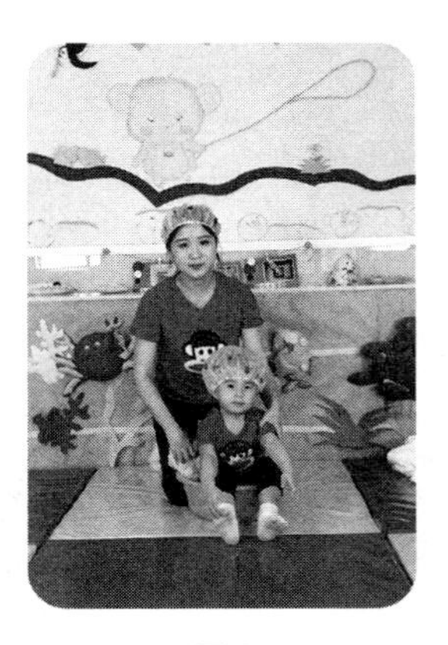

图9

3. 第二段音乐第一部分8×8

（1）第一个八拍1×8

歌词：手儿肩膀膝脚趾

1～8拍：成人右手持浴花，跪立在浴盆后边给宝宝洗右臂、右肩（图10）。

（2）第二个八拍1×8

歌词：洗脚洗脚趾，洗手洗手指

1～8拍：动作同本段的第一个八拍。

（3）第三个八拍1×8

歌词：头儿肩膀膝脚趾

1～8拍：给宝宝洗左臂、左肩（图11）。

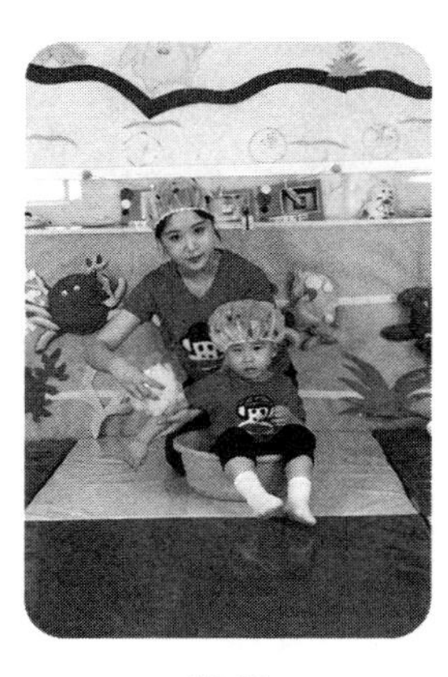

图10

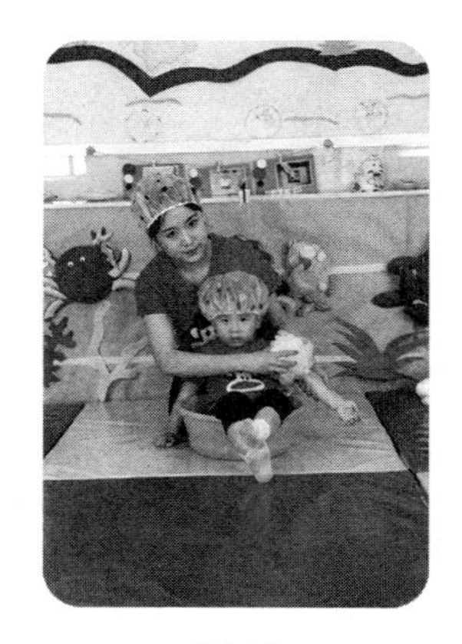

图11

(4) 第四个八拍 1×8

歌词：大家一起来洗个香香澡

1～8 拍：动作同本段的第三个八拍。

(5) 第五个八拍 1×8

歌词：先放冷水哗啦啦啦，再加热火呼噜噜噜

1～8 拍：成人用浴花在宝宝右手臂、右膝盖处做搓澡动作。

(6) 第六个八拍 1×8

歌词：这样温度刚刚刚刚好

1～4 拍：动作同本段的第五个八拍。

5～8 拍：成人把右手臂向右上方高高举起（图 12）。

(7) 第七个八拍 1×8

歌词：先抹肥皂洗洗洗洗，然后冲掉哇哈哈哈

1～8 拍：成人用浴花在宝宝左膝盖处、左臂处做搓澡动作。

(8) 第八个八拍 1×8

歌词：心情美，人才漂亮

1～4 拍：动作同本段的第七个八拍。

5～8 拍：动作同本段第六个八拍的 5～8 拍。

4. 第二段音乐间奏 1×8

1～8 拍：成人双手扶着浴盆，做好下一段音乐的准备工作。

5. 第二段音乐第二部分 12×8

(1) 第一个八拍 1×8

歌词：戴上浴帽，浴缸坐好，南瓜马车来到

1～4 拍：成人向前推宝宝坐着的浴盆，宝宝双手在胸前左右摆动（图 13）。

5～8 拍：成人向后拉动宝宝坐着的浴盆，宝宝双手在胸前左右摆动。

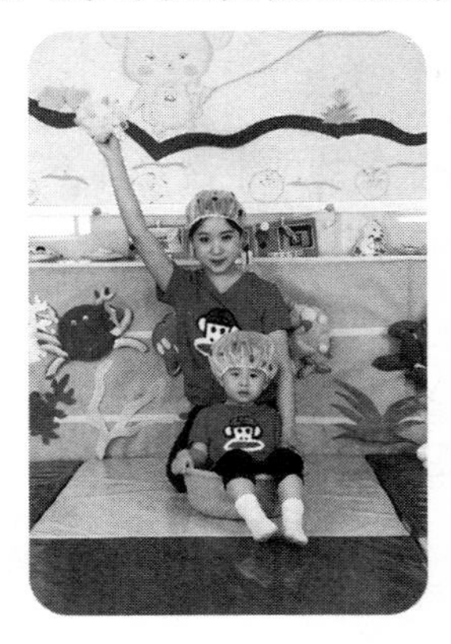

图 12

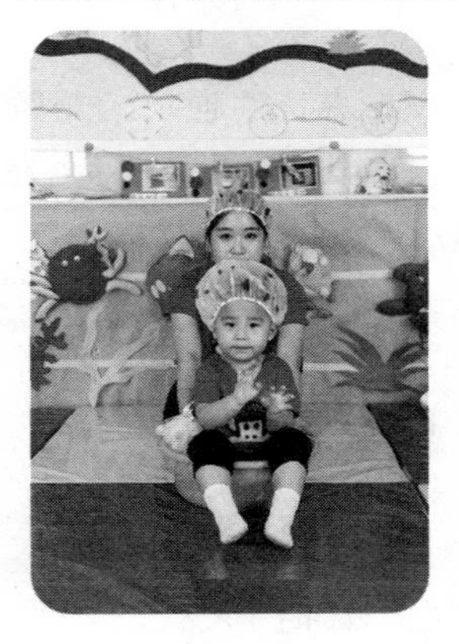

图 13

（2）第二个八拍 1×8

歌词：仙女妈妈美妙泡泡，臭臭都不见了

1~8 拍：动作同本段的第一个八拍。

（3）第三个八拍 1×8

歌词：我们是灰姑娘的最好榜样

1~8 拍：成人站立起来，双臂高举，五指张开并转动手腕，脚下碎步围绕宝宝逆时针转动 3/4 周，宝宝高举双臂并转动手腕（图 14）。

（4）第四个八拍 1×8

歌词：从头到脚就要就要香香的

1~4 拍：成人继续围绕宝宝转完剩下的 1/4 周，宝宝保持原来的动作不变。

5~8 拍：成人站在宝宝身后，双臂高举转动手腕（图 15）。

（5）节奏说白 one，two，three，four

成人将宝宝抱起，帮助宝宝站立在盆中（图 16）。

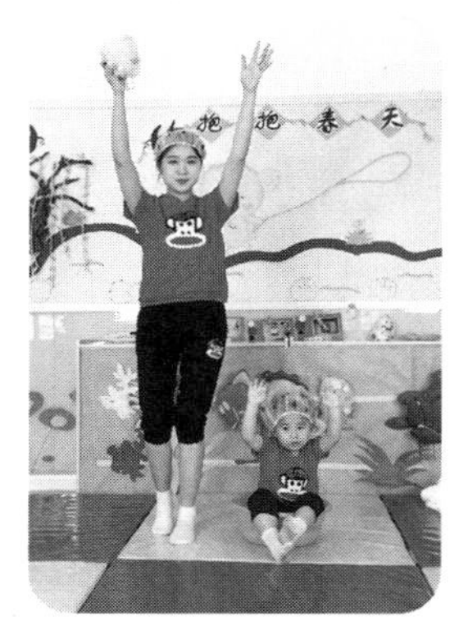

图 14

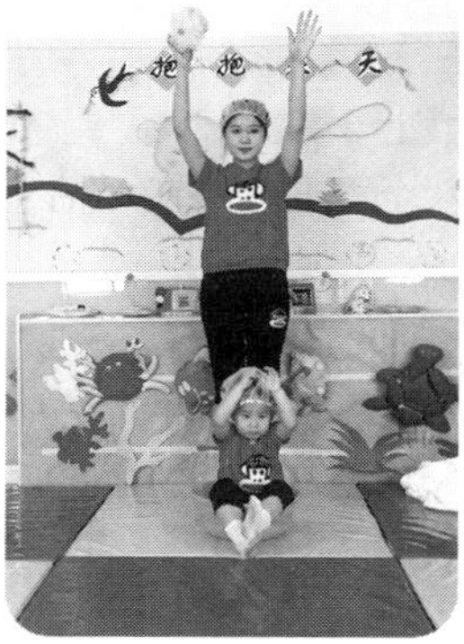

图 15

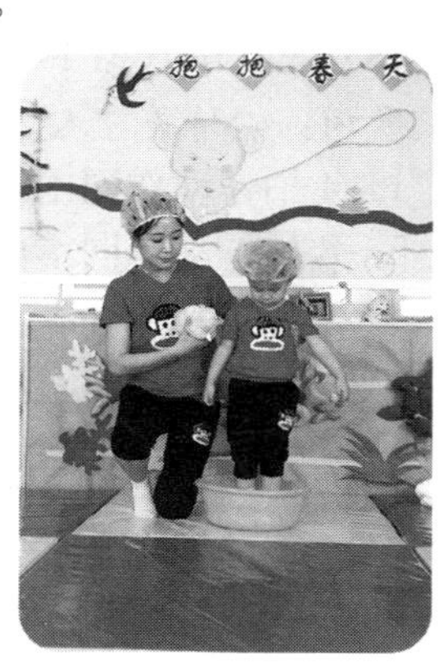

图 16

（6）第五个八拍 1×8

歌词：头儿肩膀膝脚趾，喔耶

1~8 拍：成人跪立，手持浴花为站在浴盆中的宝宝洗身体。

（7）第六个八拍 1×8

歌词：洗脚洗脚趾，洗手洗手指

1~8 拍：动作同本段的第五个八拍。

（8）第七个八拍 1×8

歌词：头儿肩膀膝脚趾

1~8 拍：成人为站在浴盆中的宝宝洗头，浴花在头上顺时针转动。

（9）第八个八拍 1×8

歌词：大家一起来洗个香香澡

1～8 拍：动作同本段的第七个八拍。

（10）第九个八拍 1×8

歌词：先放冷水哗啦啦啦，再加热水呼噜噜噜

1～8 拍：成人从宝宝的前胸开始，用浴花顺时针向下转动到宝宝的双腿，做搓澡的动作。

（11）第十个八拍 1×8

歌词：这样温度刚刚刚刚好

1～4 拍：动作同本段的第九个八拍。

5～8 拍：动作同第二段音乐第一部分第六个八拍的 5～8 拍。

（12）第十一个八拍 1×8

歌词：先抹肥皂洗洗洗洗，然后冲掉哇哈哈哈

1～8 拍：动作同本段的第九个八拍。

（13）第十二个八拍 1×8

歌词：心情美，人才漂亮

1～6 拍：动作同本段的第九个八拍。

7～8 拍：动作同第二段音乐第一部分第六个八拍的 5～8 拍。

6. 第三段音乐 24×8

（1）第一至第四个八拍 4×8

歌词：噜啦啦噜啦啦噜啦噜啦咧，噜啦噜啦噜啦噜啦噜啦咧，噜啦啦噜啦啦噜啦噜啦咧，噜啦噜啦噜啦咧

1～8 拍：成人将宝宝从浴盆中抱出来，将浴盆和浴花放到一旁，手拿起浴巾。

（2）第五个八拍 1×8

歌词：我爱洗澡，乌龟跌倒，幺幺幺幺

1～4 拍：成人给宝宝披上浴巾（图 17）。

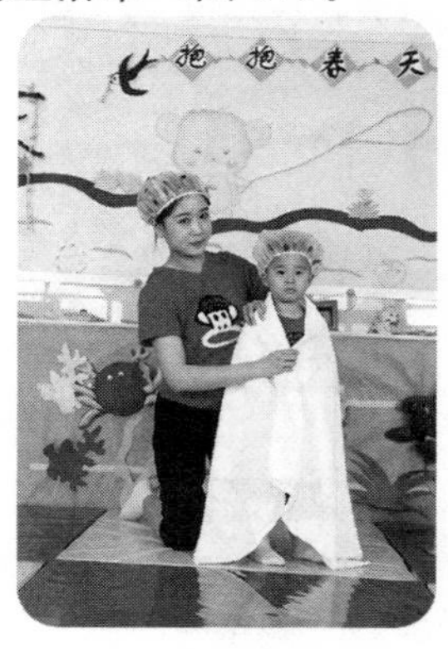

图 17

5～8拍：成人跪立在宝宝旁边，宝宝站立面向观众，成人用浴巾为宝宝擦拭胸前。

（3）第六个八拍 1×8

歌词：小心跳蚤，好多泡泡，幺幺幺幺

1～8拍：成人用浴巾为宝宝擦拭身体。

（4）第七个八拍 1×8

歌词：潜水艇在祷告

1～8拍：动作同本段的第六个八拍。

（5）第八个八拍 1×8

歌词：我爱洗澡，皮肤好好，幺幺幺幺

1～8拍：成人和宝宝面对面，为宝宝擦拭身体（图18）。

（6）第九至第十个八拍 2×8

歌词：戴上浴帽，唱唱跳跳，幺幺幺幺，美人鱼想逃跑

1～8拍：动作同本段的第八个八拍。

（7）第十一个八拍 1×8

歌词：上冲冲，下洗洗，左搓搓，右揉揉

1～8拍：成人将宝宝身上的浴巾取下，在地垫上铺好。

（8）第十二个八拍 1×8

歌词：有空再来握握手

1～8拍：成人抱起宝宝，准备将宝宝放在铺好的浴巾上（图19）。

（9）第十三个八拍 1×8

歌词：上冲冲，下洗洗，左搓搓，右揉揉

1～8拍：成人跪立，帮助宝宝躺在浴巾上（图20）。

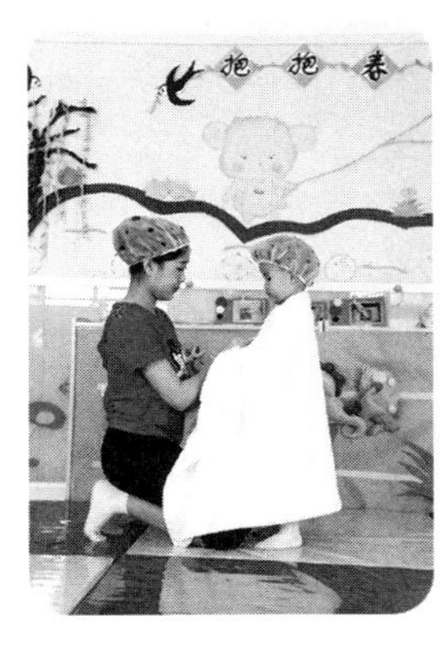

图18

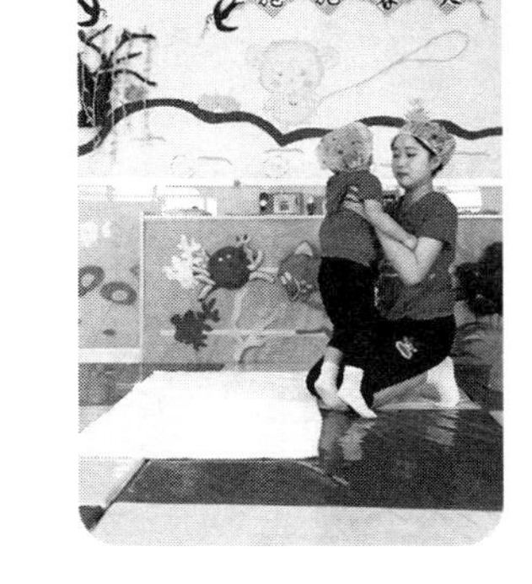

图19

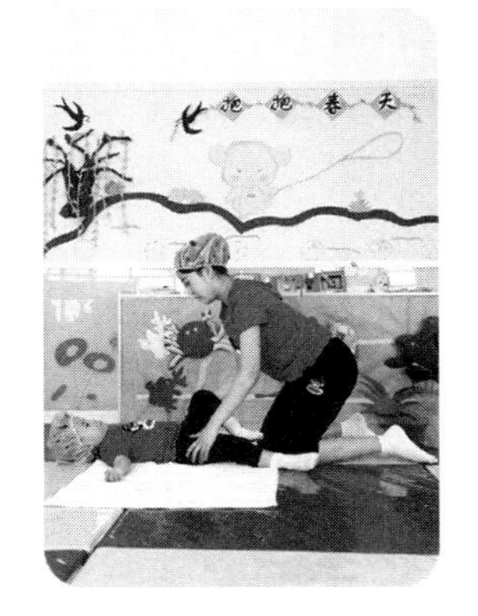

图20

（10）第十四个八拍 1×8

歌词：我家的浴缸好好坐

1～4 拍：成人双手一前一后拿起宝宝右手边的浴巾，盖住宝宝身体（图 21）。

5～8 拍：用浴巾为宝宝擦拭身体（图 22）。

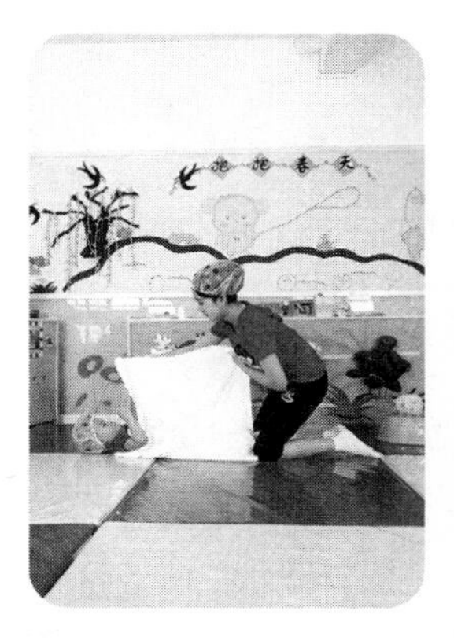

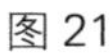

图 21

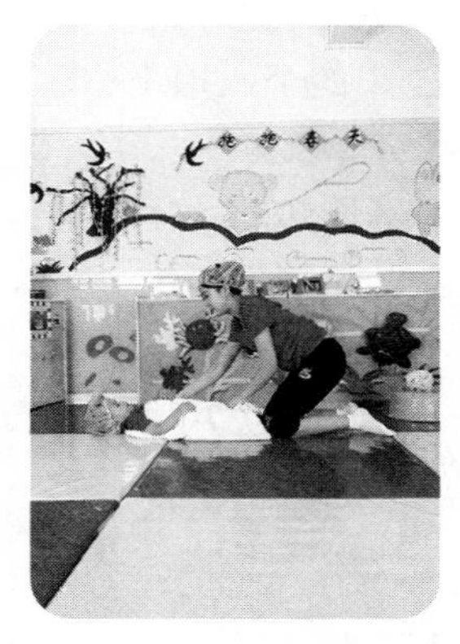

图 22

（11）第十五至第十六个八拍 2×8

歌词：上冲冲，下洗洗，左搓搓，右揉揉，有空再来握握手

1～8 拍：动作同本段第十四个八拍的 5～8 拍。

（12）第十七个八拍 1×8

歌词：上冲冲，下洗洗，左搓搓，右揉揉

1～8 拍：成人将宝宝左手边的浴巾拿起来，盖住宝宝身体。

（13）第十八个八拍 1×8

歌词：我家的浴缸好好坐

1～4 拍：成人将围在宝宝身上的浴巾裹好，宝宝双臂在浴巾外边。

（14）第十九个八拍 1×8

歌词：噜啦啦噜啦啦噜啦噜啦咧

1～8 拍：成人抱着宝宝起身站立，右臂搂住宝宝的背部，左臂抱住宝宝的双腿。

（15）第二十个八拍 1×8

歌词：噜啦噜啦噜啦噜啦噜啦咧

1～4 拍：动作同本段的第十九个八拍。

5～8 拍：成人抱着宝宝向右、向左各摆动一次，重心从右腿转到左腿，脚尖从左脚尖点地到右脚尖点地，两拍摆动一次（图 23、图 24）。

(16) 第二十一至第二十二个八拍 2×8

歌词：噜啦啦噜啦啦噜啦噜啦咧，噜啦噜啦噜啦咧

1~8拍：动作同本段第二十个八拍的5~8拍。

(17) 第二十三个八拍 1×8

歌词：噜啦噜啦噜啦咧

1~8拍：成人原地小碎步顺时针转动3/4周。

(18) 第二十四个八拍 1×8

歌词：噜啦噜啦咧

1~4拍：继续转动1/4周后回到原位（图25）。

5~8拍：动作同本段第二十个八拍的5~8拍。

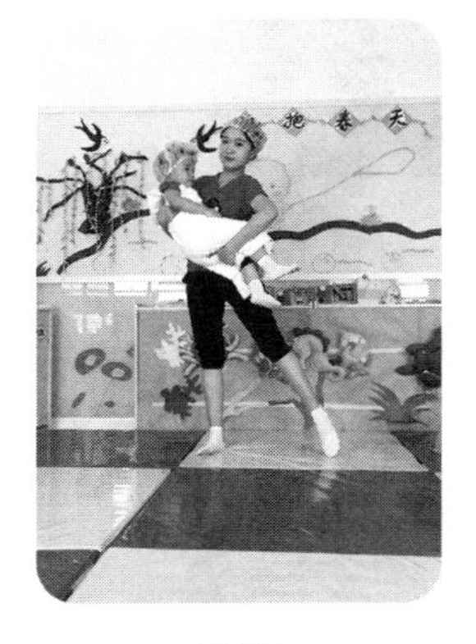

图23

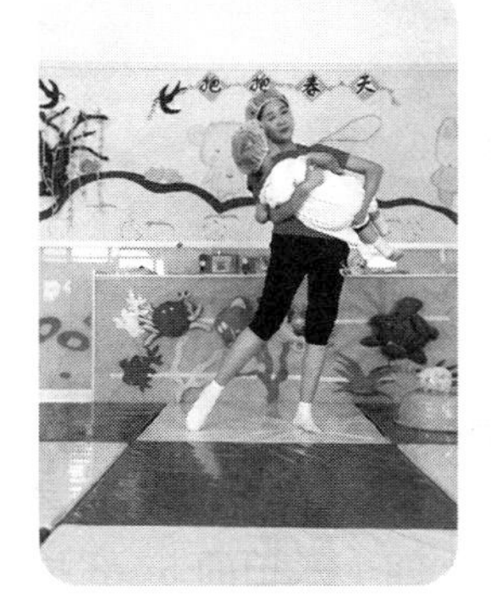

图24

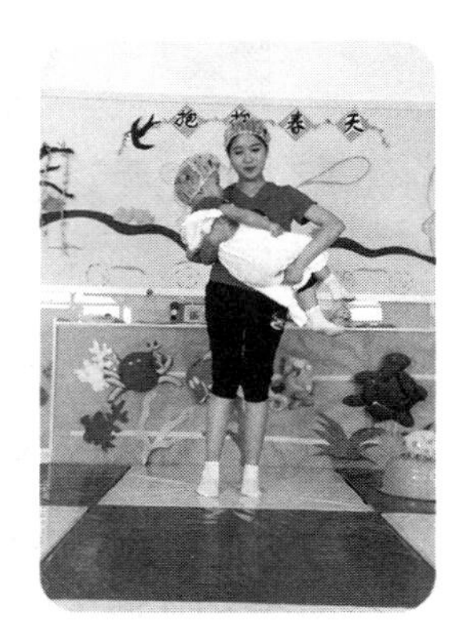

图25

7. **结束动作**

成人左膝着地，右腿屈膝，宝宝坐在成人左腿上，两人对观众挥手再见（图26）。

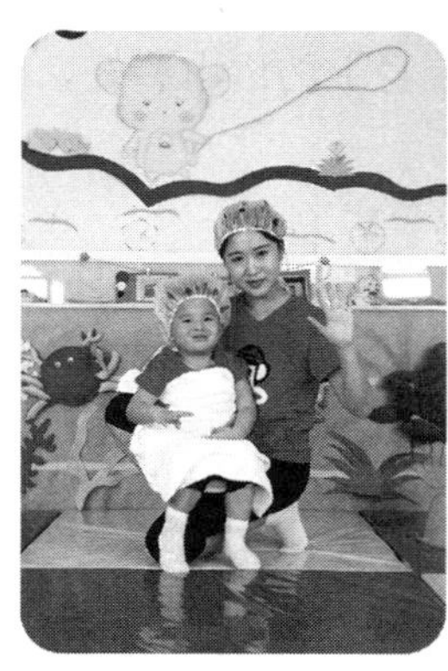

图26

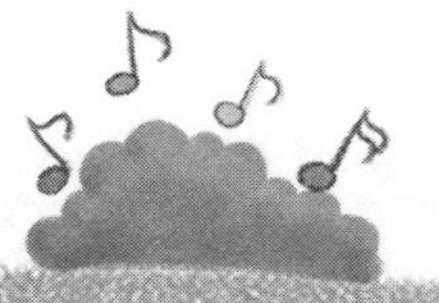
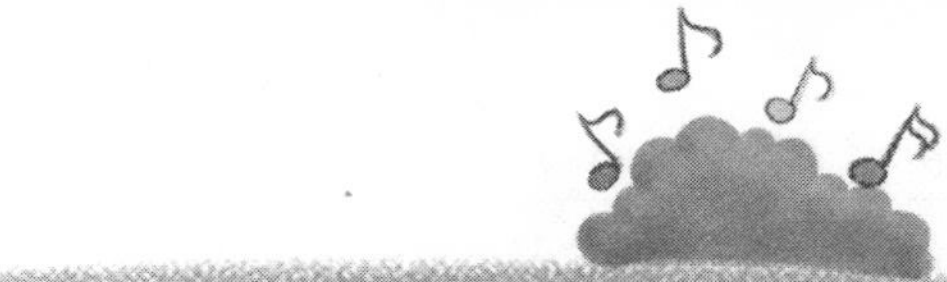

17. 快乐宝贝

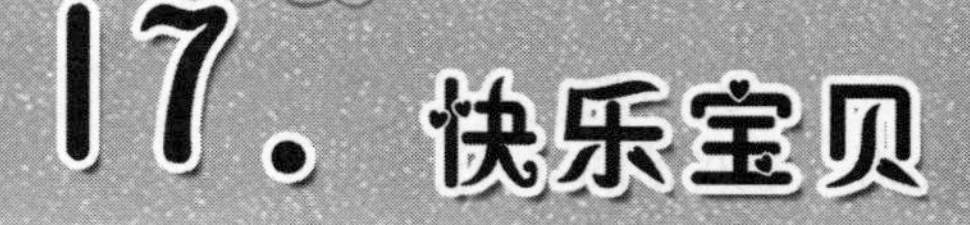

扫码看视频

目标

1. 理解歌词内容，感知音乐节奏的不同，能随着音乐节奏的变化配合成人调整自己的心情及动作。

2. 感知歌词的诙谐风趣，理解幸福的感受来自家人的关爱。

3. 通过亲子游戏，感受家人对自己的爱，激发爱长辈的情感。

动作说明

1. 预备动作

成人和宝宝盘腿坐好，双手放在腿上，宝宝坐在成人的前面（图 1）。

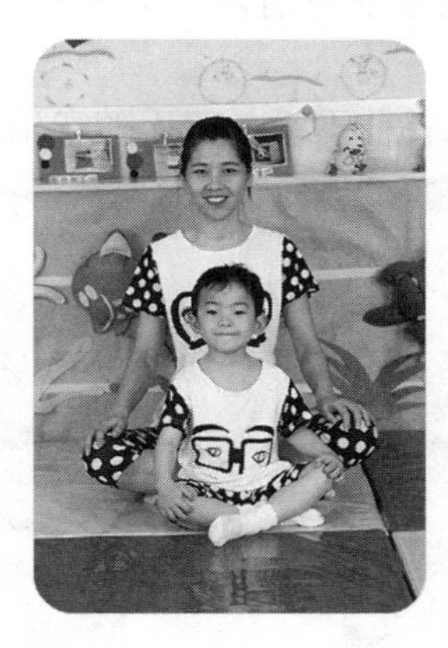

图 1

2. 第一段音乐前奏 4×8

（1）第一个八拍 1×8

1～4 拍：动作同预备动作。

5～8 拍：成人和宝宝随音乐向右摆头（图 2）。

（2）第二个八拍 1×8

1～4 拍：向左摆头。

5～8 拍：动作同本段第一个八拍的 5～8 拍。

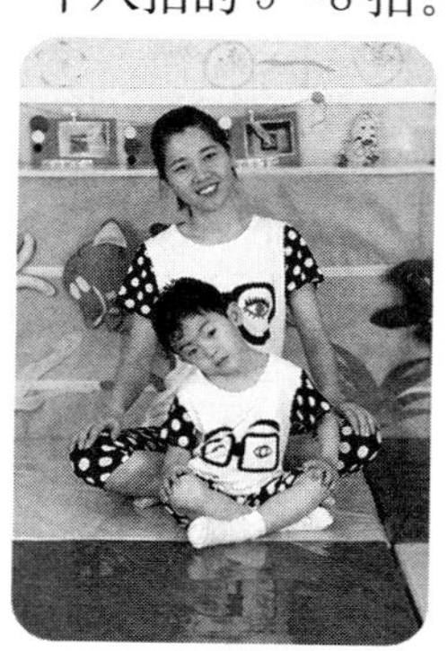

图 2

（3）第三至第四个八拍 2×8

1～8 拍：动作同本段的第二个八拍。

3. 第一段音乐 12×8

（1）第一个八拍 1×8

歌词：我是小宝贝，从不怕累

1～4 拍：成人和宝宝在胸前屈肘，五指张开，掌心向内，拍自己前胸两次（图 3）。

5～8 拍：成人和宝宝双臂前平举，双手随音乐左右摆动（图 4）。

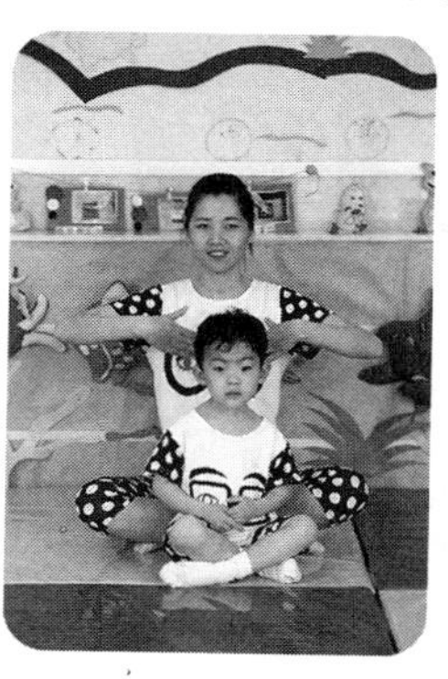

图 3

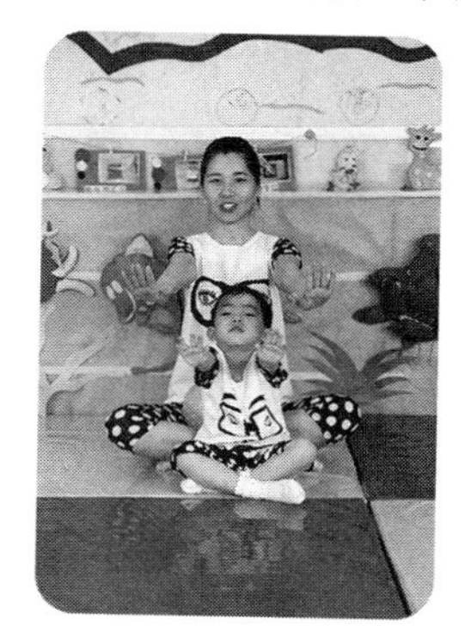

图 4

（2）第二个八拍 1×8

歌词：虽然功课一大堆

1～4 拍：成人和宝宝双手握拳，于身体两侧立屈肘，向右侧转身振臂一次（图 5）。

5～8 拍：向左侧转身振臂一次。

（3）第三个八拍 1×8

歌词：像个小 baby，最爱馋嘴

1～4 拍：成人右臂向右侧平举，左臂屈肘，五指张开，掌心向外，颤动一次双臂（图 6）。

5～8 拍：动作同本八拍的 1～4 拍，方向相反。

（4）第四个八拍 1×8

歌词：有时还要吃奶嘴

1～8 拍：动作同本段的第三个八拍。

节奏说白：哈哈

成人和宝宝的双臂张开，小臂在胸前屈肘 45°，双手四指并拢，大拇指伸出，放在嘴旁，手掌微微向外张开，做喊话状（图 7）。

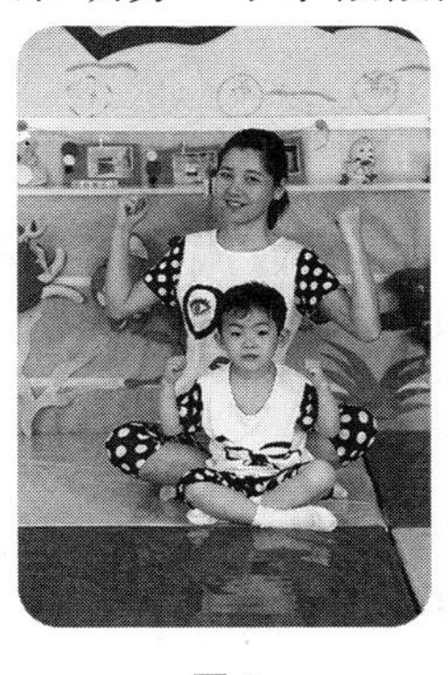

图 5

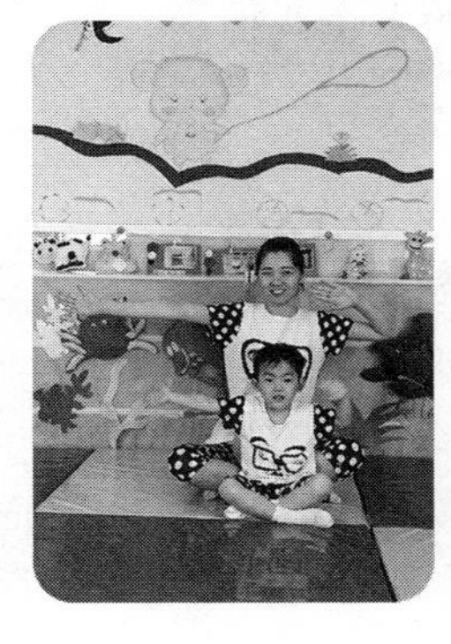

图 6

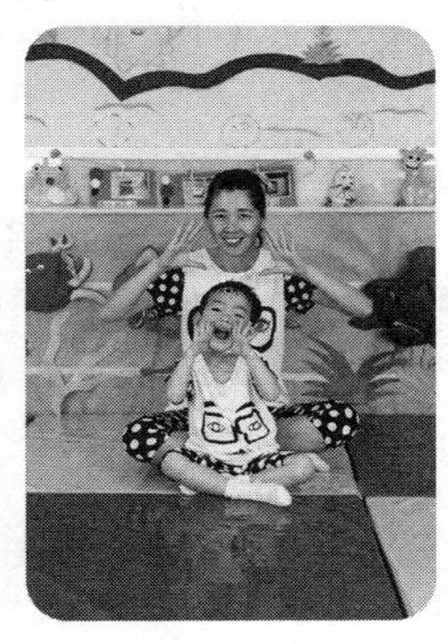

图 7

（5）第五个八拍 1×8

歌词：我是小宝贝，从不怕累

1～8 拍：动作同本段的第一个八拍。

（6）第六个八拍 1×8

歌词：唱歌跳舞我最会

1～4 拍：成人和宝宝右臂前平举，同时右手握拳，大拇指伸出立起，左臂放下（图 8）。

5～8 拍：左臂前平举，同时左手握拳，大拇指伸出立起（图 9）。

（7）第七个八拍 1×8

歌词：时间不浪费，老师说对

1～4 拍：成人和宝宝的头和双臂随音乐向右摆动一次，大拇指向右侧倾斜。

5～8 拍：动作同本八拍的 1～4 拍，方向相反。

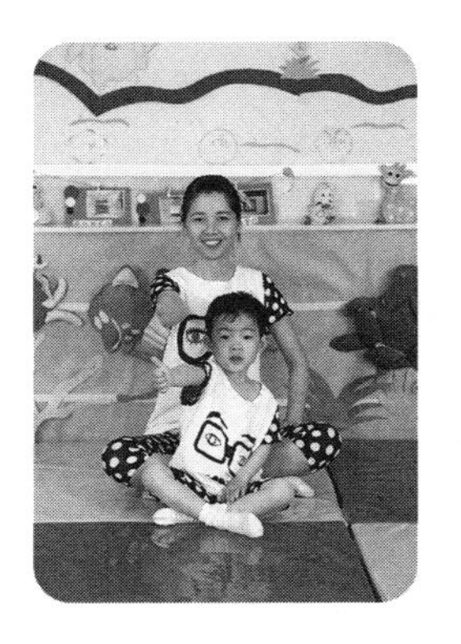

图8

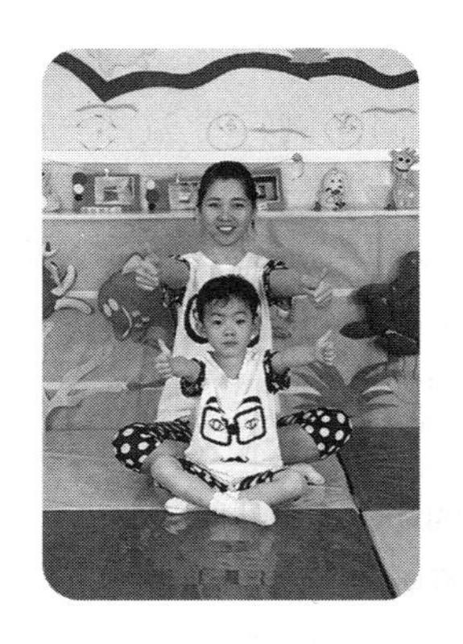

图9

（8）第八个八拍 1×8

歌词：做个乖乖的小宝贝

1~8拍：动作同本段的第七个八拍。

（9）第九个八拍 1×8

歌词：爷爷他最疼我

1~8拍：成人双臂侧平举，五指张开，掌心向下，随音乐颤动手臂并转动手腕四次；宝宝双臂向上举起，随音乐转动手腕四次（图10）。

（10）第十个八拍 1×8

歌词：要什么他都给

1~8拍：成人双臂上举，五指张开，掌心向前，随音乐转动手腕四次；宝宝双臂侧平举，五指张开，掌心向下，转动手腕四次（图11）。

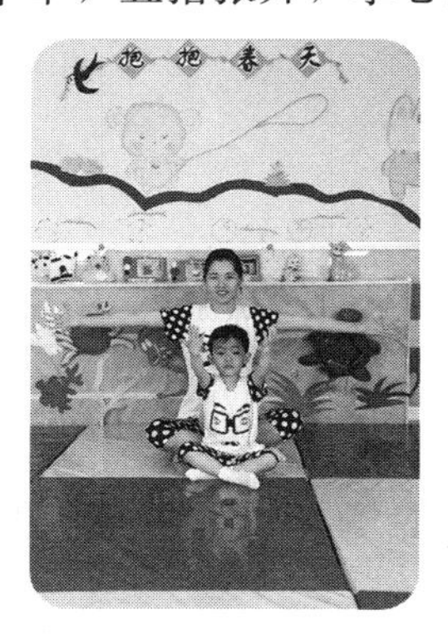

图10

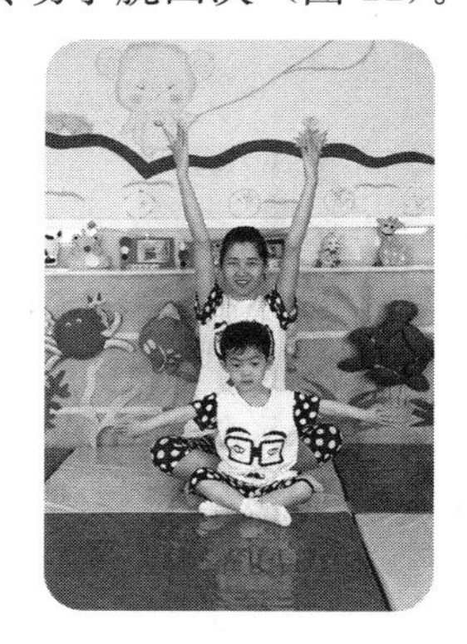

图11

（11）第十一个八拍 1×8

歌词：奶奶也总是说

1~8拍：动作同本段的第九个八拍。

（12）第十二个八拍 1×8

歌词：我是小宝贝，嘿

1～8 拍：动作同本段的第十个八拍。

4. 第二段音乐前奏 4×8

（1）第一个八拍 1×8

1～8 拍：成人双手握住按摩球，随着音乐节奏在宝宝的头部上下轻轻触碰按摩，一拍一下；宝宝双手有节奏地拍腿（图 12）。

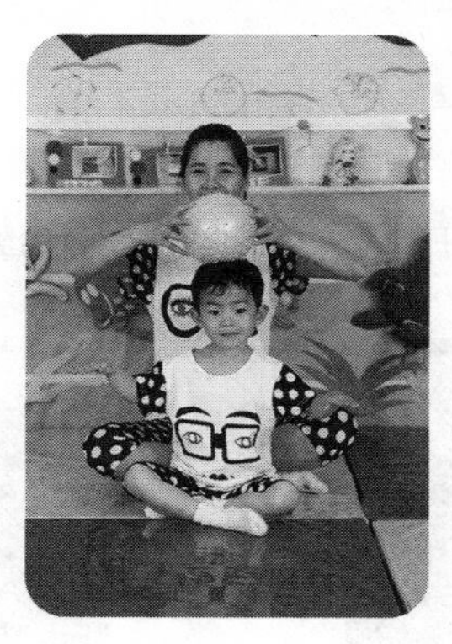

图 12

（2）第二至第四个八拍 3×8

1～8 拍：动作同本段的第一个八拍。

5. 第二段音乐第一部分 8×8

（1）第一个八拍 1×8

1～4 拍：宝宝双臂侧平举，成人用按摩球随音乐节奏依次从宝宝的头部、右肩部、右手臂到右手背做弹跳按摩（图 13）。

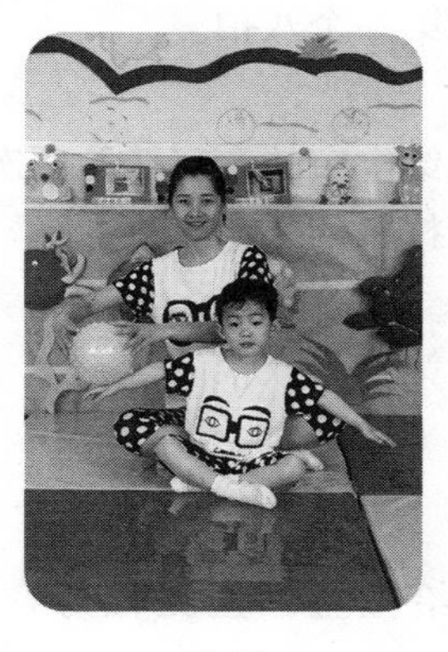

图 13

5～8拍：动作同本八拍的1～4拍，方向相反。

（2）第二个八拍1×8

1～8拍：成人用球依次从宝宝头部、左肩部、左手臂到左手背进行敲打按摩（图14）。

（3）第三个八拍1×8

1～8拍：成人用按摩球依次从宝宝左手背、左手臂、左肩部到头部进行敲打按摩。

（4）第四个八拍1×8

1～8拍：动作同本段第一个八拍的1～4拍。

（5）第五个八拍1×8

1～8拍：成人双手持按摩球给宝宝做背部按摩（图15）。

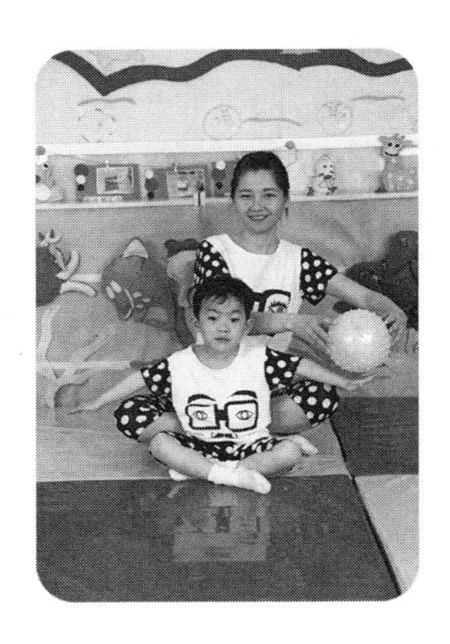

图14

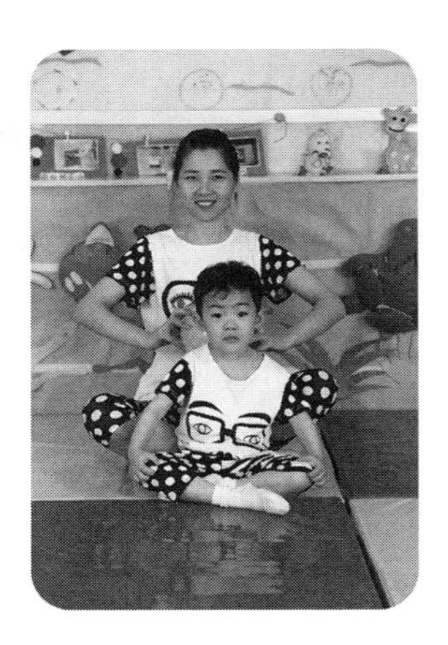

图15

（6）第六个八拍1×8

1～8拍：动作同本段的第一个八拍。

（7）第七个八拍1×8

1～4拍：成人用按摩球给宝宝的右肩按摩四次。

5～8拍：给宝宝的左肩按摩四次。

（8）第八个八拍1×8

1～8拍：动作同本段的第三个八拍。

6. 间奏4×8

（1）第一个八拍1×8

1～8拍：成人把球交给宝宝，盘腿做好，双手拍腿，宝宝拿球站起（图16）。

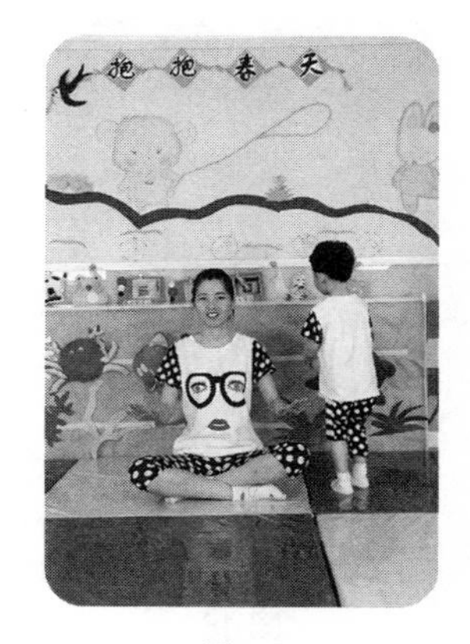

图 16

（2）第二个八拍 1×8

1～8 拍：宝宝抱着球围绕成人逆时针小跑一周。

（3）第三个八拍 1×8

1～8 拍：动作同本段的第二个八拍。

（4）第四个八拍 1×8

1～8 拍：宝宝围着成人逆时针跑到成人背后。

7. 第二段音乐第二部分 8×8

（1）第一个八拍 1×8

1～8 拍：宝宝手持按摩球给成人做背部按摩，成人双手拍腿。

（2）第二个八拍 1×8

1～8 拍：成人双臂展开与肩持平，随音乐转动手腕，宝宝给成人按摩右肩（图 17）。

（3）第三至第四个八拍 2×8

1～8 拍：宝宝给成人的左肩做按摩。

（4）第五个八拍 1×8

1～8 拍：成人向右转身，盘腿侧坐，双手拍腿，宝宝拿着按摩球给成人做背部按摩，从颈部开始到尾椎，从上到下，两拍一下，宝宝从站立到蹲下（图 18）。

（5）第六个八拍 1×8

1～8 拍：成人双手继续拍腿，宝宝从尾椎到颈部给成人做按摩。

（6）第七个八拍 1×8

1～8 拍：成人双臂侧平举，五指张开，转动手腕，宝宝拿着按摩球从成人颈部开始到尾椎，给成人做按摩（图 19）。

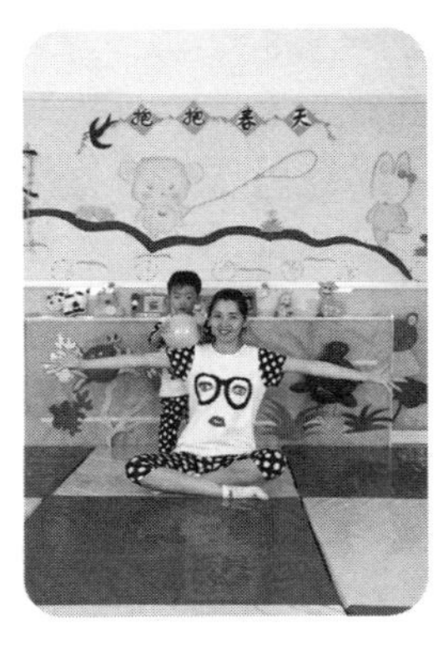

图 17

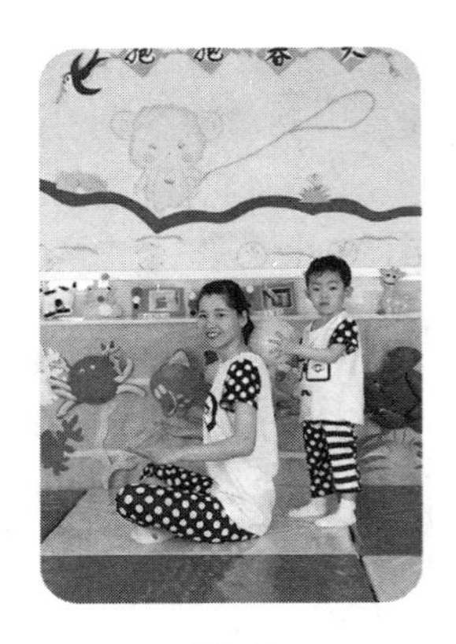

图 18

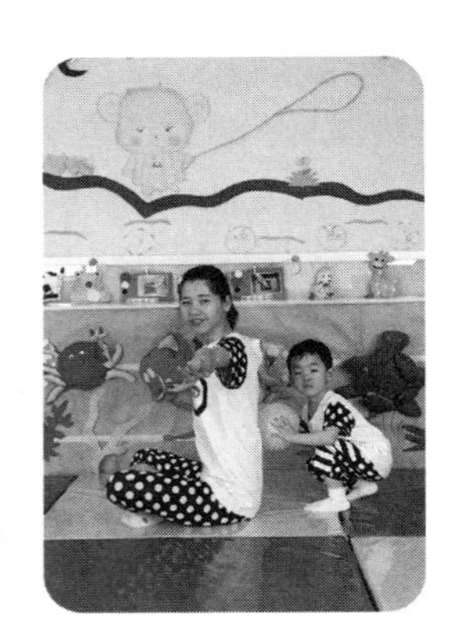

图 19

（7）第八个八拍 1×8

1～8 拍：成人双手在腹前交叉，向上转动手腕划圈，到头顶再到身体两侧下来。宝宝给成人从尾椎部到颈部做按摩。

8. 第三段音乐前奏 2×8

宝宝把球交给成人，然后面向观众趴在地垫上，双手托住下巴，成人跪坐在垫上，双腿夹住宝宝的双腿，双手把球举过头顶，随音乐左右摇摆。

9. 第三段音乐第一遍 4×8

（1）第一个八拍 1×8

歌词：过新年呀，隆咚隆咚呛

1～4 拍：成人双手把按摩球举过头顶，随音乐先左后右各摆动一下（图 20）。

5～8 拍：成人用按摩球给宝宝做背部按摩，从颈部到尾椎部，一拍一下，共四下。

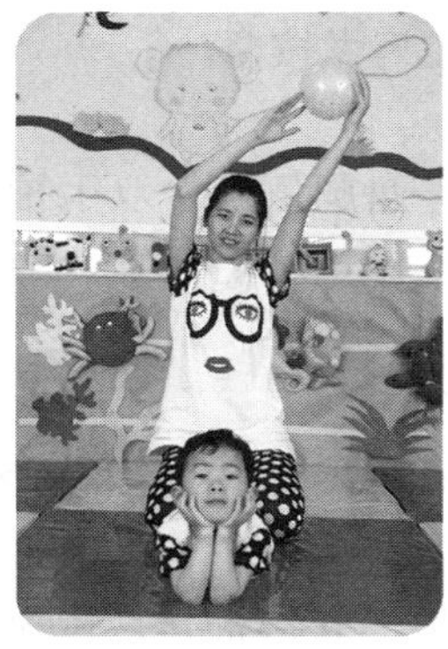

图 20

（2）第二个八拍 1×8

歌词：多快乐呀，隆咚隆咚呛

1～4 拍：动作同本段第一个八拍的 1～4 拍，方向相反。

5～8 拍：动作同本段第一个八拍的 5～8 拍。

（3）第三个八拍 1×8

歌词：隆咚隆咚呛，隆咚隆咚呛

1～4 拍：成人用按摩球给宝宝背部的右侧按摩 3 下。

5～8 拍：成人用按摩球给宝宝背部的左侧按摩 3 下。

（4）第四个八拍 1×8

歌词：隆咚隆咚呛，隆咚呛呛呛

1～8 拍：动作同本段的第三个八拍。

10. 第三段音乐间奏 2×8

（1）第一个八拍 1×8

1～8 拍：成人把按摩球放在宝宝背部，双臂举起，五指张开，随音乐依次向右、向左转动手腕（图 21）。

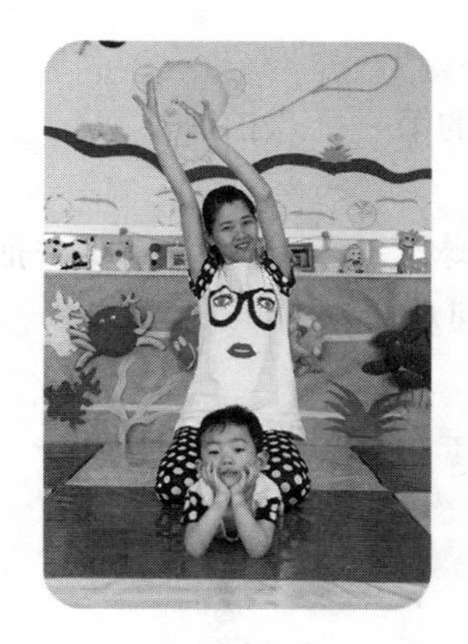

图 21

（2）第二个八拍 1×8

1～8 拍：动作同本段的第一个八拍。

11. 第三段音乐第二遍 4×8

动作同第三段音乐第一遍的四个八拍。

12. 第三段音乐结尾 2×8

1～8 拍：成人和宝宝站起来原地跑步。成人右手持球，左手拉着宝宝右手（图 22）。

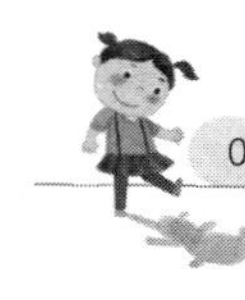

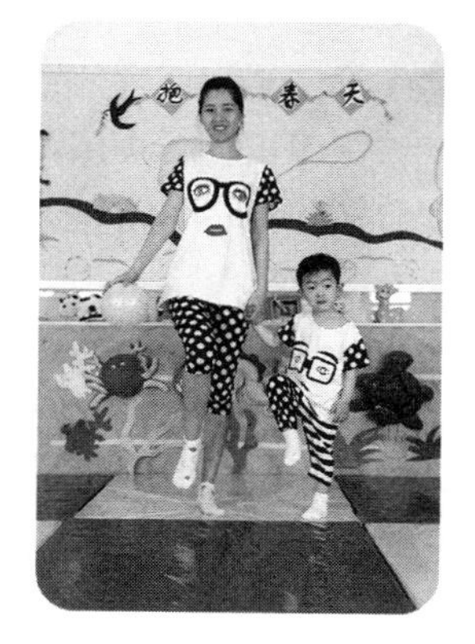

图 22

13. 第四段音乐前奏 5×8

（1）第一个八拍 1×8

1～8 拍：成人左手拉着宝宝的右手，以宝宝为中心，逆时针小跑步转一周。

（2）第二个八拍 1×8

1～8 拍：动作同本段的第一个八拍。

（3）第三个八拍 1×8

1～8 拍：成人把按摩球交给宝宝，宝宝双手抱着按摩球，成人双手托住宝宝大腿把宝宝抱起来面向观众。

（4）第四个八拍 1×8

1～8 拍：成人抱着宝宝左右扭胯，先右后左，一拍一下（图 23）。

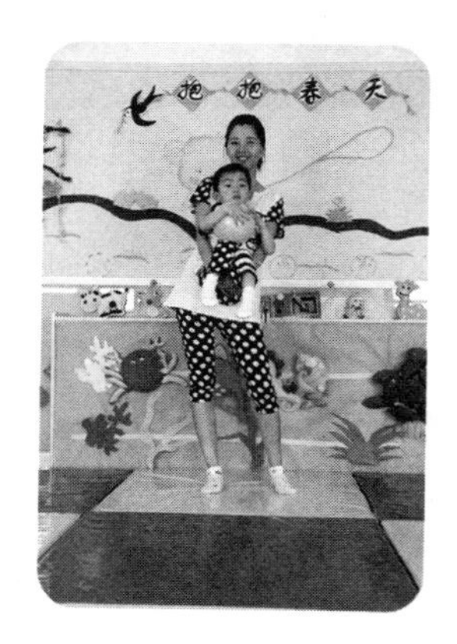

图 23

(5) 第五个八拍 1×8

1～8 拍：动作同本段的第四个八拍。

14. 第四段音乐 20×8

(1) 第一个八拍 1×8

歌词：天空有七彩云在微笑

1～4 拍：成人抱着宝宝踮脚小碎步向前走。

5～8 拍：成人抱着宝宝踮脚小碎步向后退。

(2) 第二个八拍 1×8

歌词：海里有热带鱼在跳跃

1～4 拍：成人右腿向右侧迈出一步，身体向右倾，左脚尖伸出点地，右腿直立，重心在右腿上，双腿随音乐屈膝、直立（图 24）。

5～8 拍：动作同本八拍的 1～4 拍，方向相反。

(3) 第三个八拍 1×8

歌词：包包装满了元气蛋糕

1～8 拍：动作同本段的第二个八拍。

(4) 第四个八拍 1×8

歌词：我马上准备要出发

1～8 拍：成人抱着宝宝顺时针原地转两周。

(5) 第五个八拍 1×8

歌词：妈妈爸爸要我

1～6 拍：成人将宝宝放到地垫上，宝宝站在成人的前面，双手抱球于胸前。

7～8 拍：成人双手叉腰，和宝宝做左右扭胯的动作，一拍一下（图 25）。

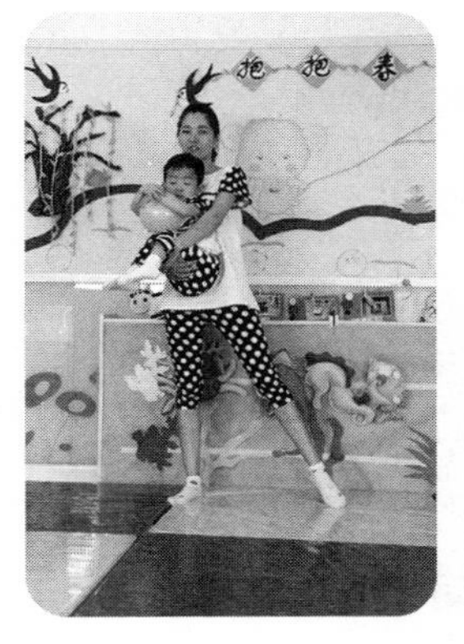

图 24

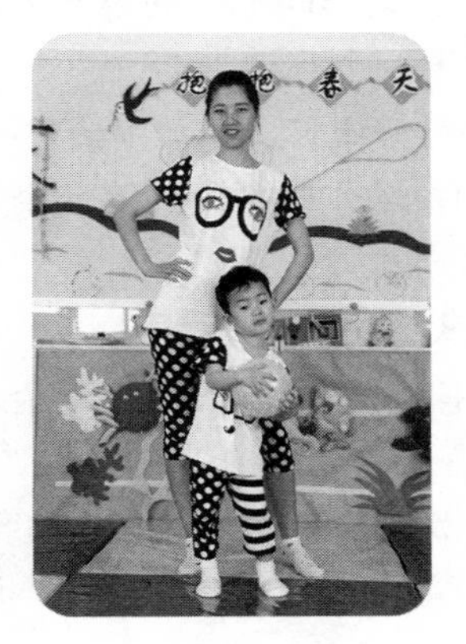

图 25

（6）第六至第八个八拍 3×8

歌词：乖乖懂礼貌，美人鱼吹响出发的号角，她说好宝宝不能迟到

1~8 拍：动作同本段第五个八拍的 7~8 拍。

（7）第九个八拍 1×8

歌词：加加油啊，加加加油啊

1~4 拍：成人左手叉腰，右手握拳，右手臂屈肘于右胸前摆动，同时原地纵跳，一拍一下；宝宝左臂夹球，右手和成人动作一致（图 26）。

5~8 拍：成人左手叉腰，右手握拳，手臂上举上下摆动，同时原地纵跳，一拍一下；宝宝左臂夹球，右手动作和成人一致（图 27）。

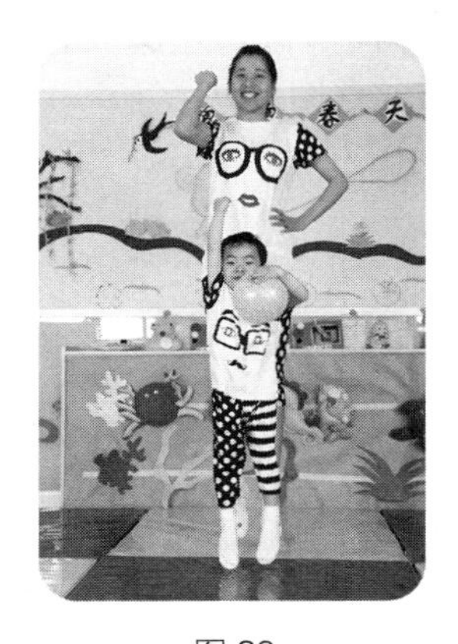

图 26

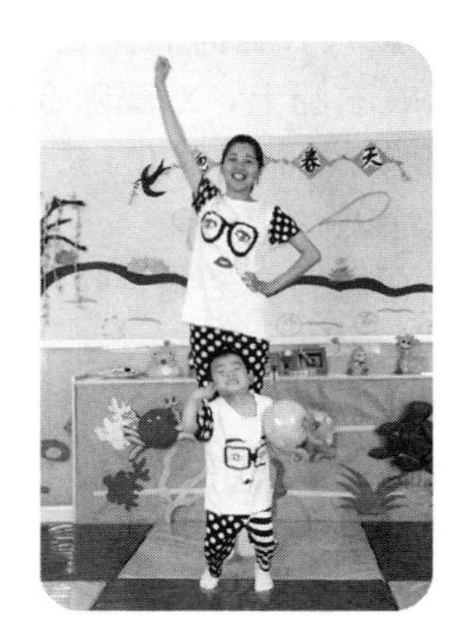

图 27

（8）第十个八拍 1×8

歌词：所有烦恼一下加光光

1~8 拍：动作同本段的第九个八拍，方向相反。

（9）第十一个八拍 1×8

歌词：加加油啊，加加加油啊

1~8 拍：动作同本段的第九个八拍。

（10）第十二个八拍 1×8

歌词：大人不忙我最忙

1~8 拍：动作同本段的第十个八拍。

（11）第十三个八拍 1×8

歌词：加加油啊，加加加油啊

1~8 拍：成人和宝宝面对面，两人用双手捧住球，做原地纵跳（图 28）。

（12）第十四个八拍 1×8

歌词：世界跟我一起闪亮亮

1～8 拍：动作同本段的第十三个八拍。

（13）第十五个八拍 1×8

歌词：加加油啊，加加加油啊

1～8 拍：成人和宝宝交换位置，其他动作同本段的第十三个八拍（图 29）。

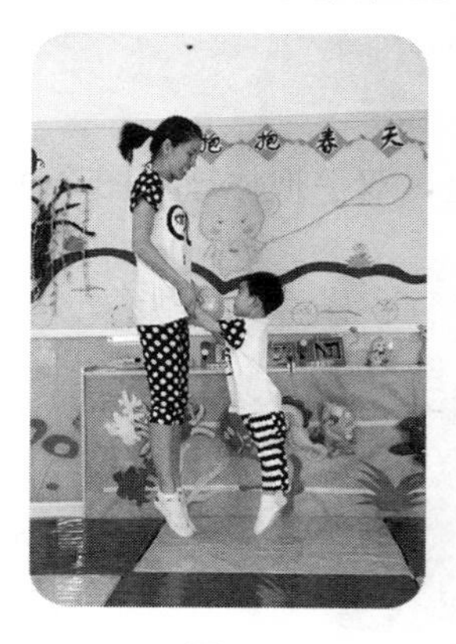

图 28

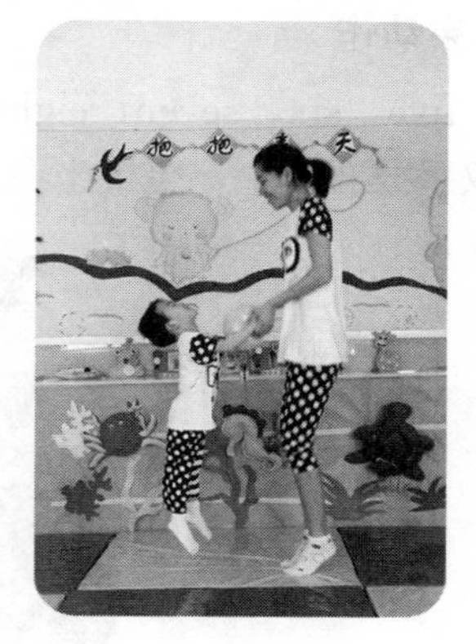

图 29

（14）第十六个八拍 1×8

歌词：掌声鼓励大小姐报到

1～8 拍：动作同本段的第十五个八拍。

（15）第十七个八拍 1×8

歌词：棒棒棒，魔法棒把坏人变光光

1～2 拍：成人跪坐在地垫上，双臂高举，向左摆动双臂一次，同时五指张开，抖动手腕。宝宝坐在成人双腿上，双手抱球（图 30）。

3～4 拍：成人向右摆动双臂一次。

5～8 拍：动作同本八拍的 1～4 拍。

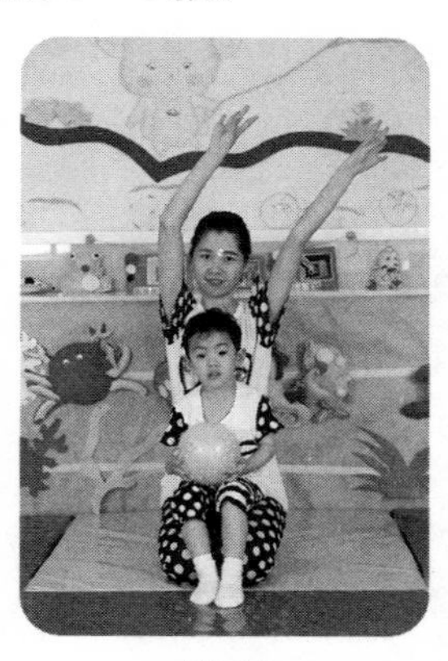

图 30

（16）第十八至第二十个八拍 3×8

歌词：飞飞飞，小飞象，带我到处去赶场，加加油，加满油，大人不忙我最忙，时钟快跑

1～8 拍：动作同本段的第十七个八拍。

15. 结束动作

歌词：five，six，seven，eight

成人双手放在腿上，宝宝坐在成人腿上，双手抱住球（图 31）。

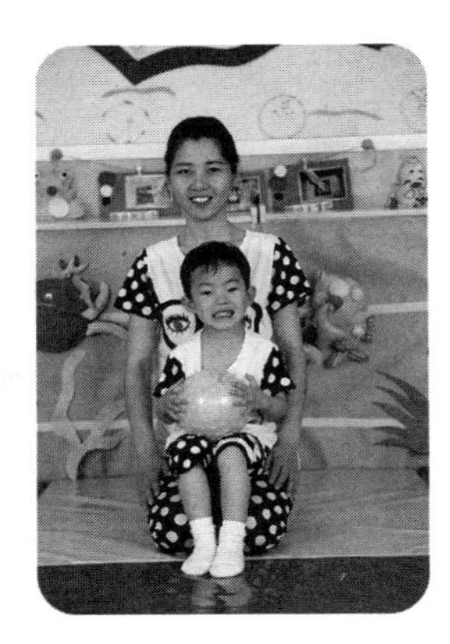

图 31

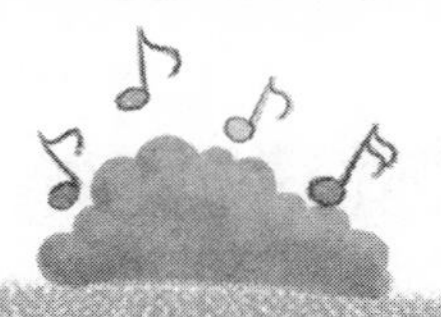
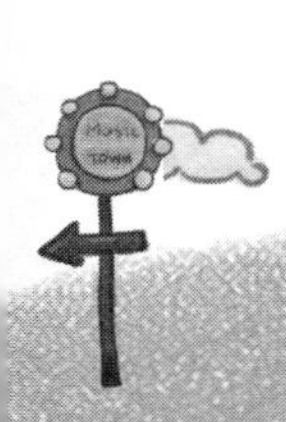
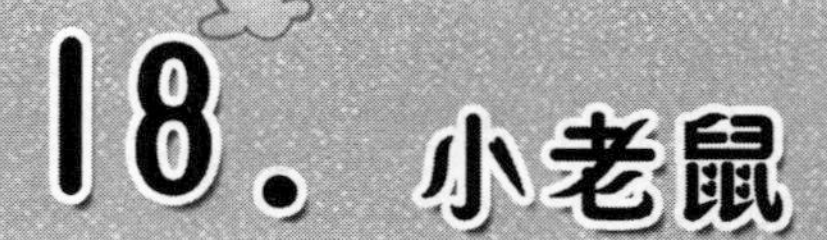

18. 小老鼠

扫码看视频

目标

1. 通过游戏，理解躺下、坐起、翻身、按摩等动作。

2. 锻炼身体的协调能力和配合能力，发展感知音乐做动作的能力，锻炼腰肌力量。

3. 增进师生之间的相互信任感和友谊。

动作说明

1. 预备动作

成人和宝宝面对面站立，成人双脚并拢，双手拉住宝宝的双手，宝宝双脚踩在成人双脚上（图 1）。

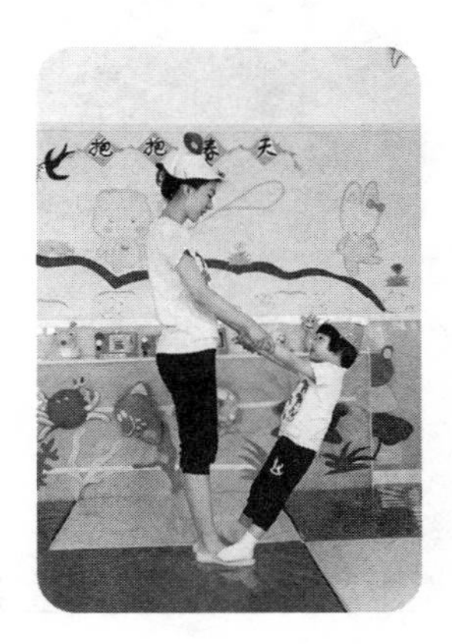

图 1

2. 前奏 2×8

（1）第一个八拍 1×8

1～8 拍：成人和宝宝随音乐节奏走，成人向后退，宝宝向前走，从场地左边走向场地中央，成人先迈左腿，宝宝先迈右腿，两拍一步（图2、图3）。

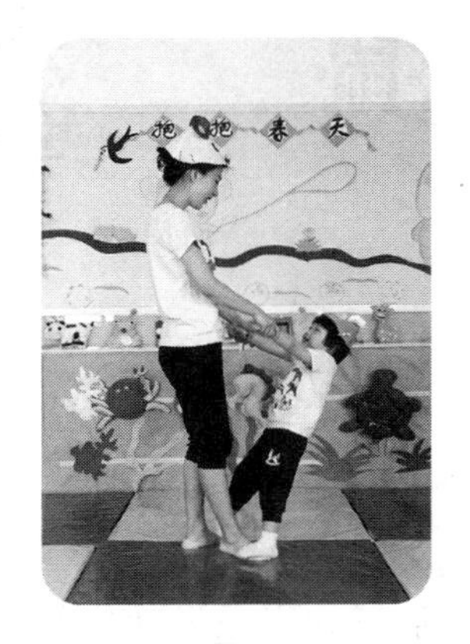

图2

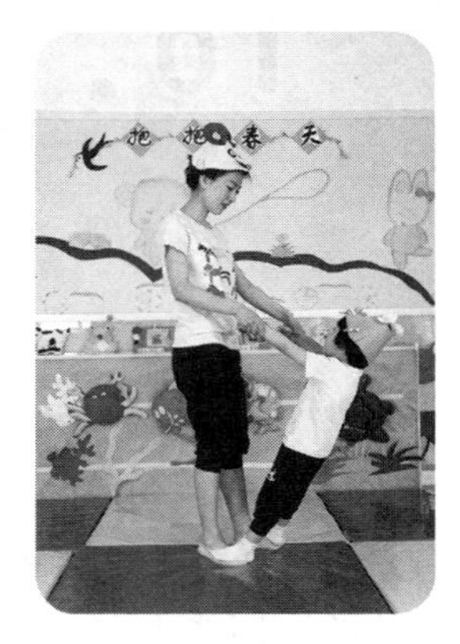

图3

（2）第二个八拍 1×8

1～8拍：成人单腿跪蹲，帮助宝宝躺在地垫上，宝宝头朝上，双腿并拢伸直，双臂在身体两侧打开（图4）。

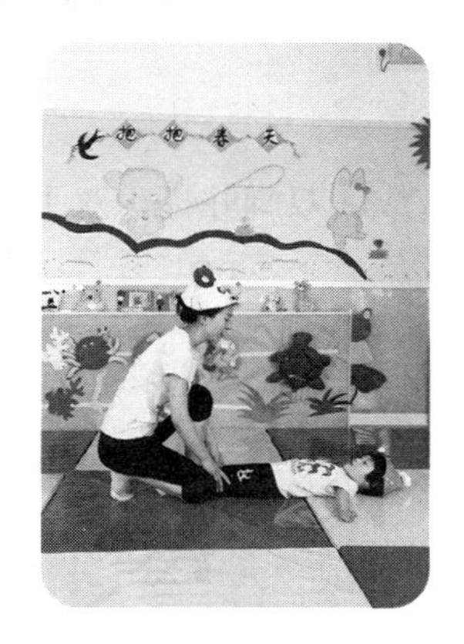

图4

3. 第一遍音乐说白

节奏说白：小老鼠上灯台

成人双手五指张开，从宝宝右小腿处开始为宝宝搓揉按摩至大腿，两拍一下（图5）。

节奏说白：偷吃油下不来

成人从宝宝左小腿处开始为宝宝搓揉按摩至大腿，两拍一下。

节奏说白：喵喵喵，猫来了

成人双手从宝宝左、右手腕开始，依次向肩颈处捏揉按摩（图6）。

节奏说白：叽里咕噜滚下来

成人双手攥拳，用拳头给宝宝的头、胸、大腿、小腿按摩（图 7）。

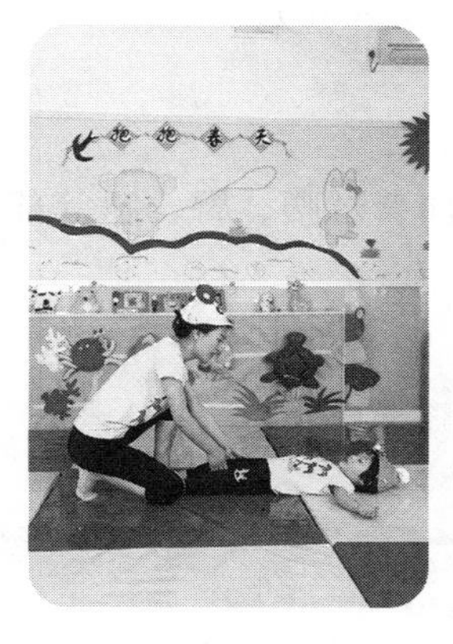

图 5

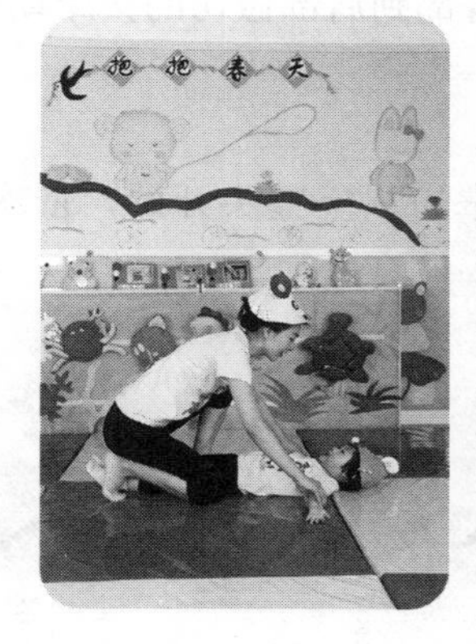

图 6

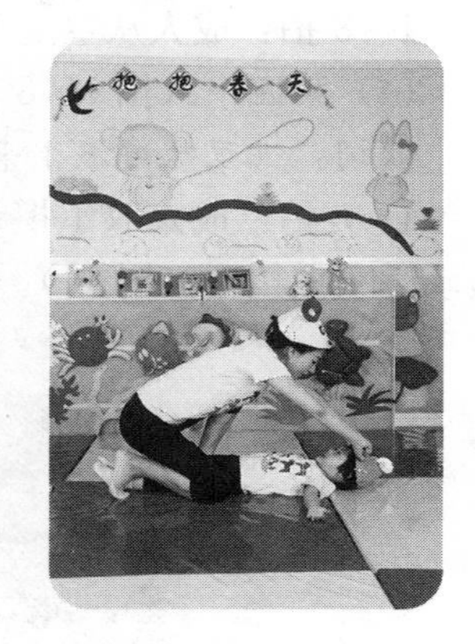

图 7

4. 第一遍音乐 4×8

（1）第一个八拍 1×8

歌词：小老鼠上灯台

1～8 拍：成人将宝宝双臂收回，放在身体两侧，快速给宝宝向右侧翻身后，宝宝面朝下，双臂打开至身体两侧（图 8）。

（2）第二个八拍 1×8

歌词：偷吃油下不来

1～8 拍：成人双手五指并拢，手心向内，从宝宝双腿脚腕处开始，用手做切的按摩动作至宝宝臀部（图 9）。

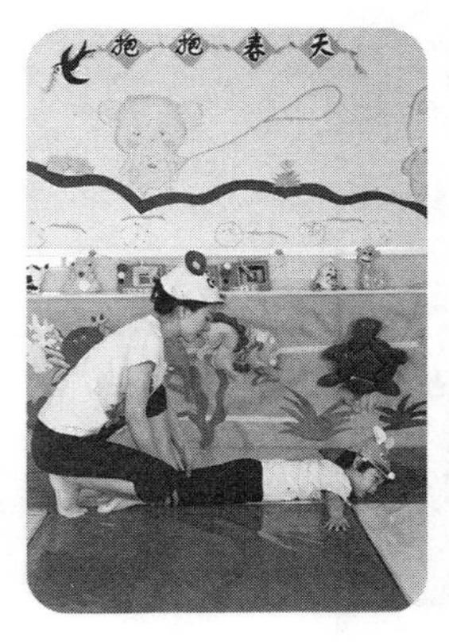

图 8

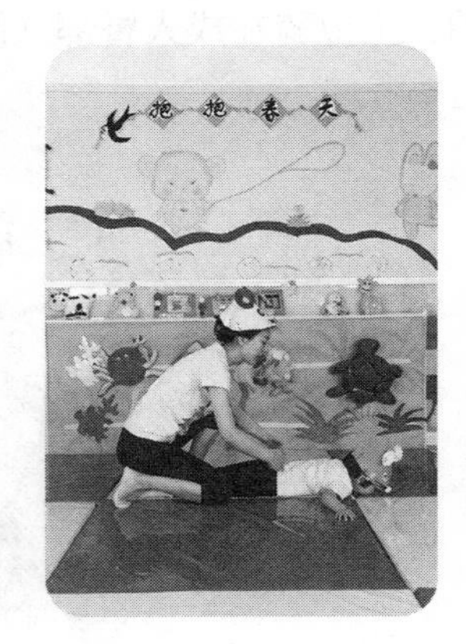

图 9

（3）第三个八拍 1×8

歌词：喵喵喵，猫来了

1～8 拍：成人从宝宝臀部到肩部做切的按摩动作（图 10）。

（4）第四个八拍 1×8

歌词：叽里咕噜滚下来

1～8 拍：成人双手攥拳，从宝宝头开始，依次向背、腰、臀、腿等部位转动拳头做按摩（图 11）。

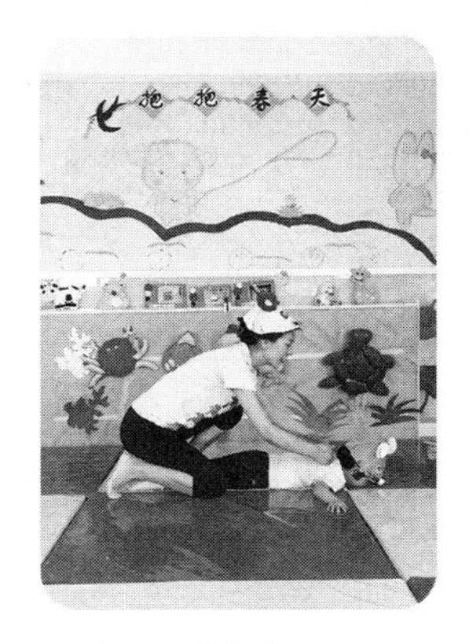

图 10

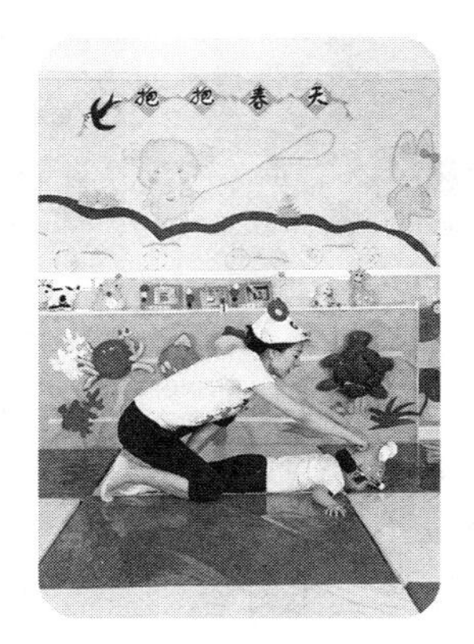

图 11

5. 间奏 2×8

（1）第一个八拍 1×8

1～8 拍：成人趴在地垫上，宝宝起身。

（2）第二个八拍 1×8

1～8 拍：宝宝骑在成人臀部（图 12）。

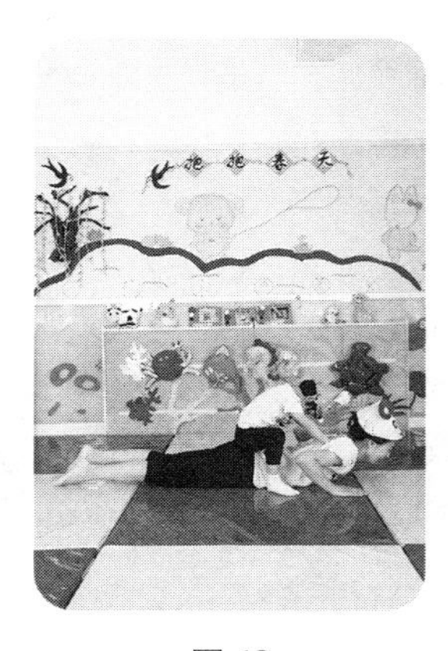

图 12

6. 第二遍音乐说白

节奏说白：小老鼠上灯台，偷吃油下不来

1～8 拍：成人双手撑地，双脚脚尖蹬地做俯卧撑共两次，宝宝坐在成人臀部上下起伏，挥动双手（图 13）。

节奏说白：喵喵喵，猫来了

成人保持双手撑地，双脚脚尖蹬地，宝宝坐在成人臀部。

节奏说白：叽里咕噜滚下来

成人快速晃动身体，让宝宝感到快乐。然后成人突然趴下，让宝宝有从高处瞬间落地的感觉，感受空间变化（图 14）。

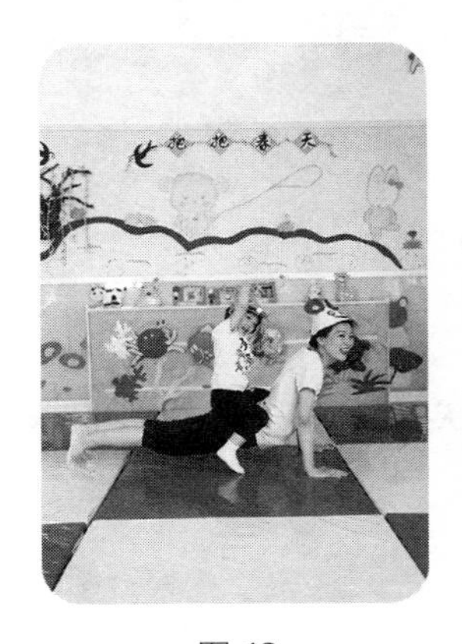

图 13

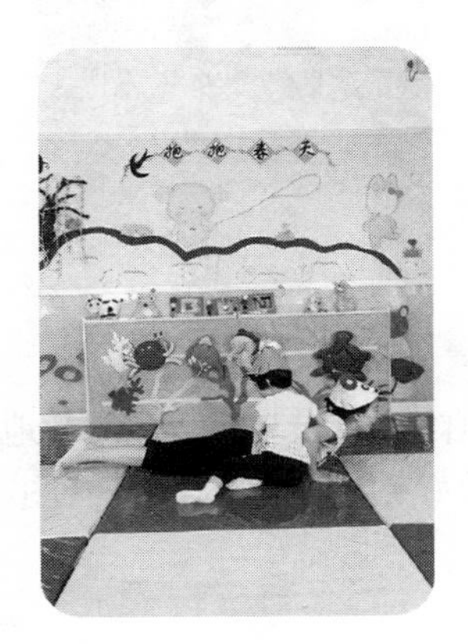

图 14

7. 第二遍音乐 4×8

（1）第一个八拍 1×8

歌词：小老鼠上灯台

1～8 拍：成人双腿交叉坐，宝宝坐在成人的膝盖上，成人双手托着宝宝腋下（图 15）。

（2）第二个八拍 1×8

歌词：偷吃油下不来

1～8 拍：成人双腿随音乐上下颤动，宝宝在成人双膝上随音乐上下颤动。

（3）第三个八拍 1×8

歌词：喵喵喵，猫来了

1～8 拍：动作同本段的第二个八拍。

（4）第四个八拍 1×8

歌词：叽里咕噜滚下来

1～4拍：成人左右晃动宝宝。

5～8拍：成人双膝突然放低，使宝宝落下，让宝宝感到瞬间降落的快乐（图16）。

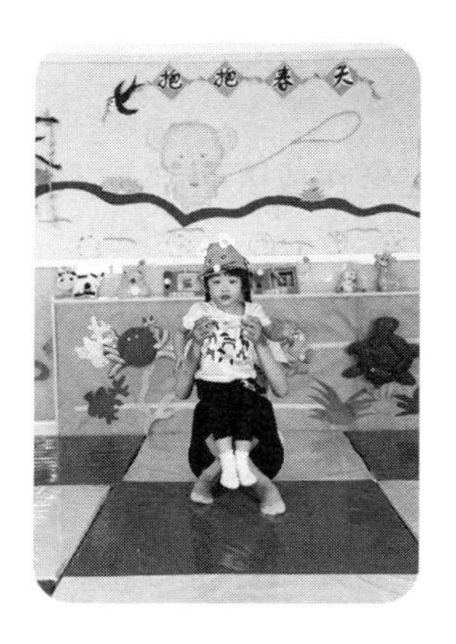

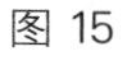
图15

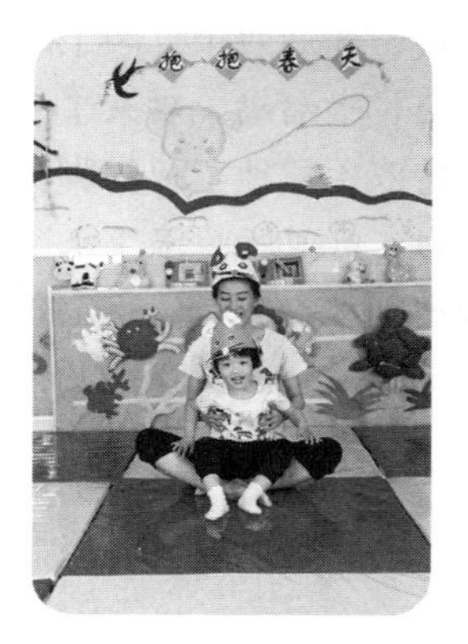

图16

8. 间奏2×8

1～8拍：成人起身，手脚着地，呈下犬式，搭成一个山洞，宝宝手膝着地趴好，做好钻爬山洞的准备（图17）。

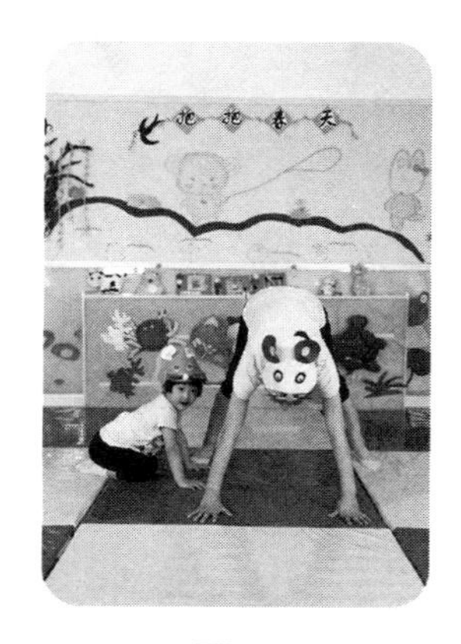

图17

9. 第三遍音乐说白

节奏说白：小老鼠上灯台

宝宝从成人身体右侧钻进，从成人身体左侧钻出（图18）。

节奏说白：偷吃油下不了

宝宝从成人身体左侧钻出后，又从左侧钻进（图19）。

节奏说白：喵喵喵，猫来了

宝宝从成人两腿中间钻出去。

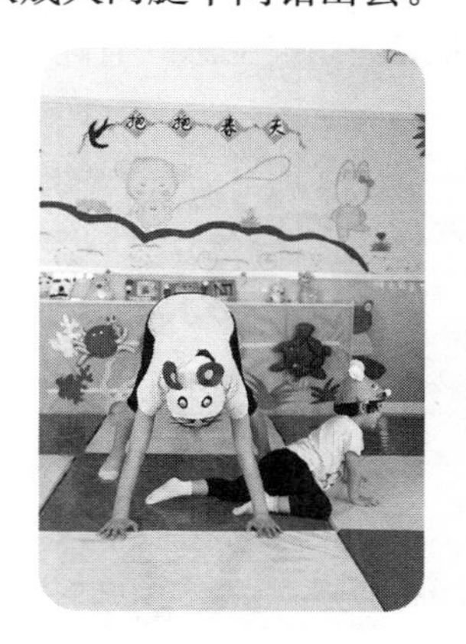

图 18

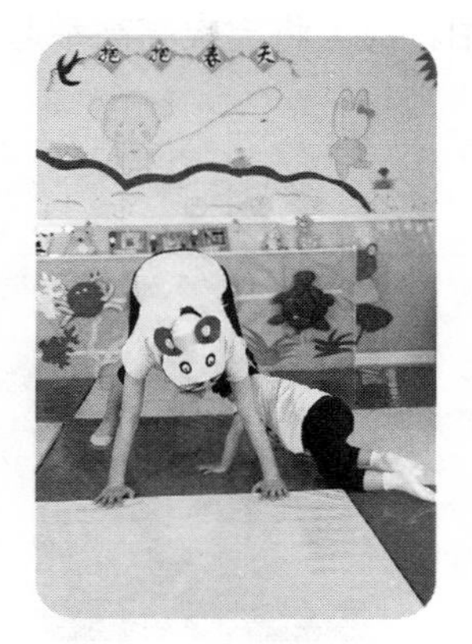

图 19

节奏说白：叽里咕噜滚下来

宝宝再从成人双腿之间爬到成人身体下方，双手与成人的双手在一条水平线上（图 20、图 21）。

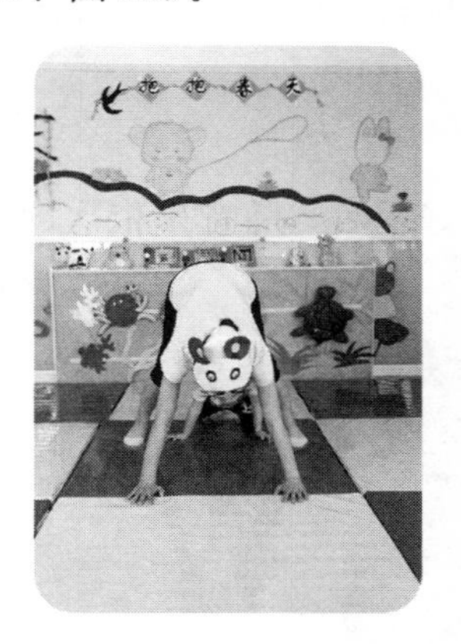

图 20

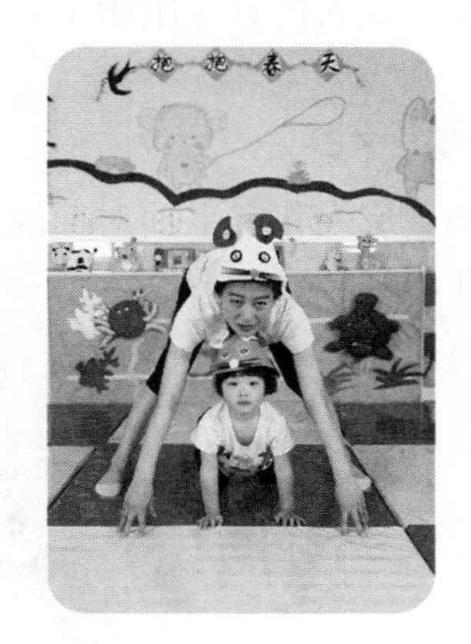

图 21

10. 第三遍音乐 4×8

（1）第一个八拍 1×8

歌词：小老鼠上灯台

1～8 拍：成人从手膝着地状变成蹲状，去抱宝宝。

（2）第二个八拍 1×8

歌词：偷吃油下不来

1～8 拍：成人起身抱起宝宝，宝宝双腿夹住成人的腰（图 22）。

（3）第三个八拍 1×8

歌词：喵喵喵，猫来了

1～8 拍：成人将宝宝高高举起并晃动宝宝，让宝宝感到有趣（图 23）。

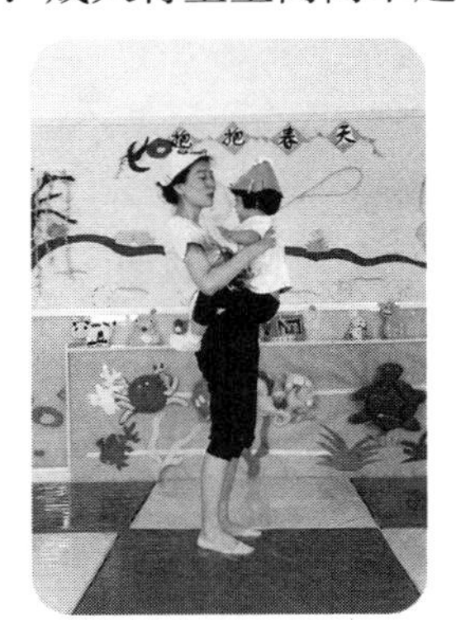

图 22

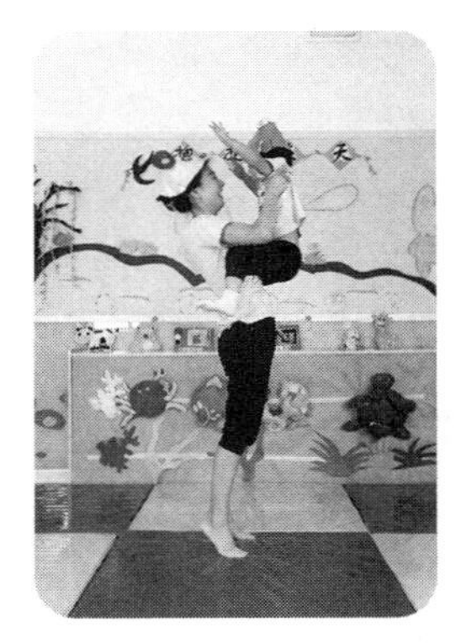

图 23

（4）第四个八拍 1×8

歌词：叽里咕噜滚下来

1～8 拍：成人托着宝宝腋下，顺时针旋转一圈，使宝宝逐渐由高到低落下来。

11. 间奏 2×8

1～8 拍：成人和宝宝面对面跪坐，拉好手后，随音乐依次向右、向左抖动双臂（图 24）。

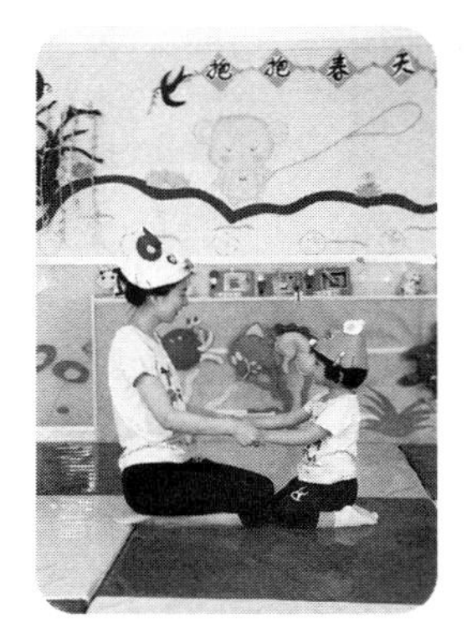

图 24

12. 第四遍音乐说白

节奏说白：小老鼠上灯台

成人和宝宝跪坐，手心相对，随音乐左右摆动，宝宝从跪坐到站立，双手高举；成人保持原动作（图 25、图 26）。

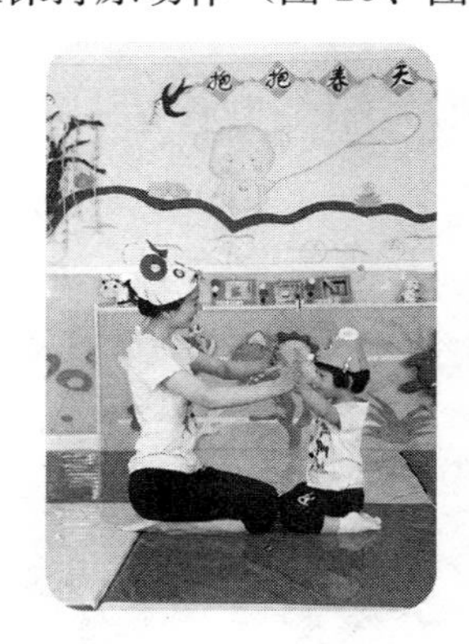

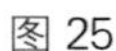
图 25

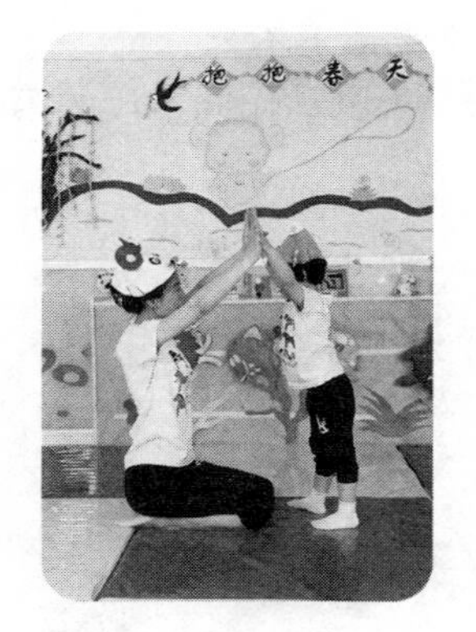

图 26

节奏说白：偷吃油下不来

成人和宝宝继续左右摆动双手。

节奏说白：喵喵喵，猫来了

成人和宝宝双臂高举，五指张开，快速抖动手腕（图 27）。

节奏说白：叽里咕噜滚下来

成人和宝宝迅速甩下双手并放在身体两侧，掌心向前（图 28）。

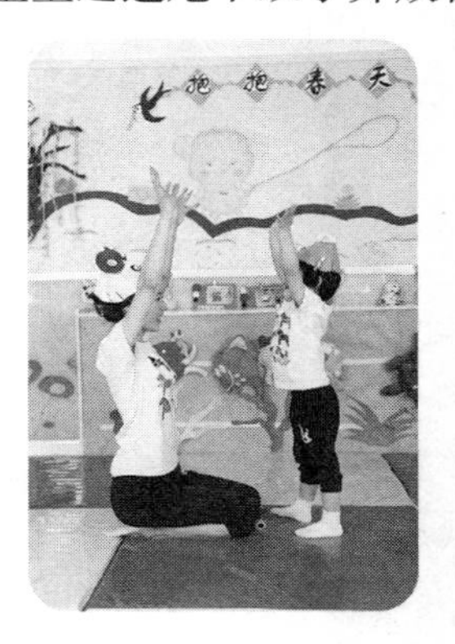

图 27

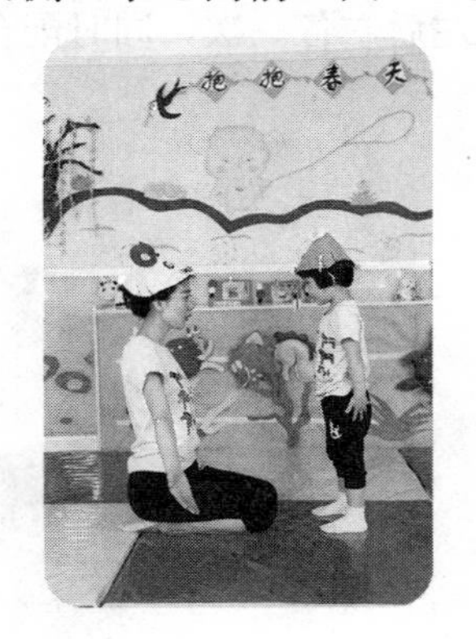

图 28

13. 第四遍音乐 4×8

（1）第一个八拍 1×8

歌词：小老鼠上灯台

1～8 拍：成人和宝宝从跪坐逐渐起身到站立，双手五指张开并微屈，做老鼠的爪子，然后由低到高做小老鼠攀爬的动作，双脚交替原地后踢步，做小老鼠走路的动作，双手双脚的动作要协调（图 29）。

（2）第二个八拍 1×8

歌词：偷吃油下不来

1～8 拍：手脚动作同本段的第一个八拍，身体逐渐直立（图 30）。

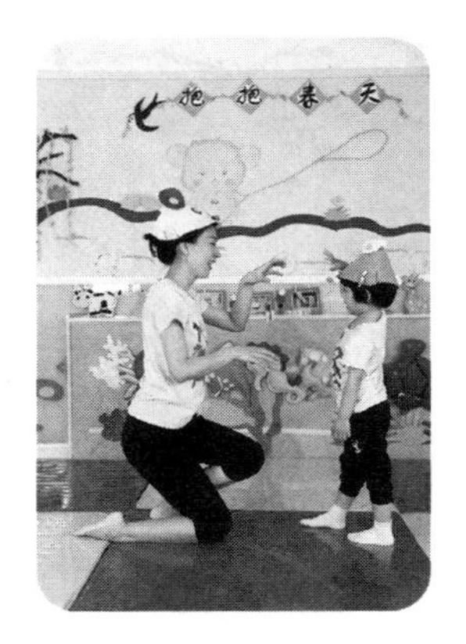

图 29

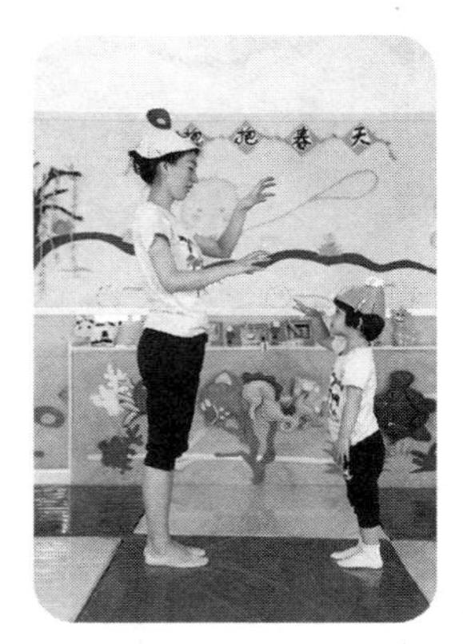

图 30

（3）第三个八拍 1×8

歌词：喵喵喵，猫来了

1～8 拍：成人和宝宝双手五指张开，放在嘴两边做小猫捋胡子状，头左右摆动，先左后右各一次，同时配合双膝蹲起（图 31）。

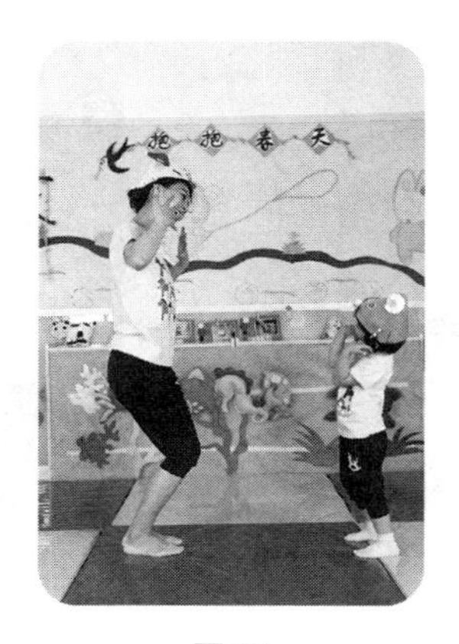

图 31

（4）第四个八拍 1×8

歌词：叽里咕噜滚下来

1～7 拍：成人和宝宝双手握拳，边从高到低转动双拳边原地顺时针转动身体一圈（图 32、图 33）。

8～8 拍：成人和宝宝躺在地垫上，面朝上，双手、双脚高举抖动，做老鼠摔下来的样子（图 34）。

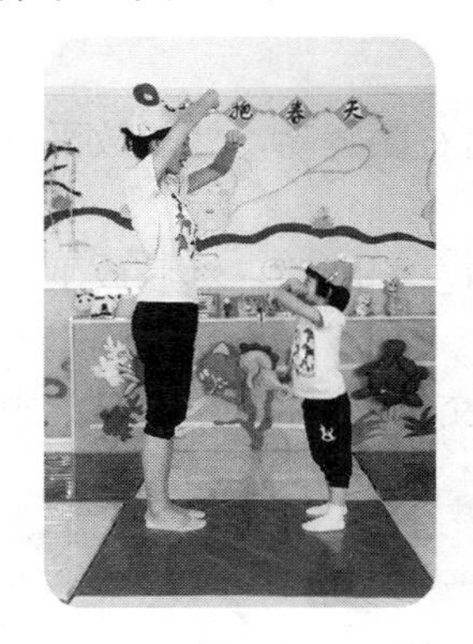

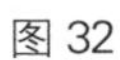

图 32

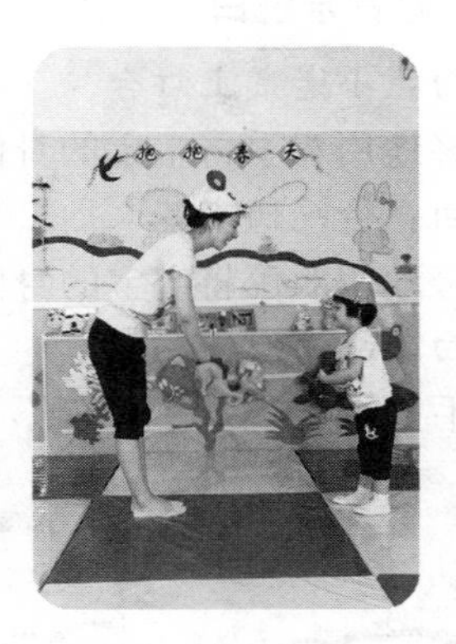

图 33

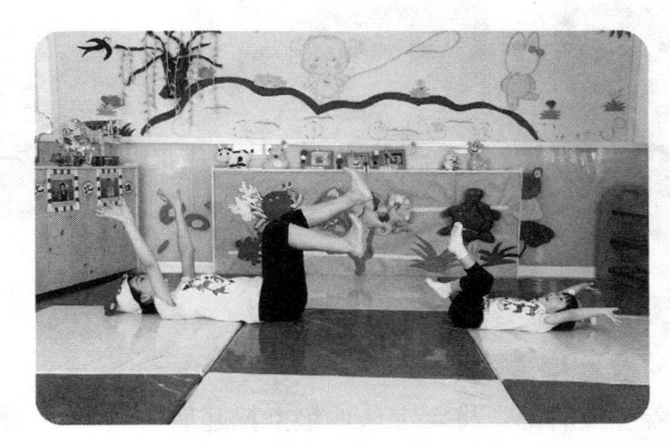

图 34

14. 间奏 2×8

1～8 拍：成人起身，右膝点地，左腿立，俯身抚摸宝宝双臂，宝宝仰面向上，双腿伸直（图 35）。

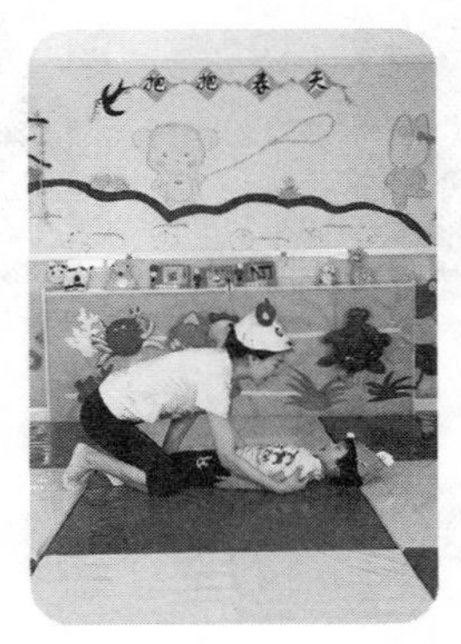

图 35

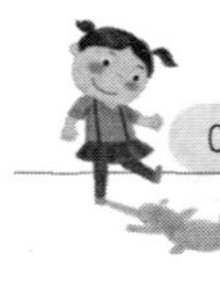

15. 第五遍音乐说白

节奏说白：小老鼠上灯台

成人轻轻地用双手将宝宝的身体宝宝向右侧翻动，然后放平（图36）。

节奏说白：偷吃油下不来

成人轻轻地用双手将宝宝的身体宝宝向左侧翻动，然后放平（图37）。

节奏说白：喵喵喵，猫来了

成人双手拉住宝宝的两只脚腕，随音乐交替上下摆动，由慢到快（图38）。

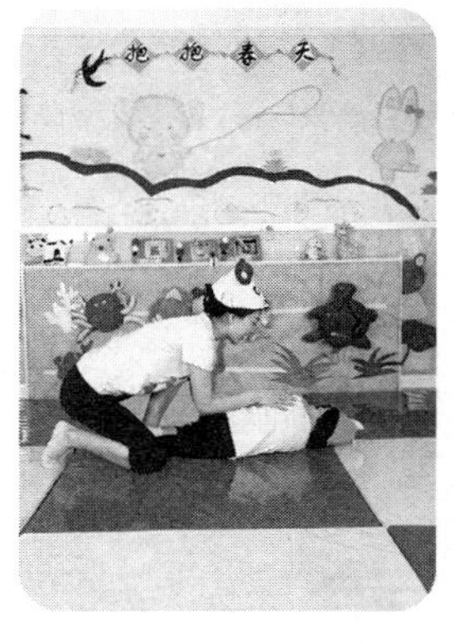

图36

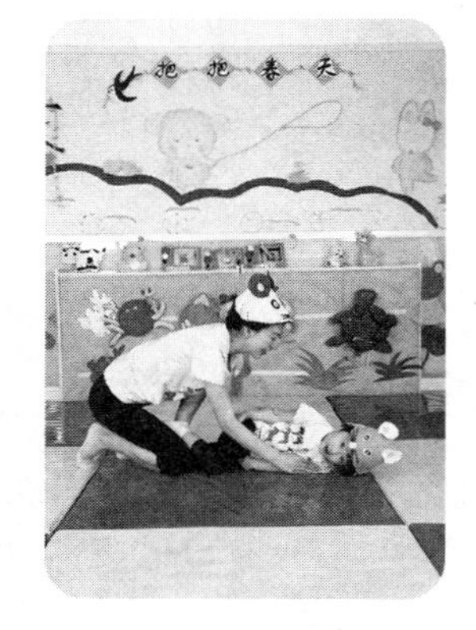

图37

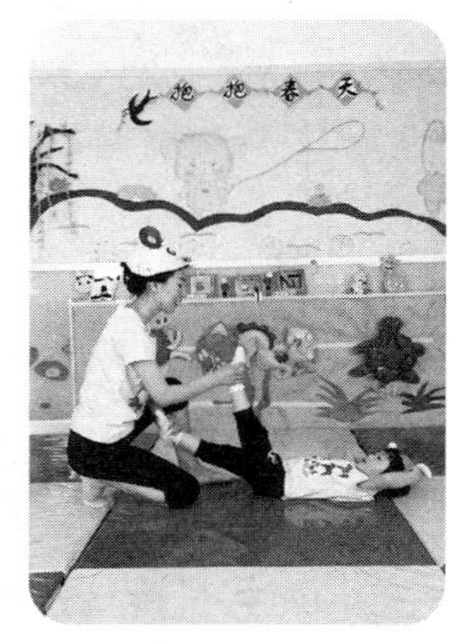

图38

节奏说白：叽里咕噜滚下来

成人双手托着宝宝肩部，将宝宝从地垫上托起后快速放下（图39、图40）。

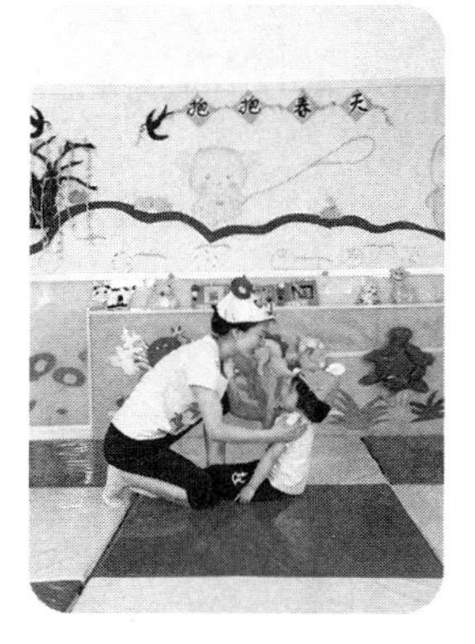

图39

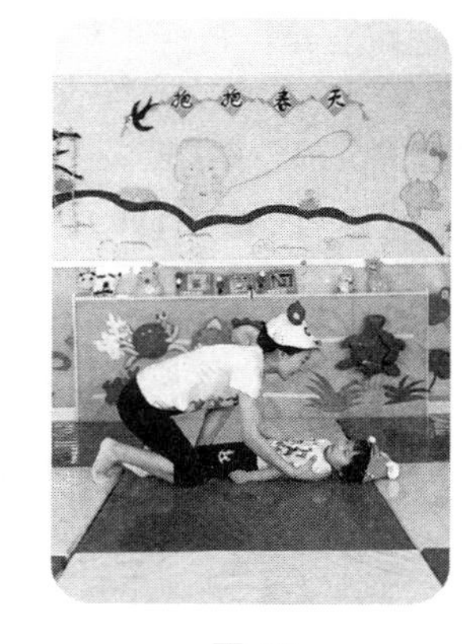

图40

16. 第五遍音乐 4×8

（1）第一个八拍 1×8

歌词：小老鼠上灯台

1～8 拍：成人迅速将宝宝抱起后站立，宝宝双腿夹住成人的腰（图 41）。

（2）第二个八拍 1×8

歌词：偷吃油下不来

1～8 拍：成人抱起宝宝面向观众，依次向右、向左摆动身体各一次，重心从右腿移到左腿，摆动身体时，成人眼睛深情地看着宝宝（图 42、图 43）。

（3）第三个八拍 1×8

歌词：喵喵喵，猫来了

1～8 拍：成人双脚并拢，双手托住宝宝腋下，举高宝宝并抖动宝宝的身体（图 44）。

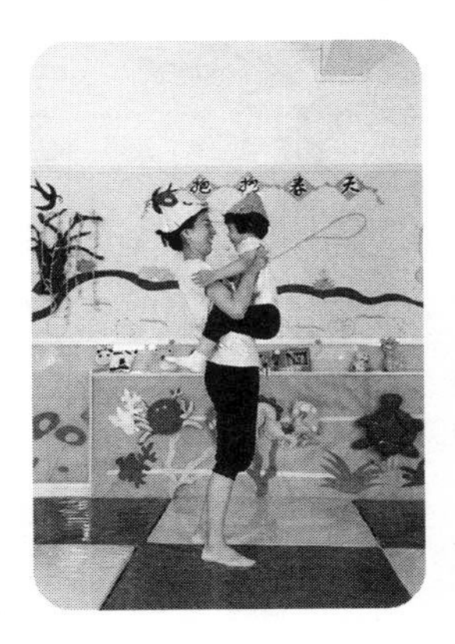

图 41

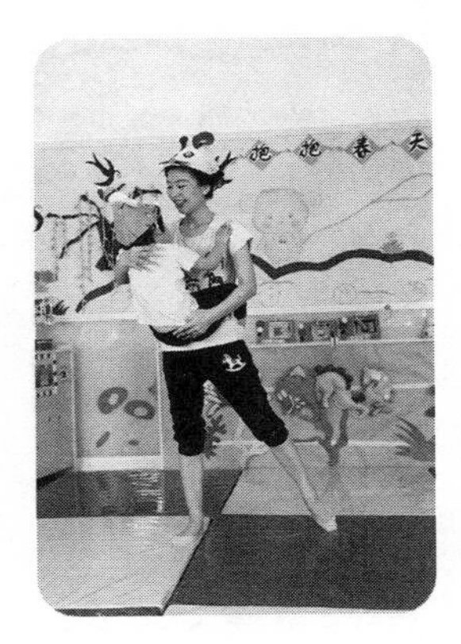

图 42

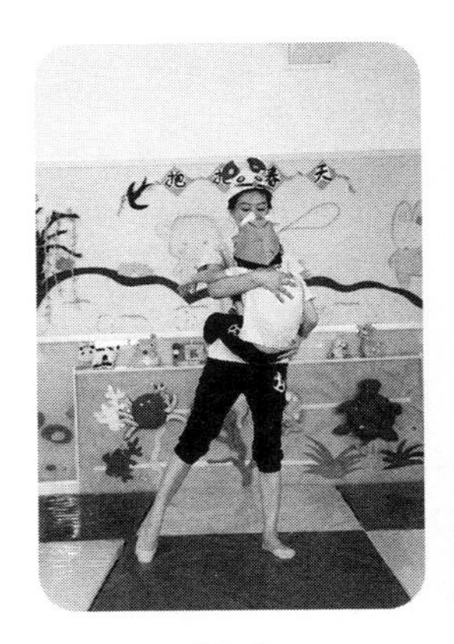

图 43

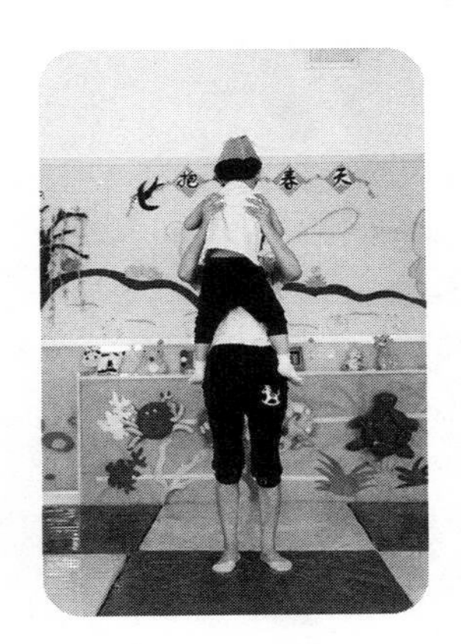

图 44

（4）第四个八拍 1×8

歌词：叽里咕噜滚下来

1～8 拍：成人托举着宝宝从高到低顺时针原地旋转一周后落地蹲下。

17. 结束动作 2×8

（1）第一个八拍 1×8

1～8 拍：成人双腿跪立，双手托着宝宝腋下，使宝宝站稳（图 45）。

（2）第二个八拍 1×8

1～8 拍：成人跪坐，双手拉住宝宝的双手，宝宝坐在成人的双膝上，双脚并拢（图 46）。

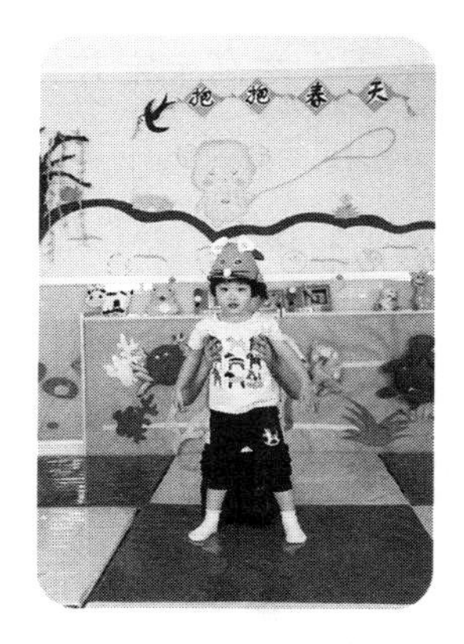

图 45

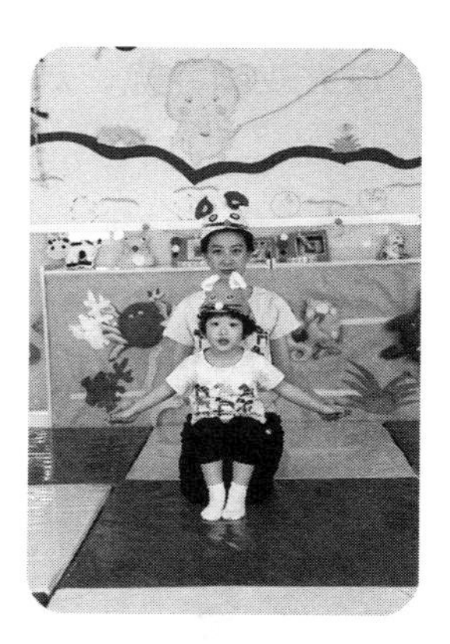

图 46

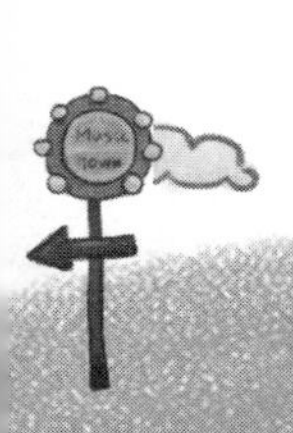

19. 小猪噜噜

扫码看视频

目标

1. 了解小猪的外形特征、食性，知道小猪喜欢睡觉。
2. 能模仿小猪的样子做动作，发展肢体协调能力。
3. 萌发喜欢小动物的情感。

动作说明

1. 预备动作

成人单腿跪蹲，宝宝和成人面对面站立。宝宝双臂自然下垂，成人拉着宝宝的双手（图 1）。

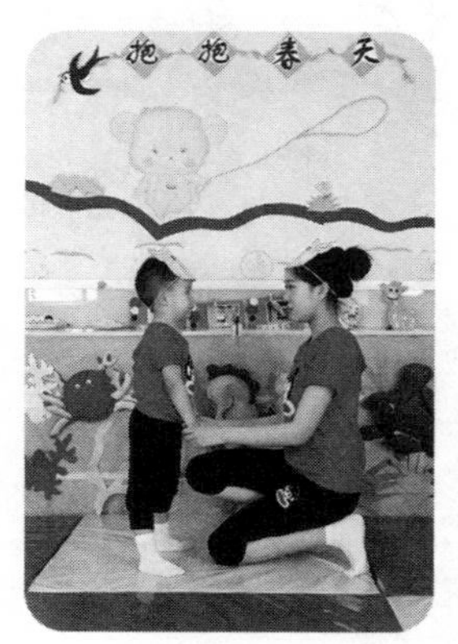

图 1

2. 第一段音乐前奏 4×8

（1）第一个八拍 1×8

1～8 拍：成人右手拉着宝宝的左手举高（图 2）。

（2）第二个八拍 1×8

1～8 拍：成人的右手落下，左手拉着宝宝的右手举高（图 3）。

（3）第三个八拍 1×8

1～3 拍：成人起身站立，右手拉着宝宝的左手向右前方走（图 4）。

4～4 拍：成人和宝宝的双脚跳起一次（图 5）。

5～7 拍：成人右手拉着宝宝的左手向左前方走（图 6）。

8～8 拍：成人和宝宝的双脚跳起一次（图 7）。

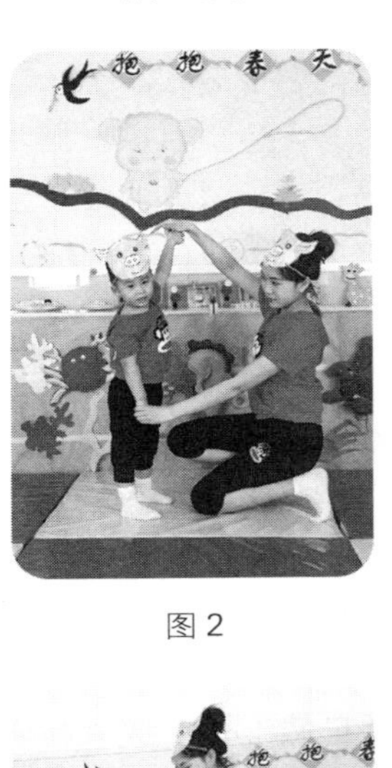

图 2

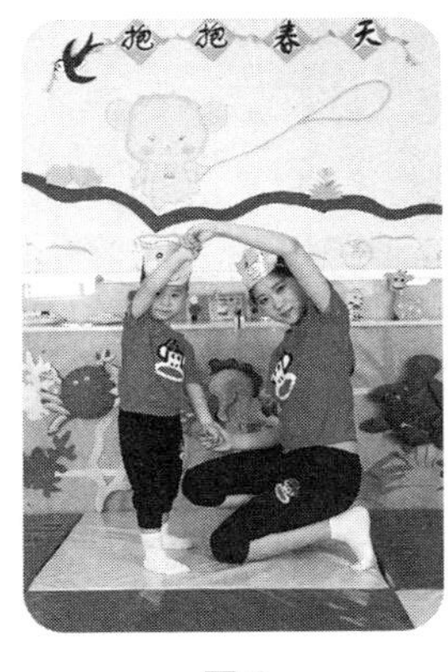

图 3

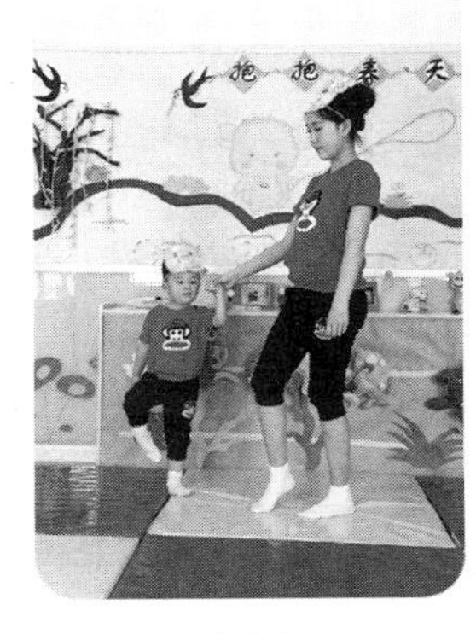

图 4

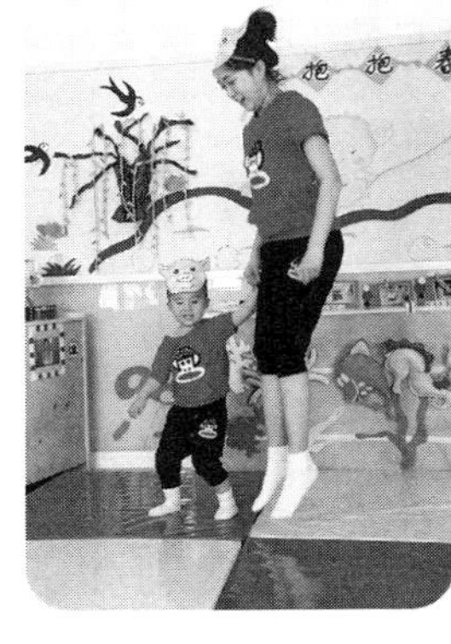

图 5

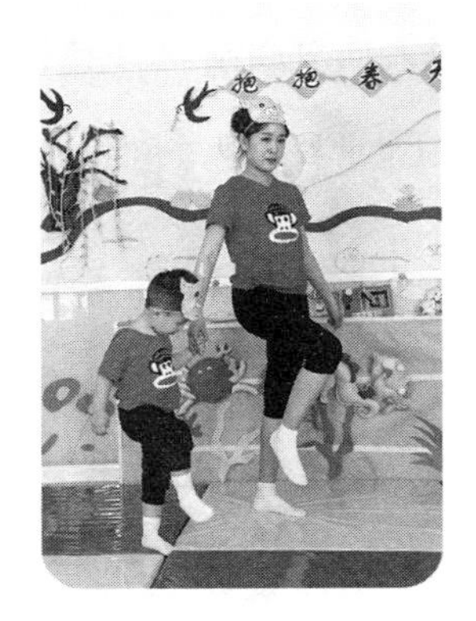
图 6

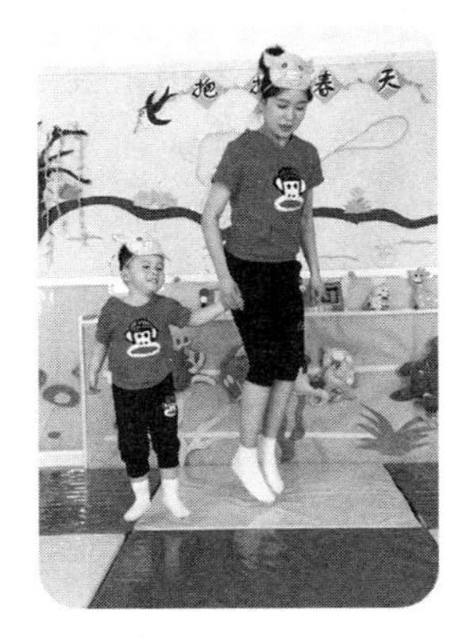
图 7

（4）第四个八拍 1×8

1～8 拍：动作同本段的第三个八拍。

3. 第一段音乐 11×8

（1）第一个八拍 1×8

歌词：又是一个把你青春点燃的七月，又是一个把你梦想点燃的七月

1～4 拍：成人双手托着宝宝臀部，将宝宝抱起来。

5～8 拍：成人托着宝宝向左前方小碎步走（图 8）。

(2) 第二个八拍 1×8

歌词：跳起你的舞蹈奏起古老的音乐，彝家和你一起走进爱的火把节

1～8 拍：成人抱着宝宝绕着场地逆时针走半圈。

(3) 第三个八拍 1×8

歌词：咿……哟咿……哟啊咧咧啊咧咧

1～4 拍：成人继续转半圈，回到原地，放下宝宝。

5～8 拍：成人和宝宝双手高举，五指张开，转动手腕（图 9）。

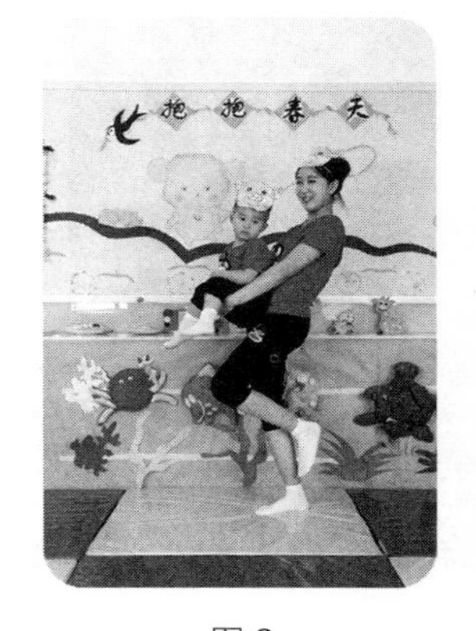

图 8

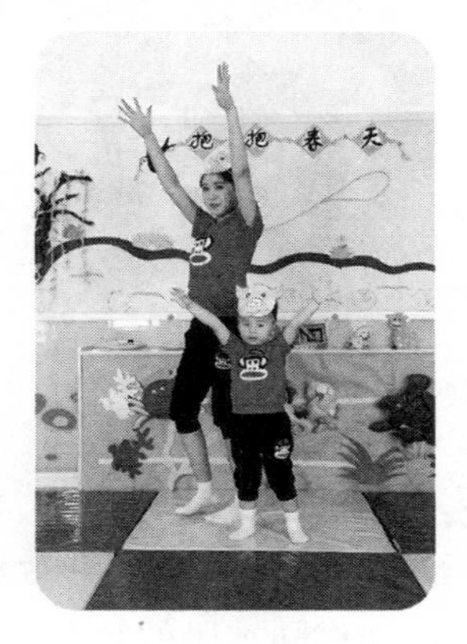

图 9

(4) 第四个八拍 1×8

歌词：咿……哟咿……哟啊咧咧啊咧咧

1～8 拍：成人围绕宝宝跑动一周，宝宝原地转动手腕。

(5) 第五至第六个八拍 2×8

歌词：咿……哟咿……哟啊咧咧啊咧咧

1～8 拍：成人蹲下，宝宝围着成人顺时针走一周（图 10）。

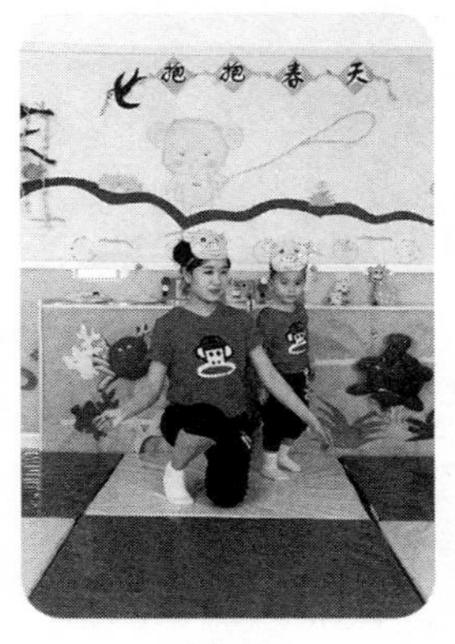

图 10

（6）第七个八拍 1×8

歌词：远方来的朋友请你过来歇一歇，一起尝尝彝家的酒彝家的岁月

1～8 拍：成人和宝宝面对面站立，左右摇动双臂，先左手高、右手低；然后右手高、左手低，一拍一动，摇动双臂的同时随音乐颤膝（图 11、图 12）。

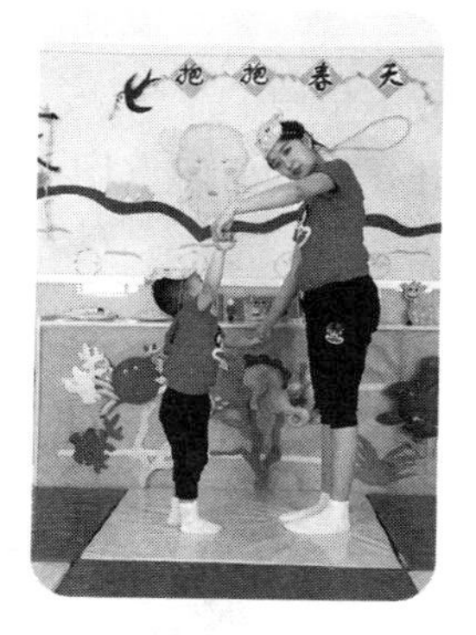

图 11

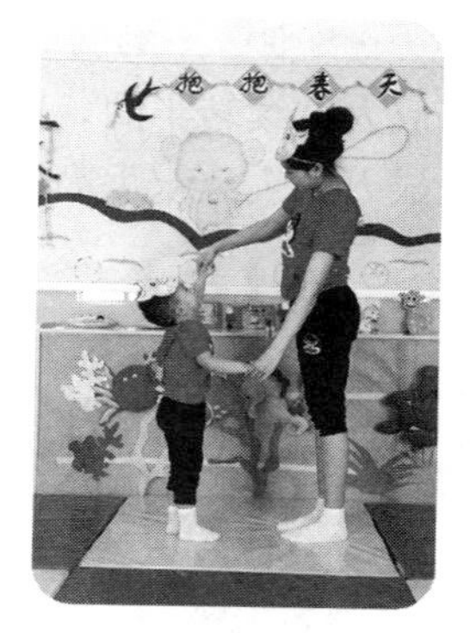

图 12

（7）第八个八拍 1×8

歌词：献给你的吉祥幸福千万别推却，你栽下的友谊花朵永远不凋谢

1～8 拍：动作同本段的第七个八拍。

（8）第九个八拍 1×8

1～8 拍：成人单腿跪蹲，宝宝站立，成人和宝宝双手五指张开，互相击掌，一拍一下（图 13）。

（9）第十个八拍 1×8

1～8 拍：成人和宝宝互相拉手，一起双脚离地跳（图 14）。

（10）第十一个八拍 1×8

1～8 拍：成人双手从宝宝腋下穿过，抱着宝宝原地顺时针转动一周放下（图 15）。

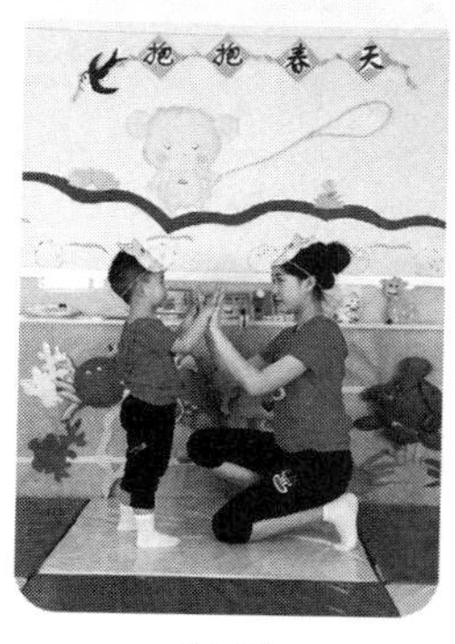

图 13

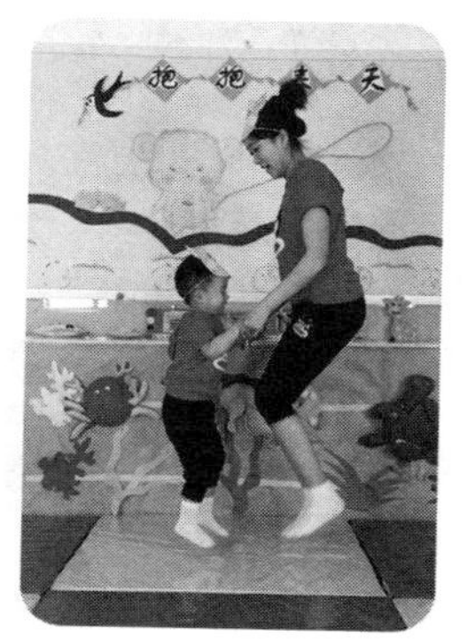

图 14

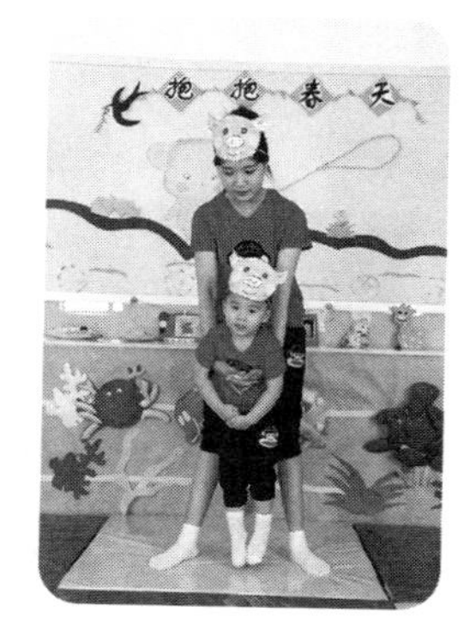

图 15

4. 第二段音乐前奏 6×8

（1）第一至第三个八拍 3×8

1～8 拍：成人右手拉着宝宝左手原地踏步（图 16）。

（2）第四至第六个八拍 3×8

1～8 拍：成人和宝宝双脚自然开立，身体向右、向左各摆动一次，重心从右脚移到左脚（图 17、图 18）。

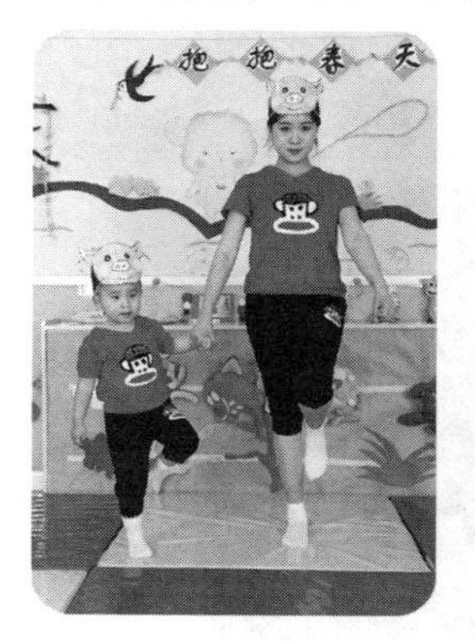

图 16

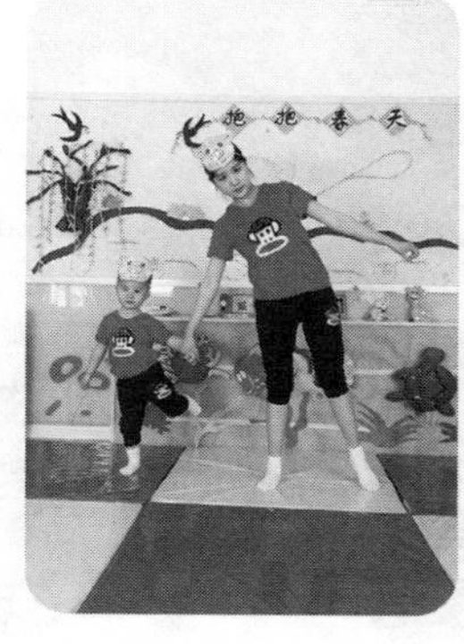

图 17

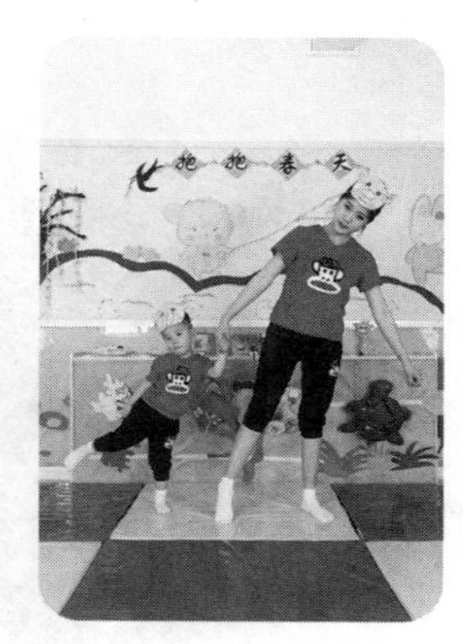

图 18

5. 第二段音乐 12×8

（1）第一个八拍 1×8

歌词：小事从不在乎，大事从不糊涂

1～4 拍：成人和宝宝左手五指张开，掌心向前，屈肘向左边侧身，左脚跟点地，左脚尖翘起，重心在右腿（图 19）。

5～8 拍：成人和宝宝右手五指张开，掌心向前，屈肘向右边侧身，右脚跟点地，右脚尖翘起，重心在左腿（图 20）。

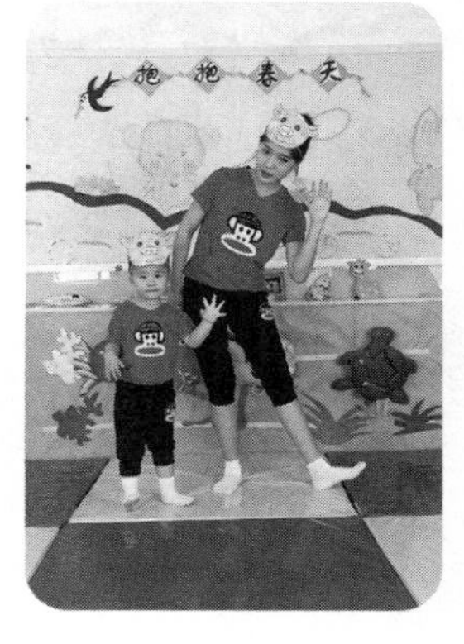

图 19

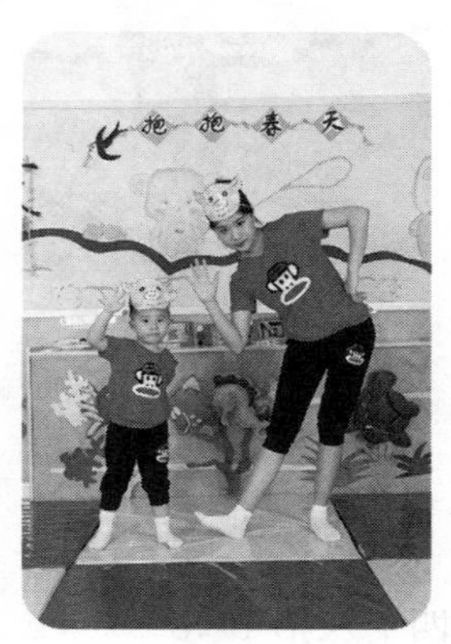

图 20

（2）第二个八拍 1×8

歌词：我是一只聪明的快乐的小猪

1～4 拍：成人和宝宝两臂屈肘于胸前，双手四指并拢，大拇指张开，指尖在自己胸前点两次，上半身随音乐节奏左右摆动（图 21）。

5～8 拍：成人和宝宝双臂于胸前立屈，手腕靠拢，五指并拢，托在下巴处做小花状，上半身随音乐节奏左右摆动（图 22）。

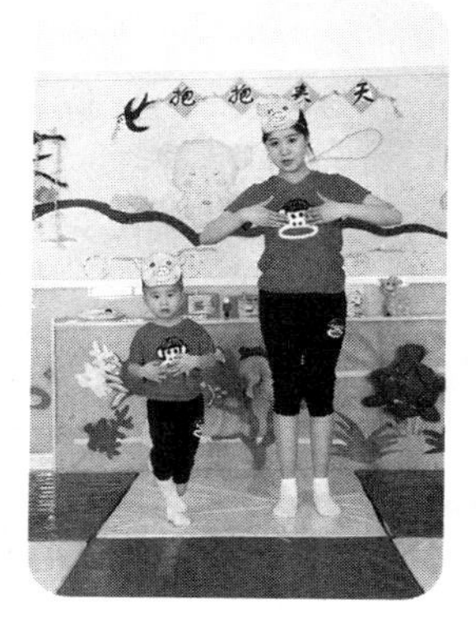
图 21

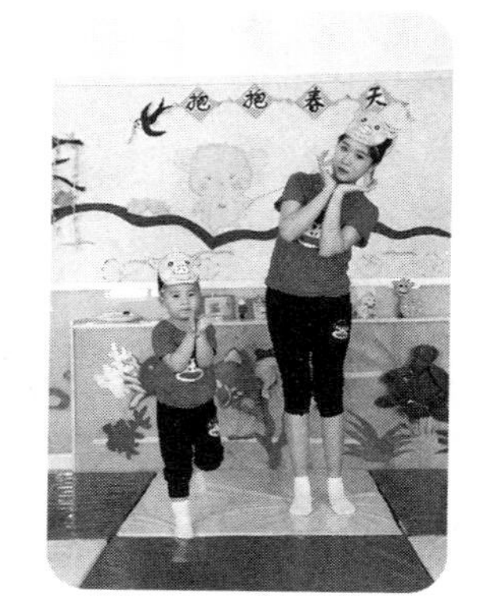

图 22

（3）第三个八拍 1×8

歌词：常常感恩知足，工作不要太苦

1～8 拍：成人和宝宝的双臂在体前立屈，双手五指张开，掌心向外，依次向左右两边侧身做吹喇叭动作，两拍一动（图 23、图 24）。

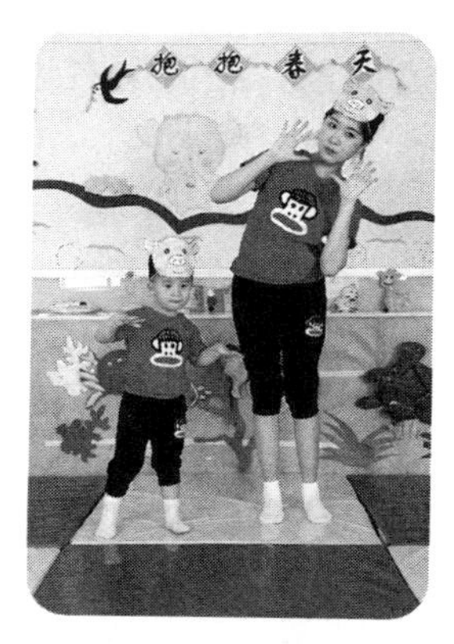

图 23

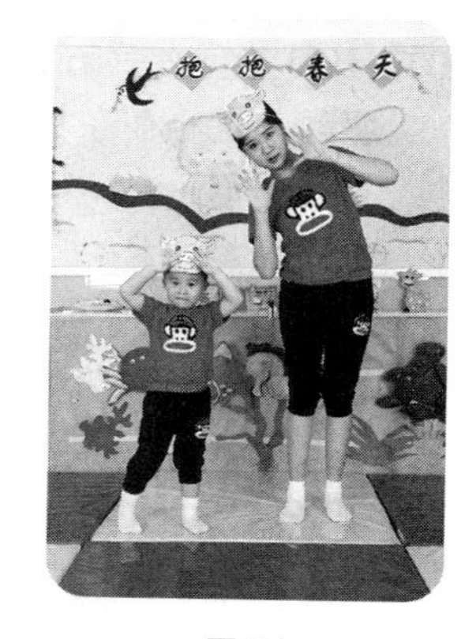

图 24

（4）第四个八拍 1×8

歌词：健健康康才是我最爱的礼物

1～4 拍：成人和宝宝双手攥拳于胸前，快速伸出一次（图 25、图 26）。

5～6 拍：收回手臂。

7～8 拍：成人蹲下来，双手抱住宝宝（图 27）。

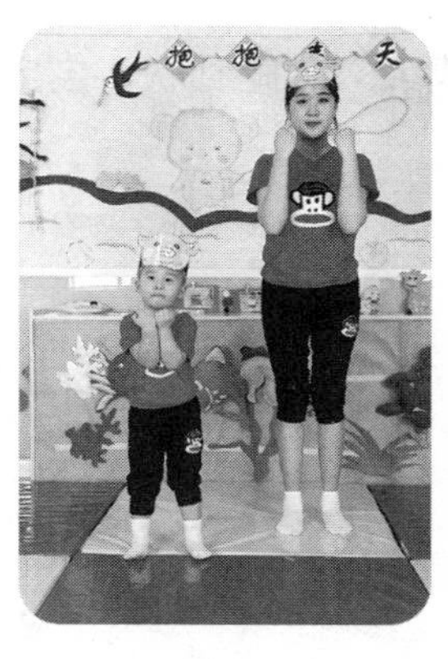

图 25

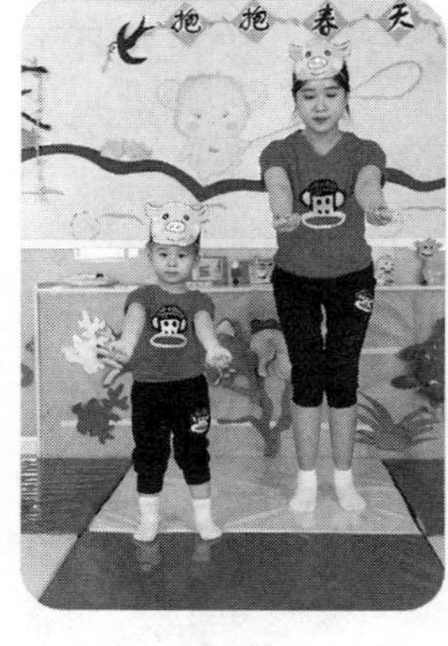

图 26

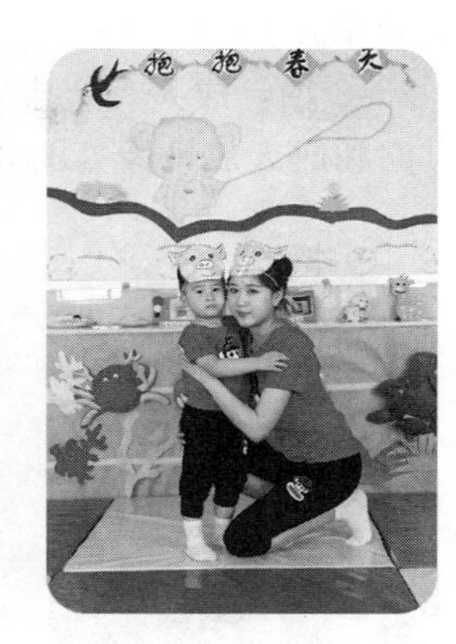

图 27

（5）第五个八拍 1×8

歌词：朋友好好相处，不要计较付出

1～8 拍：成人左腿跪蹲，双手拉着宝宝的双手，身体依次向左、向右摆动各一次，手臂也随之上下摆动（图 28、图 29）。

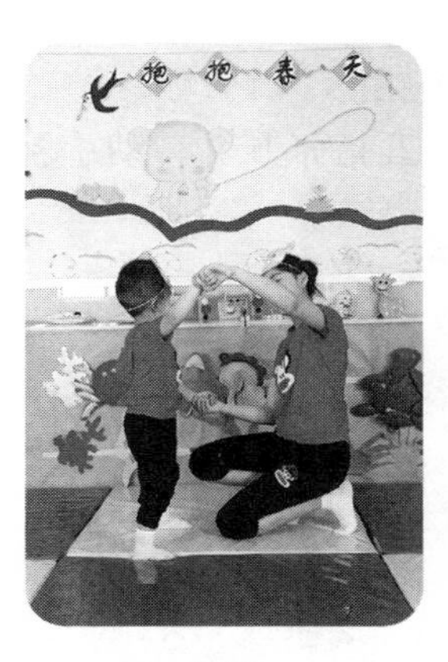

图 28

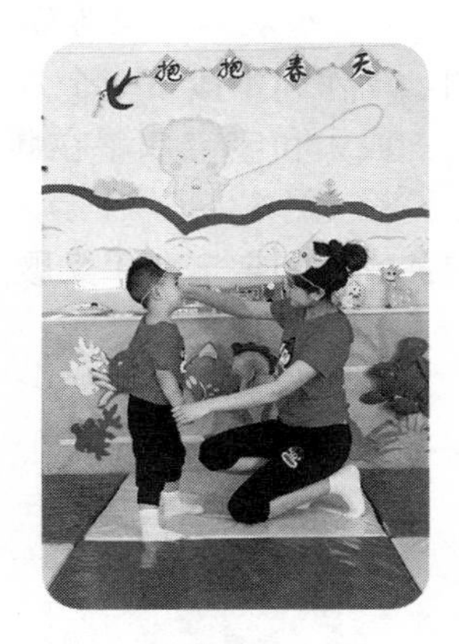

图 29

（6）第六个八拍 1×8

歌词：我是一只善良的可爱的小猪

1～2 拍：动作同本段的第五个八拍。

3～4 拍：成人和宝宝双臂屈肘，双手指点自己胸前两次（图 30）。

5～8 拍：成人和宝宝双手手腕相靠，托在下巴处做花状（图 31）。

（7）第七个八拍 1×8

歌词：天天大声唱歌，偶尔打打呼噜

1～7 拍：成人和宝宝双手五指张开，手心向外，依次向右、左、右做吹喇叭动作。

8～8 拍：成人和宝宝双手合十，放在左耳下（成人）做睡觉状，宝宝动作方向和成人成镜像（图 32）。

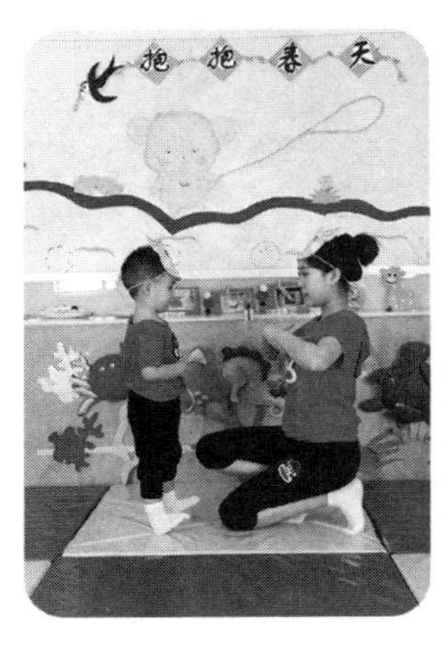

图 30

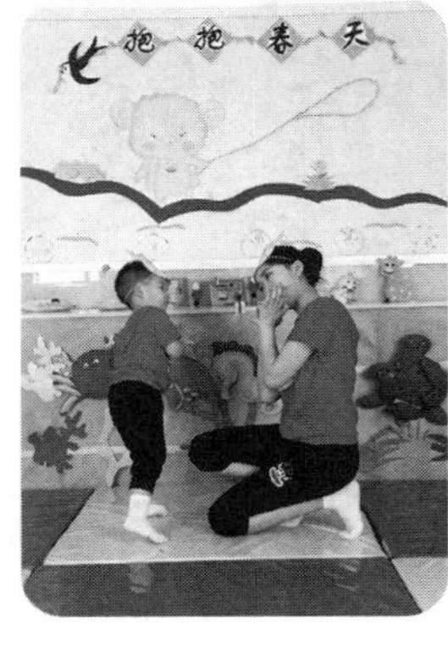

图 31

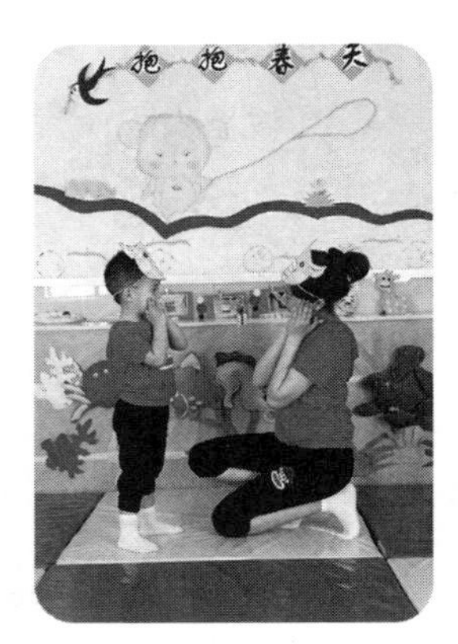

图 32

（8）第八个八拍 1×8

歌词：嘻嘻哈哈从不会轻易地发怒

1～4 拍：动作同本段第七个八拍的 8～8 拍。

5～6 拍：成人和宝宝双手在腹前交叉，五指张开，转动手腕至头顶后从身体两侧放下来（图 33）。

7～8 拍：成人和宝宝双手叉腰（图 34）。

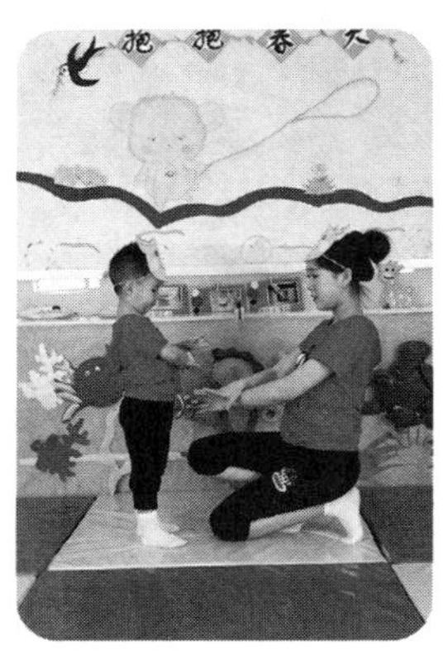
图 33

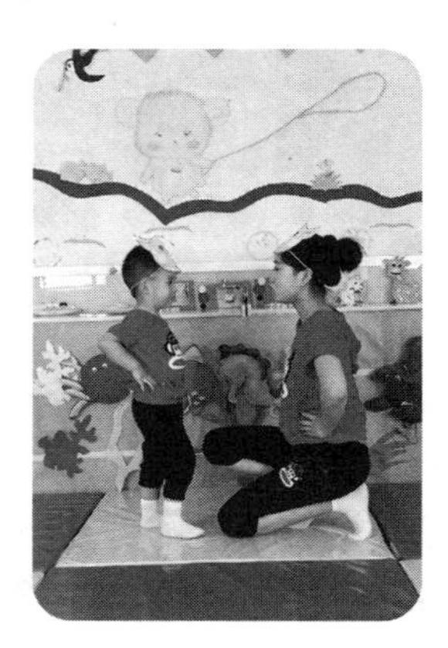
图 34

(9) 第九个八拍 1×8

歌词：扭扭屁股，快乐小猪

1～8 拍：成人起身站立，双脚微微开立，右手拉着宝宝左手，向左、向右扭胯，一拍一下（图 35）。

(10) 第十个八拍 1×8

歌词：每分每秒都过得舒舒服服

1～4 拍：动作同本段第九个八拍的 5～8 拍。

5～8 拍：成人和宝宝原地踏步，同时双手在腹前交叉，转动手腕至头顶（图 36、图 37）。

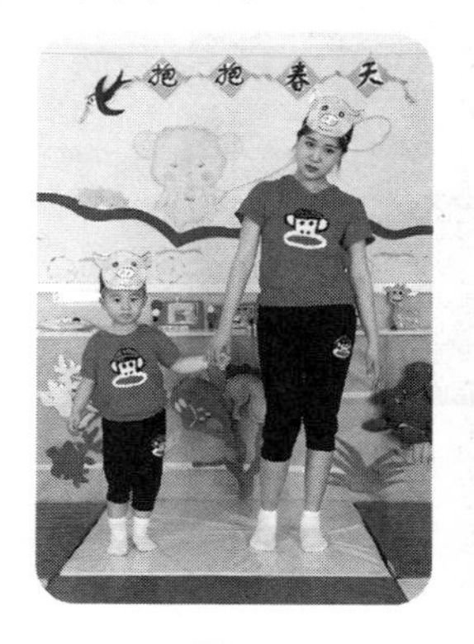

图 35

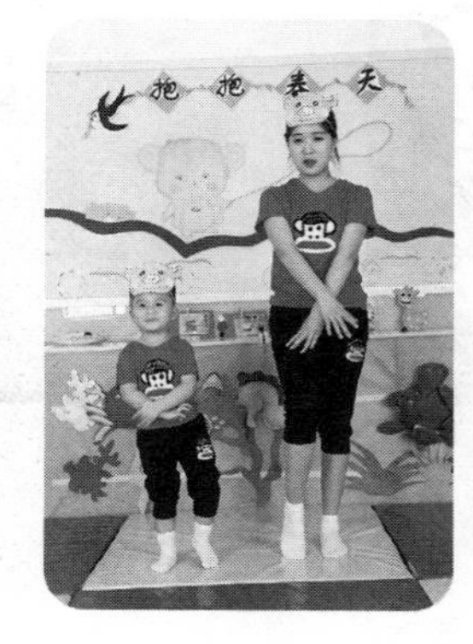

图 36

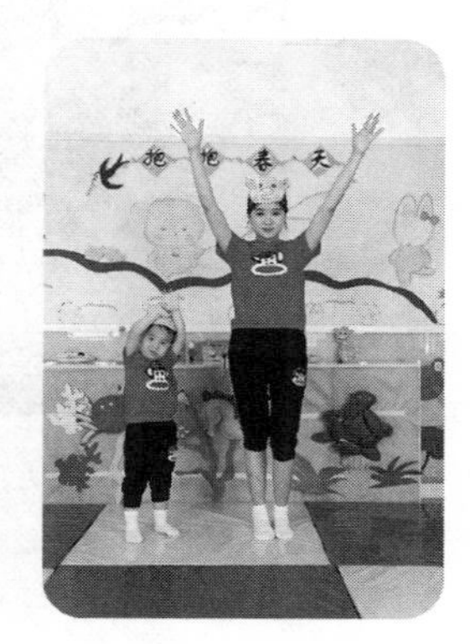

图 37

(11) 第十一个八拍 1×8

歌词：伸伸懒腰，快乐小猪

1～4 拍：双臂逐渐下降至斜上举、平举、斜下举。

5～8 拍：成人和宝宝双臂立屈于胸前，双手握拳，然后高举双臂，五指张开，向左侧身（图 38、图 39）。

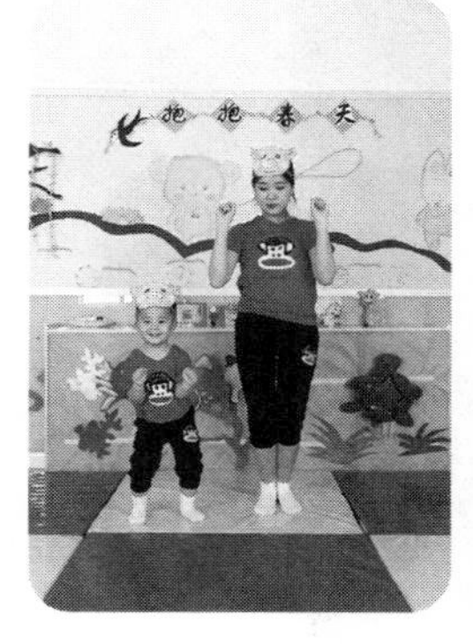

图 38

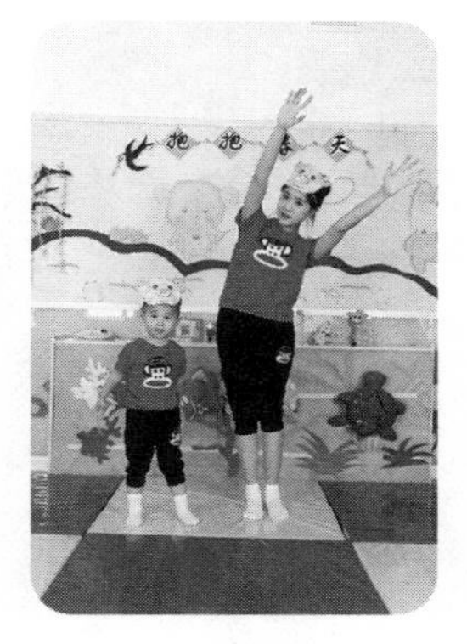

图 39

（12）第十二个八拍 1×8

歌词：我要你也像我一样幸福

1～4 拍：动作同本段第十一个八拍的 5～8 拍，方向相反（图 40）。

5～8 拍：成人双手从宝宝腋下穿过，抱着宝宝原地顺时针转动一周后放下（图 41）。

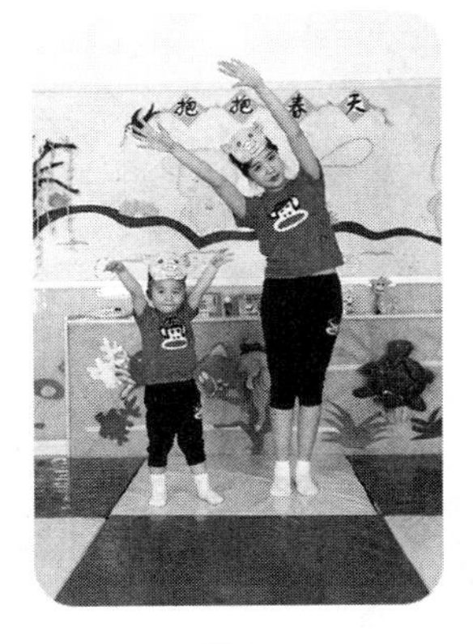

图 40

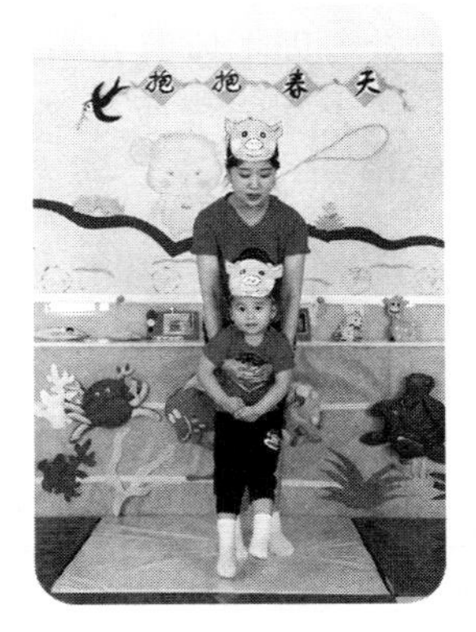

图 41

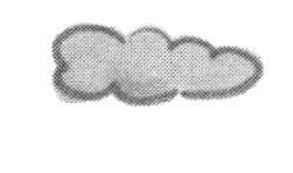
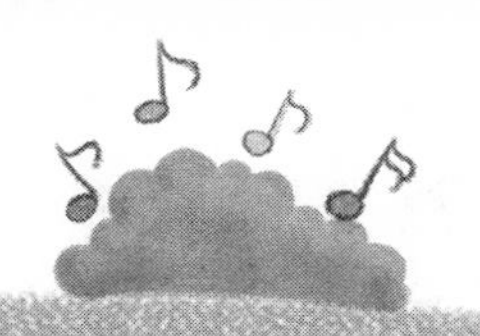

20. 孝心到永远

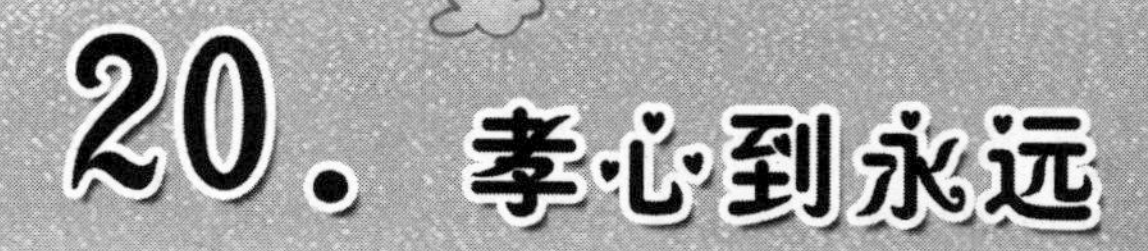

扫码看视频

目标

1. 初步理解歌词大意，能说出父母对自己的爱。
2. 通过亲子互动游戏，知道要从小孝顺父母。
3. 发展动作协调能力和平衡能力。

动作说明

1. 预备动作

成人盘腿坐好，宝宝坐在成人双腿中间，宝宝和成人立肘，双手扶好呼啦圈。

2. 第一段音乐前奏 2×8

（1）第一个八拍 1×8

1～8 拍：成人和宝宝轻轻抖动呼啦圈（图 1）。

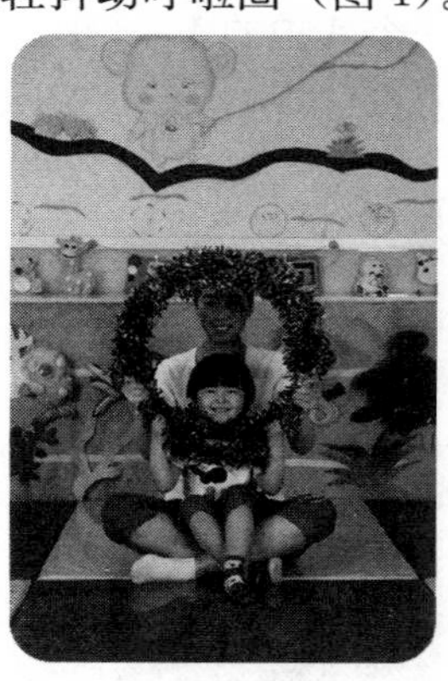

图 1

（2）第二个八拍 1×8

1～8 拍：动作同本段的第一个八拍。

3. 第一段音乐 12×8

（1）第一个八拍 1×8

歌词：我也许什么道理都还不明白

1～8 拍：宝宝和成人双手扶着呼啦圈依次向右、向左摆动，两拍一次，共四次（图 2、图 3）。

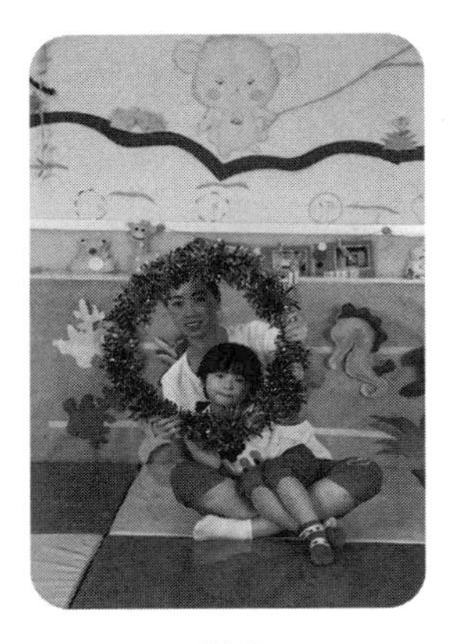

图 2

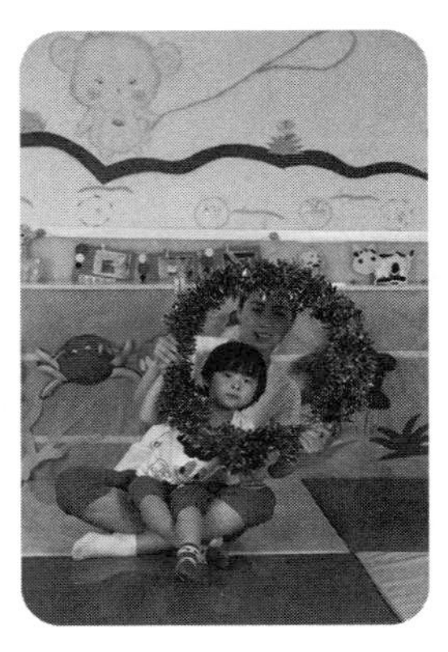

图 3

（2）第二至第三个八拍 2×8

歌词：妈妈说，其实小兔子也会很可爱，感谢她把我带到这个美丽的世界

1～8 拍：动作同本段的第一个八拍。

（3）第四个八拍 1×8

歌词：我要给她我的幸福快乐

1～2 拍：动作同本段第一个八拍的 1～2 拍。

3～8 拍：成人和宝宝双手握住呼啦圈回正不动（图 4）。

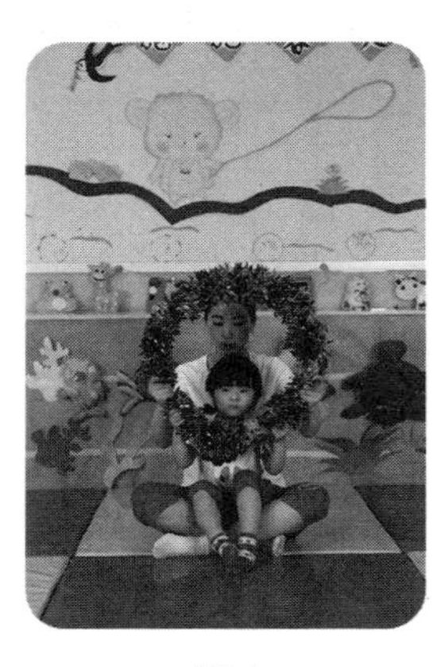

图 4

（4）第五个八拍 1×8

歌词：小兔子，白又白，两只耳朵竖起来

1～8 拍：成人放下呼啦圈，和宝宝双臂在体前立屈，双手握拳，双手食指、中指在头上竖起，做小兔子耳朵状，身体依次向右、向左摆动，两拍一次，共四次（图 5、图 6）。

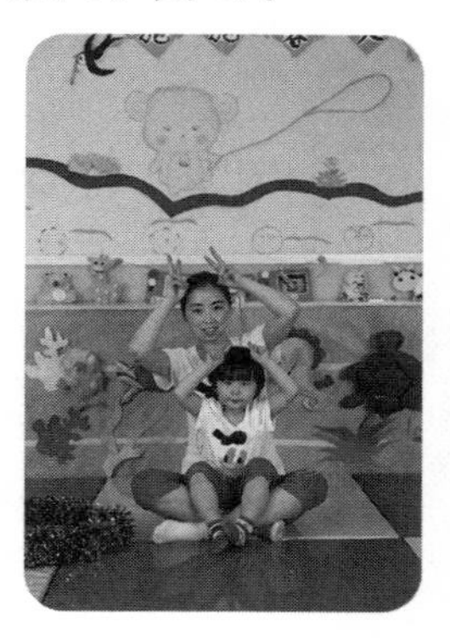

图 5

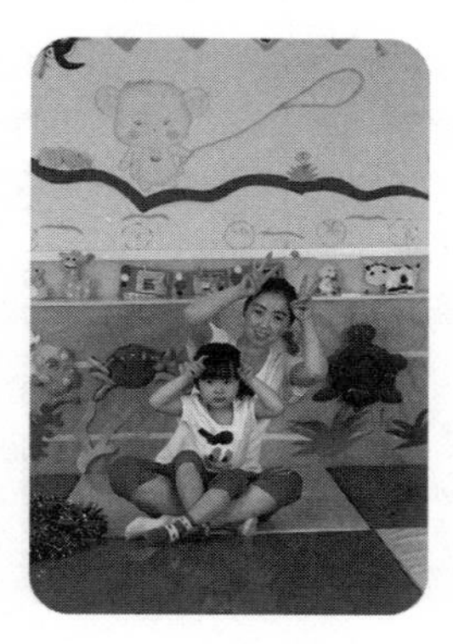

图 6

（5）第六个八拍 1×8

歌词：我一定快快长大，像妈妈一样漂亮

1～4 拍：动作同本段的第五个八拍。

5～8 拍：成人和宝宝双手放在下巴下面托掌做小花状，身体向右倾斜（图 7）。

（6）第七个八拍 1×8

歌词：小白兔，很勇敢，不怕坏蛋大狼狗

1～4 拍：动作同本段的第五个八拍。

5～8 拍：成人和宝宝双臂在体前平举，双手立掌，五指张开，快速左右抖动手腕（图 8）。

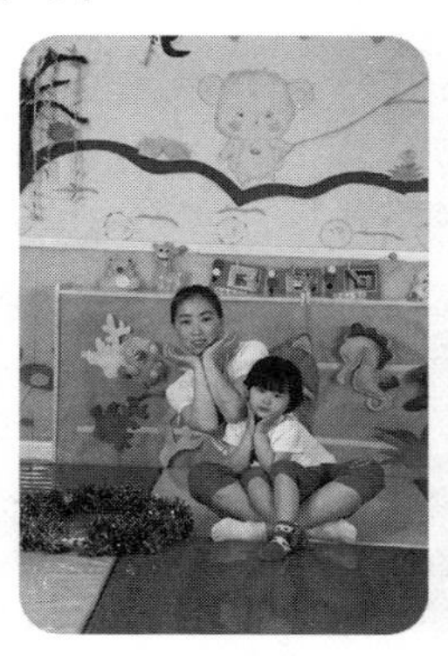

图 7

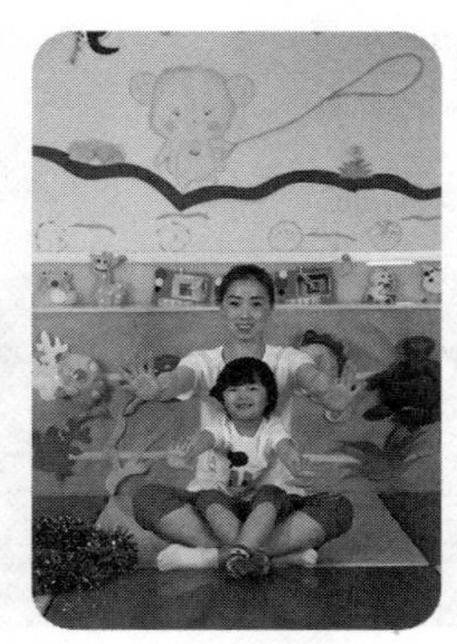

图 8

（7）第八个八拍 1×8

歌词：我会笑得比他们更灿烂

1~4拍：成人和宝宝双臂屈肘于胸前，双手五指张开，身体向右摆动时，双手指向自己一次，向左摆动时，指向自己一次（图9、图10）。

5~8拍：动作同本段第六个八拍的5~8拍。

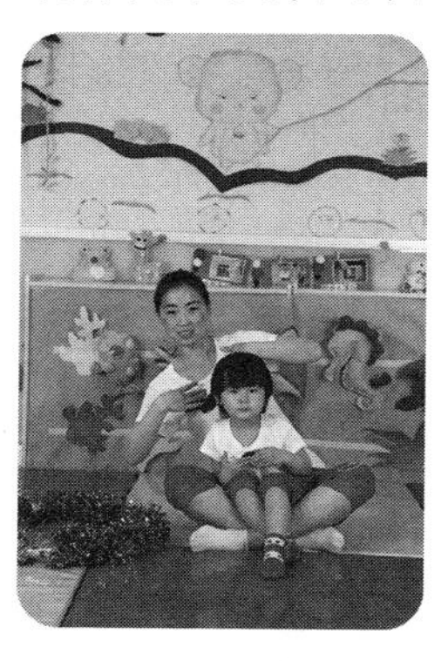

图9

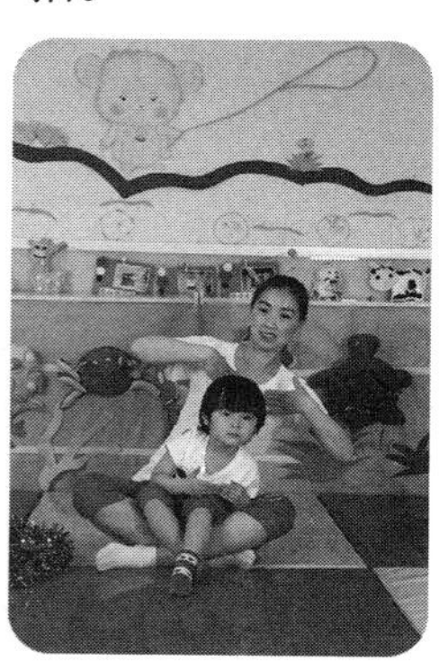

图10

（8）第九个八拍 1×8

歌词：我也许什么道理都还不明白

1~4拍：动作同本段第八个八拍的1~4拍。

5~8拍：动作同本段第七个八拍的5~8拍。

（9）第十个八拍 1×8

歌词：爸爸说，小兔子原来住在天空上

1~2拍：成人和宝宝右臂向右屈肘，右手五指张开，掌心向上，向身体右边摊出手（图11）。

3~4拍：左手动作同右手，方向相反（图12）。

5~8拍：成人和宝宝双臂上举，双手指尖相对（图13）。

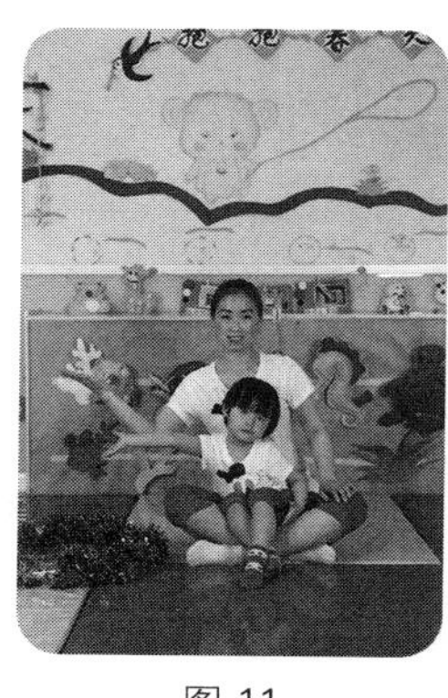

图11

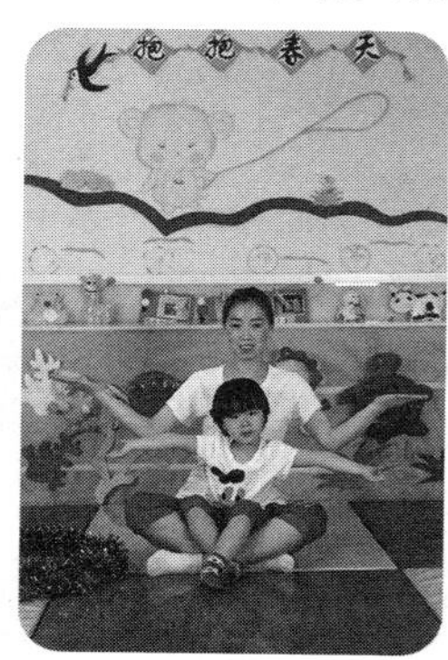

图12

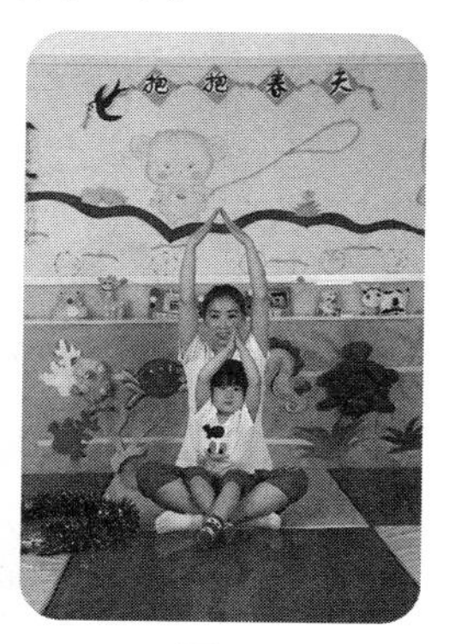

图13

（10）第十一至第十二个八拍 2×8

歌词：谢谢所有祝福我们的朋友，上天会回报你们的善良

1～8 拍：成人和宝宝双臂依次向右、向左摆动，同时转动手腕，两拍一次（图 14、图 15）。

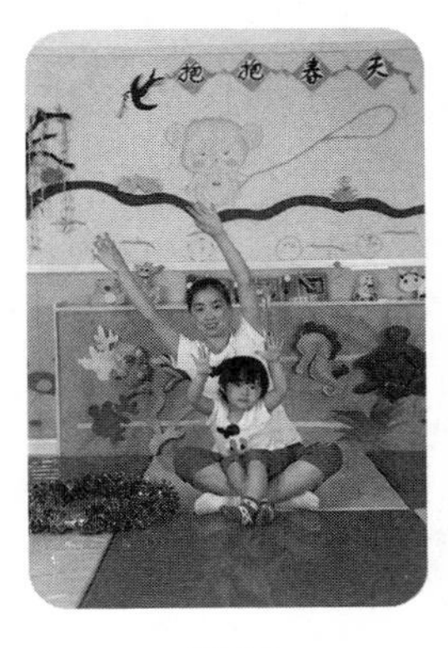

图 14

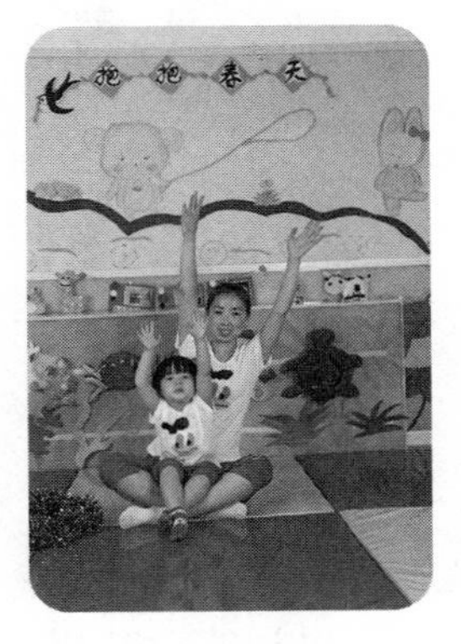

图 15

4. 第二段音乐前奏 2×8

（1）第一个八拍 1×8

1～8 拍：成人扶宝宝起身站立后跪立。

（2）第二个八拍 1×8

1～8 拍：成人协助宝宝站立在呼啦圈里（图 16）。

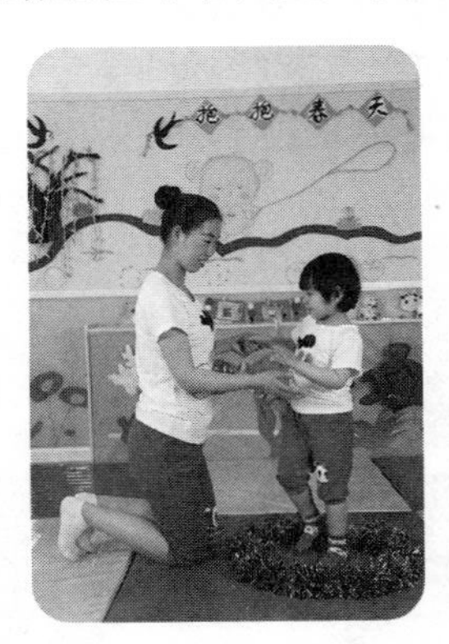

图 16

5. 第二段音乐 12×8

（1）第一至第二个八拍 2×8

歌词：母爱似针，父爱似线，一针针一线线把亲情相连

1～8 拍：成人和宝宝面对面，双臂于胸前立屈肘，手心相对，依次向右、

向左摆动手臂，同时身体向右、向左侧身，两拍一次（图17、图18）。

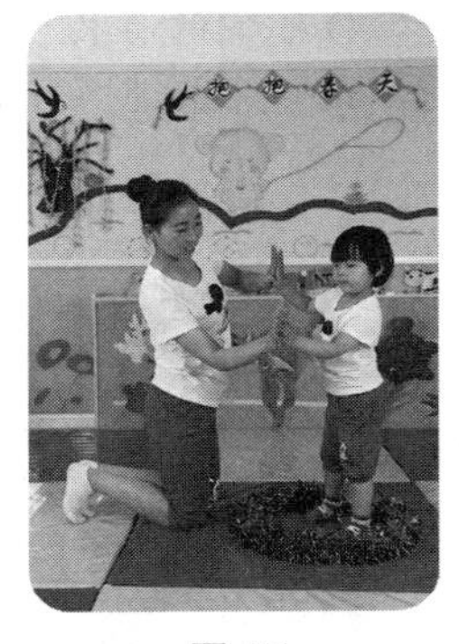

图 17

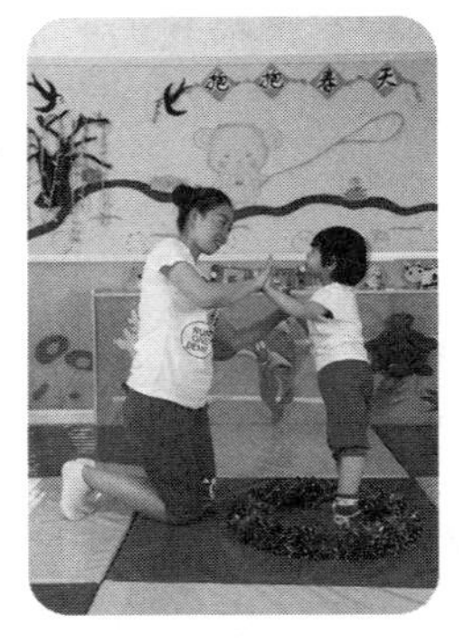

图 18

（2）第三个八拍 1×8

歌词：在父母怀抱，幸福温暖

1~8拍：成人和宝宝互相拥抱，二人双手互相拍打对方背部，表示亲密安抚。

（3）第四个八拍 1×8

歌词：一天天一年年，快乐的童年

1~8拍：动作同本段的第三个八拍。

（4）第五个八拍 1×8

歌词：上下五千年，华夏儿女

1~4拍：成人由跪立到直立，双脚并拢，上体前倾，双臂体前下举，双手握起呼啦圈，从宝宝脚下向上拿起呼啦圈至宝宝颈部（图19）。

5~8拍：成人由直立到跪蹲，双手将呼啦圈运动到宝宝臀部（图20）。

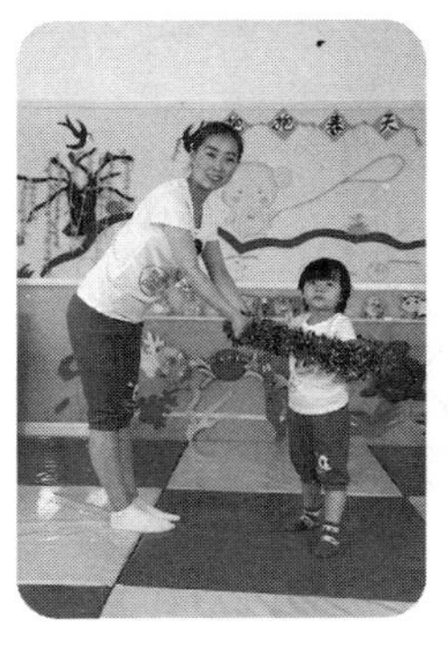

图 19

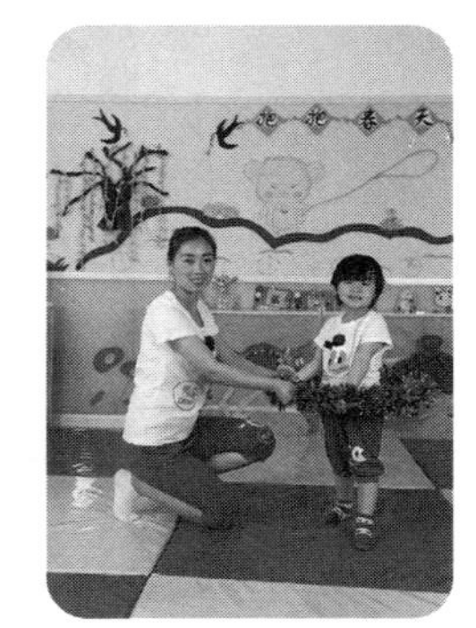

图 20

（5）第六个八拍 1×8

歌词：百善孝为先，薪火永相传

1~8拍：动作同本段的第五个八拍。

(6) 第七个八拍 1×8

歌词：不管长多大，无论走多远

1～4 拍：成人站立，双脚分开，右手高举呼啦圈，左手拉着宝宝，随音乐向左摆动呼啦圈，重心在左腿上，右脚尖点地（图 21）。

5～8 拍：向右、向左摆动呼啦圈各一次，重心在左右脚交替（图 22）。

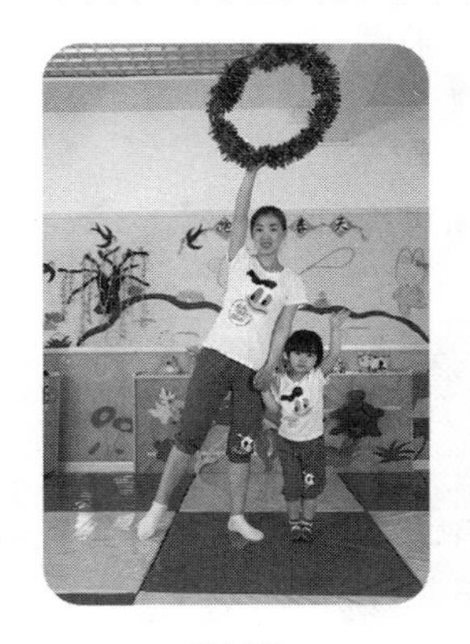

图 21

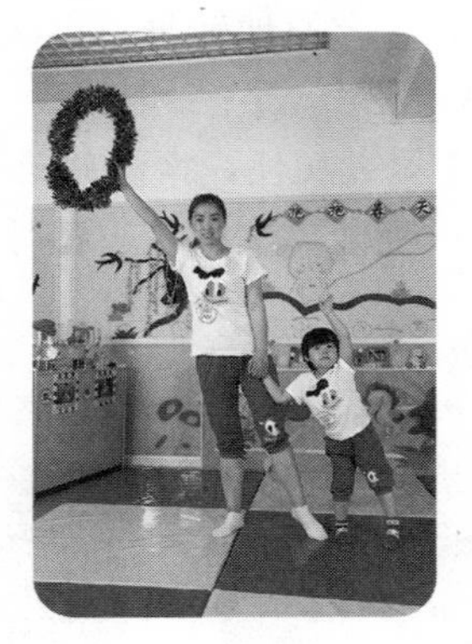

图 22

(7) 第八个八拍 1×8

歌词：父母养育恩，永远记心间

1～4 拍：动作同本段第七个八拍的 5～8 拍。

5～8 拍：成人单腿跪蹲，宝宝到成人前面，成人双手握住呼啦圈放到宝宝面前，使成人和宝宝透过呼啦圈可以看到观众（图 23）。

(8) 第九个八拍 1×8

歌词：孝顺似针，孝心似线

1～8 拍：成人将呼啦圈竖在地垫上，双手扶好呼啦圈，宝宝从左边钻爬呼啦圈（图 24）。

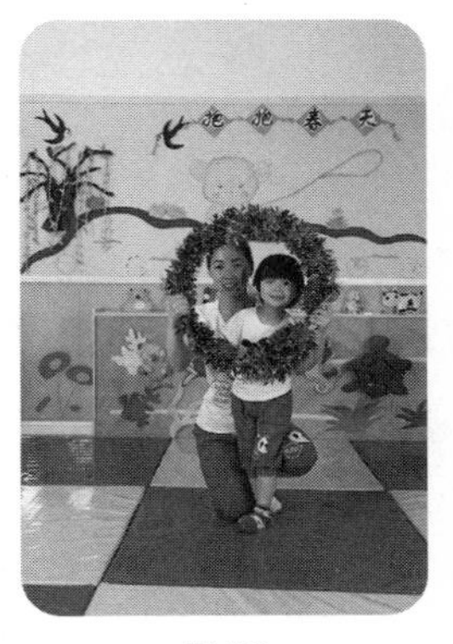

图 23

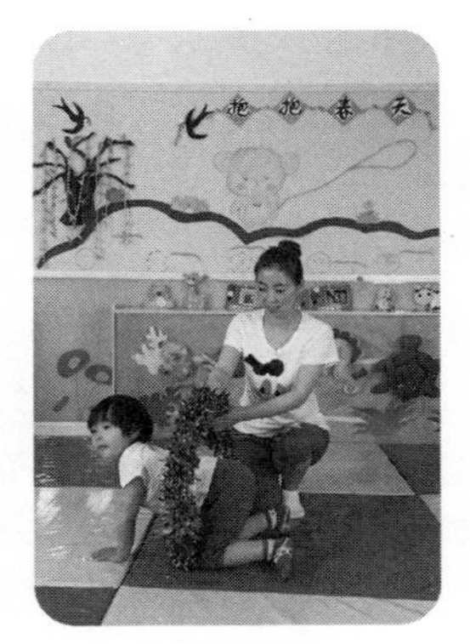

图 24

（9）第十个八拍 1×8

歌词：一针针一线线把亲情相连

1～8 拍：宝宝钻出呼啦圈（图 25）。

（10）第十一个八拍 1×8

歌词：为母缝床被，替父添件衫

1～8 拍：宝宝原地转身，再次往回钻呼啦圈（图 26）。

（11）第十二个八拍 1×8

歌词：孝心常相伴，幸福的晚年

1～8 拍：宝宝再次从左边钻呼啦圈（图 27）。

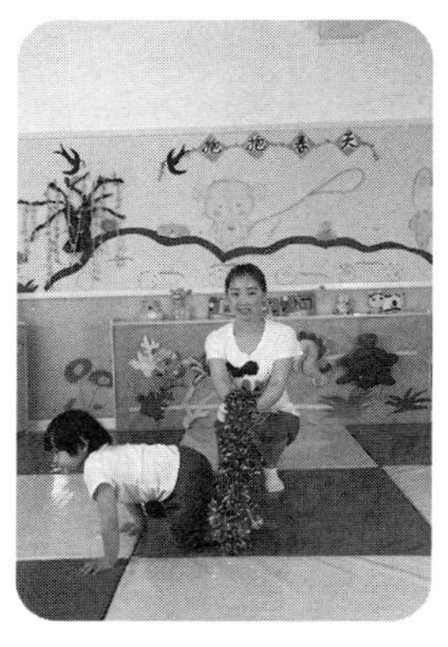

图 25

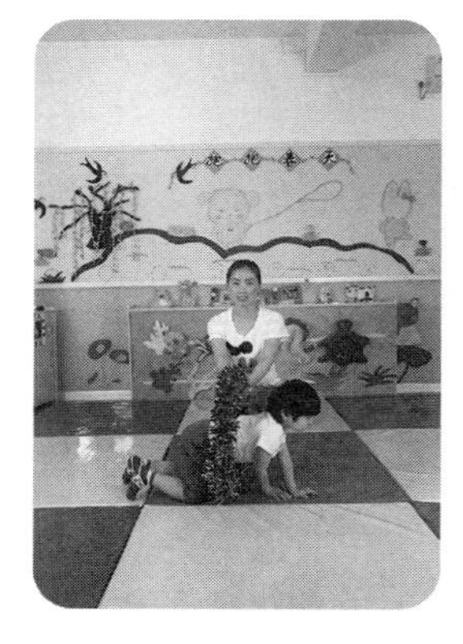

图 26

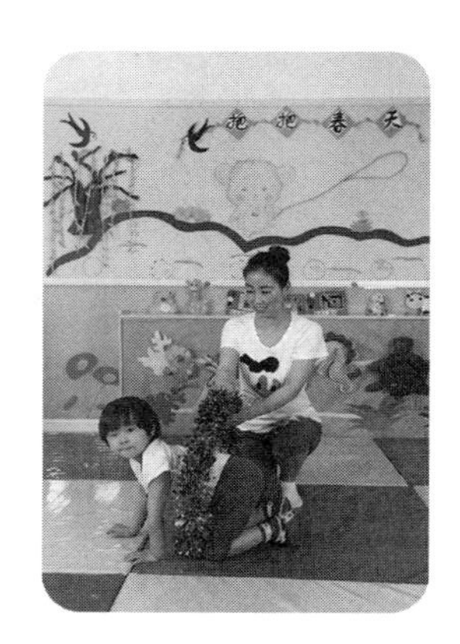

图 27

6. 结束动作

动作同第一段音乐前奏的第一个八拍。

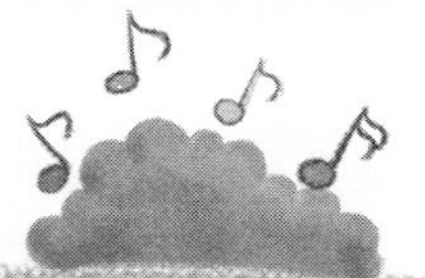
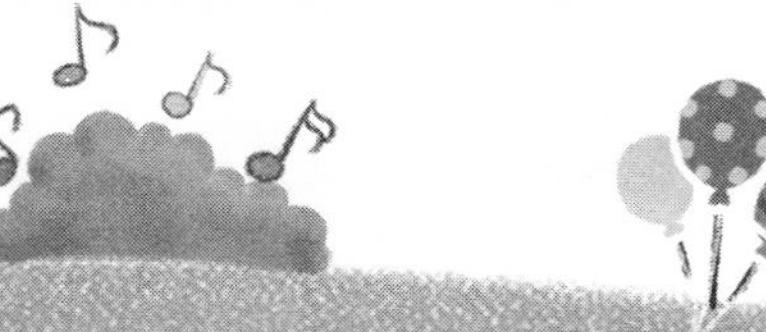

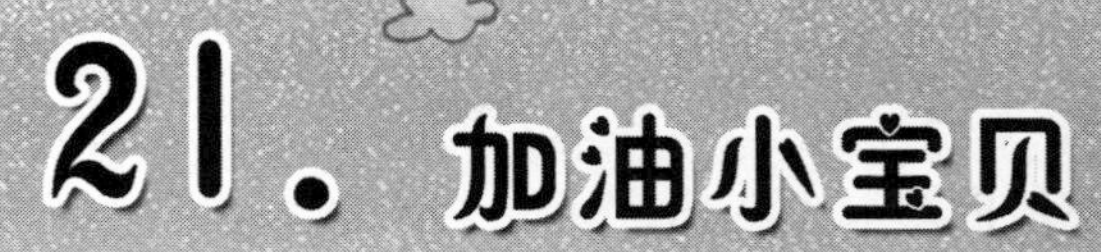

21. 加油小宝贝

扫码看视频

目标

1. 鼓励宝宝做自己能做到的事，知道要为自己加加油。
2. 能跟随音乐用肢体和表情表达自己快乐的心情。
3. 喜欢和成人一起参与亲子活动，增进亲子情感。

动作说明

1. 预备动作

成人双腿微微开立，将宝宝抱在怀中，两人面向观众（图 1）。

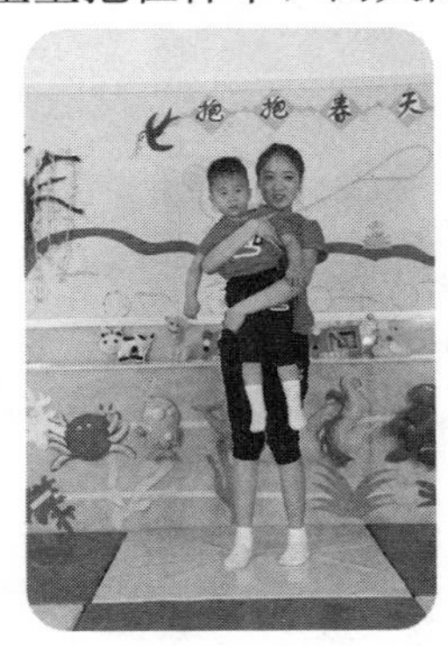

图 1

2. 第一段音乐前奏 8×8

（1）第一个八拍 1×8

1～4 拍：动作同预备动作。

5～8 拍：成人右脚向右跨一小步，抱着宝宝向右摆动身体，重心在右腿上，左脚尖点地（图 2）。

（2）第二个八拍 1×8

1～4 拍：向左摆动身体，重心在左腿上，右脚尖点地（图 3）。

5～8拍：动作同本段第一个八拍的5～8拍。

（3）第三至第七个八拍5×8

1～8拍：动作同本段的第二个八拍。

（4）第八个八拍1×8

1～8拍：成人抱着宝宝顺时针原地转动一周。

（5）节奏说白

节奏说白：小朋友们快准备好，我们一起来跳加油操吧

成人将宝宝放下，帮助宝宝躺在地垫上（图4）。

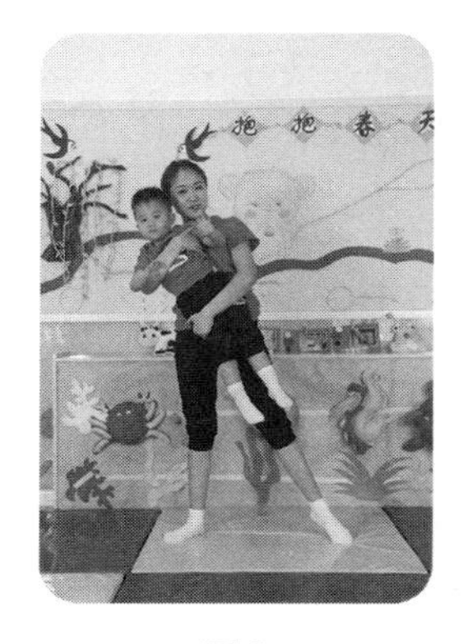

图2

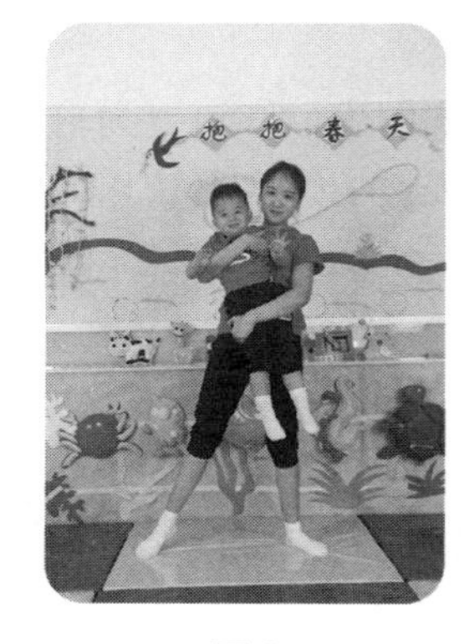

图3

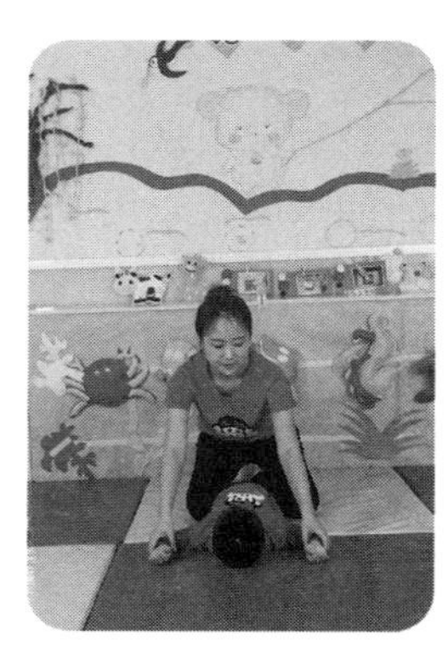

图4

2. 第一段音乐25×8

（1）第一个八拍1×8

歌词：加油、加油、加油、加油

1～4拍：宝宝平躺在地垫上，成人跪立，双手拉着宝宝的双手。

5～8拍：成人拉着宝宝的双手，向右摆动身体（图5）。

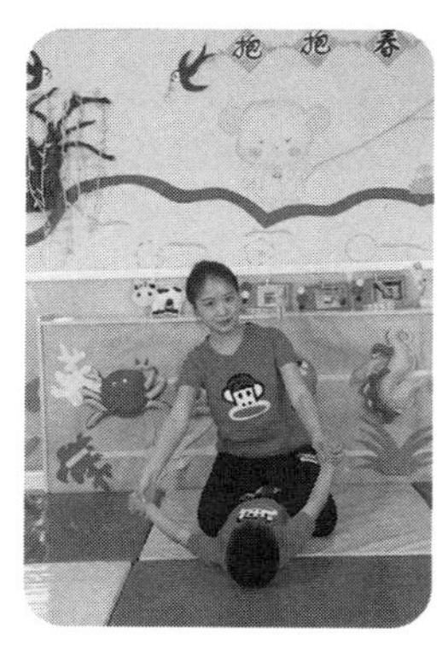

图5

（2）第二个八拍 1×8

歌词：加油、加油、加加油

1～4 拍：成人拉着宝宝的双手，向左摆动身体（图 6）。

5～8 拍：动作同本段第一个八拍的 5～8 拍。

（3）第三个八拍 1×8

1～8 拍：动作同本段的第二个八拍。

（4）第四个八拍×8

歌词：嘿嘿嘿……嘿嘿嘿……

1～8 拍：成人双臂高举，掌心向外，随音乐向左、向右摆动各两次，先右后左，两拍一下，宝宝平躺，双臂左右打开（图 7、图 8）。

（5）第五个八拍 1×8

歌词：加油加油小宝贝

1～8 拍：动作同本段的第四个八拍。

（6）第六个八拍 1×8

歌词：嘿嘿嘿……嘿嘿嘿……

1～8 拍：成人双手在宝宝胸部轻轻拍，做抚触按摩（图 9）。

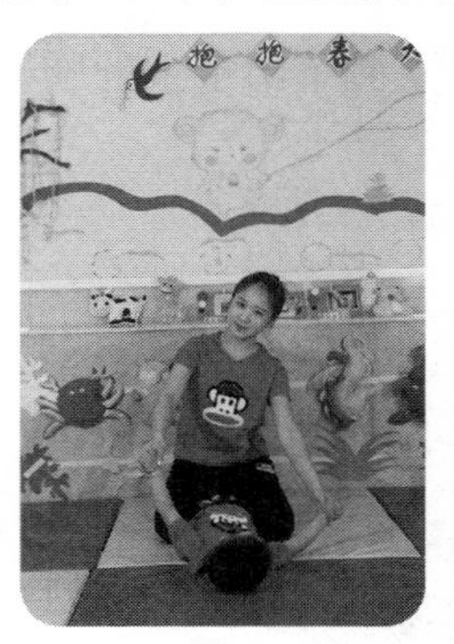

图 6

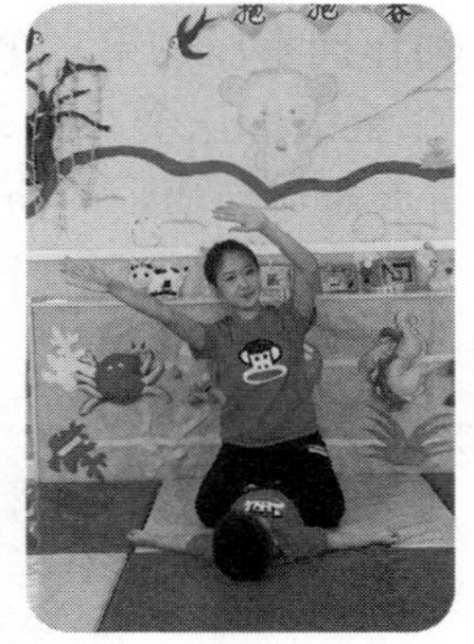

图 7

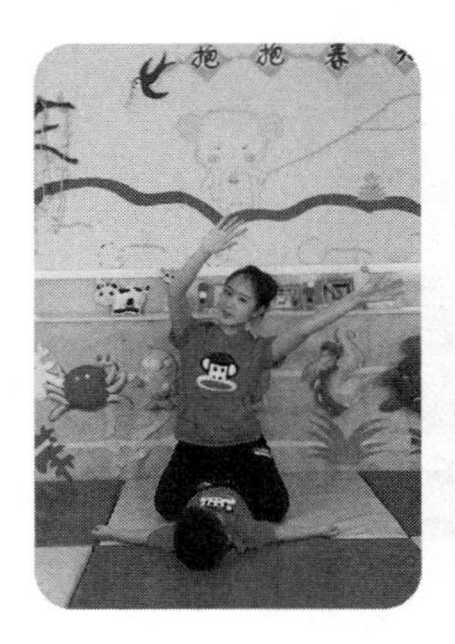

图 8

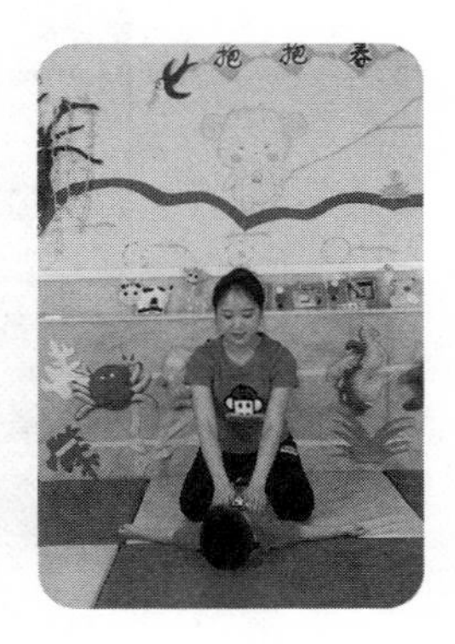

图 9

(7) 第七个八拍 1×8

歌词：加油小宝贝

1～8拍：动作同本段的第六个八拍。

(8) 第八个八拍 1×8

歌词：挥一挥小手拍拍拍

1～4拍：动作同本段第六个八拍的1～4拍。

5～8拍：成人双臂高举，掌心向外，随音乐向右、向左摆动各一次。

(9) 第九个八拍 1×8

歌词：抖一抖小彩球，嘿嘿嘿

1～8拍：动作同本段第八个八拍的5～8拍。

(10) 第十个八拍 1×8

歌词：你是最棒的小宝贝

1～4拍：动作同本段第八个八拍的5～8拍。

5～8拍：动作同本段的第六个八拍。

(11) 第十一个八拍 1×8

歌词：我们要为你加加油

1～8拍：动作同本段的第六个八拍，从上到下给宝宝的胸部做按摩。

(12) 第十二至第十三个八拍 2×8

歌词：加油加油加加油，加油加油加加油

1～8拍：动作同本段的第四个八拍。

(13) 第十四至第十五个八拍 2×8

歌词：嘿嘿嘿……嘿嘿嘿……加油加油小宝贝

1～8拍：成人和宝宝双手击掌（图10）。

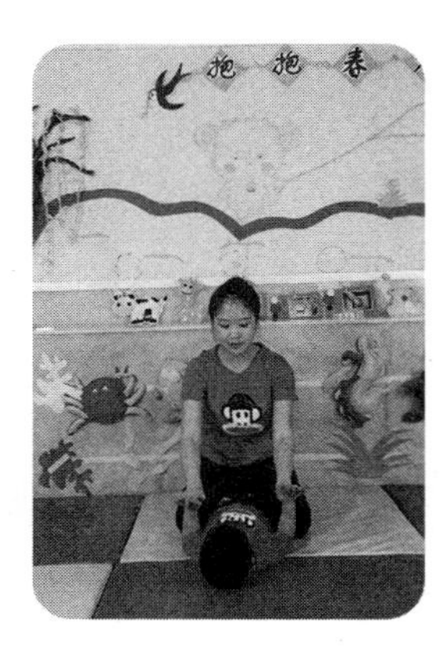

图 10

(14) 第十六至第十七个八拍 2×8

歌词：嘿嘿嘿……嘿嘿嘿……加油小宝贝

1～8 拍：动作同本段第八个八拍的 5～8 拍。

(15) 第十八个八拍 1×8

歌词：挥一挥小手拍拍拍

1～4 拍：动作同本段第八个八拍的 5～8 拍。

5～8 拍：成人跪立，双手拉着宝宝的脚腕（图 11）。

(16) 第十九个八拍 1×8

歌词：抖一抖小彩球，嘿嘿嘿

1～8 拍：成人双手前后交替推拉宝宝的脚腕，给宝宝做腿部拉伸两次。

(17) 第二十至第二十一个八拍 2×8

歌词：你是最棒的小宝贝，我们要为你加加油

1～8 拍：动作同本段的第十九个八拍。

(18) 第二十二个八拍 1×8

歌词：嘿嘿嘿……嘿嘿嘿……

1～8 拍：成人拉着宝宝的双手，准备将宝宝拉起。

(19) 第二十三个八拍 1×8

歌词：加油小宝贝

1～8 拍：成人拉宝宝起身站立。

(20) 第二十四个八拍 1×8

歌词：嘿嘿嘿……嘿嘿嘿……

1～8 拍：成人右手拉着宝宝左手原地踏步（图 12）。

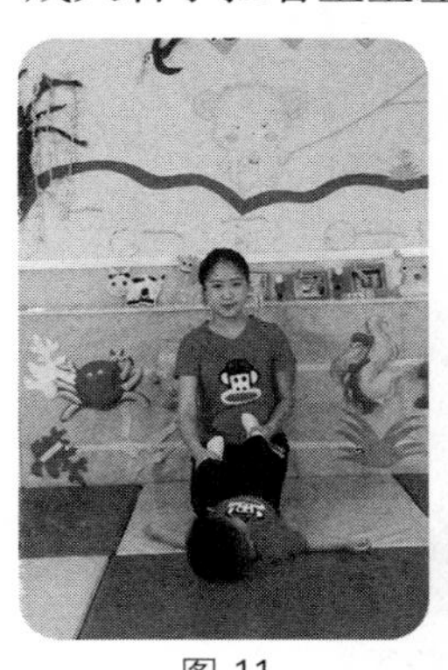

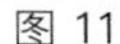

图 11

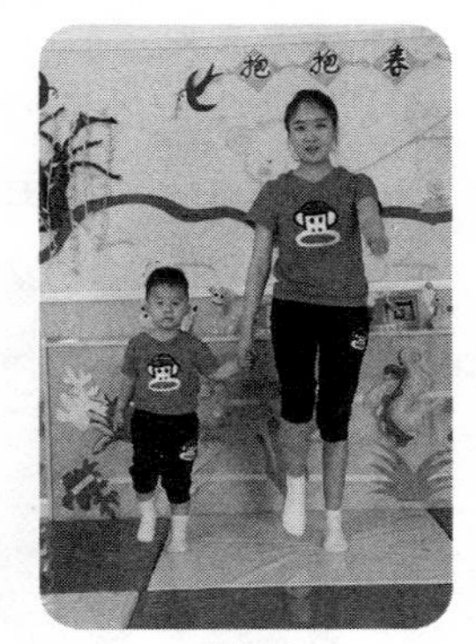

图 12

(21) 第二十五个八拍 1×8

歌词：加油小宝贝

1～8 拍：动作同本段的第二十四个八拍。

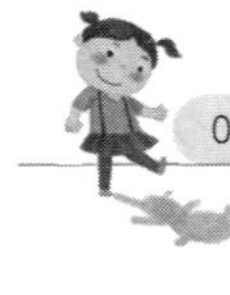

3. 第二段音乐说白

爸爸妈妈，如果你们爱我，就多多地陪陪我，如果你们爱我

成人坐在地垫上，双腿伸直并拢，宝宝坐在成人腿上与成人面对面，成人双手拉着宝宝的双手左右摆动。

就多多地亲亲我，如果你们爱我

成人抱一抱宝宝，拍拍宝宝的后背（图13）。

就多多地夸夸我，如果你们爱我，就多多地抱抱我

成人的左手和宝宝的右手向观众摆摆手（图14）。

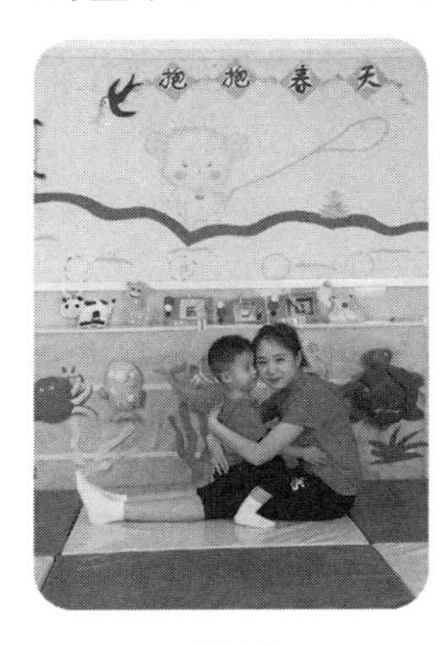

图13

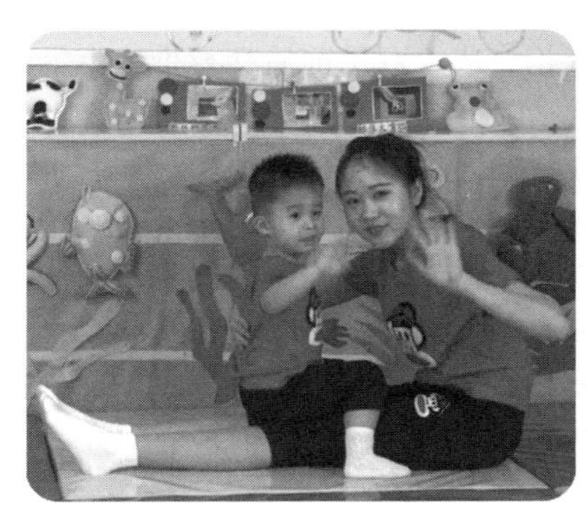
图14

4. 第二段音乐 18×8

（1）第一个八拍 1×8

歌词：陪陪我，亲亲我

1～4拍：成人拉着宝宝的手腕帮助宝宝慢慢躺在成人的腿上（图15）。

5～8拍：然后再拉起、放下宝宝。

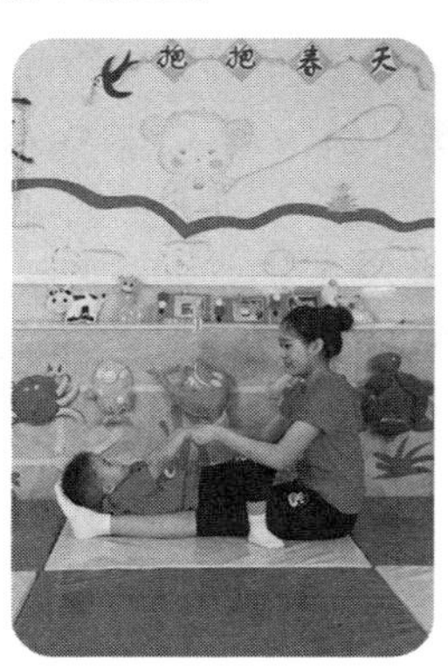

图15

(2) 第二至第四个八拍 3×8

歌词：夸夸我，抱抱我，陪陪我，亲亲我，夸夸我，抱抱我

1～8 拍：动作同本段的第一个八拍。

(3) 第五个八拍 1×8

歌词：如果真的爱我就陪陪陪陪陪陪我

1～8 拍：成人上下颠动膝盖，使宝宝上下起伏（图 16、图 17）。

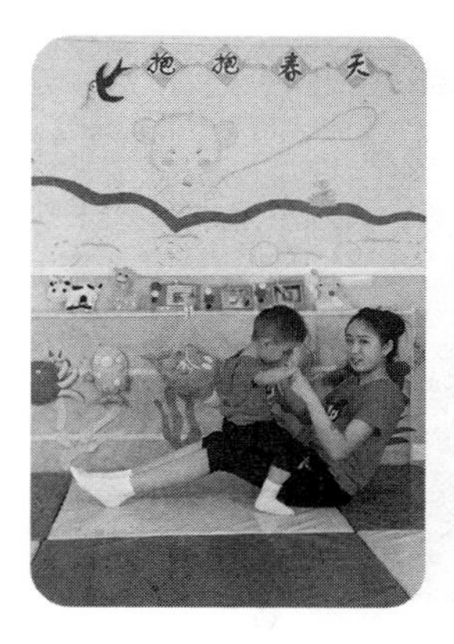

图 16

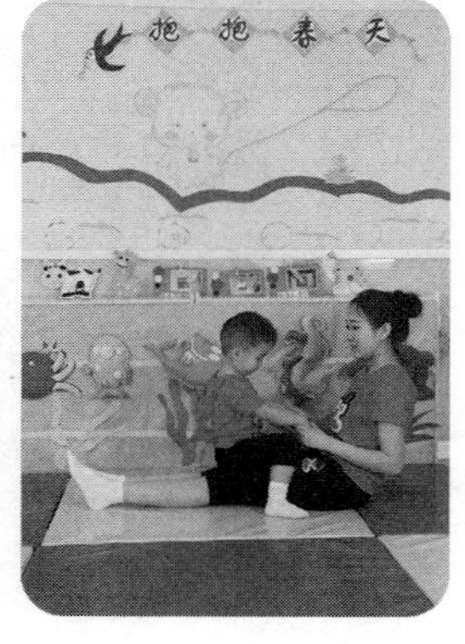

图 17

(4) 第六至第七个八拍 2×8

歌词：如果真的爱我就亲亲亲亲亲亲我，如果真的爱我就夸夸夸夸夸夸我

1～8 拍：动作同本段的第五个八拍。

(5) 第八个八拍 1×8

歌词：如果真的爱我就抱抱我

1～4 拍：动作同本段的第五个八拍。

5～8 拍：成人和宝宝互相拥抱对方，成人双手轻轻拍宝宝背部。

(6) 第九个八拍 1×8

歌词：陪陪我，亲亲我

1～4 拍：动作同本段第八个八拍的 5～8 拍。

5～8 拍：动作同本段第一个八拍的 1～4 拍。

(7) 第十至第十二个八拍 3×8

歌词：夸夸我，抱抱我，陪陪我，亲亲我，夸夸我，抱抱我

1～4 拍：动作同本段第一个八拍的 5～8 拍。

5～8 拍：动作同本段第一个八拍的 1～4 拍。

(8) 第十三至第十六个八拍 4×8

歌词：如果真的爱我就陪陪陪陪陪陪我，如果真的爱我就亲亲亲亲亲亲

我，如果真的爱我就夸夸夸夸夸夸我，如果真的爱我就抱抱我

1~8拍：动作同本段的第五至第八个八拍。

(9) 第十七个八拍 1×8

歌词：爱我你就陪陪我，爱我你就亲亲我

1~8拍：成人高举左臂，左手五指并拢，掌心向下，宝宝的右手和成人左手动作相同并握在一起，两人的另外两只手在身体另一侧相握（图18）。

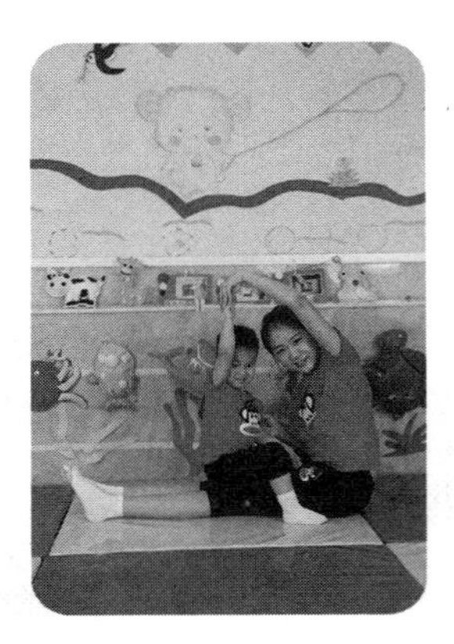

图18

(10) 第十八个八拍 1×8

歌词：爱我你就夸夸我，爱我你就抱抱我

1~8拍：动作同本段的第十七个八拍。

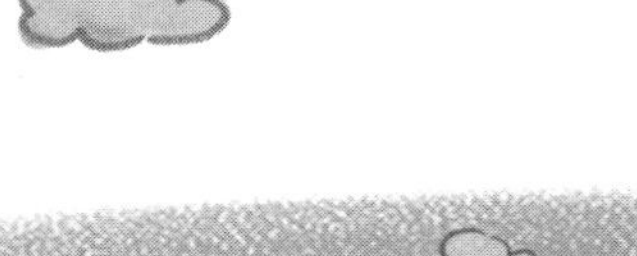
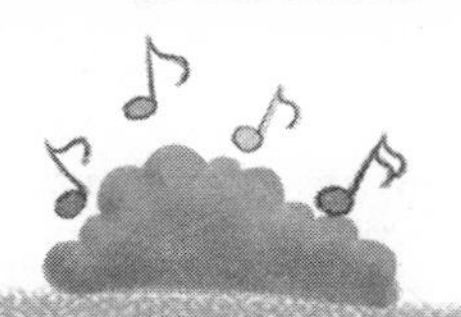

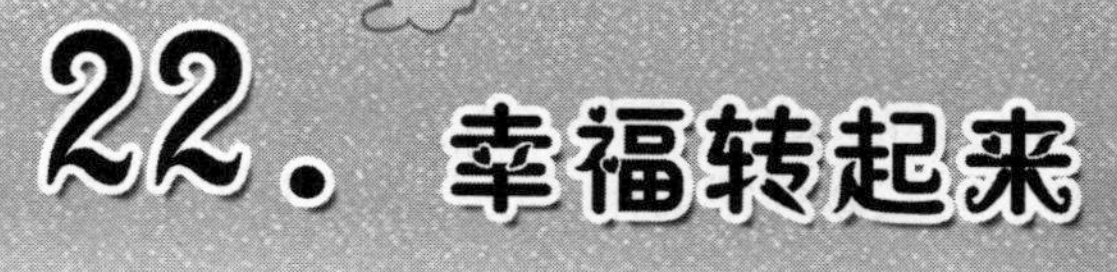

22. 幸福转起来

扫码看视频

目标

1. 了解过年的传统民俗文化，知道过年时见面要互相问好。
2. 感受音乐欢快的节奏，感知过年愉快的心情。
3. 通过使用呼啦圈玩亲子游戏，锻炼钻爬能力和身体的协调能力。

动作说明

1. 预备动作

成人弯腰，宝宝身体直立，两人双手扶住呼啦圈，面对面站立（图 1）。

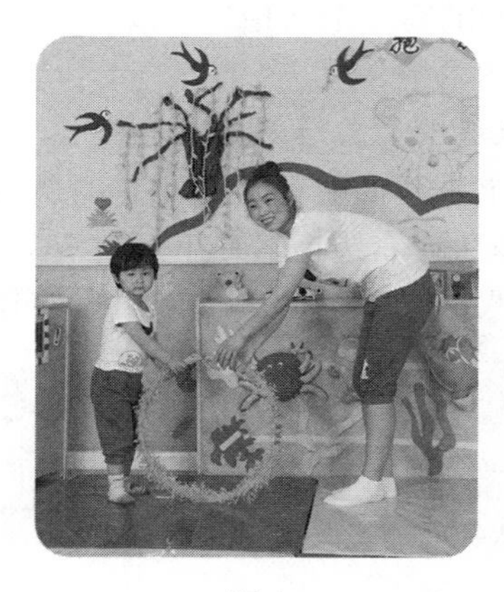

图 1

2. 第一段音乐前奏 3×8

（1）第一个八拍 1×8

1～8 拍：成人和宝宝边推动呼啦圈边向场地中央走去。

（2）第二个八拍 1×8

1～8 拍：成人和宝宝推着呼拉圈走到场地中央。

(3) 第三个八拍 1×8

1～8拍：成人站直，右臂挂着呼啦圈，宝宝站在成人体面。成人和宝宝双手在胸前抱拳，向右、向左做拜年动作，左右各两下（图2、图3）。

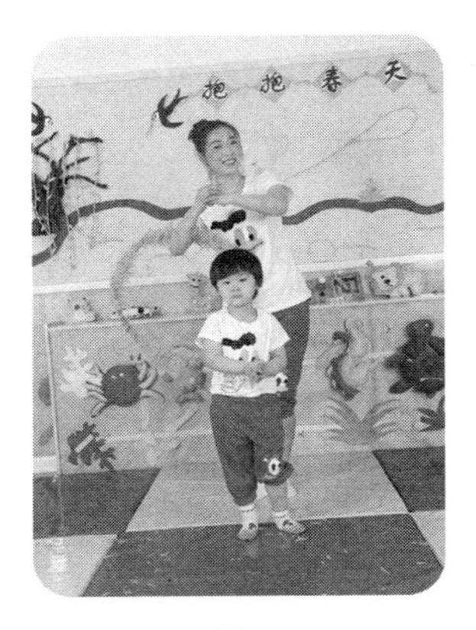

图2

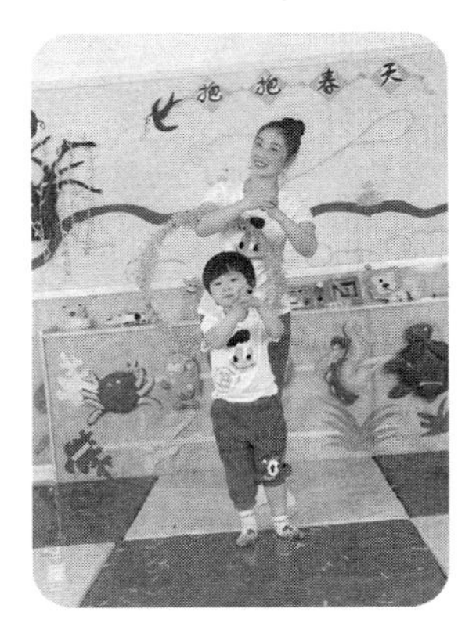

图3

3. 第一段音乐 3×8

(1) 第一至第二个八拍 2×8

歌词：每条大街小巷，每个人的嘴里，见面第一句话，就是恭喜恭喜

1～8拍：动作同前奏的第三个八拍。

(2) 第三个八拍 1×8

歌词：恭喜恭喜恭喜你呀，恭喜恭喜恭喜你

1～4拍：成人和宝宝右腿向右前方伸出，右脚跟着地，脚尖翘起，重心在左腿上，左腿屈膝，双手向右边抱拳拜年（图4）。

5～8拍：动作同本八拍的1～4拍，方向相反（图5）。

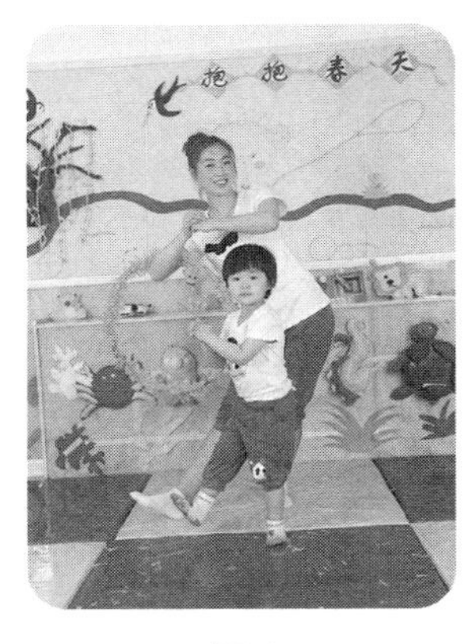

图4

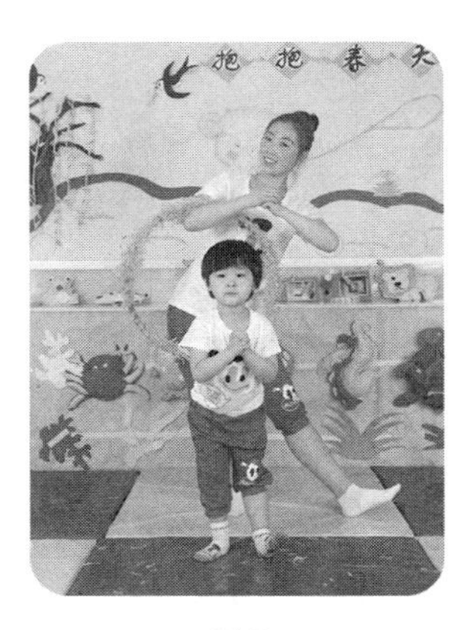

图5

4. 第二段音乐前奏 4×8

1～8 拍：成人跪蹲，宝宝站在成人体前，和成人一起将咋啦圈竖起，随音乐节奏抖动呼啦圈（图 6）。

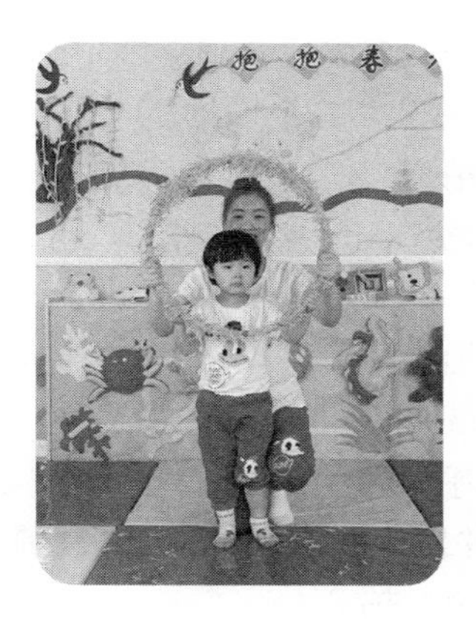

图 6

5. 第二段音乐第一部分 32×8

（1）第一个八拍 1×8

歌词：新年到，新年到

1～8 拍：成人和宝宝手握呼啦圈随音乐向右侧身后回到原位（图 7、图 8）。

（2）第二个八拍 1×8

歌词：起一个大清早

1～8 拍：成人和宝宝手握呼啦圈随音乐向左侧身后回到原位（图 9）。

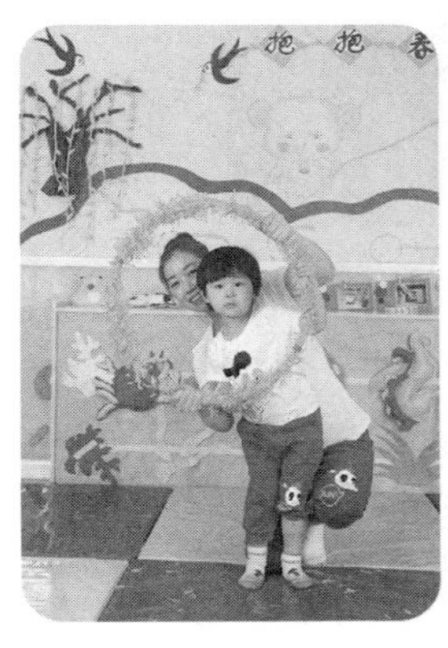

图 7

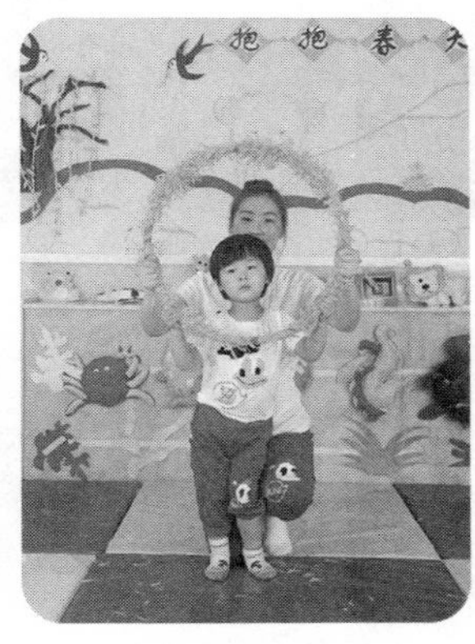

图 8

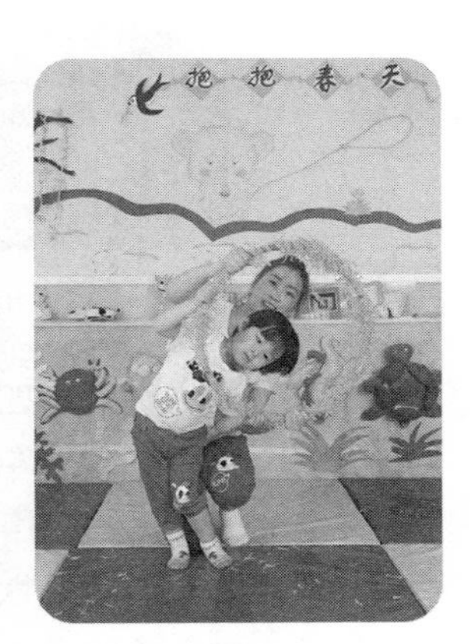

图 9

（3）第三至第四个八拍 2×8

歌词：人人穿新衣戴新帽，恭喜你新年好

1～8拍：随音乐依次向右、向左侧身三次后回到原位。

（4）第五至第六个八拍 2×8

歌词：新年好，新年好，家家多热闹

1～8拍：同本段的第一至第二个八拍。

（5）第七至第八个八拍 2×8

歌词：门前挂了长鞭炮，快乐声响云霄

1～8拍：同本段的第三至第四个八拍。

（6）第九至第十个八拍 2×8

歌词：喜气洋洋，在眼角眉梢

1～8拍：宝宝双手将呼啦圈举在胸前，成人起身站立，左手扶着呼啦圈上端，右臂高举，右手五指并拢，掌心向上，逆时针围绕宝宝转一周（图10）。

（7）第十一至第十二个八拍 2×8

歌词：眉开眼笑祝福你，新年招财又进宝

1～8拍：成人跪蹲，右小腿着地，左膝屈膝蹲下。宝宝站在成人前面，和成人一起抖动呼啦圈（图11）。

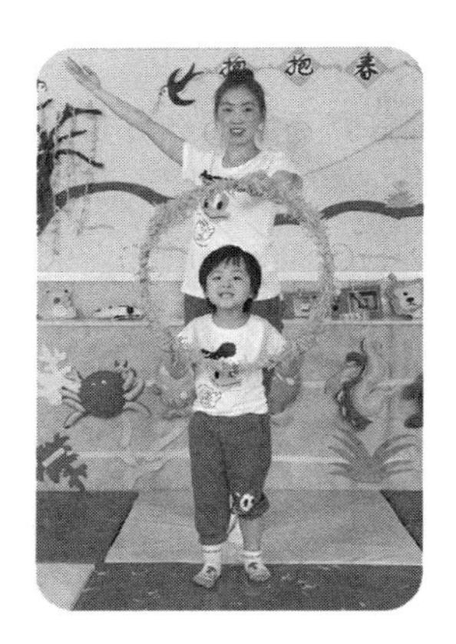

图10

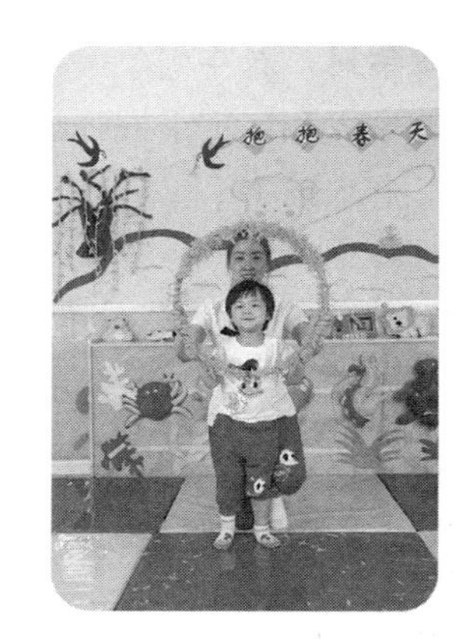

图11

（8）第十三至第十四个八拍 2×8

歌词：新年好，新年好，家家吉星照

1～8拍：同本段的第一至第二个八拍。

（9）第十五至第十六个八拍 2×8

歌词：一年的四季都如意，带给你好运到

1～8拍：同本段的第三至第四个八拍。

（10）节奏说白

歌词：新年到了红运兆，百忙事儿往边看，一斤花生二斤枣，好运经常天天伴

成人起身站立，将呼啦圈套在宝宝肩上，宝宝双手扶着呼啦圈两端，成人扶着呼啦圈后边，一起向后退着走（图 12）。

歌词：三斤苹果四斤梨，吉祥和你不分离

一起向前走。

歌词：五斤桔子六斤香，财源滚进你腰包

再向后退着走。

（11）第十七个八拍 1×8

歌词：新年到，新年到

1～4 拍：成人跪立，宝宝站在成人前面，成人和宝宝手握呼啦圈，成人将呼啦圈在宝宝身后的部分向上翻，接着从宝宝身前翻过触地（图 13）。

5～8 拍：将呼啦圈向上翻并立直（图 14）。

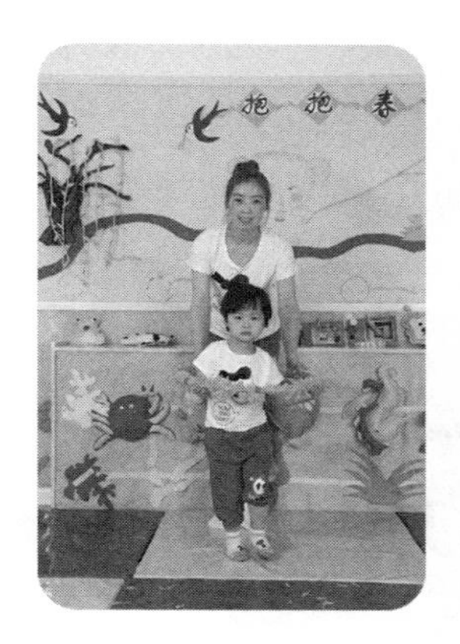

图 12

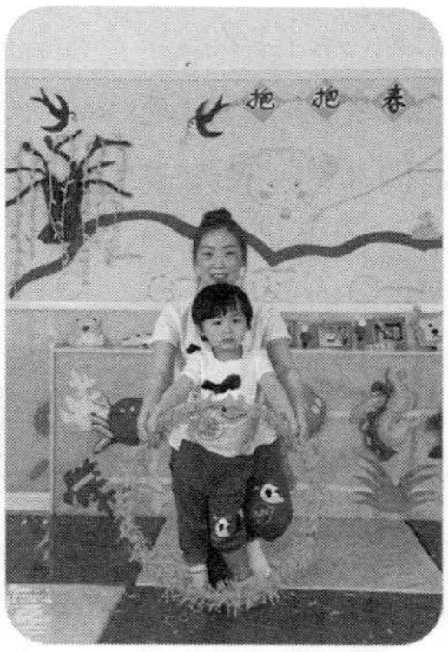

图 13

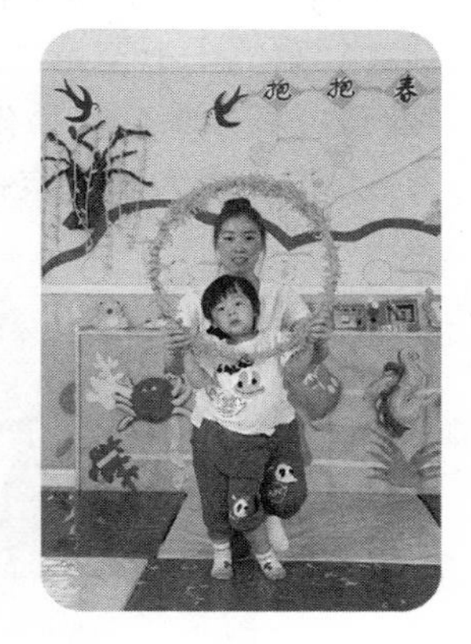

图 14

（12）第十八个八拍 1×8

歌词：起一个大清早

1～8 拍：同本段的第一至第二个八拍。

（13）第十九个八拍 1×8

歌词：人人穿新衣戴新帽

1～4 拍：同本段的第十七个八拍。

（14）第二十个八拍 1×8

歌词：恭喜你新年好

1～8 拍：同本段的第一至第二个八拍。

（15）第二十一个八拍 1×8

歌词：新年到，新年到

1～8 拍：同本段的第十七个八拍。

（16）第二十二个八拍 1×8

歌词：家家多热闹

1～8 拍：同本段的第一至第二个八拍。

（17）第二十三个八拍 1×8

歌词：门前挂了长鞭炮

1～8 拍：动作同本段的第十七个八拍。

（18）第二十四个八拍 1×8

歌词：快乐声响云霄

1～8 拍：动作同本段的第一至第二个八拍。

（19）第二十五至第二十六个八拍 2×8

歌词：喜气洋洋，在眼角眉梢

1～8 拍：成人和宝宝推着呼啦圈向右边走（图 15）。

（20）第二十七至第二十八个八拍 2×8

歌词：眉开眼笑祝福你，新年招财又进宝

1～8 拍：成人和宝宝推着呼啦圈向左边走（图 16）。

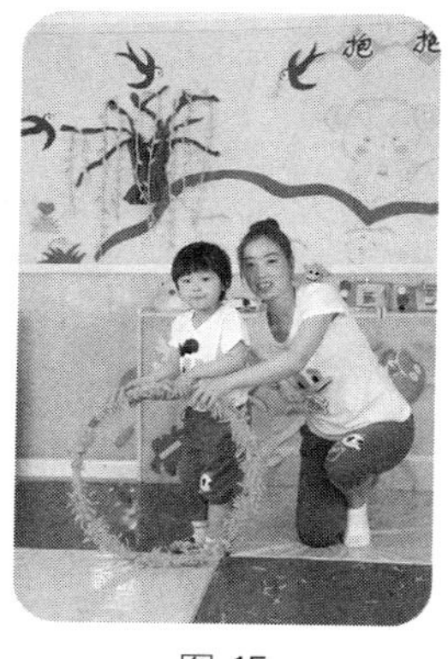

图 15

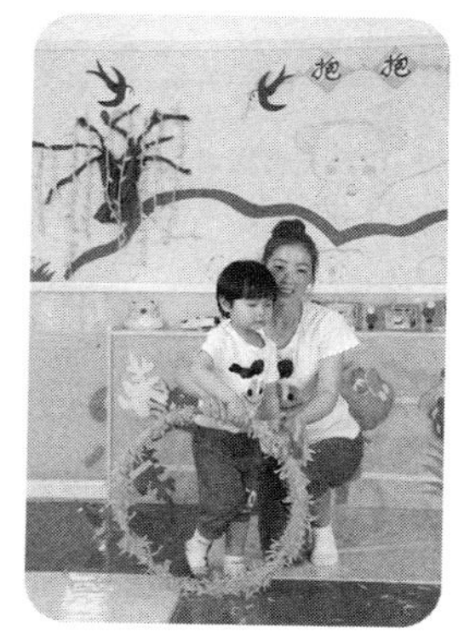

图 16

（21）第二十九个八拍 1×8

歌词：新年好，新年好

1～8 拍：成人和宝宝手扶呼啦圈向上立直后再向下翻转立地（图 17、图 18）。

（22）第三十个八拍 1×8

歌词：家家吉星照

1～8 拍：动作同本段的第二十五至第二十六个八拍。

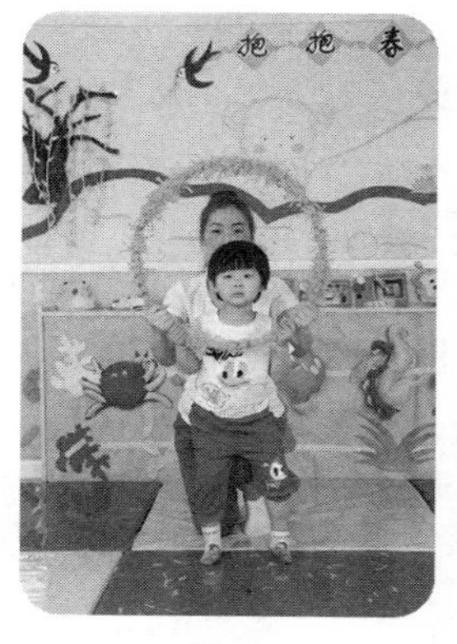

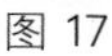
图 17

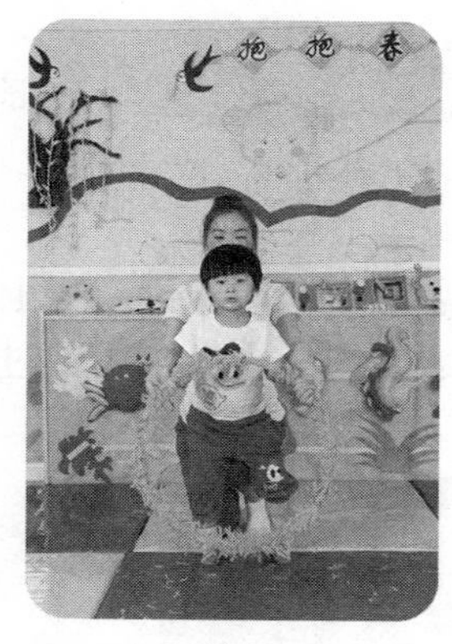

图 18

（23）第三十一至第三十二个八拍 2×8

歌词：一年的四季都如意，带给你好运到

1～8 拍：动作同本段的第二十七至第二十八个八拍。

6. 第二段音乐第二部分 23×8

（1）第一个八拍 1×8

1～8 拍：成人将呼啦圈放在面前的地垫上，准备抱起宝宝。

（2）第二个八拍 1×8

1～8 拍：成人将宝宝抱起来后站直（图 19）。

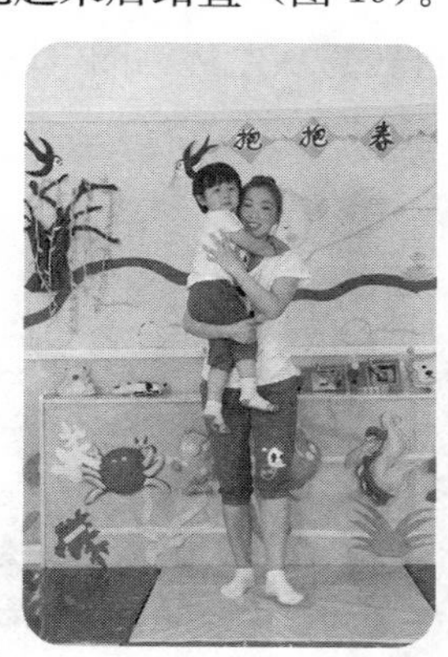

图 19

（3）节奏说白

四季里收成好，转眼又是新年到，新年到……丰收的新年多热闹，大街小巷放鞭炮，舞龙灯踩高跷，迎财神接元宝，家家户户乐逍遥，家家户户乐逍遥

成人抱着宝宝在场地上顺时针转两周，经过呼啦圈后回到呼啦圈后边。

（4）第三个八拍 1×8

1～8 拍：成人抱着宝宝单膝跪地，将宝宝放在地垫上，成人左手去拿呼啦圈。

（5）第四个八拍 1×8

歌词：四季里收成好

1～4 拍：成人将呼啦圈在地上竖起来，宝宝做好钻圈准备（图 20）。

5～8 拍：宝宝从右边开始钻过呼啦圈（图 21）。

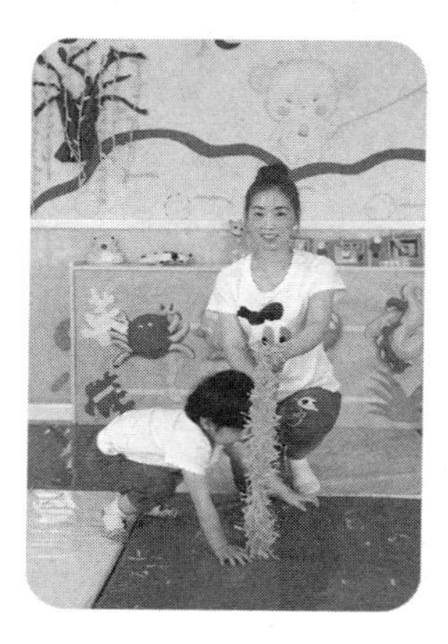

图 20

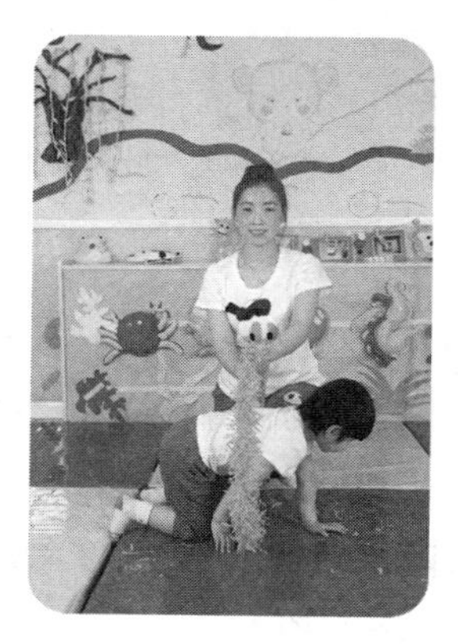

图 21

（6）第五个八拍 1×8

歌词：转眼又是新年到

1～8 拍：宝宝钻出圈后再转身从左边钻圈（图 22、图 23）。

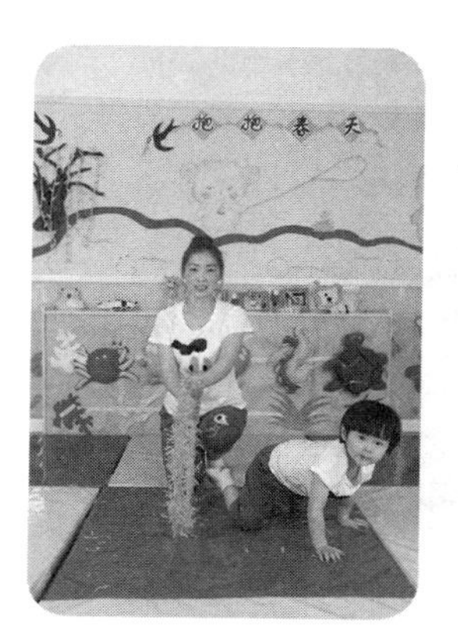

图 22

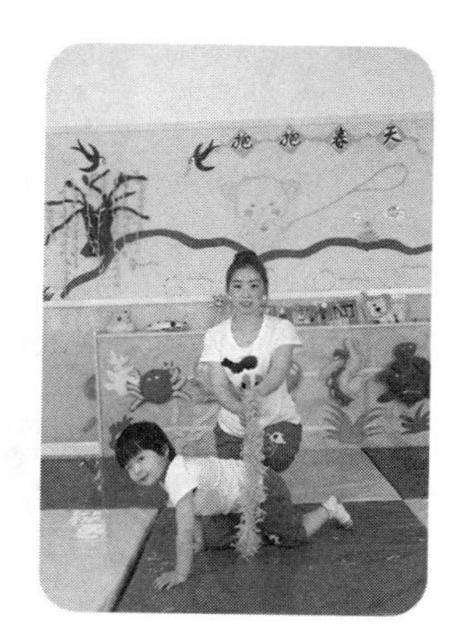

图 23

（7）第六个八拍 1×8

歌词：新年到……

1～8 拍：宝宝再准备从右边钻圈。

（8）第七个八拍 1×8

歌词：丰收的新年多热闹

1～8 拍：宝宝开始从右边钻圈。

（9）第八至第十一个八拍 4×8

歌词：大街小巷放鞭炮，舞龙灯踩高跷，迎财神接元宝，家家户户乐逍遥

1～8 拍：动作同本段的第四至第七个八拍。

（10）第十二个八拍 1×8

1～8 拍：宝宝钻出呼啦圈（图 24）。

（11）第十三个八拍 1×8

1～8 拍：宝宝站到成人前面，成人将呼啦圈套在宝宝身上（图 25）。

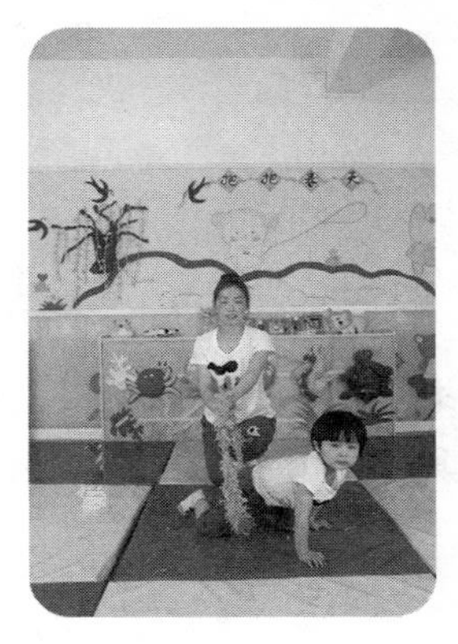

图 24

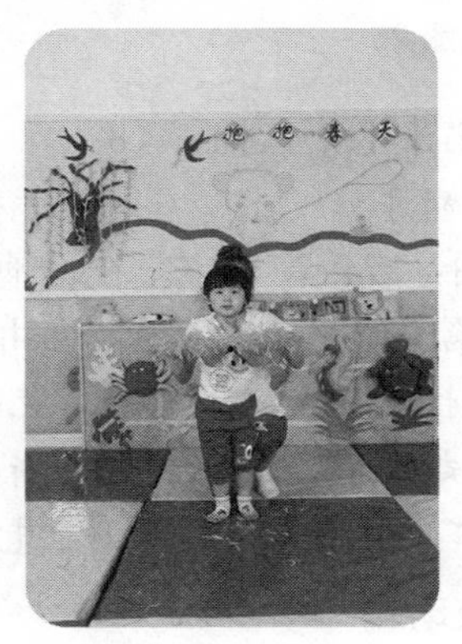

图 25

（12）节奏说白

歌词：四季里收成好，转眼又是新年到，新年到，丰收的新年多热闹，大街小巷放鞭炮，舞龙灯踩高跷，迎财神接元宝，家家户户乐逍遥，家家户户乐逍遥

成人双手握住呼啦圈，在宝宝颈部、腰部之间上下移动；宝宝左右扭胯，双臂在胸前自由摆动，双手张开，掌心向外（图 26、图 27）。

（13）第十四个八拍 1×8

1～8 拍：成人将呼啦圈挂在左肩上，准备抱起宝宝。

（14）第十五个四拍 1×4

歌词：过新年人人笑

1～4 拍：成人抱起宝宝后站立（图 28）。

5～8 拍：成人抱着宝宝向左后方撤一步。

（15）第十六个八拍 1×8

歌词：见面说声新年好

1～8 拍：成人抱着宝宝屈膝颤动身体。

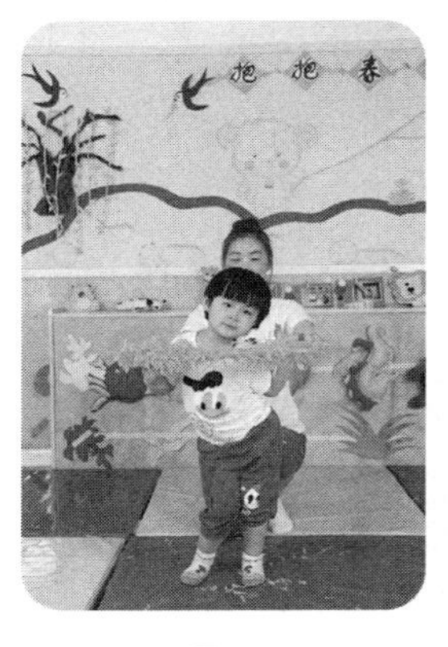

图 26

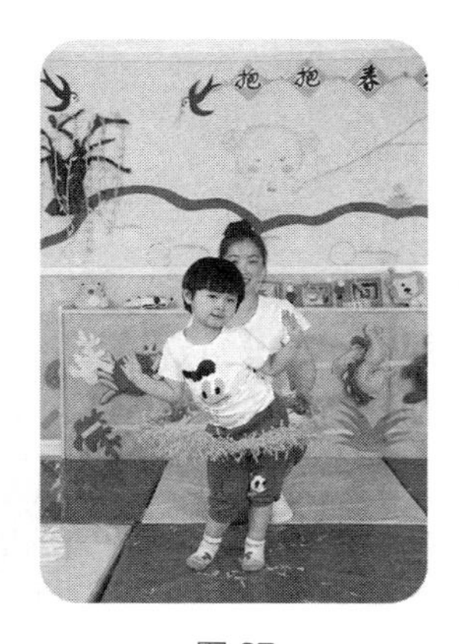

图 27

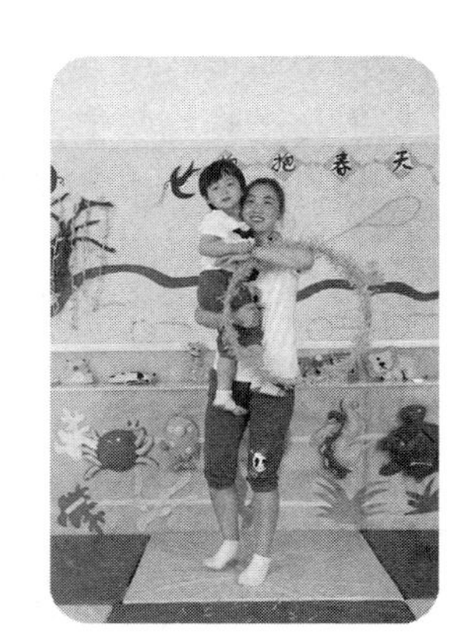

图 28

（16）第十七个八拍 1×8

歌词：新年好

1~8 拍：成人抱着宝宝在场地上走十字步。

（17）第十八至第二十三个八拍 6×8

歌词：快乐的新年多热闹，无论男女和老少，穿新衣戴新帽，大家乐乐陶陶，大家一起换衣，新年到，好新年，新年到

1~8 拍：动作同本段的第十七个八拍。

7. 结束动作

成人单腿跪蹲，宝宝站在成人前面，成人将呼啦圈举在宝宝面前，和宝宝面对观众（图 29）。

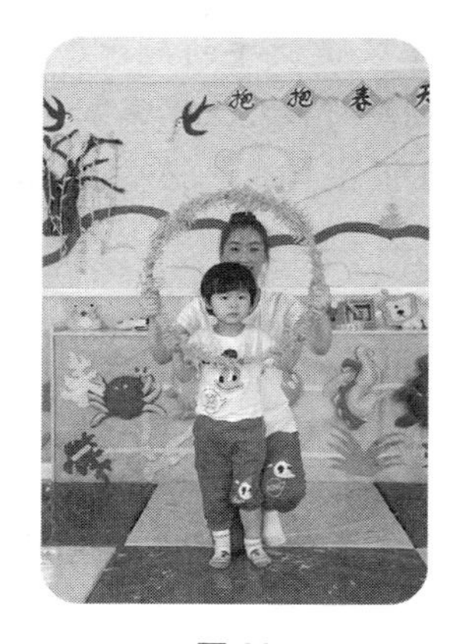

图 29

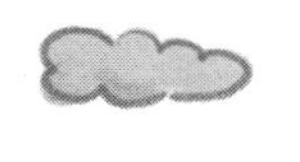
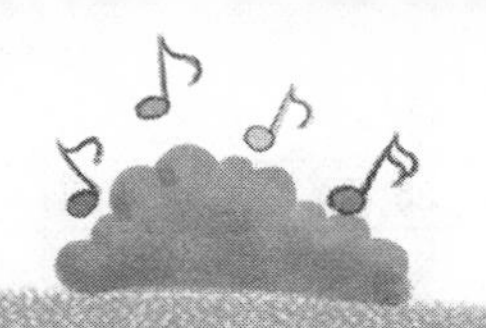

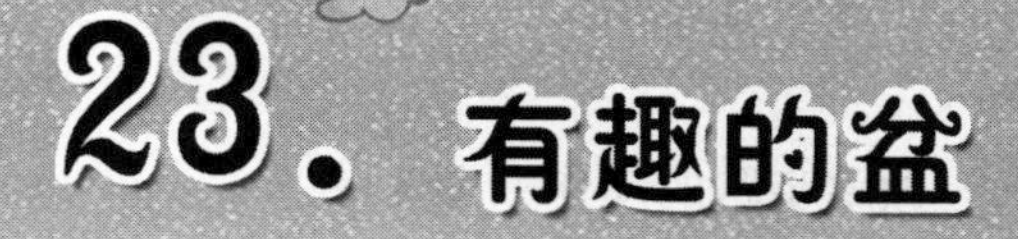

23. 有趣的盆

目标

1. 喜欢用盆和成人一起表演游戏，感受游戏的快乐。
2. 知道洗澡是一件快乐的事情，从小养成爱洗澡的好习惯。
3. 发展感知音乐的能力和身体协调能力。

动作说明

1. 预备动作

1～8 拍：成人右臂夹着脸盆，左手拉着宝宝的右手，和宝宝并排站好（图 1）。

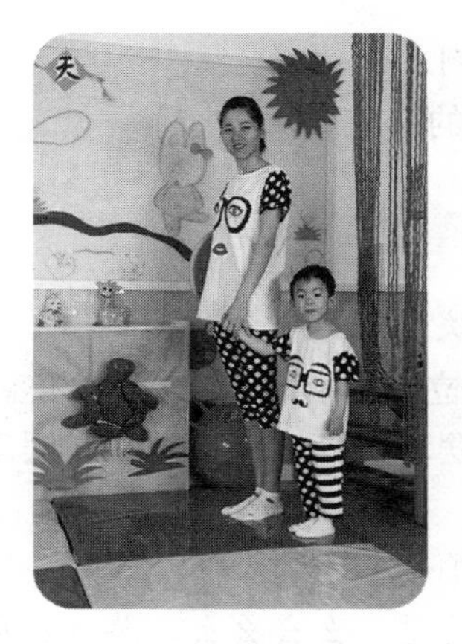

图 1

2. 前奏 4×8

（1）第一个八拍 1×8

歌词：噜啦啦噜啦啦噜啦噜啦咧

1~8 拍：成人和宝宝小跑步进场。

（2）第二个八拍 1×8

1~8 拍：面向观众，做踏步跑的动作（图 2）。

歌词：噜啦噜啦噜啦噜啦噜啦咧

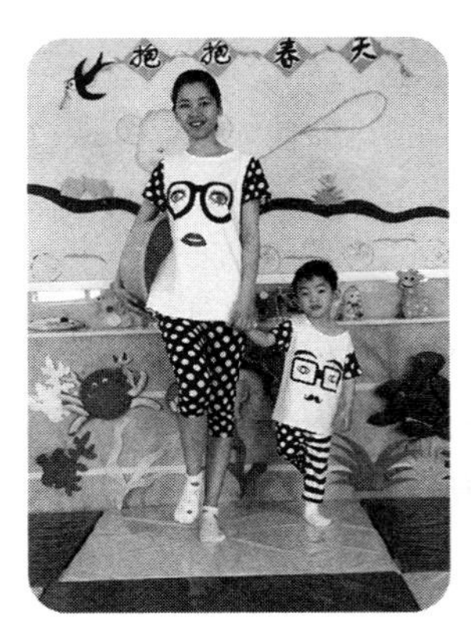

图 2

（3）第三个八拍 1×8

1~8 拍：原地踏步。

歌词：噜啦啦噜啦啦噜啦噜啦咧

（4）第四个八拍 1×8

歌词：噜啦噜啦噜啦咧

1~8 拍：动作同本段的第三个八拍。

3. 第一遍音乐 10×8

（1）第一个八拍 1×8

歌词：我爱洗澡乌龟跌到，幺幺幺幺

1~8 拍：成人身体直立，双脚开立，左手和宝宝右手一起拿盆，成人右手和宝宝左手高举并左右摆动，身体随音乐左右摆动，重心左右腿交替，左右各两次（图 3、图 4）。

（2）第二至第三个八拍 2×8

歌词：小心跳蚤好多泡泡，幺幺幺幺，潜水艇在祷告

1~8 拍：动作同本段的第一个八拍。

（3）第四个八拍 1×8

歌词：我爱洗澡皮肤好好，幺幺幺幺

1~8 拍：成人和宝宝面对面双手拿着盆，左右摆动盆共四次，两拍一次（图 5、图 6）。

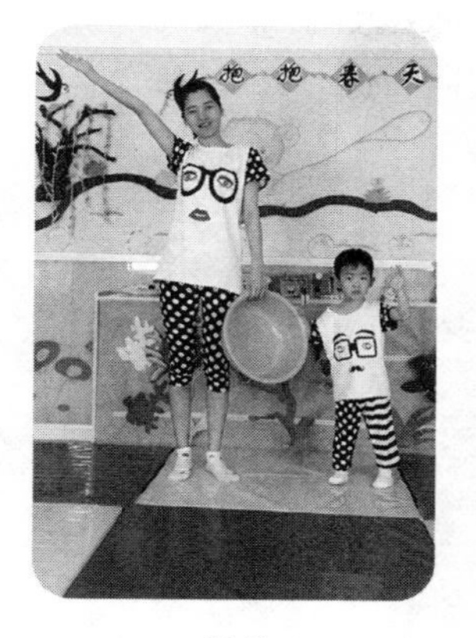

图3

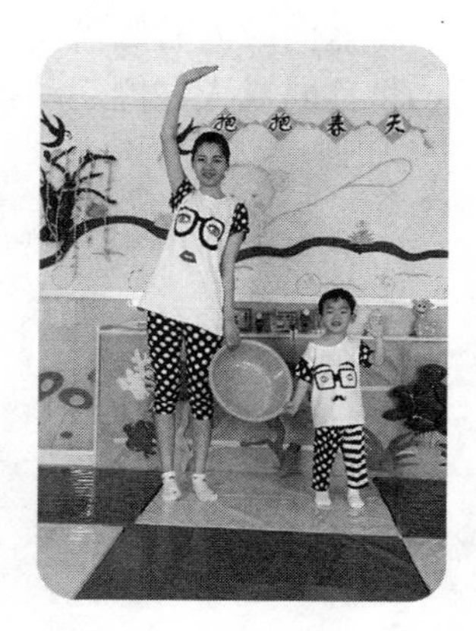

图4

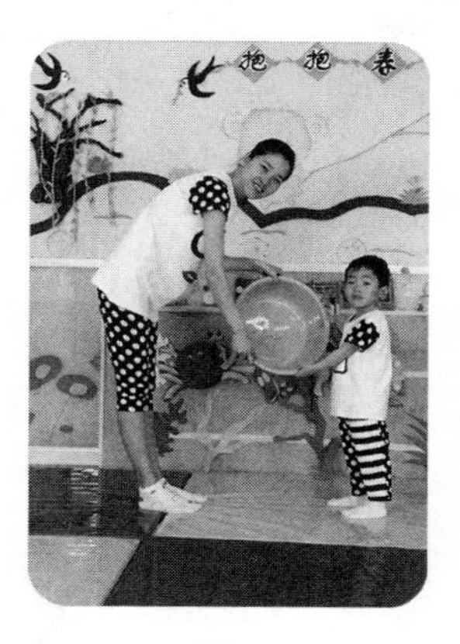

图5

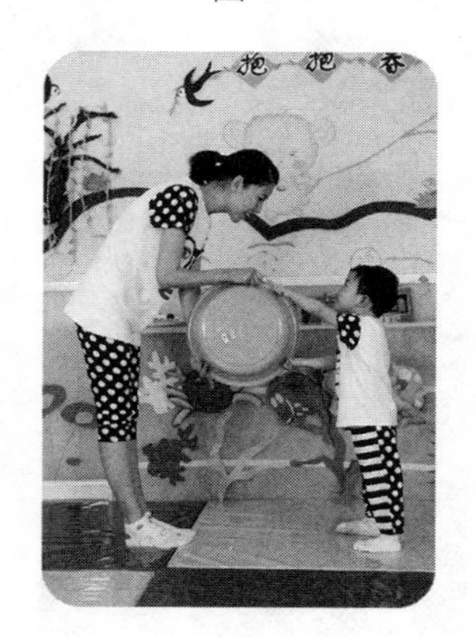

图6

（4）第五个八拍 1×8

歌词：戴上浴帽唱唱跳跳，幺幺幺幺

1～8 拍：动作同本段的第四个八拍。

（5）第六个八拍 1×8

歌词：美人鱼想逃跑

1～4 拍：动作同本段第四个八拍的 1～4 拍。

5～8 拍：成人和宝宝双手拿着盆跑跳步逆时针转半圈后交换位置（图 7～图 9）。

（6）第七个八拍 1×8

歌词：上冲冲下洗洗左搓搓右揉揉

1～2 拍：两人双手将盆高举（图 10）。

3～4 拍：将盆放低（图 11）。

5～6 拍：将盆向成人右侧摆动，盆口朝向左侧（图 12）。

7～8 拍：将盆向成人左侧摆动，盆口朝向右侧（图 13）。

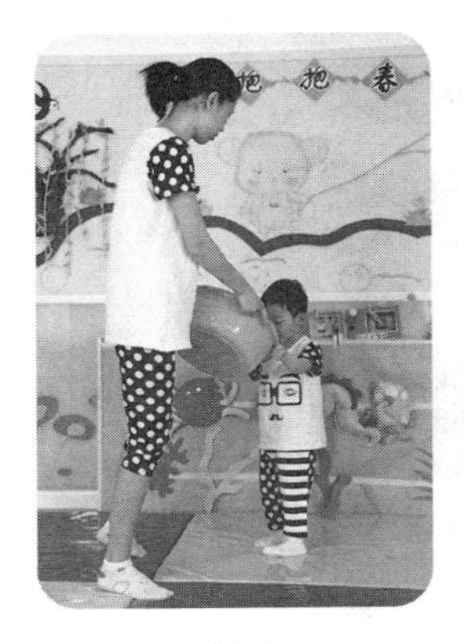

图 7

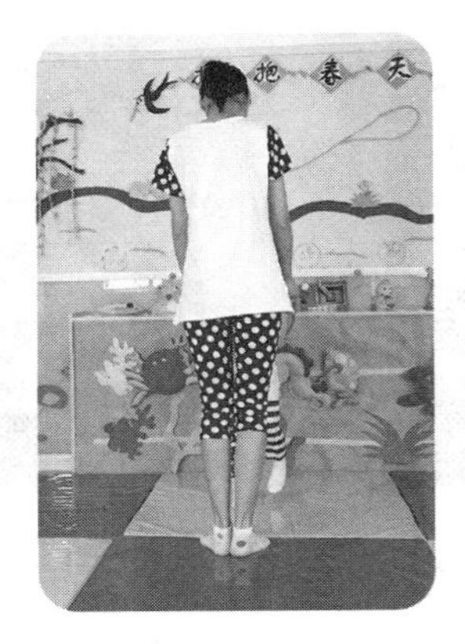

图 8

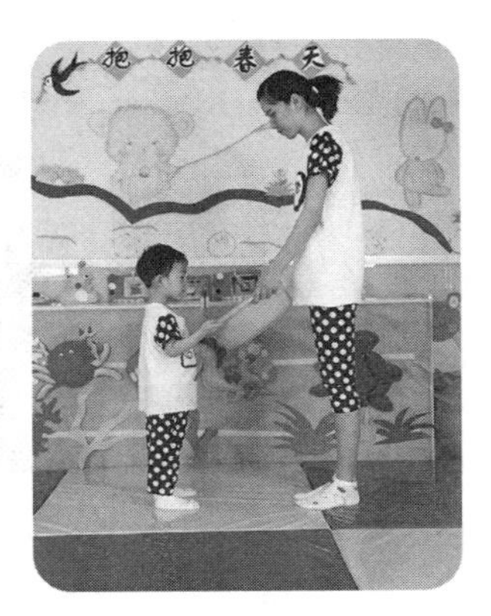

图 9

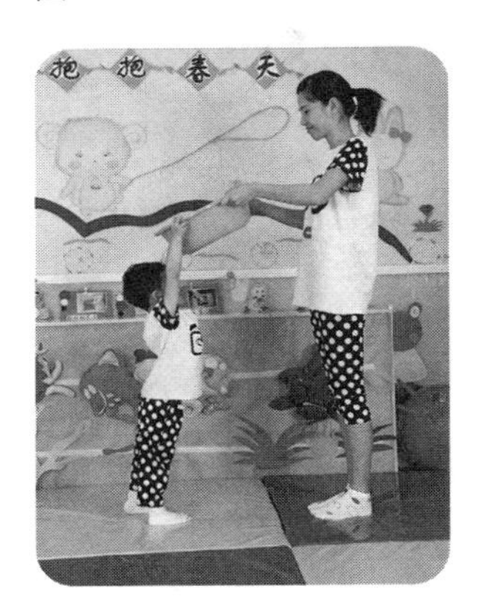

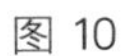

图 10

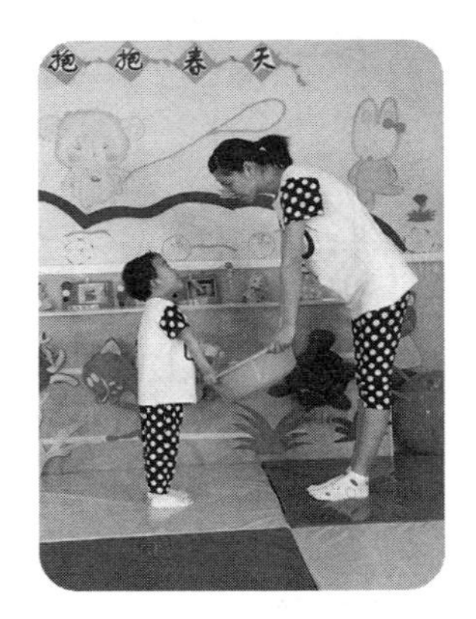

图 11

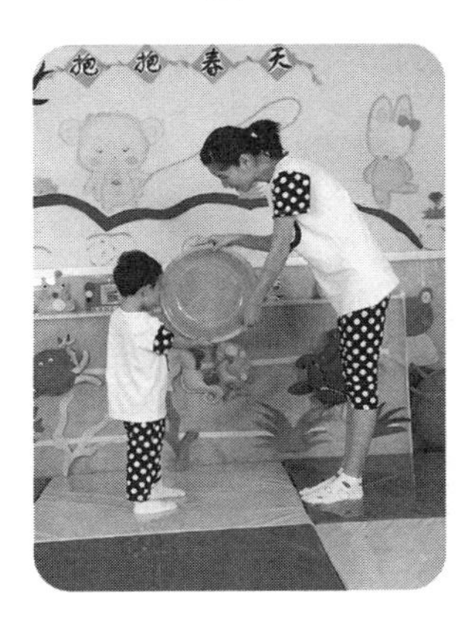

图 12

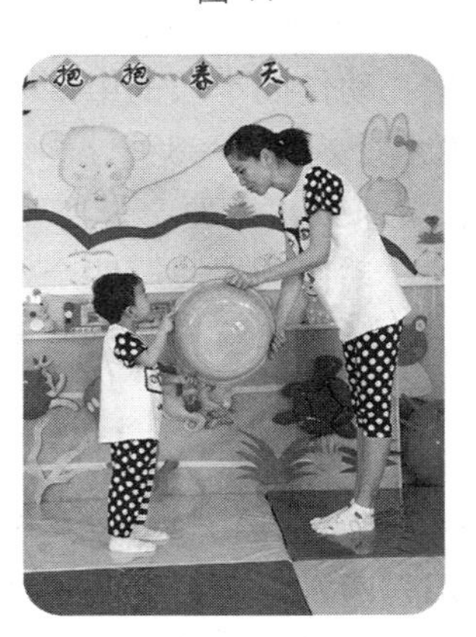

图 13

(7) 第八个八拍 1×8

歌词：有空再来握握手

1～8 拍：成人和宝宝手拿盆跑跳步转半圈，再次交换位置回原位（图 14）。

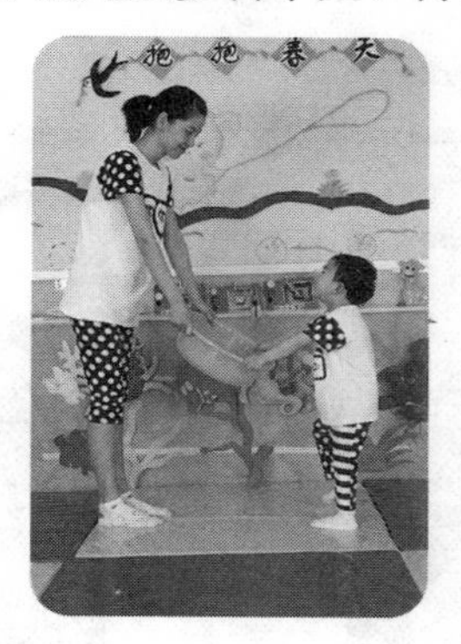

图 14

(8) 第九个八拍 1×8

歌词：上冲冲下洗洗左搓搓右揉揉

1～8 拍：动作同本段的第七个八拍。

(9) 第十个八拍 1×8

歌词：我家的浴缸好好坐

1～4 拍：动作同本段第六个八拍的 5～8 拍。

5～8 拍：成人和宝宝上下抖动盆四次。

4. 间奏 4×8

(1) 第一个八拍 1×8

歌词：噜啦啦噜啦啦噜啦噜啦咧

1～8 拍：成人跪坐，将盆扣放在体前，引导宝宝坐在盆底上（图 15）。

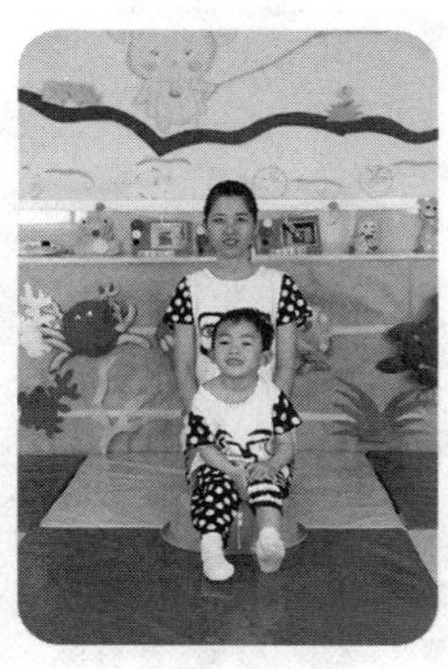

图 15

（2）第二个八拍 1×8

歌词：噜啦噜啦噜啦噜啦噜啦咧

1~8 拍：成人和宝宝高举双臂左右摆动，双手五指张开，掌心向前，左右各两次（图 16、图 17）。

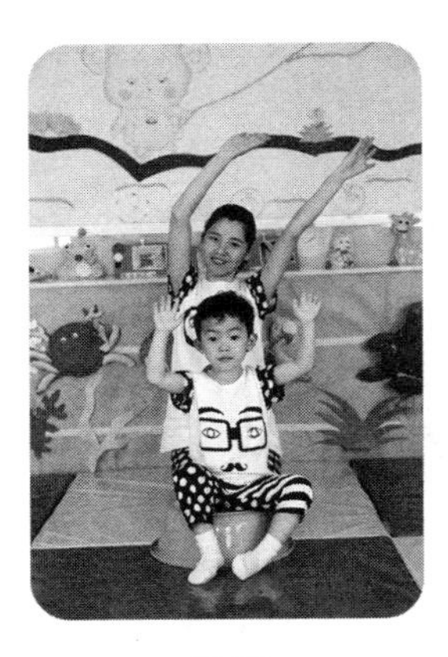

图 16

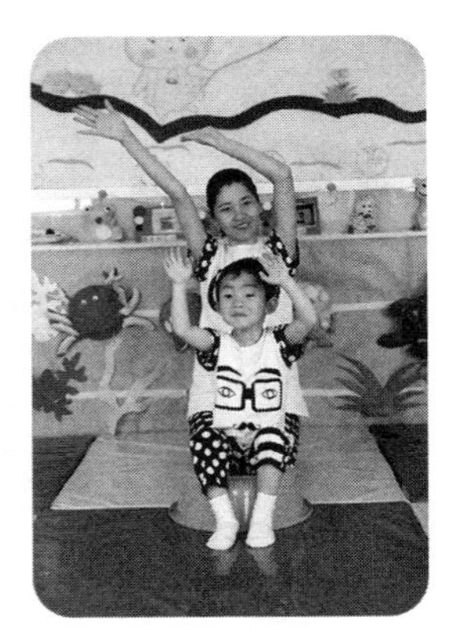

图 17

（3）第三至第四个八拍 2×8

歌词：噜啦啦噜啦啦噜啦噜啦咧，噜啦噜啦噜啦咧

1~8 拍：动作同本段的第二个八拍。

5. 第二遍音乐 14×8

（1）第一个八拍 1×8

歌词：我爱洗澡乌龟跌到，幺幺幺幺

1~8 拍：成人跪坐，成人将盆竖起交给宝宝，双手放在双腿上。宝宝双手推着盆，从成人身体左侧开始逆时针围着成人转动（图 18）。

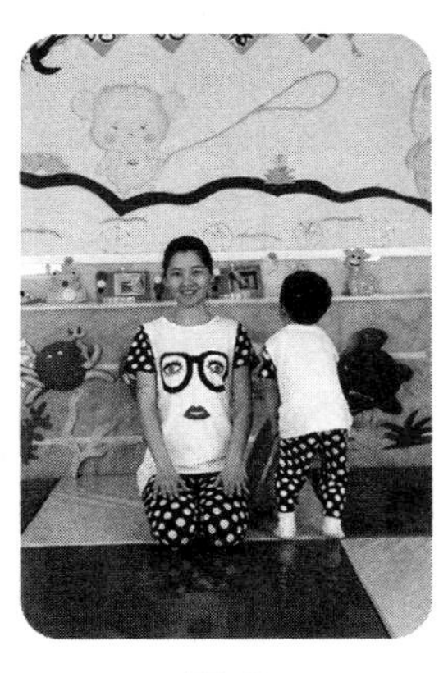

图 18

（2）第二个八拍 1×8

歌词：小心跳蚤好多泡泡，幺幺幺幺

1～8 拍：宝宝推着盆从成人身后转动到成人身体右侧（图 19、图 20）。

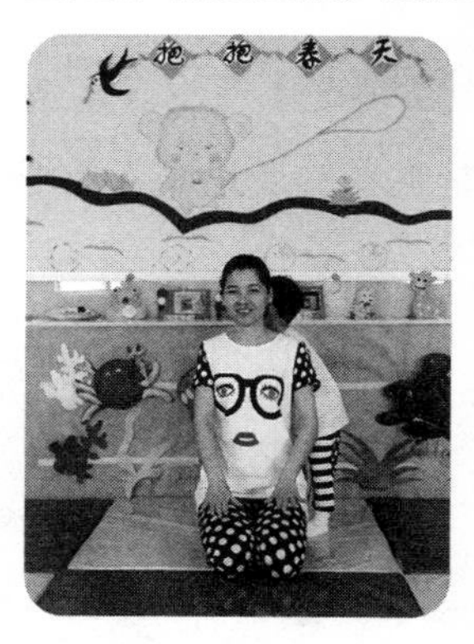

图 19

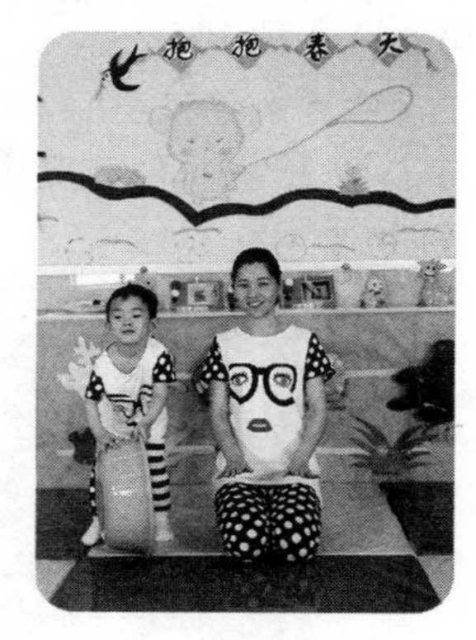

图 20

（3）第三个八拍 1×8

歌词：潜水艇在祷告

1～8 拍：宝宝推着盆转动一周，回到开始的位置。

（4）第四个八拍 1×8

歌词：我爱洗澡皮肤好好，幺幺幺幺

1～8 拍：成人向左转身跪坐，双臂高举左右摆动，宝宝双手端起盆给成人背部做敲打按摩，一拍一下（图 21）。

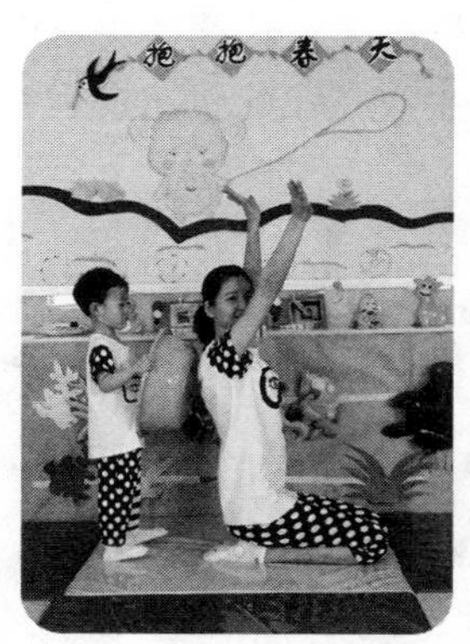

图 21

（5）第五至第六个八拍 2×8

歌词：戴上浴帽唱唱跳跳，幺幺幺幺，美人鱼想逃跑

1～8 拍：动作同本段的第四个八拍。

（6）第七个八拍 1×8

歌词：上冲冲下洗洗左搓搓右揉揉

1~8 拍：成人向后转身 180°后盘腿，引导宝宝双腿盘坐在澡盆中。

（7）第八个八拍 1×8

歌词：有空再来握握手

1~8 拍：成人先用右手握住宝宝的左手，然后用左手握住宝宝的右手，上下抖动（图 22、图 23）。

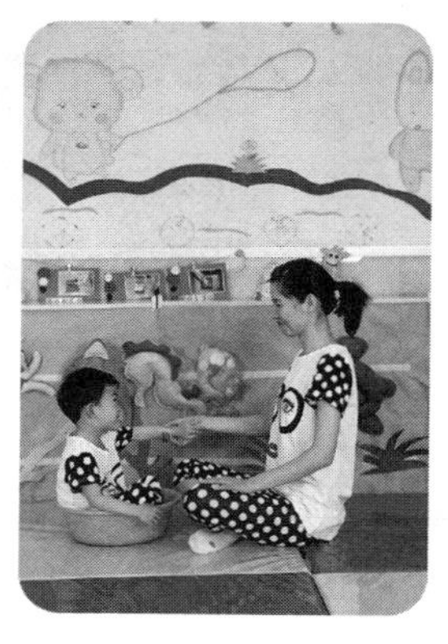

图 22

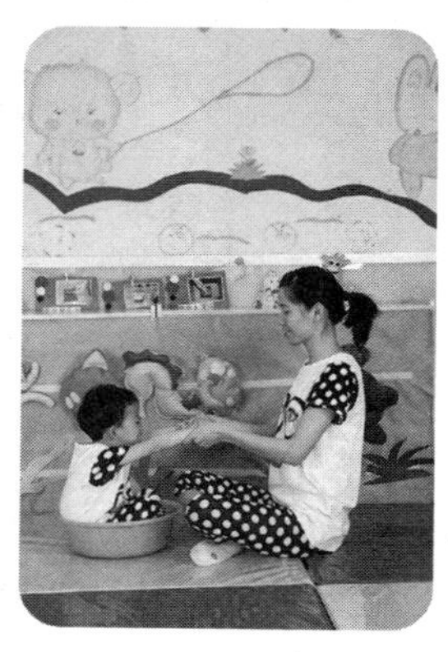

图 23

（8）第九个八拍 1×8

歌词：上冲冲下洗洗左搓搓右揉揉

1~2 拍：成人和宝宝双臂高举，快速搓手（图 24）。

3~4 拍：成人和宝宝双手放在腹前快速搓手（图 25）。

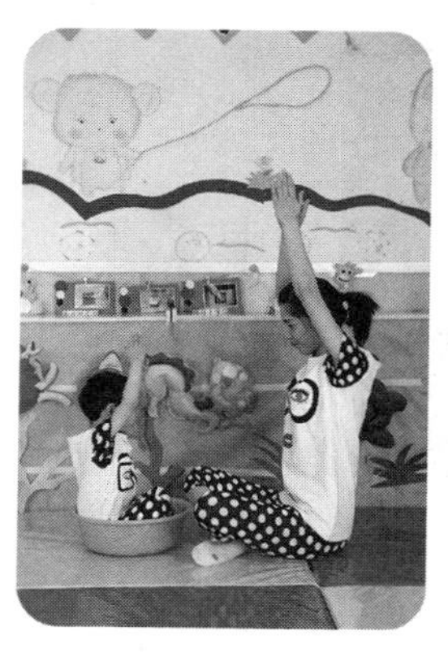

图 24

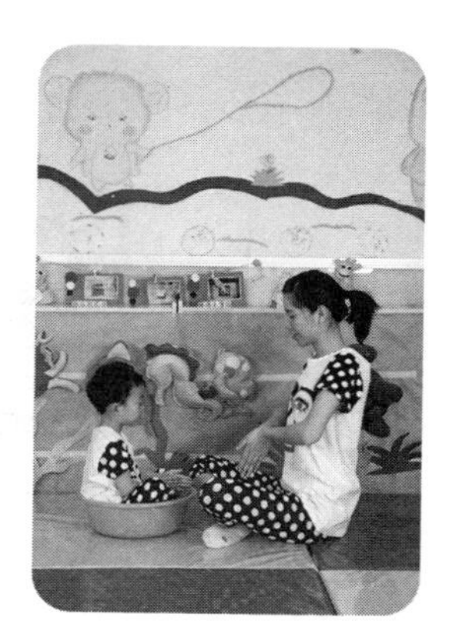

图 25

5～6 拍：成人双手在左边，幼儿双手在右边快速搓手（图 26）。

7～8 拍：成人双手在右边，幼儿双手在左边快速搓手（图 27）。

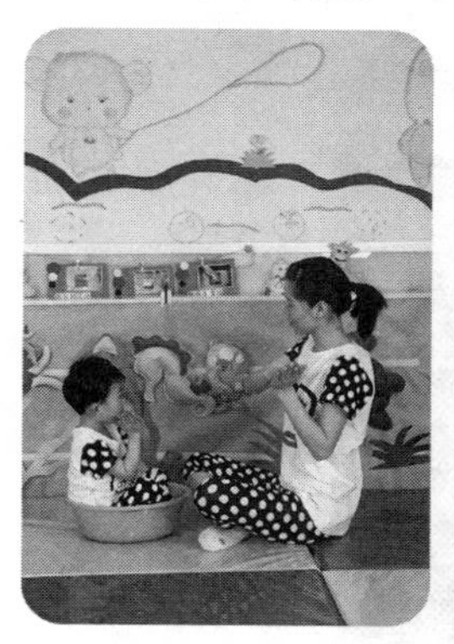

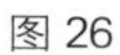

图 26

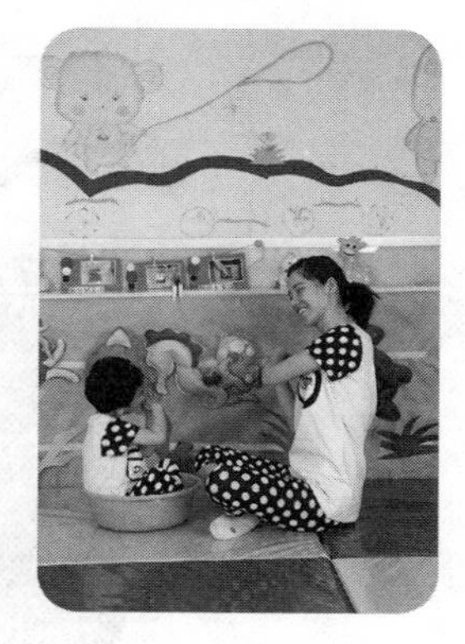

图 27

（9）第十个八拍 1×8

歌词：我家的浴缸好好坐

1～8 拍：成人和宝宝的双手在腹前交叉，转动手腕至头顶，再转动到身体两侧后落下。

（10）第十一个八拍 1×8

歌词：上冲冲下洗洗左搓搓右揉揉

1～8 拍：动作同本段的第九个八拍。

（11）第十二个八拍 1×8

歌词：有空再来握握手

1～8 拍：动作同本段的第八个八拍。

（12）第十三个八拍 1×8

歌词：上冲冲下洗洗左搓搓右揉揉

1～8 拍：动作同本段的第九个八拍。

（13）第十四个八拍 1×8

歌词：我家的浴缸好好坐

1～8 拍：动作同本段的第十个八拍。

6. 尾奏 6×8

（1）第一个八拍 1×8

歌词：噜啦啦噜啦啦噜啦噜啦咧

1～8 拍：成人将澡盆扣放在地上，引导宝宝准备趴在澡盆上。

（2）第二个八拍 1×8

歌词：噜啦噜啦噜啦噜啦噜啦咧

1～8拍：宝宝胸部趴在盆上，双臂张开，掌心向下，成人跪坐在澡盆后边，双手托住宝宝臀部（图28）。

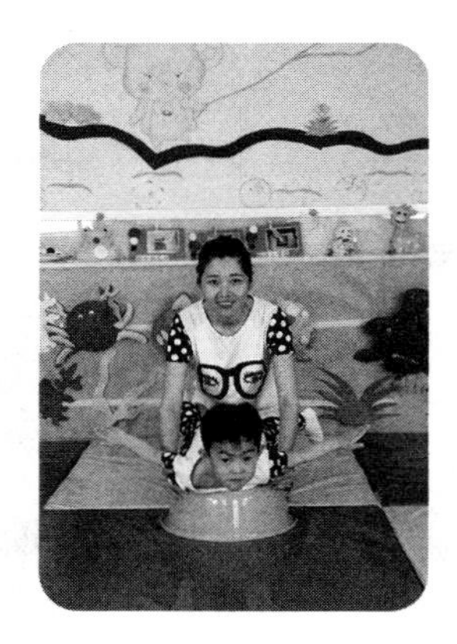

图28

（3）第三个八拍 1×8

歌词：噜啦啦噜啦啦噜啦噜啦咧

1～8拍：成人先向前推动澡盆，然后向后拉动澡盆。

（4）第四个八拍 1×8

歌词：噜啦噜啦噜啦咧

1～8拍：动作同本段的第三个八拍。

（5）第五至第六个八拍 2×8

1～8拍：成人协助宝宝坐在盆底上，双手放在腿上，成人跪坐，双手放在腿上（图29）。

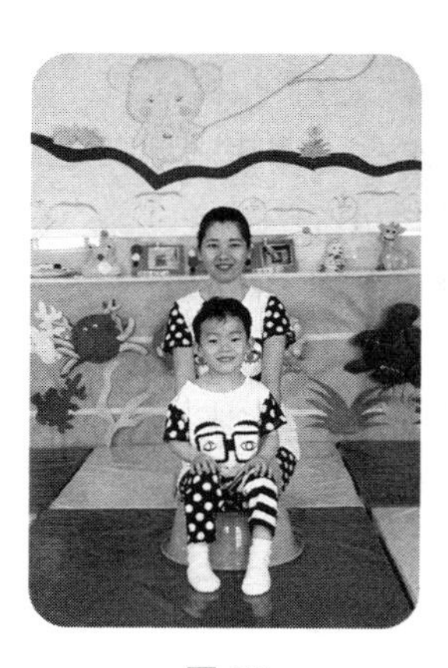

图29

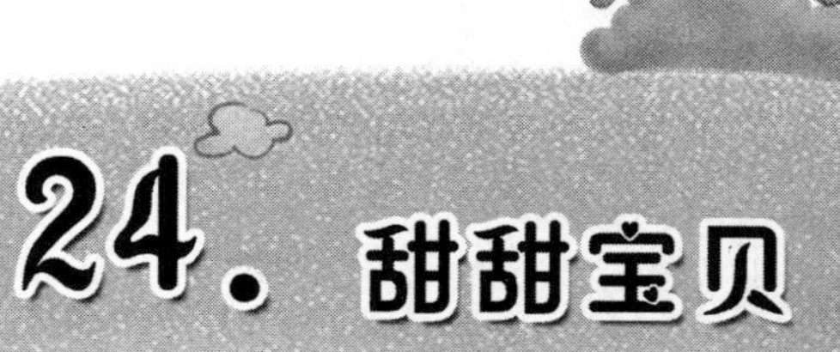

24. 甜甜宝贝

扫码看视频

目标

1. 发展对音乐的感知能力。
2. 能配合成人做相应的动作，发展身体协调能力。
3. 增进与成人之间的情感，感受游戏的快乐。

动作说明

1. 预备动作

成人站立，双手抱着塑料桶，宝宝坐在塑料桶里，双手、双脚在桶外（图1）。

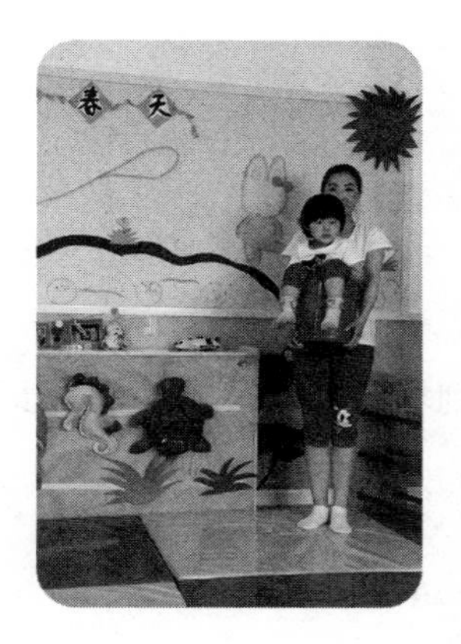

图 1

2. 第一段音乐第一部分 24×8

(1) 第一个八拍 1×8

歌词：跟我一起来，跟着我摇摆

1～8拍：成人从场地左侧走向场地中间。

（2）第二个八拍 1×8

歌词：跟我唱起那 Si Do Re

1~8 拍：成人原地踏步。

（3）第三个八拍 1×8

歌词：抛掉不愉快，变得更可爱

1~8 拍：成人身体随音乐向右、向左各摆动一次。向右摆动时，重心在右腿上，左脚尖点地；向左摆动时，重心在左腿上，右脚尖点地（图 2、图 3）。

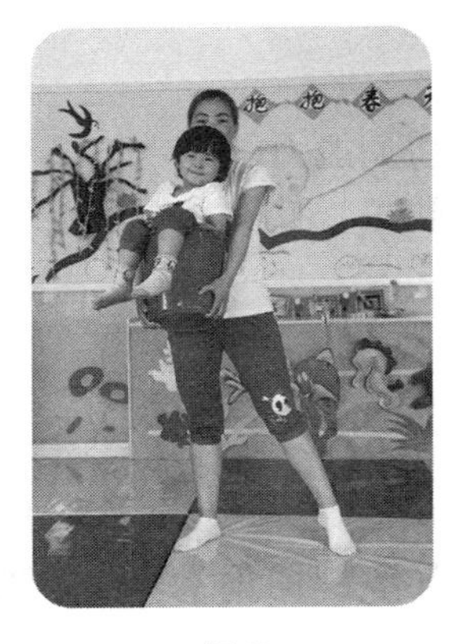

图 2

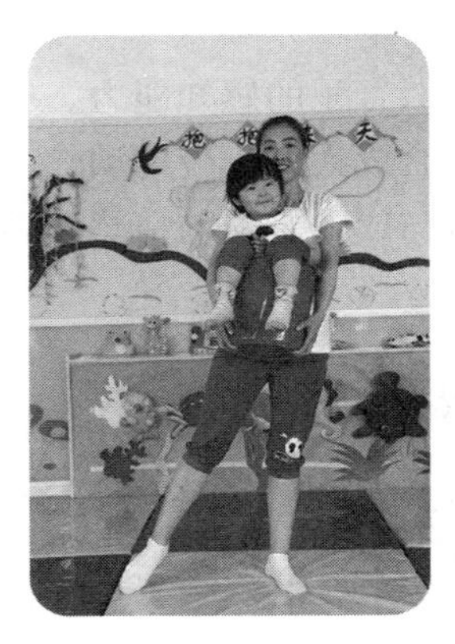

图 3

（4）第四个八拍 1×8

歌词：让大家烦恼不在

1~8 拍：动作同本段的第三个八拍。

（5）第五个八拍 1×8

歌词：跟我一起来，跟着我摇摆

1~8 拍：成人向后退到场地的后边，一拍一步。

（6）第六个八拍 1×8

歌词：跟我唱起那 Si Do Re

1~8 拍：动作同本段的第二个八拍。

（7）第七至第八个八拍 2×8

歌词：抛掉不愉快，变得更可爱，让大家烦恼不在

1~8 拍：动作同本段的第三个八拍。

（8）第九个八拍 1×8

歌词：唱起莎啦啦，跳起恰恰恰

1~8 拍：成人蹲下，将桶放在地垫上，宝宝站起来（图 4）。

(9) 第十个八拍 1×8

歌词：快给心情来放个假

1～8 拍：成人盘腿坐下，宝宝准备坐在成人的双腿上。

(10) 第十一个八拍 1×8

歌词：我说哎呀呀，不论你和他

1～8 拍：宝宝坐在成人的腿上，面向前方，成人拉着宝宝的双手（图 5）。

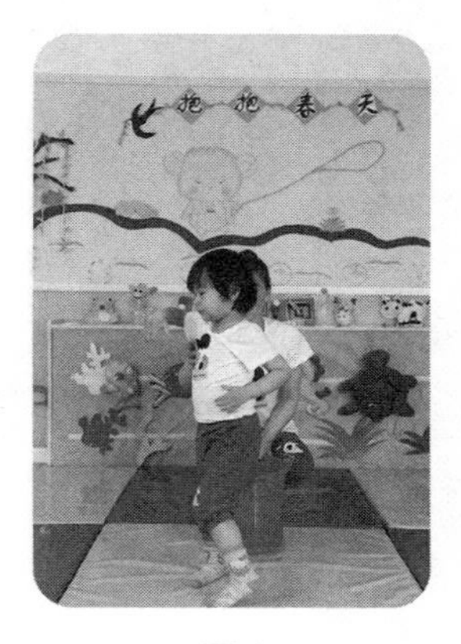

图 4

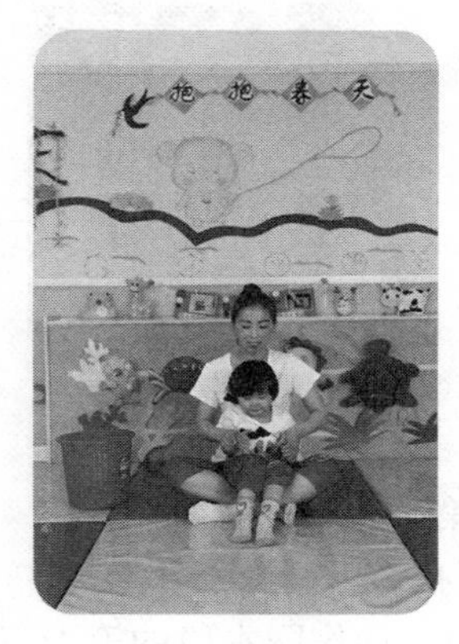

图 5

(11) 第十二个八拍 1×8

歌词：天天都笑哈哈

1～8 拍：成人握住宝宝双手做拍手动作，双手打开时停顿一下，共两次（图 6、图 7）。

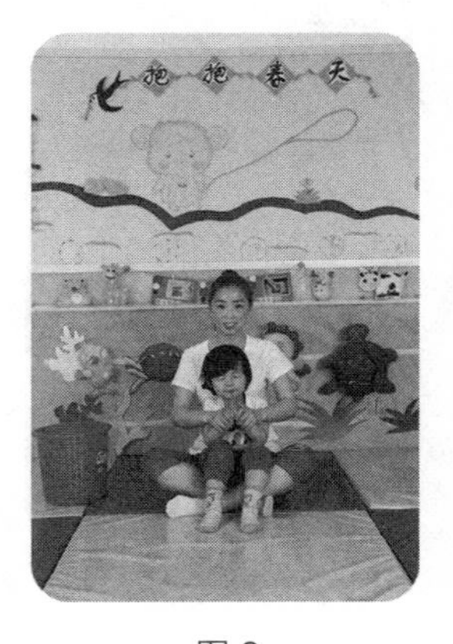

图 6

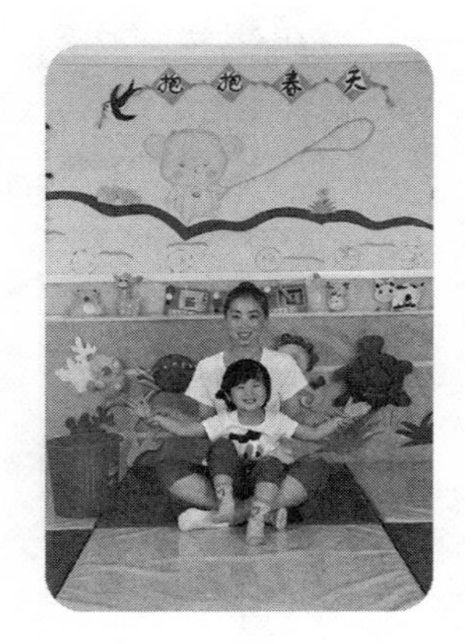

图 7

(12) 第十三个八拍 1×8

歌词：唱起莎啦啦，跳起恰恰恰

1~8拍：成人和宝宝各自做拍手、双臂向外打开的动作，共两次（图8、图9）。

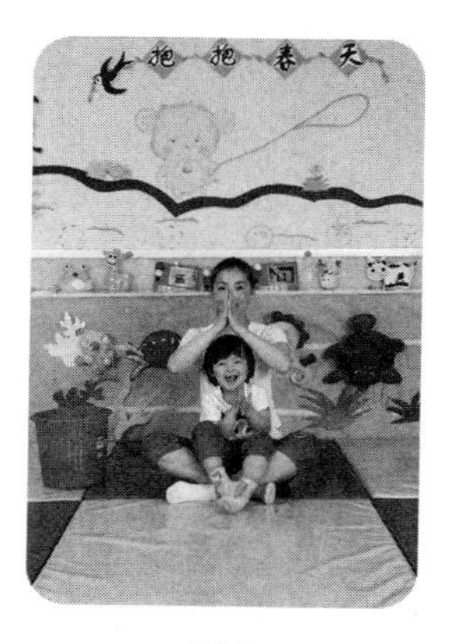

图8

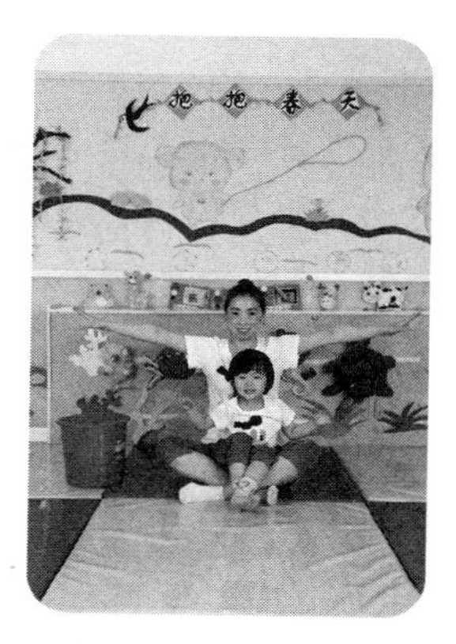

图9

（13）第十四个八拍 1×8

歌词：快给心情来放个假

1~8拍：动作同本段的第十三个八拍。

（14）第十五个八拍 1×8

歌词：我说哎呀呀，不论你和他

1~8拍：成人和宝宝双臂举高，掌心向前，依次向右、向左摆动各两次（图10、图11）。

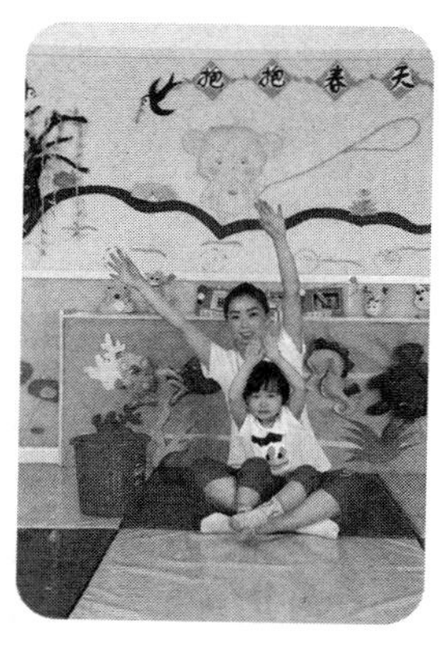

图10

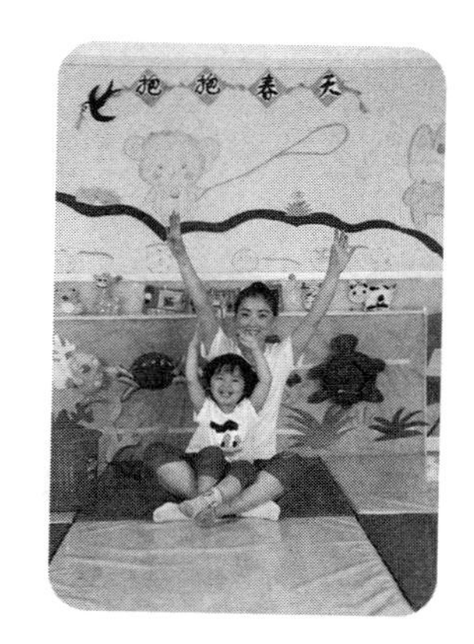

图11

（15）第十六个八拍 1×8

歌词：天天都笑哈哈

1~8拍：动作同本段的第十五个八拍。

(16) 第十七个八拍 1×8

歌词：跟我一起来，跟着我摇摆

1～8 拍：成人手脚着地，弯下腰搭成山洞，宝宝准备爬进成人搭建的山洞。

(17) 第十八个八拍 1×8

歌词：跟我唱起那 Si Do Re

1～8 拍：宝宝手膝着地，从成人的左手臂和左腿之间爬进（图 12)。

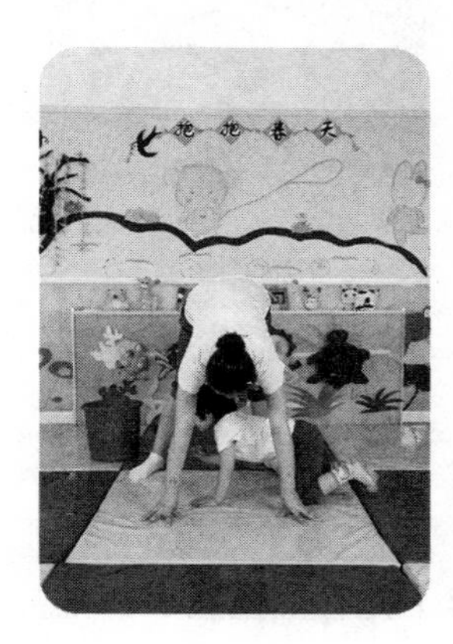

图 12

(18) 第十九个八拍 1×8

歌词：抛掉不愉快，变得更可爱

1～8 拍：宝宝从成人身体下方（右臂和右腿中间）爬出。

(19) 第二十个八拍 1×8

歌词：让大家烦恼不在

1～8 拍：宝宝爬出，向左前方转身。

(20) 第二十一个八拍 1×8

歌词：跟我一起来，跟着我摇摆

1～8 拍：宝宝从成人的两臂中间爬进，从成人左臂、左腿间爬出。

(21) 第二十二个八拍 1×8

歌词：跟我唱起那 Si Do Re

1～8 拍：宝宝爬出后向右后方转身，往回爬。

(22) 第二十三个八拍 1×8

歌词：抛掉不愉快，变得更可爱

1～8 拍：宝宝再次从成人双臂中间爬进，从成人右臂、右腿中间爬出。

(23) 第二十四个八拍 1×8

歌词：让大家烦恼不在

1～8 拍：宝宝爬出后，向左前方转身，成人向左侧身，坐在地垫上，双手迎接宝宝（图 13）。

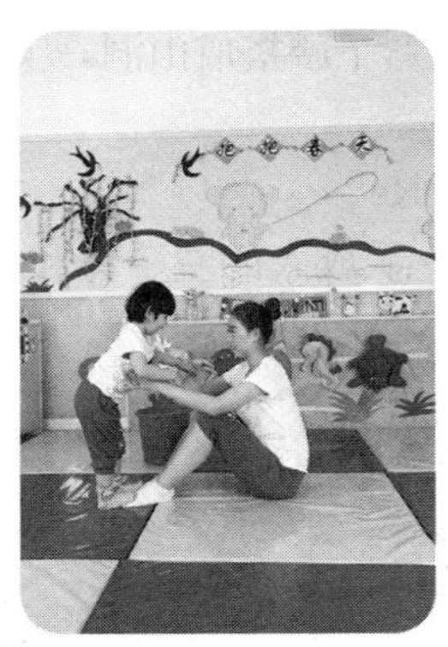

图 13

3. 第一段音乐第二部分 8×8

（1）第一个八拍 1×8

1～8 拍：成人屈膝，双手托着宝宝腋下，宝宝双脚踩成人的双脚上。

（2）第二个八拍 1×8

1～8 拍：成人身体向后躺，双脚用力将宝宝托起，宝宝膝盖和成人膝盖相对，宝宝双腿在成人双腿上，双臂展开侧平举（图 14）。

（3）第三个八拍 1×8

1～8 拍：动作同本段的第二个八拍。

（4）第四个八拍 1×8

1～8 拍：成人坐起，将宝宝放下。

（5）第五个八拍 1×8

1～8 拍：成人起身站立，左手拉着宝宝右手，右手将桶夹在腰间（图 15）。

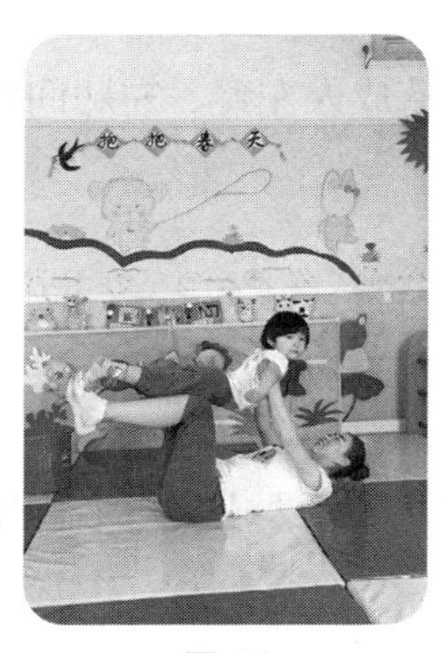

图 14

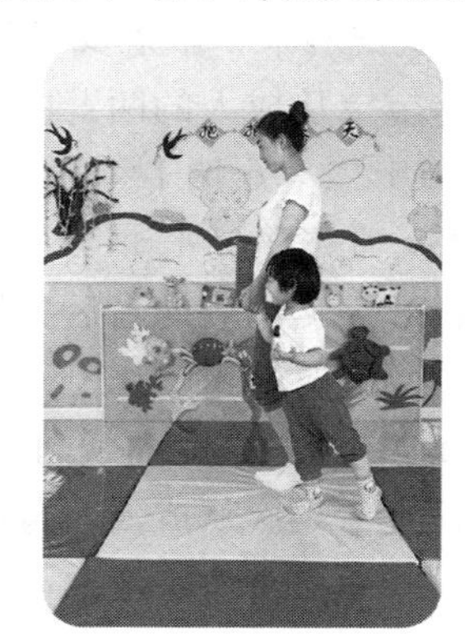

图 15

（6）第六个八拍 1×8

1～8 拍：成人拉着宝宝原地逆时针跑跳步转一周后转身面向观众。

（7）第七个八拍 1×8

1～8 拍：成人拉着宝宝原地做后踢步（图 16）。

（8）第八个八拍 1×8

1～4 拍：动作同本段第七个八拍的 1～4 拍。

5～8 拍：成人单腿跪地并将桶倒扣在地垫上，宝宝坐在桶上（图 17）。

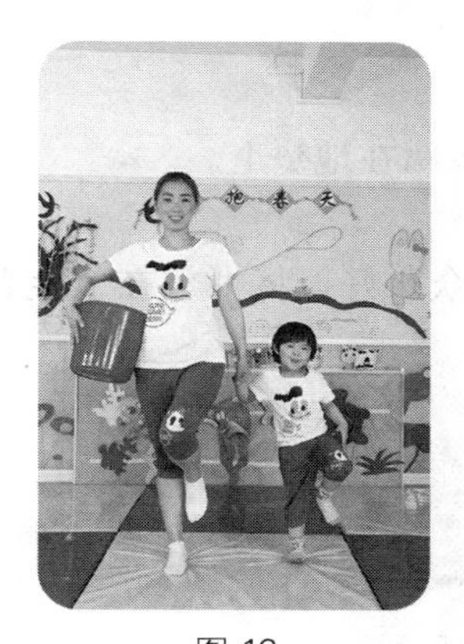

图 16

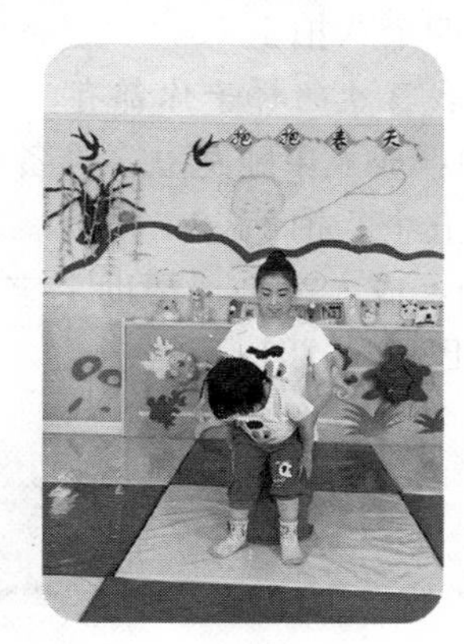

图 17

4. 第二段音乐 21×8

（1）第一个八拍 1×8

歌词：我轻轻地尝一口你说的爱我

1～8 拍：成人和宝宝将双臂高举，掌心向前，依次向右、向左摆动共四次，两拍一次（图 18、图 19）。

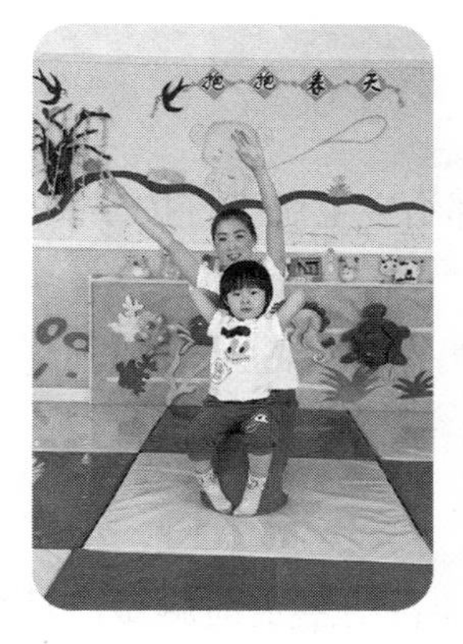

图 18

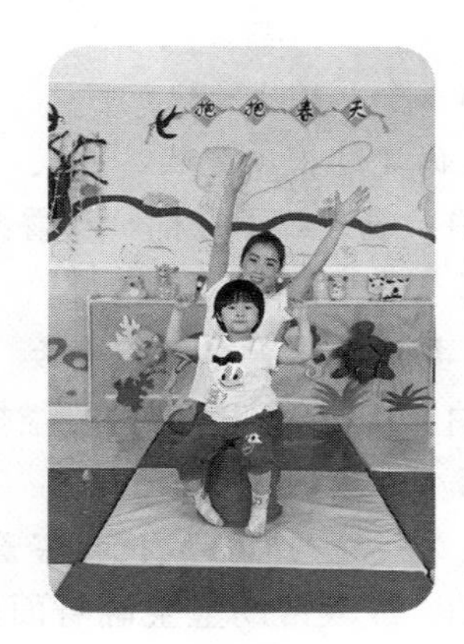

图 19

（2）第二个八拍 1×8

歌词：还在回味你给过的温柔

1～8 拍：动作同本段的第一个八拍。

（3）第三个八拍 1×8

歌词：我轻轻地尝一口这香浓的诱惑

1～8 拍：成人跪坐，双手托住宝宝腋下，将宝宝从桶上扶下来，将桶移至身体右侧。

（4）第四个八拍 1×8

歌词：我喜欢的样子你都有

1～8 拍：成人单腿跪立，准备帮助宝宝趴在地垫上。

（5）第五个八拍 1×8

1～8 拍：成人跪坐，帮助宝宝面向观众趴好，将桶放在宝宝背上。宝宝双手托住下巴（图 20）。

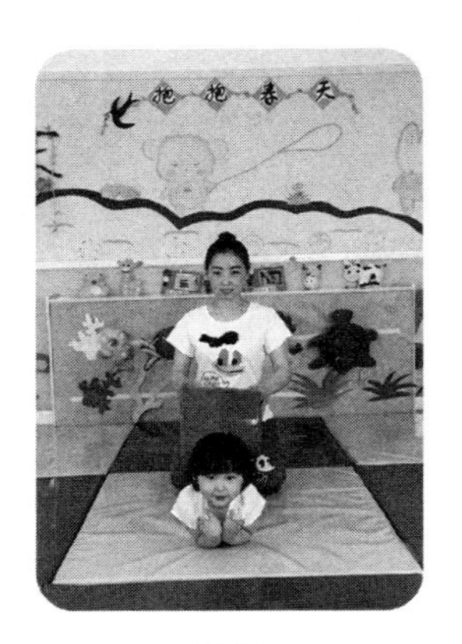

图 20

（6）第六个八拍 1×8

歌词：你爱过头，竟然答应我

1～8 拍：成人双手拿桶，从臀部到背部给宝宝做敲打按摩。

（7）第七个八拍 1×8

歌词：要给我蜂蜜口味的生活

1～8 拍：从背部到臀部进行敲打按摩。

（8）第八个八拍 1×8

歌词：加一颗奶球，我搅拌害羞

1～8 拍：成人帮助宝宝翻身面向上，准备给宝宝前胸做滚动按摩。宝宝双臂打开。

(9) 第九个八拍 1×8

歌词：将甜度调高后再牵手

1～8 拍：成人从下到上给宝宝前胸做滚动按摩（图 21）。

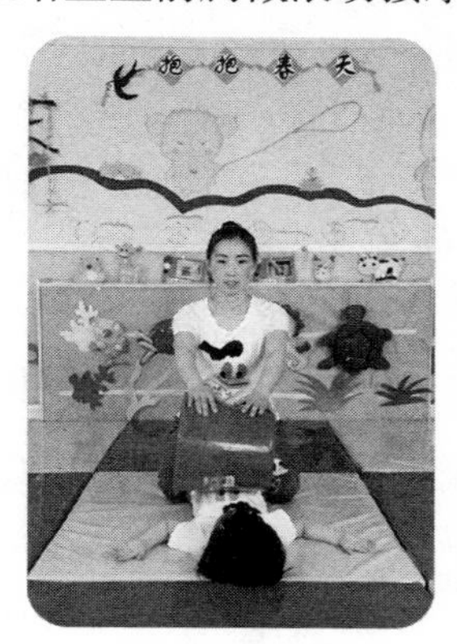

图 21

(10) 第十个八拍 1×8

歌词：你的爱太多想随身带走

1～8 拍：成人从上到下、再从下到上给宝宝前胸做滚动按摩一遍。

(11) 第十一个八拍 1×8

歌词：想你的时候就吃上一口

1～8 拍：成人把桶放在身体右侧，然后将宝宝扶起。

(12) 第十二个八拍 1×8

歌词：我温热着被呵护的感受

1～8 拍：成人单腿跪地，将桶放在两人中间，宝宝双膝跪地，成人和宝宝一起双手敲击桶壁和桶面。

(13) 第十三个八拍 1×8

歌词：却又担心降温了要求

1～8 拍：成人和宝宝一起随音乐用双手敲击桶壁和桶面各两次。

(14) 第十四个八拍 1×8

歌词：我尝着你话里面的奶油，溜啊溜

1～8 拍：成人和宝宝自己拍手后再互相击掌，共两次。

(15) 第十五个八拍 1×8

歌词：听过的每句话都很可口，呦啊呦

1～8 拍：成人拿起桶，宝宝起身。

(16) 第十六个八拍 1×8

歌词：那些多余的画面全被跳过

1～8拍：成人单膝跪立背对宝宝，宝宝双手举着桶准备给成人后背做敲打按摩（图22）。

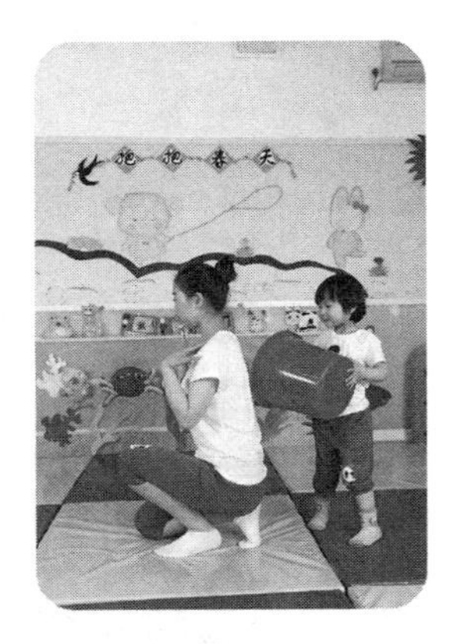

图22

（17）第十七个八拍 1×8

歌词：你的眼中只有我

1～8拍：宝宝双手举着桶从上到下给成人后背做敲打按摩。

（18）第十八个八拍 1×8

歌词：我轻轻地尝一口你说的爱我

1～8拍：动作同本段的第十七个八拍。

（19）第十九个八拍 1×8

歌词：还在回味你给过的温柔

1～8拍：成人面向观众，双腿盘坐，将桶放在面前，宝宝坐进桶里（图23）。

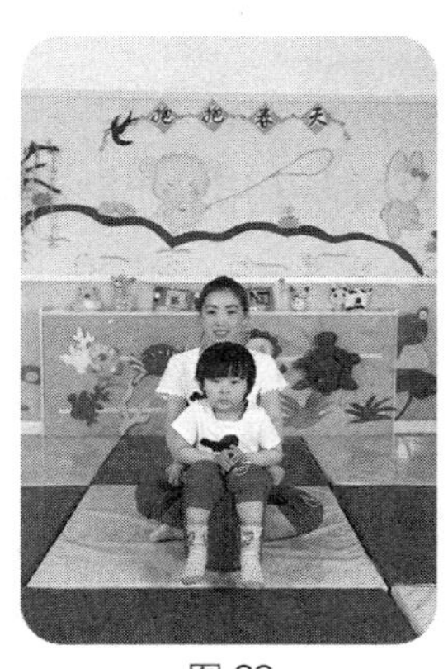

图23

（20）第二十个八拍 1×8

歌词：我轻轻地尝一口这香浓的诱惑

1～8 拍：宝宝坐在桶里，双脚垂在桶外面，成人向前推桶，让桶保持向前倾斜的状态。

（21）第二十一个八拍 1×8

歌词：我喜欢的样子你都有

1～8 拍：成人依次向后、向右、向左摇动桶。

5. 结束

自然结束。

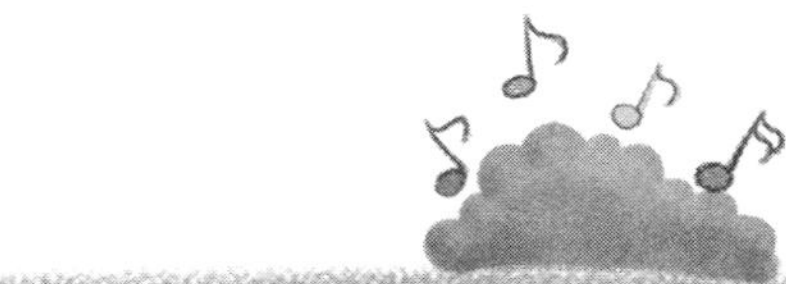

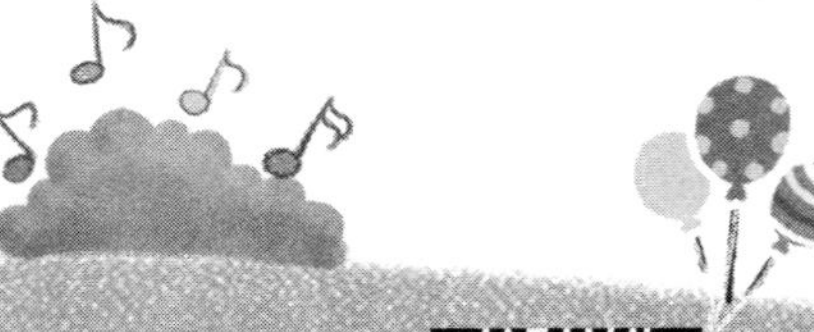

25. 快乐舞起来

扫码看视频

目标

1. 感受 3/4 拍节奏，理解强弱弱节奏型和音乐的强弱对比。
2. 增强动作协调能力和配合游戏的能力。
3. 在亲子游戏中感受活动的乐趣。

动作说明

1. 预备动作

成人和宝宝面对面盘腿坐在地垫上，双臂屈肘于身体两侧，双手拉着红布的四角（图 1）。

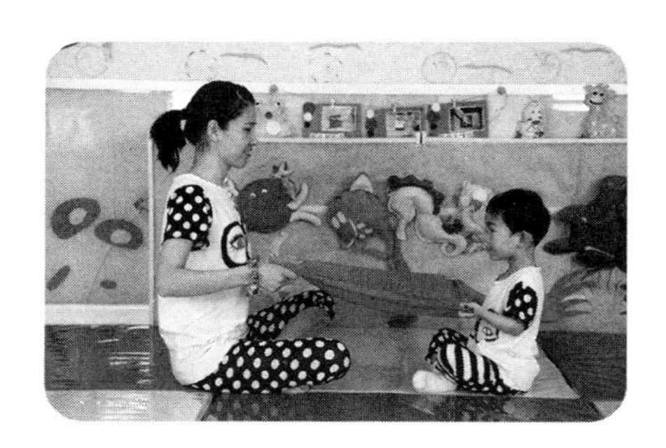

图 1

2. 第一段音乐前奏 5×6

1～6 拍：动作同预备动作。

3. 第一段音乐 16×6

(1) 第一个六拍 1×6

歌词：蓝蓝的天空

1～6拍：成人双手将丝巾向左边慢慢摆动，宝宝动作的方向与成人相反（图2）。

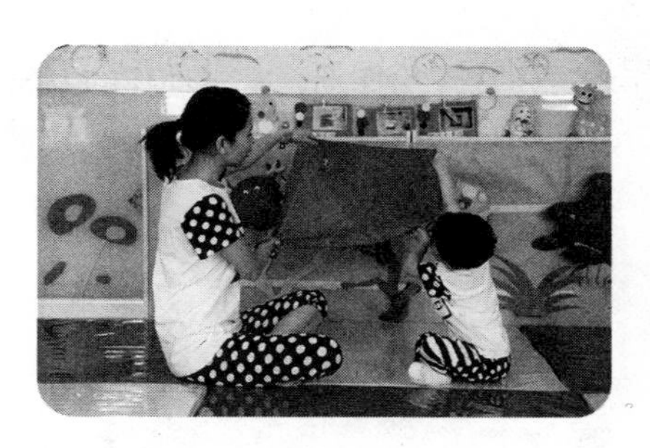

图2

（2）第二个六拍 1×6

歌词：银河里

1～6拍：成人双手将丝巾向右边慢慢摆动，宝宝动作的方向与成人相反。

（3）第三至第八个六拍 6×6

歌词：有只小白船，船上有棵桂花树，白兔在游玩

1～6拍：动作同第一至第二个六拍。

（4）第九个六拍 1×6

歌词：桨儿桨儿

1～6拍：成人双腿跪立，宝宝直立，双臂高举，将丝巾向上移动（图3）。

（5）第十个六拍 1×6

歌词：看不见

1～6拍：成人双腿跪立，宝宝弯腰，将丝巾向下移动（图4）。

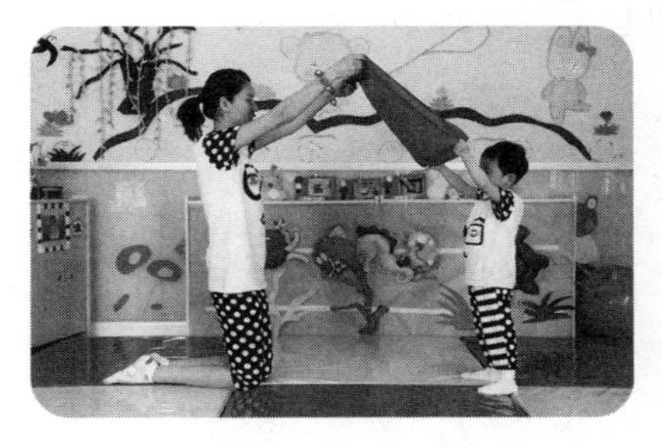

图3

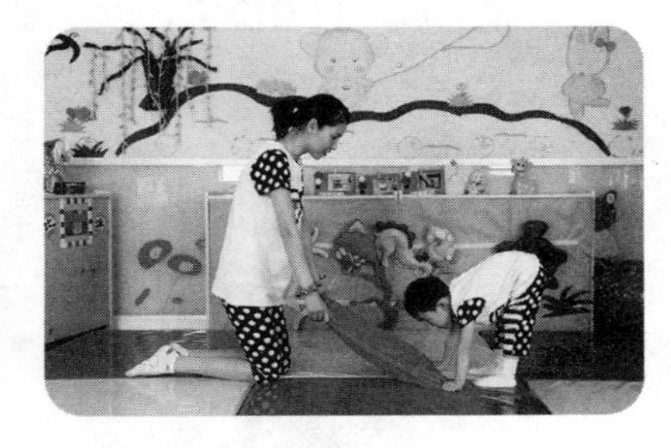

图4

（6）第十一至第十二个六拍 2×6

歌词：船上也没帆

1～6拍：动作同本段的第九至第十个六拍。

（7）第十三个六拍 1×6

歌词：飘呀

1～6 拍：成人双手将丝巾向左边摆动，宝宝动作的方向与成人相反（图 5）。

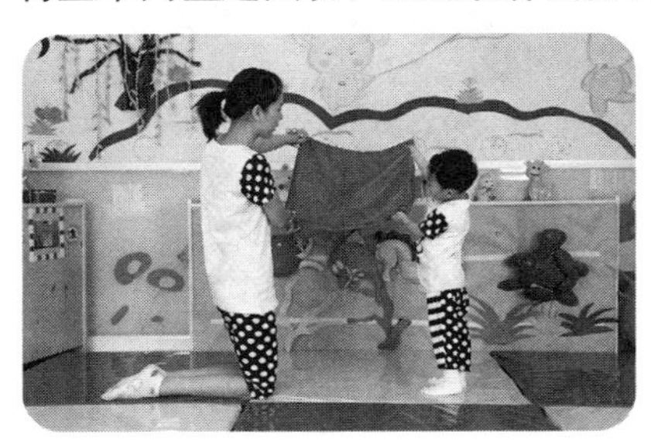

图 5

（8）第十四个六拍 1×6

歌词：飘呀

1～6 拍：成人双手将丝巾向右边摆动，宝宝动作的方向与成人相反。

（9）第十五至第十六个六拍 2×6

歌词：飘向西天

1～6 拍：动作同本段的第十三至第十四个六拍。

4. 第二段音乐前奏 4×8

（1）第一个八拍 1×8

1～8 拍：成人左手拉住宝宝的右手，右手斜上举，提着丝巾一角，原地小碎步跳，一拍一下（图 6）。

（2）第二个八拍 1×8

1～6 拍：动作同本段第一个八拍的 1～6 拍。

7～8 拍：成人拉着宝宝，以宝宝为中心逆时针转动（图 7）。

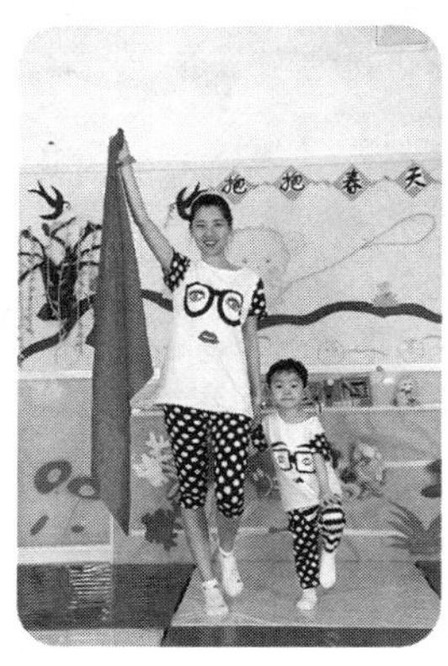

图 6

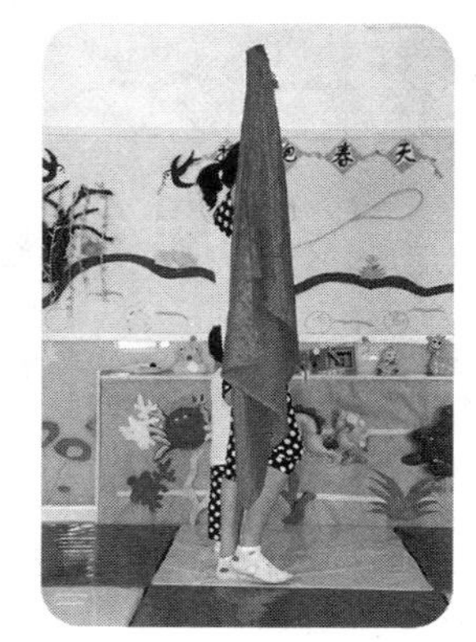

图 7

（3）第三个八拍 1×8

1～8 拍：成人继续逆时针转动至宝宝身后（图 8）。

（4）第四个八拍 1×8

1～8 拍：成人和宝宝向左转身，宝宝站在成人的前面，成人将丝巾打开遮住宝宝，并抖动丝巾（图 9）。

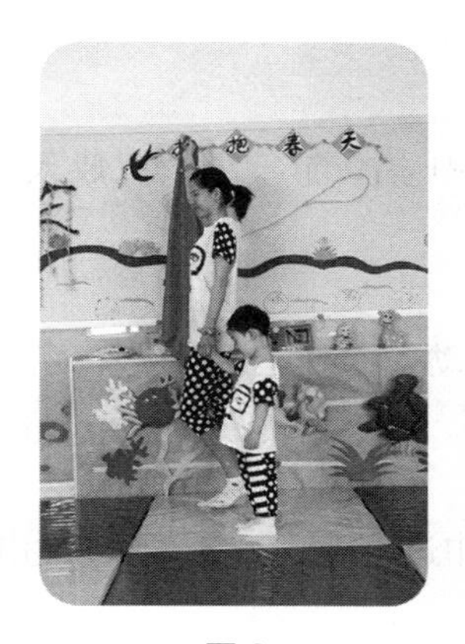

图 8

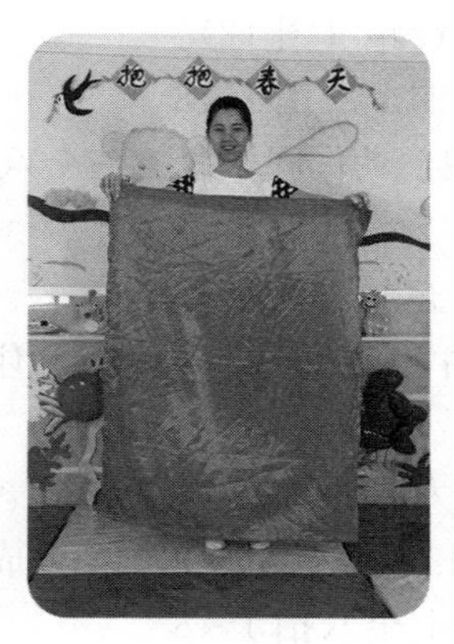

图 9

5. 第二段音乐 15×8

（1）第一个八拍 1×8

1～4 拍：成人左腿向左迈出一步，左脚尖点地，重心在右腿上，双手快速将丝巾从宝宝面前移至右斜上方，右臂平举，左臂胸前屈。宝宝双手握拳，拇指、小指伸出，做小牛犄角状放在头两侧，同时快速顺时针转圈跑，冲撞丝巾（图 10）。

5～8 拍：成人动作相同，方向相反（图 11）。

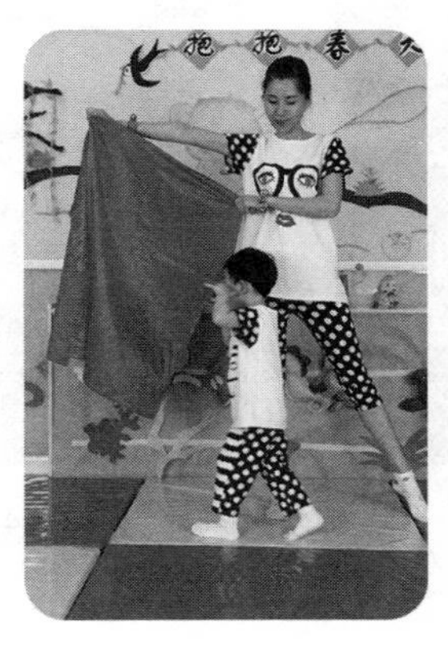

图 10

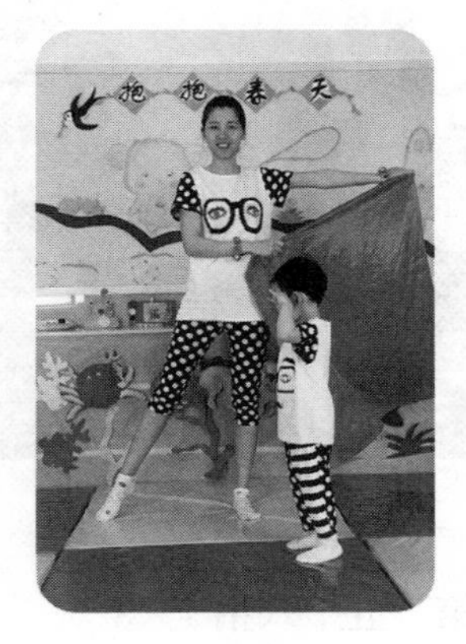

图 11

（2）第二个八拍 1×8

1～8 拍：动作同本段的第一个八拍。

（3）第三个八拍 1×8

1～4 拍：动作同本段第二个八拍的 1～4 拍。

5～8 拍：成人快速向右转体 90°，动作同本段第二个八拍的 5～8 拍，宝宝继续顺时针跑（图 12）。

（4）第四个八拍 1×8

1～8 拍：动作同本段第三个八拍的 1～4 拍，宝宝继续以成人为中心顺时针跑。

（5）第五个八拍 1×8

1～8 拍：成人双手在腹前拿住丝巾抖动，并后退转圈跑，宝宝模仿小牛追着丝巾跑一圈。

（6）第六个八拍 1×8

1～8 拍：宝宝跑到成人前面，成人用丝巾遮住宝宝，继续抖动丝巾（图 13）。

（7）第七个八拍 1×8

1～8 拍：动作同本段的第六个八拍。

（8）第八至第十三个八拍 6×8

1～8 拍：动作同本段的第一至第六个八拍。

（9）第十四个八拍 1×8

1～4 拍：宝宝盘腿坐下，同时成人抖动丝巾。

5～8 拍：成人边盘腿坐下，边抖动丝巾（图 14）。

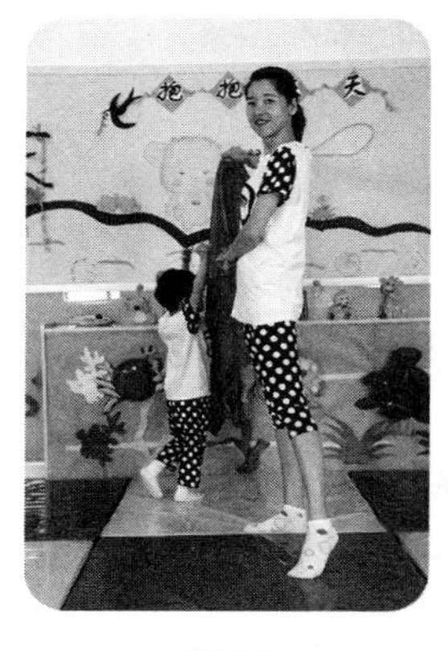

图 12

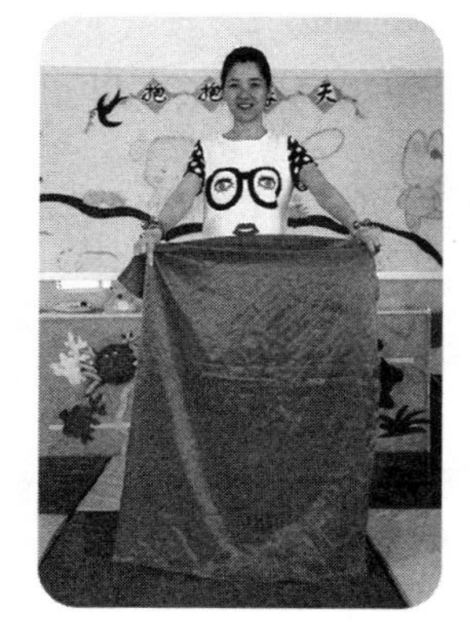

图 13

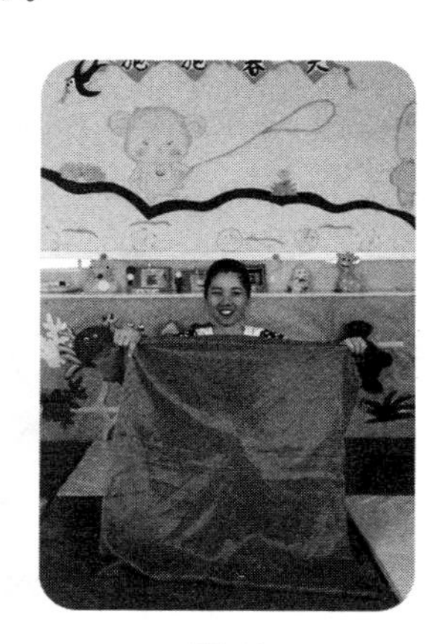

图 14

（10）第十五个八拍 1×8

1～8 拍：动作同本段的第十四个八拍。

6. 第三段音乐前奏 2×8

(1) 第一个八拍 1×8

1~8 拍：成人和宝宝盘腿坐好，宝宝坐在成人前面。成人和宝宝双臂屈肘于身体两侧，双手握拳，做前后摇臂动作（图 15）。

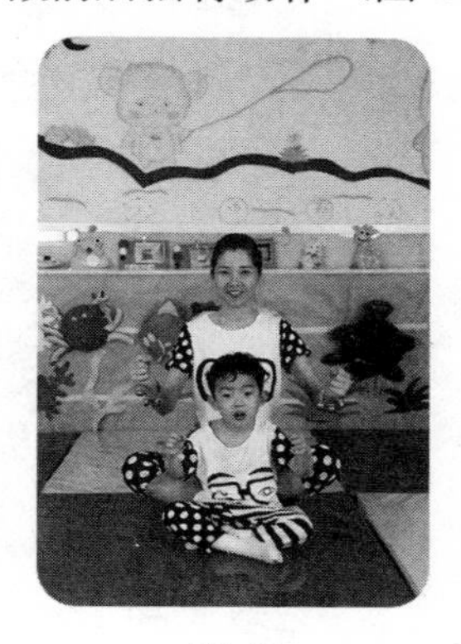

图 15

(2) 第二个八拍 1×8

1~8 拍：动作同本段的第一个八拍。

7. 第三段音乐 18×8

(1) 第一个八拍 1×8

歌词：冲破大风雪，我们坐在雪橇上

1~8 拍：成人和宝宝双臂前平举，五指张开，随音乐转动手腕（图 16）。

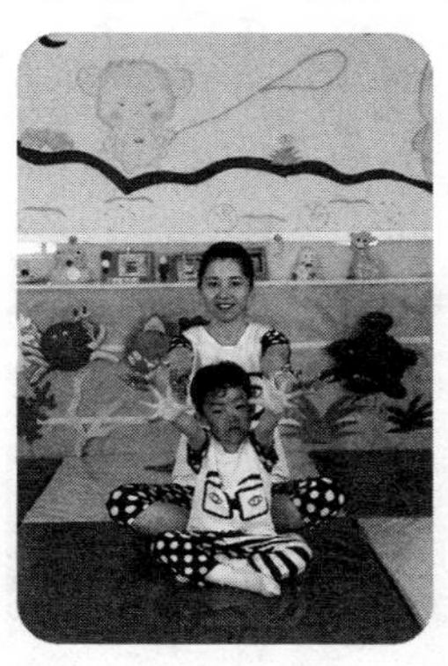

图 16

(2) 第二个八拍 1×8

歌词：快奔驰过田野，我们欢笑又歌唱

1~8 拍：动作同本段的第一个八拍。

（3）第三个八拍 1×8

歌词：马儿铃声响叮当，令人精神多欢畅

1～8拍：成人和宝宝双臂高举，五指张开，转动手腕（图17）。

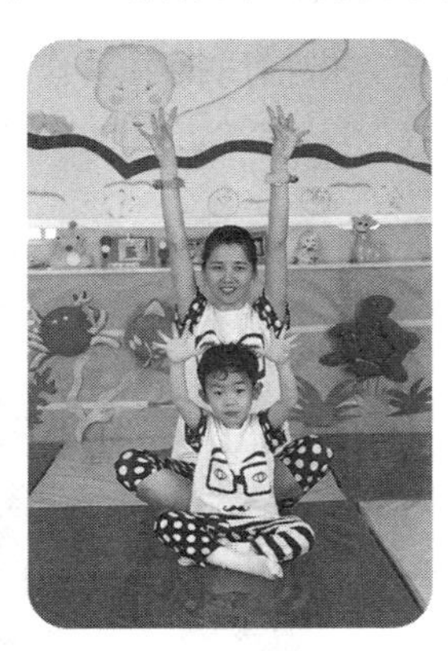

图17

（4）第四个八拍 1×8

歌词：我们今晚滑雪真快乐，把滑雪歌儿唱

1～8拍：动作同本段的第三个八拍。

（5）第五个八拍 1×8

歌词：叮叮当，叮叮当，铃儿响叮当

1～8拍：动作同前奏的第一个八拍。

（6）第六个八拍 1×8

歌词：今晚滑雪多快乐，我们坐在雪橇上

1～8拍：成人和宝宝双手在腹前交叉后开始向上转动手腕至头顶，之后双手分开转动至身体两侧平举（图18～图20）。

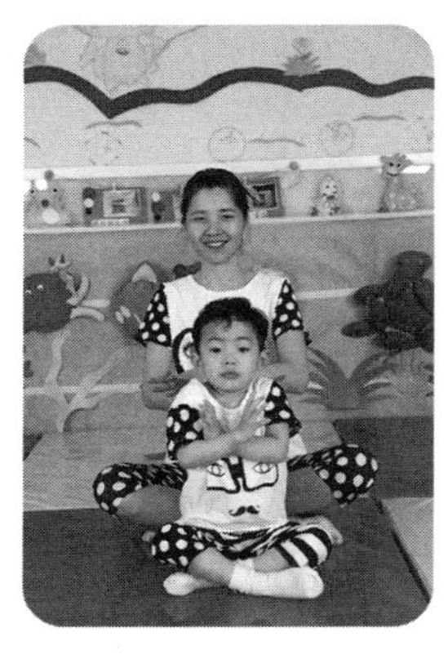

图18

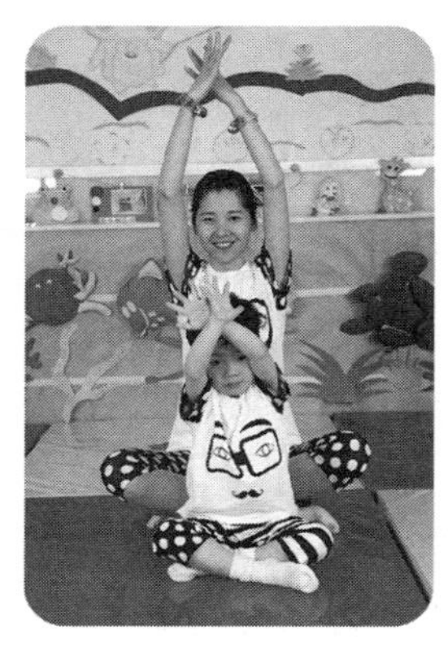

图19

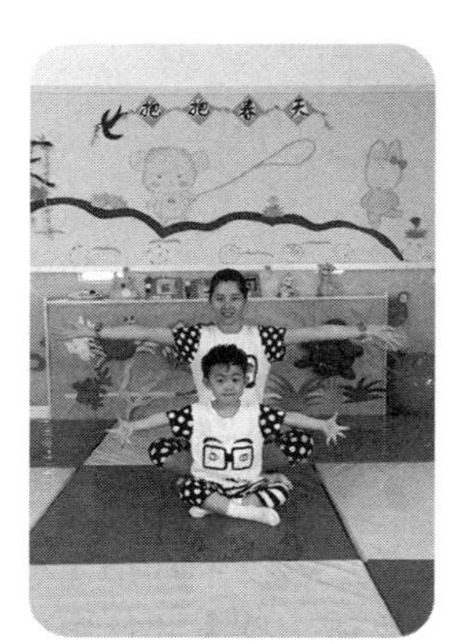

图20

(7) 第七个八拍 1×8

歌词：叮叮当，叮叮当，铃儿响叮当

1～8 拍：动作同前奏的第一个八拍。

(8) 第八个八拍 1×8

歌词：今晚滑雪多快乐，我们坐在雪橇上

1～8 拍：动作同本段的第六个八拍。

(9) 第九个八拍 1×8

歌词：在一两天之前，我想出外去游荡

1～8 拍：成人和宝宝双臂侧平举，五指张开，转动手腕。

(10) 第十个八拍 1×8

歌词：那位美丽小姑娘，她坐在我身旁

1～8 拍：动作同本段的第九个八拍。

(11) 第十一至十二个八拍 2×8

歌词：那马儿瘦又老，它命运不吉祥，把雪橇拖进泥塘里，害得我们糟了殃

1～8 拍：动作同本段的第三个八拍。

(12) 第十三个八拍 1×8

歌词：叮叮当，叮叮当，铃儿响叮当

1～8 拍：动作同本段的第五个八拍。

(13) 第十四个八拍 1×8

歌词：今晚滑雪多快乐，我们坐在雪橇上

1～8 拍：动作同本段的第六个八拍。

(14) 第十五至第十六个八拍 2×8

歌词：叮叮当，叮叮当，铃儿响叮当，今晚滑雪多快乐，我们坐在雪橇上

1～8 拍：动作同本段的第十三至第十四个八拍。

(15) 第十七至第十八个八拍 2×8

1～8 拍：同本段的第九个八拍。

8. 第四段音乐前奏 6×8

(1) 第一个八拍 1×8

1～8 拍：成人和宝宝站起来，宝宝站在成人的前面，成人和宝宝各自握住双手，向右、向左做拜年的动作（图 21、图 22）。

(2) 第二至第四个八拍 3×8

1～8 拍：动作同本段的第一个八拍。

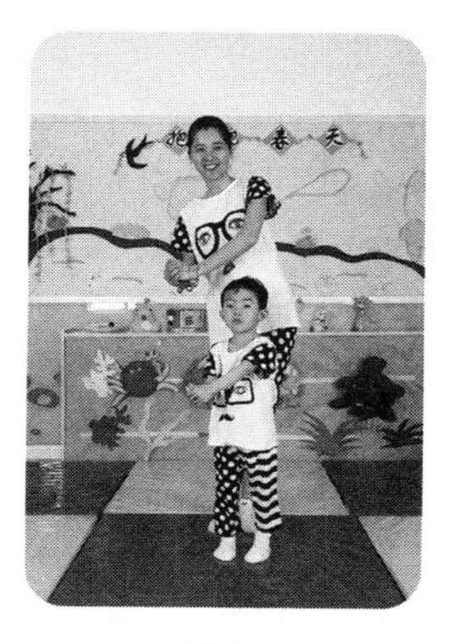

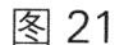
图 21

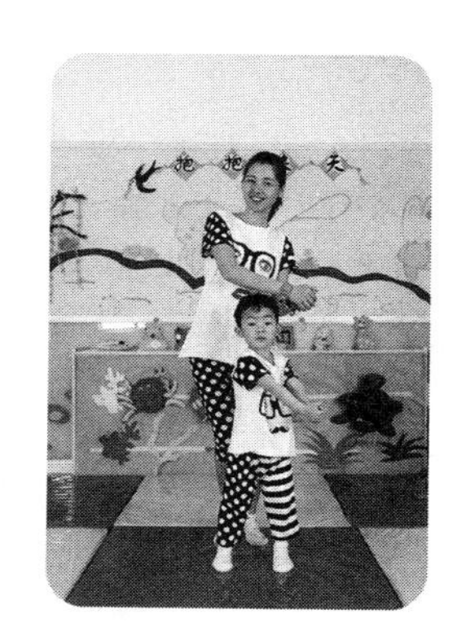

图 22

（3）第五个八拍 1×8

歌词：欢乐欢乐中国年

1～8 拍：成人向右迈一步，和宝宝面对面站立，其余动作同本段的第一个八拍。

（4）第六个八拍 1×8

歌词：欢乐中国年

1～8 拍：动作同本段的第五个八拍。

9. 第四段音乐 12×8

（1）第一个八拍 1×8

歌词：金风送喜来，紫荆花已开

1～8 拍：成人双手拉着宝宝的双手跳舞，右脚先向前迈一步，脚尖着地，身体微微向前；接着左脚跟上，右脚后退，然后左脚再后退到原位。成人双手拉住宝宝的双手举起靠拢再打开。宝宝脚下动作方向与成人相反，其余动作与成人相同，共两遍（图 23）。

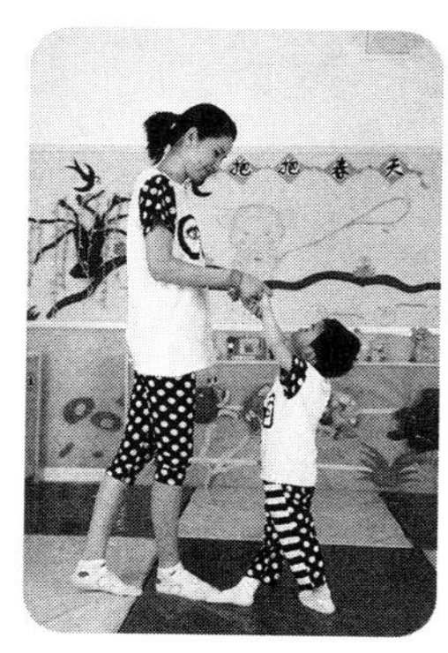

图 23

（2）第二个八拍 1×8

歌词：二月大地春雷，锣鼓敲起来

1～8 拍：成人右臂斜下举，左手食指带动宝宝以自身为中心逆时针转动两周，成人做颤膝动作（图 24）。

（3）第三个八拍 1×8

歌词：百年梦已圆，千年手相牵

1～8 拍：动作同本段的第一个八拍。

（4）第四个八拍 1×8

歌词：中国走进新时代

1～8 拍：成人和宝宝的双手拉在一起，跑跳步交换位置（图 25）。

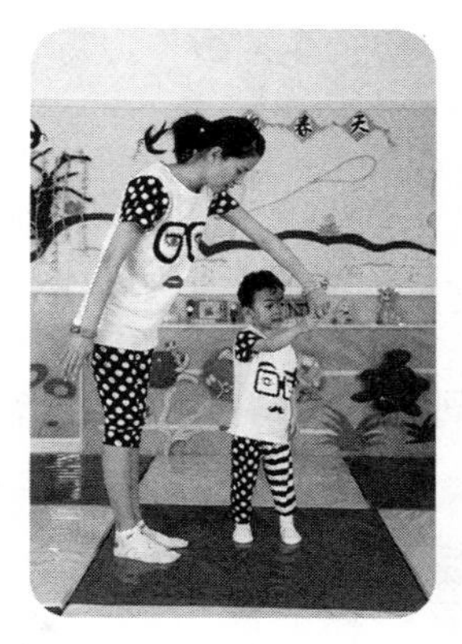

图 24

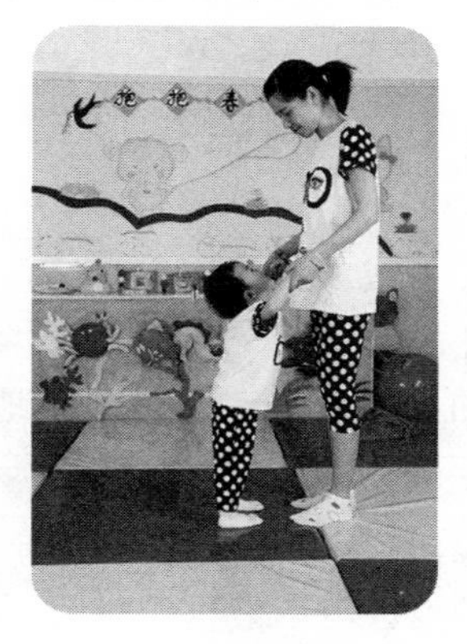

图 25

（5）第五至第八个八拍 4×8

歌词：金风送喜来，紫荆花已开，二月大地春雷锣鼓敲起来，百年梦已圆，千年手相牵，中国走进新时代

1～8 拍：动作同本段的第一至第四个八拍。

（6）第九个八拍 1×8

歌词：欢乐欢乐中国年

1～8 拍：成人和宝宝的双手拉在一起，双腿微蹲，做上下跳跃的动作（图 26、图 27）。

（7）第十个八拍 1×8

歌词：欢乐欢乐中国年

1～8 拍：成人和宝宝跑跳步交换位置。

（8）第十一个八拍 1×8

歌词：欢乐欢乐中国年

1～8 拍：动作同本段的第九个八拍。

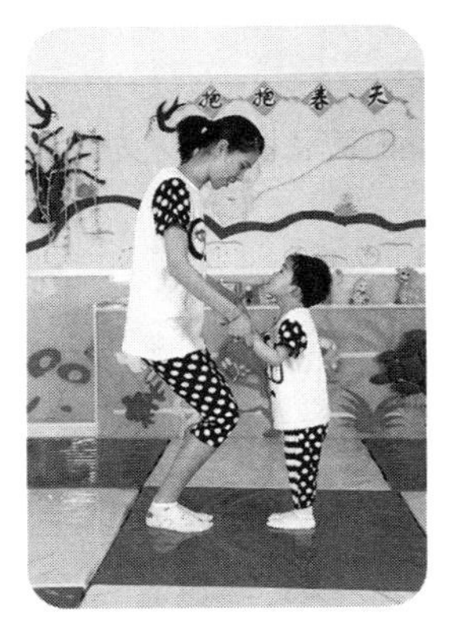

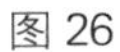
图 26

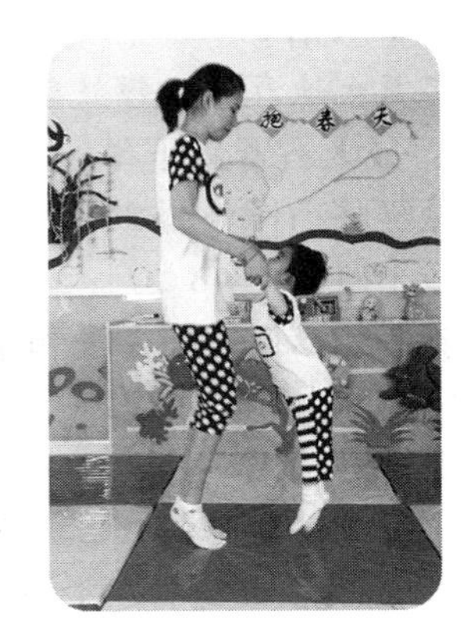

图 27

（9）第十二个八拍 1×8

歌词：中国年

1～4 拍：成人站在宝宝身后，和宝宝各自依次向右、向左做拜年的动作，共三次（图 28）。

5～8 拍：成人和宝宝一起原地跳起，同时双臂斜上举，五指张开，然后双臂自然落下（图 29、图 30）。

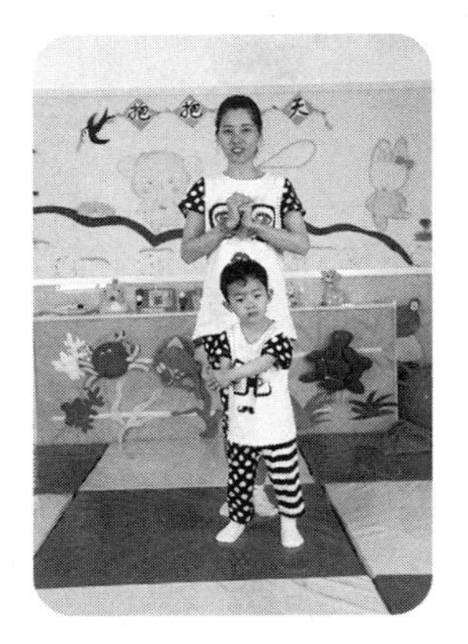

图 28

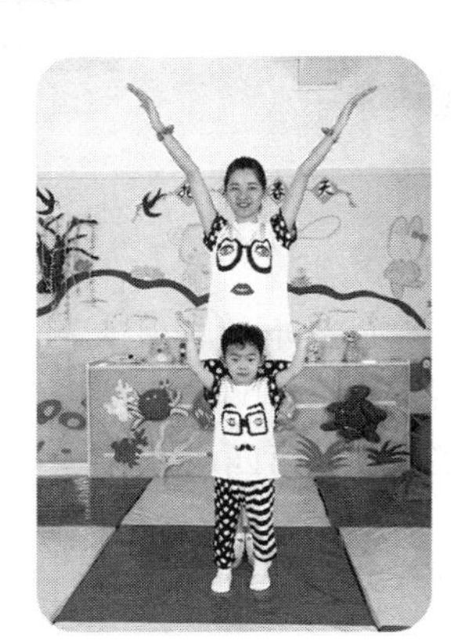

图 29

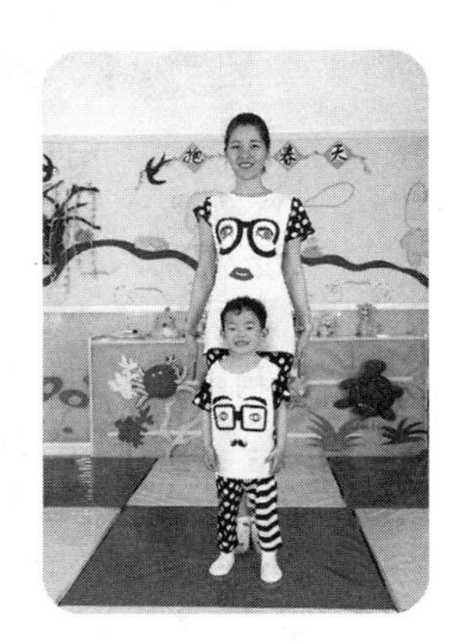

图 30